# 充填美容年轻化策略与技巧

*Encyclopedia of Aesthetic Rejuvenation Through Volume Enhancement*

主 编

〔美〕查尔斯·K. 赫尔曼（Charles K. Herman）

〔美〕贝里什·施特劳赫（Berish Strauch）

主 译

王永前 龙 笑

北京科学技术出版社

2014 年起本书英文原版版权为美国纽约蒂姆医学出版社有限公司所有。
原书名：Encyclopedia of Aesthetic Rejuvenation Through Volume Enhancement by Charles K. Herman and Berish Strauch

著作权合同登记号　图字：01-2017-1995

**图书在版编目（CIP）数据**

充填美容年轻化策略与技巧 /（美）查尔斯·K. 赫尔曼（Charles K. Herman），（美）贝里什·施特劳赫（Berish Strauch）主编；王永前，龙笑主译 . — 北京：北京科学技术出版社，2022.1
书名原文：Encyclopedia of Aesthetic Rejuvenation Through Volume Enhancement
ISBN 978-7-5714-1518-1

Ⅰ . ①充… Ⅱ .①查… ②贝… ③王… ④龙… Ⅲ .①注射—美容—整形外科学 Ⅳ .① R622

中国版本图书馆 CIP 数据核字（2021）第 055359 号

---

**注　意**

　　本书是英文专著的简体中文译作。为尊重原著，译者和出版社按照原书内容进行了翻译和编辑，但书中涉及的部分产品或器械尚未获批在中国上市。本书内容仅为读者了解这些产品或器械在国外的应用情况提供参考，译者、出版社、编辑并未推荐读者使用这些产品且不对读者使用这些产品或器械导致的后果承担任何责任。医生和求术者应合法、合规地使用填充剂、假体等产品或器械，如需了解相关产品或器械在国内是否获批上市，可登陆国家药品监督管理局官方网站进行查询。

---

责任编辑：何晓菲
责任校对：贾　荣
封面设计：北京永诚天地艺术设计有限公司
图文制作：北京永诚天地艺术设计有限公司
责任印制：吕　越
出 版 人：曾庆宇
出版发行：北京科学技术出版社
社　　址：北京西直门南大街16号
邮政编码：100035
电　　话：0086-10-66135495（总编室）　　0086-10-66113227（发行部）
网　　址：www.bkydw.cn
印　　刷：北京利丰雅高长城印刷有限公司
开　　本：889 mm×1194 mm　1/16
字　　数：770 千字
印　　张：31
版　　次：2022年1月第1版
印　　次：2022年1月第1次印刷
ISBN 978-7-5714-1518-1

定　　价：360.00元

# 主编简介

〔美〕查尔斯·K. 赫尔曼（Charles K. Herman），美国波科诺健康公司（Pocono Health System）首席医学行政官，外科部门主席，整形与再造外科主任。美国联邦医学院临床外科教授。阿尔伯特·爱因斯坦医学院与蒙特非奥里医疗中心成员。工作地址位于美国纽约市布朗克斯区。

〔美〕贝里什·施特劳赫（Berish Strauch），阿尔伯特·爱因斯坦医学院与蒙特非奥里医疗中心整形外科教授及名誉主席。工作地址位于美国纽约市布朗克斯区。

# 译者名单

**主 译** 王永前 龙 笑

**副主译** 韩雪峰 刘春军 黄久佐 俞楠泽

**译 者**（按姓氏拼音排序）

| | | | |
|---|---|---|---|
| 毕见海 | 山东第一医科大学附属省立医院 | 刘春军 | 中国医学科学院整形外科医院 |
| 曹玉娇 | 中国医学科学院整形外科医院 | 刘井清 | 深圳市人民医院 |
| 常国婧 | 北京协和医院 | 龙 笑 | 北京协和医院 |
| 陈树秀 | 中国医学科学院整形外科医院 | 马 宁 | 中国医学科学院整形外科医院 |
| 狄文君 | 中国医学科学院整形外科医院 | 彭瑶函 | 济宁医学院康复医学院 |
| 董芮嘉 | 清华大学附属北京清华长庚医院 | 石 冰 | 首都医科大学附属北京潞河医院 |
| 杜奉舟 | 北京协和医院 | 孙维绎 | 中国医学科学院整形外科医院 |
| 房 林 | 中国医学科学院整形外科医院 | 田 怡 | 重庆医科大学附属第二医院 |
| 冯永强 | 中国医学科学院整形外科医院 | 王佳怡 | 首都医科大学基础医学院 |
| 顾天一 | 中国医学科学院整形外科医院 | 王维新 | 中国医学科学院整形外科医院 |
| 韩雪峰 | 中国医学科学院整形外科医院 | 王艳阳 | 中国医学科学院整形外科医院 |
| 黄久佐 | 北京协和医院 | 王永前 | 中国医学科学院整形外科医院 |
| 李 洁 | 中国医学科学院整形外科医院 | 徐伯扬 | 中国医学科学院整形外科医院 |
| 李 芯 | 中国医学科学院整形外科医院 | 杨伊兰 | 北京协和医院 |
| 李浩然 | 中国医学科学院整形外科医院 | 殷佳鹏 | 厦门大学附属第一医院 |
| 李孔盈 | 中国医学科学院整形外科医院 | 余泮熹 | 中国医学科学院整形外科医院 |
| 李斯磊 | 中国医学科学院整形外科医院 | 俞楠泽 | 北京协和医院 |
| 李雄伟 | 邯郸市中心医院 | 张萌萌 | 中国医学科学院整形外科医院 |
| 李云竹 | 北京协和医院 | 张旭龙 | 中国医学科学院整形外科医院 |
| 梁雪冰 | 中国医学科学院整形外科医院 | 张之璐 | 中国医学科学院整形外科医院 |
| 林燕娴 | 深圳市人民医院 | 赵久丽 | 中国医学科学院整形外科医院 |
| 刘 冰 | 中国医学科学院整形外科医院 | 赵穆欣 | 大连医科大学附属第二医院 |
| 刘 静 | 中国医学科学院整形外科医院 | 周 怡 | 北京协和医院 |
| 刘 磊 | 首都医科大学附属北京儿童医院 | 周 宇 | 中国医学科学院整形外科医院 |

# 主译简介

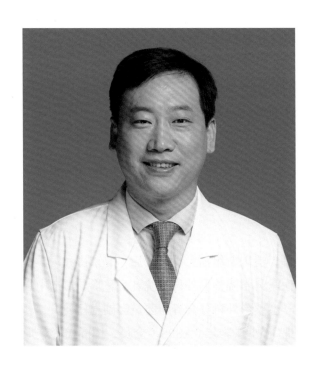

## 王永前

　　医学博士，主任医师，北京协和医学院博士研究生导师，中国医学科学院整形外科医院医务处处长。现任中国康复医学会修复重建外科专业委员会委员，北京医学会医学美学与美容学分会秘书长，《中华整形外科杂志》编委。

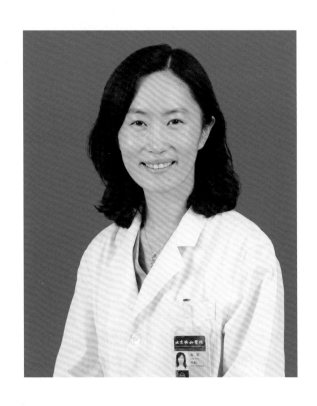

## 龙笑

　　医学博士，主任医师，北京协和医学院博士研究生导师，北京协和医院整形外科副主任。现任中华医学会整形外科分会委员，北京医学会整形外科分会、医学美学与美容学分会副主任委员。

# 副主译简介

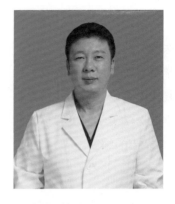

### 韩雪峰

医学博士，主任医师，北京大学博士后，北京协和医学院硕士研究生导师，中国医学科学院整形外科医院吸脂与体型雕塑二中心副主任。现任中华医学会整形外科分会脂肪移植学组副组长，中国中西医结合学会医学美容专业委员会吸脂与脂肪移植分委会副主任委员。

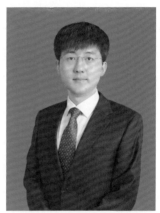

### 刘春军

医学博士，主任医师，美国斯坦福大学博士后，北京协和医学院硕士研究生导师，中国医学科学院整形外科医院乳房整形与再造中心主任医师。现任中华医学会整形外科分会青年委员会副主任委员、乳房整形学组委员，美国整形外科学会（ASPS）会员，国际美容整形外科学会（ISAPS）会员。

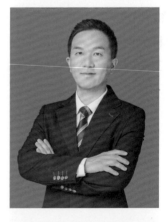

### 黄久佐

医学博士，副主任医师，北京协和医院整形外科主任助理。现任中华医学会整形外科学分会眼部美容学组副组长，美国 *Aesthetic Surgery Journal*（《美容外科杂志》）审稿人。

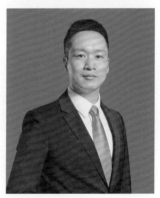

### 俞楠泽

北京协和医学院 - 哈佛大学医学院联合培养医学博士，北京协和医院整形外科副主任医师。现任中华医学会整形外科分会面部年轻化学组秘书长、微创美容学组副组长，《协和医学杂志》青年编委、《中国整形美容外科杂志》编委。

# 序

近些年来，美容手术呈现出技术更迭更快、康复更快、花费更低的趋势。越来越多的患者倾向选择微创的手术方式，例如充填、激光、神经递质调控剂等。这些微创手术的出现可能满足患者延缓需要全身麻醉或者较长恢复时间的手术的需求。整形外科医生，尤其是整形科的住院医生及刚毕业的医学生，会接触到很多关于面部及身体其他部位填充材料的相关文章，容易陷入"什么是最合适的填充材料"的困惑，并且缺乏对所用材料缺点及相关副作用的认识。另外，自体脂肪移植在美容及再造方面的作用越来越重要，涉及面部及全身各个部位。脂肪移植在再造外科方面已得到广泛应用，涉及治疗先天性、创伤性及放疗后所致的乳房、面部及四肢的畸形。

选择安全并且有效的手术方案并不简单。整形科医生应该根据患者情况向其推荐合适的填充材料、自体脂肪，以及固体、凝胶类假体。很多专业期刊、商业出版物及媒体常常过度夸大某些填充材料的作用，而较少提及其可能发生的并发症。填充材料的耐用性是整形科医生做选择和推荐的另一个重要考虑因素。填充材料选择范围广、材料信息千差万别，医生需要对其进行整合分析，这也使得整形科医生很难选择最合适的材料。

意识到这些问题，我们编撰了这本可以解决整形外科医生和患者问题的专业图书。本书的提纲完整、内容全面。以讨论人体在解剖和生理方面随着衰老发生的变化为开篇，同时讲述了使用于全身的各种填充材料和技术的历史，并系统地评价了其疗效。本书的重点是全身脂肪移植。

手部衰老的年轻化是最值得做的主题之一。未来，随着患者对手部年轻化的需求提高，这个主题将越来越重要。目前我们对于手部的关注非常有限，由于常常遭到太阳的暴晒且没有任何防护，手部非常容易出现衰老。使用填充剂、漂白剂，剥脱去除手部沉着的色素，选择性切除多余松弛皮肤以及切除手背凸出的静脉等方法在改善手部外观方面非常有效。

讨论完充填美容的历史之后，我们要介绍的是当下充填美容现状及未来发展方向，包括使用电脑三维容量影像分析评估缺损和治疗、使用脂肪细胞进行面部年轻化，阐述了基础科学阐释临床问题与经验的转化。

本书的出版非常及时，相信它会对所有整形外科医生有所帮助，尤其对那些刚开始从事医疗美容的医生以及容易受当下繁杂的信息所困扰的医生。无论临床经验如何，所有读者都将从这本书中找到有助于他们实际操作的有价值的信息。

Luis O. Vasconez, MD

2012 年 10 月 11 日

# 前言

编写这本书的想法源自我们在过去的10年间对整形手术方式变化的观察。如果15年前或者20年前让我们去编写一本美容年轻化的图书，毫无疑问，我们可能会更关注切除皮肤和软组织、通过皮瓣松解挛缩的组织、抽吸多余脂肪来塑形等手术。本书的不同之处在于我们关注了新的整形美容方法。我们亲眼目睹了近年来身体年轻化手术方式的根本性变化。通过精细的解剖操作、对解剖结构的容量随时间推移而变化的研究以及包括先进的影像学方法在内的现代化数字技术，整形科医生已经了解到衰老并不是单纯的皮肤松弛。的确，既往的头颈部美容手术在恢复患者年轻化的外貌方面并没有获得完全的成功。

容量缺失在衰老中所起的核心作用正逐渐受到重视。衰老的主要特征是皮肤弹性降低和皮肤下垂；同时，软组织支持的减少对其有着等同甚至更大的作用。容量的恢复不仅仅可以通过填充外源性或自体材料解决，还可以通过重新分配现有的软组织而实现。筋膜瓣、筋膜皮瓣、肌瓣及肌皮瓣已经成为很多美容手术的必备成分。就风靡程度而言，外源性材料的面部注射已经代替了面部外科手术。在过去的10年里，脂肪注射经历了从完全被抛弃到复兴的过程，成为面部年轻化、隆乳、乳房再造、丰臀及肢体年轻化等手术中不可或缺的部分。

这本百科全书涵盖了整形的最新进展，以"百科全书"为标题非常合适。我们的上一本书（ *Encyclopedia of Body Sculpting after Massive Weight Loss* ）中的内容也非常丰富，主要描述了许多可以获得相同效果的不同手术方法。大部分书都会对某种特定的问题提出一种解决的方法。实际上，尽管许多整形外科医生认为自己的手术方法可以给患者最好的效果，但他们也知道，也有其他方法可以达到预期的结果，甚至更好的效果。我们的方法给读者提供了制订个性化手术方案的机会，读者可以从众多权威整形外科医生所描述的方法中选择其中一种。跟我们的上一本书一样，我们为全身各处的年轻化都提供了多种容量充填方法。

"再生医学"现在已经成为一个流行语。本书包含了一些讨论再生医学的章节，尤其是已经风靡于医学各个领域的干细胞。某些情况下，市场营销已经取代了科学事实，实际上干细胞的应用目前仍处于初级阶段，我们尚未完全认识干细胞的作用。由于干细胞学与美容医学的联系，我们试图通过展现干细胞科学的现状来避免这个困境。在乳房脂肪移植的肿瘤学等章节中，我们也阐述了横亘在干细胞学和脂肪移植之间的问题。

正如我们上一本书一样，来自两个年代的两位作者的合作本身就是一种强大的资源。60年临床经验的集中展示，彰显了"过去塑造未来"的重要性。我们强烈地感觉到本书将成为未来整形外科执业医生的指导用书。

（李雄伟 黄久佐 译）

# 编著者

**Galip Agaoglu, MD**
Onep Plastic Surgery Clinic
Istanbul
Turkey

**Francisco J. Agullo, MD, FACS**
Clinical Assistant Professor of Plastic Surgery
Texas Tech University Health Sciences Center and El Paso
Cosmetic Surgery
El Paso, Texas
United States

**Adrien Aiache, MD, FACS**
Cedars Sinai Medical Center
Los Angeles, California
United States

**Alessio Redaelli, MD**
Specialist in Vascular Surgery and Aesthetic Medicine
Visconti di Modrone Medical Center
Milan
Italy

**Samantha Arzillo, MD**
Medical Student
University of Miami Miller School of Medicine
Miami, Florida
United States

**Sina Bari, MD**
Jacobs Clinic
Healdsburg, California
United States

**Ario Barzin, MD**
Palo Alto Medical Foundation
Fremont, California
United States

**Kyle A. Belek, MD**
Attending Surgeon
Alta Butes Summit Medical Center
Oakland, California
United States

**Jesús Benito-Ruiz, MD, PhD**
Plastic Surgeon
Anti-aging Group Barcelona Clinica Tres Torres
Barcelona
Spain

**Ronald P. Bossert, MD**
Assistant Professor of Surgery
Division of Plastic Surgery
Director

Life After Weight Loss Program
University of Rochester Medical Center
Rochester, New York
United States

**Frederic Braccini, MD**
American Hospital of Paris
Paris, France
Riviera Institute
Nice, France

**Steven R. Cohen, MD**
Clinical Professor
University of California, San Diego
San Diego, California
United States

**Sydney R. Coleman, MD**
Assistant Clinical Professor of Plastic Surgery
New York University Medical Center
New York City, New York
United States

**Sherry Collawn, MD, PhD**
Associate Professor
Division of Plastic Surgery
University of Alabama
Birmingham, Alabama
United States

**Craig Creasman, MD**
Private Practice
Silicon Valley Plastic Surgery
San Jose, California
United States

**Louis M. DeJoseph, MD**
Facial Plastic and Reconstructive Surgeon
Premier Image Cosmetic & Laser Surgery
Clinical Instructor
Emory University School of Medicine
Atlanta, Georgia
United States

**Barry E. DiBernardo, MD, FACS**
Clinical Associate Professor
Department of Surgery
University of Medicine and Dentistry of New Jersey
Division of Plastic Surgery
Newark, New Jersey
United States

**Onur O. Erol, MD**
Chief
Department of Plastic Surgery

Onep Plastic Surgery Science Institute
VehbiKoç Foundation American Hospital
Istanbul, Turkey

**Randall S. Feingold, MD FACS**
Associate Clinical Professor of Surgery
Albert Einstein College of Medicine, Bronx, New York
Clinical Associate Professor of Surgery
Hofstra North Shore–LIJ School of Medicine, Hempstead,
New York
Great Neck, New York
United States

**Yhelda A. Felicio, MD**
Federal University of Ceará
Titular and specialist Member
Brazilian Society Plastic Surgery
Health Secretary of Ceará
Ceará
Brazil

**Matthew J. Fullana**
Graduate Research Assistant
Department of Macromolecular Science and Engineering
Case Western Reserve University
Cleveland, Ohio
United States

**Allen Gabriel, MD**
Associate Professor
Department of Plastic Surgery
Loma Linda University Medical Center
Loma Linda, California
United States

**ZacharyGerut, MD**
Hewlet, New York
United States

**Raul Gonzalez, MD**
Clinica Raul Gonzalez
São Paulo
Brazil

**Ronald P. Gruber, MD**
Adjunct Associate Clinical Professor
Stanford University
Associate Clinical Professor
University of California
San Francisco, California
United States

**Jose Guerrerosantos, MD**
Director and Founder
The Jalisco Reconstructive Surgery Institute
Professor of Plastic Surgery
University of Guadalajara
Guadalajara
Mexico

**Tiffani K. Hamilton, MD**
Medical Director
Hamilton Dermatology
Alpharetta, Georgia
United States

**Alexes Hazen, MD**
Associate Professor
New York University Medical Center
New York, New York
United States

**Charles K. Herman, MD, FACS**
Chief Medical Executive
Chairman, Department of Surgery
Chief, Division of Plastic and Reconstructive Surgery
Pocono Health Systems/Pocono Medical Center
Clinical Professor of Surgery
The Commonwealth Medical College
Attending Surgeon
Albert Einstein College of Medicine
New York, New York
Private Practice
New York, New York
United States

**Ari S. Hoschander, MD**
Plastic Surgery Fellow
University of Miami Miller School of Medicine
Miami, Florida
United States

**Joseph P. Hunstad, MD, FACS**
Associate Clinical Professor
University of North Carolina at Chapel Hill
Huntersville, North Carolina
United States

**Ahmed M.S. Ibrahim, MD**
Department of Surgery
Division of Plastic Surgery
Beth Israel Deaconess Medical Center
Harvard Medical School
Boston, Massachusetts
United States

**Yves-Gérard Illouz, MD, PhD**
Professor
Paris Medical School
University Rene Descarte
Paris
France

**Andrew Kornstein, MD, FACS**
Director, Museum Mile Surgery Center
Associate Attending Physician
St. Luke's–Roosevelt Hospital Center
New York City, New York
United States

**Russell W.H. Kridel, MD**
Clinical Professor
University of Texas–Health Science Center at Houston
Houston, Texas
United States

**Val Lambros, MD, FACS**
Assistant Clinical Professor
Department of Plastic Surgery
University of California at Irvine
Irvine, California
Private Practice,
Newport Beach, California
United States

**Bernard T. Lee, MD**
Associate Professor
Department of Surgery
Acting Chief
Division of Plastic and Reconstructive Surgery
Beth Israel Deaconess Medical Center
Harvard Medical School
Boston, Massachusetts
United States

**Joshua Levine, MD**
Chief of Surgical Services
Department of Plastic Surgery
New York Eye and Ear Infirmary
New York, New York
United States

**Samuel J. Lin, MD**
Assistant Professor
Department of Surgery
Divisions of Plastic Surgery and Otolaryngology
Beth Israel Deaconess Medical Center
Harvard Medical School
Boston, Massachusetts
United States

**Oscar J. Manrique, MD**
Plastic Surgery Resident
Albert Einstein College of Medicine
New York City, New York
United States

**Johnny C. Mao, MD**
Premier Image Cosmetic and Laser Surgery
Emory University Department of Otolaryngology–Head and Neck Surgery
Atlanta, Georgia
United States

**George Patrick Maxwell, MD**
Assistant Clinical Professor of Plastic Surgery
Loma Linda University
Lorna Linda, California
Assistant Clinical Professor Plastic Surgery

Vanderbilt University
Nashville, Tennessee
United States

**Constantino Mendieta, MD**
Miami, Florida
United States

**John M. Mesa, MD**
Instructor in Plastic Surgery
University of Alabama–Birmingham
Birmingham, Alabama
Private Practice
Plastic Surgery Center Internationale
Montclair, New Jersey
United States

**John A. Millard, MD**
Director
The Millard Plastic Surgery Center
Lane Tree, Colorado
United States

**Luis Montellano Cruz, MD**
Associate Professor
Gama Fillho University of Rio de Janeiro
Rio de Janeiro
Brazil

**Maurice Nahabedian, MD**
Professor of Plastic Surgery
Georgetown University
Department of Plastic Surgery
Washington, D.C.
United States

**Jeremy S. Nikfarjam, MD**
Plastic Surgery Resident
Albert Einstein College of Medicine
Division of Plastic and Reconstructive Surgery
Bronx, New York
United States

**Joel E. Pessa, MD, FACS**
Associate Professor
Department of Plastic Surgery
University of Texas Southwestern Medical Center
Dallas, Texas
United States

**Jason N. Pozner, MD, FACS**
Adjunct Clinical Faculty
Cleveland Clinic Florida
Affiliate Assistant Professor of Clinical Biomedical Science
Charles E. Schmidt College of Medicine
Florida Atlantic University
Boca Raton, Florida
United States

**Oscar M. Ramirez, MD**
Clinical Assistant Professor
The Johns Hopkins University School of Medicine
Baltimore, Maryland
Adjunct Faculty
Cleveland Clinic Florida
Boca Raton, Florida
United States

**Remus Repta, MD**
Board Certified Plastic Surgeon
Plastic and Reconstructive Surgery
Advanced Aesthetic Associates
Phoenix, Arizona
Medical Director
Scottsdale Surgery Center
Scottsdale, Arizona
United States

**Christine Rohde, MD**
Assistant Professor of Surgery
Columbia University Medical Center
New York City, New York
United States

**Rod J. Rohrich, MD, FACS**
Professor and Chairman
Department of Plastic Surgery
University of Texas Southwestern Medical Center
Dallas, Texas
United States

**J. Peter Rubin, MD, FACS**
Chief, Division of Plastic and Reconstructive Surgery
Associate Professor of Surgery Medicine and Bioengineering
University of Pittsburgh Medical Center
Pittsburgh, Pennsylvania
United States

**Alesia P. Saboeiro, MD, FACS**
Private Practice
Tribeca Plastic Surgery
New York City, New York
United States

**Sadri O. Sozer, MD**
Clinical Associate Professor of Plastic Surgery
Texas Tech University Health Sciences Center and El Paso
Cosmetic Surgery
El Paso, Texas
United States

**Aris Sterodimas, MD**
Professor
Head of Plastic Surgery Unit
Iaso General
Athens
Greece

**Angela K. Sturm-O'Brien, MD**
Instructor
University of Texas–Health Science Center at Houston
Chief of Staff
Houston Hospital for Specialized Surgery
Houston, Texas
United States

**Berish Strauch, MD**
Professor
Chairman Emeritus
Division of Plastic and Reconstructive Surgery
Department of Surgery
Albert Einstein College of Medicine
Montefiore Medical Center
Bronx, New York
United States

**Oren M. Tepper, MD**
Assistant Professor
Montefiore Medical Center
Albert Einstein College of Medicine
Bronx, New York
United States

**Edward Owen Terino, MD**
Medical Director
Institute of Southern California
Agoura Hills, California
United States

**Jorge I. de la Torre, MD, FACS**
Professor and Chief
University of Alabama at Birmingham
Division of Plastic Surgery
Birmingham, Alabama
United States

**Luis O. Vasconez, MD**
Vice Chair
Department of Surgery
Professor
Division of Plastic Surgery
University of Alabama at Birmingham
Division of Plastic Surgery
Birmingham, Alabama
United States

**Gary E. Wnek, PhD**
Professor
Department of Macromolecular Science and Engineering
Case Western Reserve University
Cleveland, Ohio
United States

**Ryan K. Wong, MD**
Finesse Plastic Surgery
Orange, California
United States

# 译者说明

本书多个章节介绍了充填美容类产品或器械的临床应用。这些产品或器械虽然已经通过了美国食品药品监督管理局（Food and Drug Administration，FDA）的认证，但其中个别产品或器械可能尚未获得中国国家药品监督管理局批准上市。为尊重原著，译者在此根据原书内容进行翻译，介绍这些产品或器械在国外的应用情况，但这不代表本书译者、出版社支持和推荐使用它们。本书的译者、出版社、编辑与这些产品或器械的生产商、经销商也不存在商业利益关系。目前在临床工作中也发现注射某些填充剂后患者可能出现面部组织不规则增生等情况。医生必须合法、合规地应用软组织填充剂，求术者也应选择获得国家药品监督管理局批准的产品或器械。

# 目录

# 第一部分
## 基本原理

# 1 充填美容概述：解剖及生理容量随衰老及体重减轻的变化

*Berish Strauch, Charles K. Herman*

在过去的 10 年里，整形外科领域的大部分技术出现了变革。在过去，身体许多部位的整形手术都涉及软组织的切除，包括皮肤和脂肪。在眼部，传统的眼睑成形术需切除睑袋中的脂肪，切除皮肤和肌肉；鼻整形则需要切除部分鼻软骨。原理相似，过去的躯体塑形主要集中在去除多余的脂肪和皮肤，而不是容量再分布。

然而近些年来，这些关注点已经发生了巨大的变化。整形外科医生及解剖学家已经认识到衰老是多种因素的综合作用，包括皮肤弹性减低、面部软组织减少及萎缩。如果想改善面部美学、恢复年轻，就应该综合考虑这些因素。在过去，医生们努力的重点主要放在通过标准的面部除皱切口拉紧面部的皮肤和筋膜。近些年，面部软组织容量变化的研究分析表明，中面部组织的提升可以弥补部分缺损的容量。这种面部软组织提升可能与手术治疗皮肤弹性减低或松弛同等重要，甚至更为重要，尤其是对于青中年女性及男性患者。越来越多 40 ~ 50 岁的中年人在出现面部早期衰老征象后就积极寻求年轻化治疗，这种情况在未来将更加凸显。事实上，与这一趋势相符的是，美国整形外科医生学会（American Society of Plastic Surgeons）公布的 2010 年国家整形数据分析指出，自 2000 年以来，面部软组织充填手术数量增加了 42%，而面部除皱手术数量减少了 37%。

面部容量分析表明面部软组织结构的萎缩会导致衰老的面部特征。J.W. Little 的研究已经表明面部容量重塑的重要作用[1]。在过去 10 年间，面部年轻化的方式集中在调整和重塑面部支撑结构，其中浅表肌腱膜系统（superficial musculoaponeurotic system，SMAS）是非常重要的结构[2-4]。随着年龄增长、软组织减少，一些面部衰老特征已经明确，包括中面部的颧部软组织及脂肪垫下垂导致颧骨凸出这一年轻特征丧失；眉弓外侧面变得扁平、下颌骨的软组织向前滑动、颈部软组织松弛。纠正颧骨下垂的方法包括联合多种缝合和悬吊[5-14]脂肪垫的颧骨固定术[1]，以及置入合成网片和假体[2]。通过置入假体或使用诸如脂肪、真皮脂肪瓣等自体材料的方式增加容量的方法日趋盛行[15,16]。最近一项纳入 400 名患者的研究表明，通过单独缝线悬吊上提颧骨脂肪垫可显著改善面部外观[17]。软组织减少也可以表现于眉部和下面部。目前可通过多种悬吊方式进行眉部提升，包括缝线悬吊[18]和帽状腱膜悬吊[19]。

目前已经有多种填充材料应用于面部、躯干及四肢。面部填充材料包括人源性和动物源性的胶原蛋白，这是一类已经使用超过 20 年的填充材料。另一类实验合成的注射填充材料驱动了一大批非生物填充剂的诞生，例如透明质酸、羟基磷灰石及聚乳酸等。这些材料的维持时间长短取决于材料的成分。透明质酸分子的交叉连接和颗粒大小也会影响其维持时间。

固体和凝胶植入体在过去的几十年里也产生了巨大的变化。新一代乳房假体，如硅胶和盐水假体，安全性提高，渗漏及瘢痕挛缩的发生率降低。固体硅胶移植物在隆面部骨骼、隆男性胸肌及隆小腿方面均有应用。

身体其他部位的充填治疗中也出现了相似的情况。在鼻整形术中，Herman、Strauch[18]和 Constantian[19]提出应将软骨组织移植到鼻部，而不是切除软骨。乳房整形也已经广泛使用多种移植物及相关技术，包括 Khouri、Del Vecchio[20]及其他整形外科医生过去几年持续关注的结构性脂肪移植。脂肪移植也用于手部年轻化。自体组织及假体置入也普遍用于臀部年轻化手术，2000 年以来，提臀手术量已经增加了 132%。

（李雄伟 黄久佐 译）

# 参考文献

[1] Little JW. Three-dimensional rejuvenation of the midface: volumetric resculpture by malar imbrication. Plast Reconstr Surg 2000; 105: 267–285, discussion 286–289

[2] Stuzin JM, Baker TJ, Baker TM. Refinements in face lifting: enhanced facial contour using vicryl mesh incorporated into SMAS fixation. Plast Reconstr Surg 2000; 105: 290–301

[3] Baker D. Rhytidectomy with lateral SMASectomy. Facial Plast Surg 2000; 16: 209–213

[4] Stuzin JM, Baker TJ, Gordon HL. The relationship of the superficial and deep facial fascias: relevance to rhytidectomy and aging. Plast Reconstr Surg 1992; 89: 441–449, discussion 450–451

[5] Yousif NJ, Matloub M D And H, Summers AN. The midface sling: a new technique to rejuvenate the midface. Plast Reconstr Surg 2002; 110: 1541–1553, discussion 1554–1557

[6] Ramirez OM. Three-dimensional endoscopic midface enhancement: a personal quest for the ideal cheek rejuvenation. Plast Reconstr Surg 2002; 109: 329–340, discussion 341–349

[7] Laferriere KA, Castellano RD. Experience with percutaneous suspension of the malar fat pad for midface rejuvenation. Facial Plast Surg Clin North Am 2005; 13: 393–399

[8] Lee S, Isse N. Barbed polypropylene sutures for midface elevation: early results. Arch Facial Plast Surg 2005; 7: 55–61

[9] Tonnard P, Verpaele A, Monstrey S, et al. Minimal access cranial suspension lift: a modified S-lift. Plast Reconstr Surg 2002; 109: 2074–2086

[10] Sasaki GH, Cohen AT. Meloplication of the malar fat pads by percutaneous cable-suture technique for midface rejuvenation: outcome study (392 cases, 6 years' experience). Plast Reconstr Surg 2002; 110: 635–654, discussion 655–657

[11] Sulamanidze MA, Fournier PF, Paikidze TG, et al. Removal of facial soft tissue ptosis with special threads. Dermatol Surg 2002; 28: 367–371

[12] Prado A, Andrades P, Danilla S, et al. A clinical retrospective study comparing two short-scar face lifts: minimal access cranial suspension versus lateral SMASectomy. Plast Reconstr Surg 2006; 117: 1413–1425, discussion 1426–1427

[13] Little JW. Applications of the classic dermal fat graft in primary and secondary facial rejuvenation. Plast Reconstr Surg 2002; 109: 788–804

[14] Strauch B, Baum T, Robbins N. Treatment of human immunodeficiency virusassociated lipodystrophy with dermafat graft transfer to the malar area. Plast Reconstr Surg 2004; 113: 363–370, discussion 371–372.

[15] de la Torre JI, Rosenberg LZ, De Cordier BC, et al. Clinical analysis of malar fat pad re-elevation. Ann Plast Surg 2003; 50: 244–248, discussion 248

[16] Erol OO, Sozer SO, Velidedeoglu HV. Brow suspension, a minimally invasive technique in facial rejuvenation. Plast Reconstr Surg 2002; 109: 2521–2532, discussion 2533

[17] Strauch B, Baum T. Correction of lateral brow ptosis: a nonendoscopic subgaleal approach. Plast Reconstr Surg 2002; 109: 1164–1167, discussion 1168–1169

[18] Herman CK, Strauch B. Dorsal augmentation rhinoplasty with irradiated homograft costal cartilage. Semin Plast Surg 2008; 22: 120–123

[19] Constantian MB. Elaboration of an alternative, segmental, cartilage-sparing tip graft technique: experience in 405 cases. Plast Reconstr Surg 1999; 103: 237–253, discussion 254

[20] Khouri R, Del Vecchio D. Breast reconstruction and augmentation using preexpansion and autologous fat transplantation. Clin plast Surg 2009; 36 (2): 269–280

# 2　容量充填技术和填充材料发展史

Matthew J. Fullana, Gary E. Wnek

## 2.1　摘要

过去的一个多世纪里，容量充填（volume enhancement）的方法和技术已经从使用非降解的聚合材料，如聚乙烯，转变为能够与人体相互作用的生物相容性材料，如注射用胶原蛋白和透明质酸。整形外科史上也有各种使用合成材料成功和失败的例子，其中值得注意的是关于硅胶及其在乳房置入中的争议。虽然硅胶假体最终通过了美国食品和药物管理局（Food and Drug Administration，FDA）的审查和监管，但医学界不得不接受更为严格的联邦法律监管，以确保患者的安全和利益。本章讨论的是容量充填所用材料的进化史，重点强调面部、乳房、小腿和臀部的填充物。

## 2.2　填充材料

### 2.2.1　聚乙烯

聚乙烯（polyethylene，PE）是一种单纯的线性和支链聚合物，由线性脂肪族碳氢化合物构成（图 2.1）。不同分子量的聚乙烯性能不同，应用也有所区别。聚乙烯具有化学惰性和柔韧性，由于其质地相对较硬，手术操作相对困难，常常需要使用诸如电钻和锯等工具对聚乙烯植入体的外形进行修塑[1]。为适应各种应用，目前医疗器械供应商提供各种尺寸和外形的聚乙烯板和附件。1948 年，Rubin、Robertson 和 Shapiro 首次报道了用于充填颊部的假体材料[1]，他们还介绍了将 L 型聚乙烯支撑物用于垫高鼻梁的方法。聚乙烯植入体还可用来矫正回缩的颏部以及颅骨缺陷。为解决聚乙烯材料的可用性问题，多孔高分子聚乙烯材料（porous high-density polyethylene，PHDPE）得到发展，PHDPE 具有促进

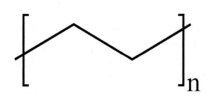

图 2.1　聚乙烯（PE）的化学结构式

骨骼生长的优势[2,3]。一款名为 Medpor（Stryker Corporation，Newnan，GA，USA）的 PHDPE 产品，其平均孔隙率达 50%，平均孔隙直径超过 100 μm。

在电子计算机断层扫描（computed tomographic，CT）或者核磁共振扫描（magnetic resonance imaging，MRI）中，射线可透过 Medpor。Medpor 的另一款更新产品——Medpor Titan，含有覆盖于 PHDPE 的钛网，该产品是不透射线的，使用 CT 或者 MRI 可以看到。Medpor Titan 的优势在于其作为植入体既具有足够的强度，又具有足够的柔韧性，以便整形外科医生在必要的区域使用它们进行塑形。

另一款多孔性聚乙烯产品是 SynPOR（Synthes，Westchester，PA，USA）。它是射线可透过的，分为两种类型：一种标准的聚乙烯薄片和一种钛金属加固的聚乙烯薄片。每种类型都提供数个款型，以方便组织在植入体的一侧或者围绕整个植入体生长[4]。这些聚乙烯材料在临床上已经广泛应用于下颌骨、颧骨和鼻假体，以及眼眶和颅骨的修复再造。

### 2.2.2　聚四氟乙烯

Proplast Ⅰ 是一种包含聚四氟乙烯氟碳聚合物和碳纤维的复合材料。Teflon［聚四氟乙烯（polytetrafluoroethylene，PTFE）］是一种仅含碳和氟的疏水性聚合物，是目前已知的摩擦系数最

低的物质之一，因此通常用于润滑和涂层（图 2.2）。Proplast Ⅱ 是 Proplast Ⅰ 的升级版产品，使用氧化铝纤维代替了碳纤维。我们可以通过黑色碳纤维显现出的灰色轻易地辨别出 Proplast Ⅰ，而 Proplast Ⅱ 是白色的。这两种材料都由 Vitek 公司和 Surgery Marketing 公司（Houston，Texas，USA）制造，可提供颏部、颊骨和鼻梁植入体[2]。Proplast Ⅰ 于 1983 年开始进入市场，之后不久 Proplast Ⅱ 也投入临床。这些植入体的孔隙率为 70%～90%，孔径介于 100 μm 到 400 μm 之间。这种材料容易切割和操作，比聚乙烯更具压缩性，但是易碎。一项关于 Proplast 和多孔性聚乙烯的对比性研究显示，多孔性聚乙烯比 Proplast 在促进新骨形成方面更具优势，多孔性聚乙烯可在置入后 1 个月出现 50%～75% 的骨化趋势，而 Proplast 在置入后 6 个月后才出现 25% 的骨化趋势[2]。此外，Proplast 植入体存在稳定性问题，由于宿主组织向植入体内生长，可导致其碎裂和变形；Proplast 降解的其他证据主要是在相邻的骨髓腔中发现了合成材料的碎片。Proplast 移植失败的报道始于 1985 年，主要包括移植物穿孔、破裂和（或）异物反应，可能导致下颌骨和（或）关节窝进展性骨退化，这很快引起了 FDA 的注意[5]。最终，FDA 宣布召回 Proplast Ⅰ 和 Proplast Ⅱ。Vitek 公司也因大量的失败案例于 1990 年 6 月申请破产。

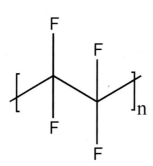

图 2.2 聚四氟乙烯（PTFE）的化学结构式

### 2.2.3 膨体聚四氟乙烯

膨体聚四氟乙烯（expanded polytetrafluoroe-

thylene，ePTFE）是一种压缩的 Teflon 聚合材料，可合成出含有 PTFE 纤维的编织结构。这使它具有网状或者"扩张"的纹理，质感柔韧、有弹性，孔径介于 10 μm 到 30 μm 之间[6]。该物质不会降解，且具有疏水性。由于其具有扩张的纹理，故胶原蛋白可以内向表浅生长，这已足以避免移植物的迁移。1971 年，ePTFE 首次作为人工血管制作材质应用于医学领域[6]。1983 年 Neel 首次以兔子为模型，介绍了 ePTFE 在面部充填的应用[7]。1992 年，Mole 首次报道了 ePTFE 在人体美容方面的应用[8]。

ePTFE 有多种管状、线状、片状或串状产品。目前可用的产品包括 SoftForm 和 UltraSoft（Tissue Technologies，San Francisco，CA，USA）、Gore S.A.M（皮下填充材料；W.L. Gore & Associates, Flagstaff, AZ，USA）和 Advanta（Atrium Medical Corporation，Hudson，NY，USA）。每种移植物在孔隙直径和厚度方面各有不同，因此会有不同水平的胶原生长进入，具有比较柔软的质感。

### 2.2.4 聚甲基丙烯酸甲酯

目前依然广泛应用于面部再造的填充材料是聚甲基丙烯酸甲酯（polymethyl methacrylate，PMMA），俗称 Lucite（Lucite International; Cordova, TN, USA）、Plexiglas（Arkema S.A.; Colombes, France）及 Perspex（Lucite International; Cordova, TN, USA）。PMMA 是一款具有长期稳定性的生物相容性丙烯酸基树脂（图 2.3）。PMMA 为惰性材料，质量轻、刚性好，制作工艺简单且价格便宜。PMMA 的聚合过程非常简单，只需要一个单体和诱发剂，即可在模具内制作且完成移植物定制。但是，PMMA 确实存在一些风险：它容易出现感染，且难与相邻的骨骼之间形成血管化；另外，在 PMMA 的制作过程中，残留的单体可能具有毒性。尽管关于 PMMA 的过敏报道罕见，但这种过敏反应通常由 PMMA 制作过程中残留的试剂诱发，例如 N,N- 二甲基对甲苯胺

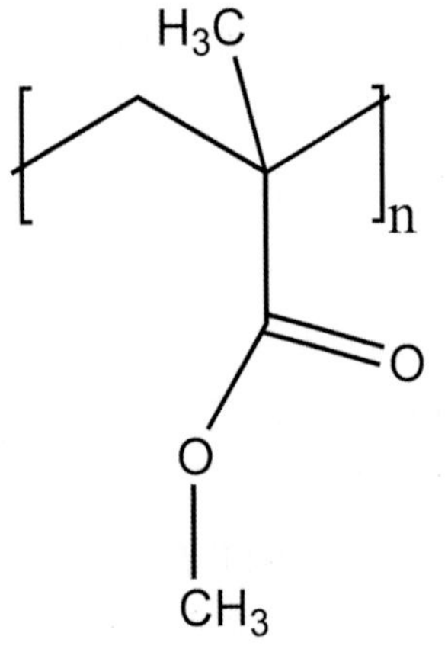

图 2.3　聚甲基丙烯酸甲酯（PMMA）的化学结构式

或甲基丙烯酸甲酯[9]。近年来开始有 PMMA 诱发异物反应的报道出现。同样也有部分证据证实 PMMA 可诱发周围组织坏死。

## 2.3　硬组织替代物

硬组织替代物（hard tissue replacement, HTR; Walter Lorenz Surgical, Inc., Jacksonville, FL, USA）是一种不可吸收的多孔性聚合物，

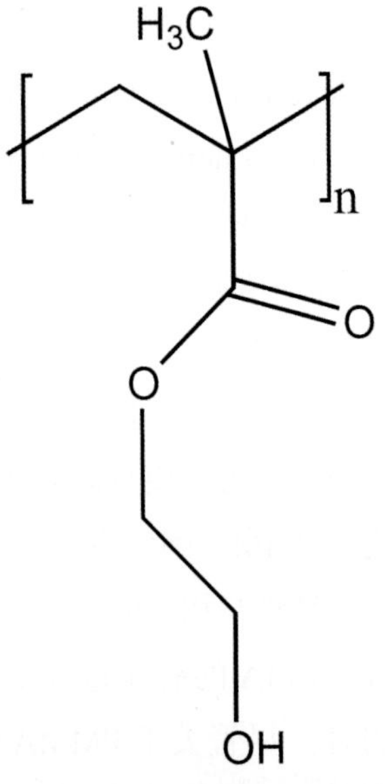

图 2.4　聚甲基丙烯酸羟乙酯聚合物（PHEMA）的化学结构式

由聚甲基丙烯酸羟乙酯［poly（hydroxyethyl-methacrylate），PHEMA］和氢氧化钙组成。PHEMA（图 2.4）这一亲水性水凝胶赋予 HTR 以亲水性，继而可以通过毛细血管的作用促进血管内向生长。该材料的平均孔隙率达 20% ~ 30%，平均孔隙容量约 200 $\mu m^3$。尽管之前的研究已经证实 PMMA 有增加感染的风险，但是包括 PHEMA 在内的多种抗感染材料已经生产出来，这种抗感染能力可能来自于材料表面的负电荷对细菌的排斥作用。这种移植物可以预制成定制形状用于面部充填。和 PMMA 一样，HTR 仍然是一种不可吸收材料，即便已知其孔隙率和亲水性，但它可以使软组织和骨组织内向生长并最终与移植物融合[10]。它作为牙槽嵴和上下颌骨咬合点的嵌入或镶嵌移植物，已经取得成功。

### 2.3.1　羟基磷灰石

羟基磷灰石，俗称 CaHA，是磷酸钙的一种矿物形式（图 2.5），存在于高密度的天然骨骼和牙釉质中。因为多种原因，羟基磷灰石具有很强的吸引力：其成分与天然骨骼成分相同，即具有天然的生物相容性。它很难被吸收，无异物反应，可被射线透过，具有成骨性，很少引起感染[11]。羟基磷灰石主要有两种类型：多孔型和致密型。目前已经发现多孔型比致密型更具有优势，多孔型允许纤维血管束内向生长，可以通过提供锚着而增加稳定性、抵抗移植物活动。然而，羟基磷灰石质地较脆，造成操作困难。早在 1993 年就有关于使用羟基磷灰石充填颅颌面缺损的病例报道，当时临床医生为了方便操作，将 5 g 羟基磷灰石（Interpore 200，Biomet，Inc.; Warsaw，IN）混合 4 mL 血液和 300 ~ 500 mL 纤维蛋白原（Avitene，C.R. Bard，Inc.; Murray Hill, NJ）制成乳膏状[12]，然后将羟基磷灰石乳膏置于骨膜下空隙用以充填缺损。羟基磷灰石可用于颅骨、颧骨、下颌骨外侧、鼻翼周边、眶周及颞区的充填。

一项在 1996 年进行的以羊为模型的研究显

$$Ca_5(PO_4)_3(OH)$$

图 2.5 羟基磷灰石（CaHA）的化学式

示，羟基磷灰石陶瓷制品在骨替代方面比羟基磷灰石乳膏效果更好。对比自体骨组织移植可以发现，由于存在移植物吸收，自体组织颅骨移植不适合长期充填，然而羟基磷灰石陶瓷制品和乳膏制品在超过 1 年的时间里并没有明显的吸收[13]。很重要的一点是，乳膏制品比陶瓷制品操作更方便。

用于治疗中重度面部皱纹和皱褶的羟基磷灰石产品是 Radiesse（Bioform, Inc., San Mateo, CA, USA）。该产品是由羟基磷灰石和水、甘油及羧甲基纤维素组成的凝胶载体混合而成的悬浮微粒[14]。目前，Radiesse 在喉部充填、软组织标记、牙缺损种植和面部充填方面已经通过美国 FDA 的认证。此外，该产品还获得阿根廷、加拿大、以色列、墨西哥、罗马尼亚、土耳其和欧盟在整形外科领域应用的批准。

### 2.3.2 生物活性玻璃微粒

NovaBone（NovaBone Products, LLC/US Biomaterials Corporation, Jacksonville, FL, USA）是一款合成的生物活性玻璃微粒，可以辅助植入体形成新骨。"生物活性玻璃"这个概念首先由 Hench 等人于 1971 年提出[13]。这种材料具有光滑的氧化陶瓷表面，特别是 $Al_2O_3$ 生物活性玻璃，很少引起组织反应并可抵抗摩擦。这种生物活性材料可以形成有利于骨生成的环境。诸如 Bioglass（NovaBone Products, LLC; Aachua, FL, USA）、Ceravital（NovaBone Products, LLC; Aachua, FL, USA）和致密型羟基磷灰石以及其他材料，都具有生物活性[3,15]。

NovaBone 是在 45S5 生物活性玻璃之后生产的，45S5 的成分包含 45% $SiO_2$、24.5% $Na_2O$、24.5% CaO 和 6% $P_2O_5$。NovaBone 最常用于骨骼充填和骨移植，近来已经用于修复椎体损伤、

胫骨干骨折和颅骨重塑。

### 2.3.3 脱矿骨

脱矿骨或者去矿质骨基质（demineralized bone matrix，DBM）是一种去除了所有无机物的同种异体骨，仅剩下具有高度生物活性的骨性蛋白。脱矿骨最早由 Urist[16] 于 1965 年首次描述，他使用脱钙骨制备骨基质[13]。这种脱细胞的失活脱钙骨基质对于颅面的再造尤为重要。目前，DBM 主要由 Synthes 公司（West Chester, PA, USA）提供，其形式包括乳膏状、腻子状或者混合物。DBM 是再造颅面骨骨缺损的理想介质，但是由于它不会变硬（随着骨头内向生长的增多，逐渐变硬），所以不可应用于承重的部位[3]。

## 2.4 软组织的注射充填

### 2.4.1 石蜡和其他油性物质

使用生物材料进行注射美容充填的最早记录来自 1899 年 Gersuny 的报道[17]。他将石蜡注射进一名年轻男性患者的阴囊，该患者曾在治疗晚期肺结核期间切除了睾丸。他还将石蜡注射于膀胱以治疗尿失禁，在悬雍垂和咽后壁中注射石蜡以改善一名腭裂女性的发音[18]。1902 年前，Eckstein 报道了石蜡可能导致肺栓塞并诱导组织学上产生类似于"炎性脂肪瘤"的结缔组织[19]。1906 年，Heidingsfeld 首次描述了石蜡瘤，即 2 名患者的注射部位形成的"肿块"[20]。他观察到在海绵状空间周围的巨细胞肉芽肿反应，使组织呈现"瑞士奶酪"的外观[18]。临床上，注射石蜡或者其他油性物质会导致局部肿瘤生成或者发生弥漫性浸润导致明显畸形。截至第一次世界大战时，大部分临床使用的注射用石蜡或者其他油性物质已经停止使用。

### 2.4.2 硅胶

二氧化硅是地球上最丰富的物质之一，并且是所有硅化合物合成的起点。硅胶是一种惰性

材料，常常特指聚二甲基硅氧烷（polydimethylsiloxane，PDMS），这种聚合物由硅和氧的化合物骨架聚合而成（图2.6）。PDMS及其衍生物广泛应用于医疗行业，出现在各种医疗器械之中，如心脏瓣膜、软性角膜接触镜、起搏器铅涂层和各种植入体等。PDMS是无色无味的透明液体，常见于美容产品和食品添加剂，在食品行业其被称为E900[21]。硅胶由硅树脂的交叉连接而成。通常在硅胶植入体中会发现有机硅胶和硅油混合而成的交联型PDMS或低分子量的PDMS的部分。通过改变PDMS与硅油的比例，可以获得一定范围内的黏度。

硅胶的使用开始于19世纪晚期和20世纪早期，以Kipping发表一系列关于氧化硅化学物的论文为开端[18]。到20世纪中期，Kipping的研究工作吸引了其他人员的注意。Corning玻璃厂的J.F. Hyde和他在梅隆大学的同事R.R. McGregor开始了对硅更为详细的研究；到1943年，Corning向Dow化学公司寻求帮助，两家公司合并为Dow-Corning公司，该公司主营军事用途的硅胶材料，用以防止美国军用飞机在升空点火时的故障。公司在合并2年之后便发明了硅胶。

1950年，R. De Nicola成为第一个使用硅胶假体的人，他使用硅胶假体替代了一位因慢性淋球菌性尿道炎而尿道狭窄无法排尿的男性患者的尿道。到了1952年，Gale使用硅胶制作了硅胶外膜。那时，Dow-Corning公司已经造出了专门用于临床的S-9711型和S-2000型硅胶。1953年Brown将液态硅胶描述为防止皮肤浸润的防水材料，这是硅胶第一次被用于整形外科。

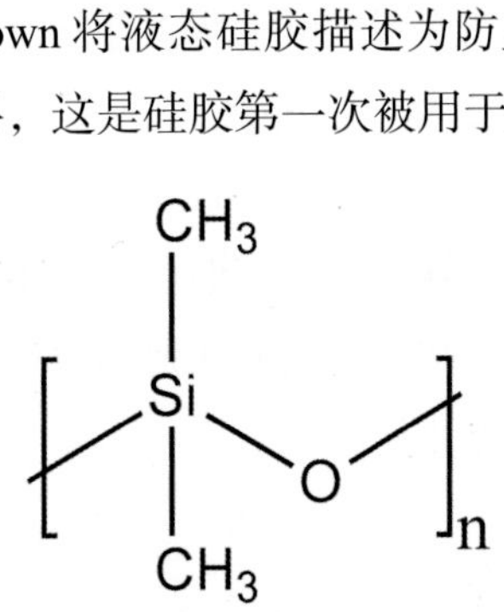

图2.6 聚二甲基硅氧烷（PDMS）的化学结构式

1961年Uchida使用液体硅胶纠正乳房和颊部畸形。Conway和Goulian使用大量Dow-Corning液态硅胶RTV S5392矫正面部偏侧萎缩和隆乳[18]。与此同时，Gerowe记录了使用液态硅胶治疗烧伤患者的情况。在20世纪60年代，Dow-Corning向Gerow和Cronin提供了第一款硅胶植入体[22]。到1962年，Dow-Corning公司已经成为全球最大的软组织植入体供应商。

硅胶最早作为注射材料应用于临床是在二战结束后，当时驻日美国军官注意到码头上储液桶内Dow-Corning 200（一种硅胶绝缘液体）不断地减少。后来他们发现实际上是当地的妓女在注射这一液体以达到更加"西化"的美感，用以吸引部署在该地区的驻日美军。不久之后，这一做法就在美国盛行，首先在加利福尼亚、拉斯维加斯、内华达和得克萨斯。1964年，一个名叫Carol Doda的脱衣舞女郎因注射硅胶而出名，她是美国第一批接受硅胶注射隆乳的人之一。为解决人们对硅胶移位的担忧，多种含有添加剂的混合制剂被研发出来。然而，这种混合剂的应用很快便导致严重的炎症反应。Sakurai是一名移居到美国贝弗利山庄的日本医生，他发明了臭名昭著的Sakurai配方——一种硅胶和植物油的混合剂。使用该配方的结果是灾难性的，1975年内华达州宣布禁止注射硅胶。

1965年至1990年，Dow-Corning公司试图取得FDA对一款名为Dow-Corning 360的医用注射硅胶的批准。但是，大量针对其安全性及有效性的担忧，以及20世纪90年代爆发的关于硅胶乳房假体的争议，使Dow-Corning公司最终放弃了液态硅胶注射合法化的努力。目前，FDA只批准将两款液态硅胶产品用于眼科：Silikon 1000（Alcon Laboratories, Fort Worth, TX, USA）和Adato Sil-Ol 5000（Bausch and Lomb, Rochester, NY, USA）。因此，所有使用液态硅胶作为美容注射者都被认为是"超适应证应用"。而关于硅凝胶假体隆乳争议的事件将在后面讨论。

### 2.4.3 牛源性胶原蛋白

胶原蛋白依然是最为人所接受的软组织填充材料之一，主要由于其在人体内的普遍存在（图2.7）。探索将胶原蛋白作为一种注射填充材料使用始于1977年，斯坦福大学的Perkins、Daniels、Lock以及Knapp将人、兔及小鼠来源的提纯的乏端肽胃蛋白溶解酶注射到小鼠的皮下软组织，连续观察该移植物超过152天。试验的结果是该移植物依旧存在且与宿主的结缔组织粘连在一起[18]。同年，他们将胶原蛋白注射到28名志愿者的真皮及皮下组织，用于治疗陈旧性痤疮瘢痕、皮肤萎缩、皱纹、病毒性感染后遗留痘痕以及轮廓缺陷，除2例短暂的蜂窝织炎、1例短暂的色素过度沉着和1例长时间的荨麻疹外，注射胶原蛋白的耐受性非常好。

继胶原蛋白人体注射首例研究后，Collagen公司花费4年又研发出Zyderm胶原蛋白。Zyderm由高度纯化的、胃蛋白酶溶解的牛皮胶原蛋白混悬液和含有0.3%利多卡因的生理盐水组成[23,24]。1980年，Samuel Stegman和Theodore

羟脯氨酸                甘氨酸

脯氨酸

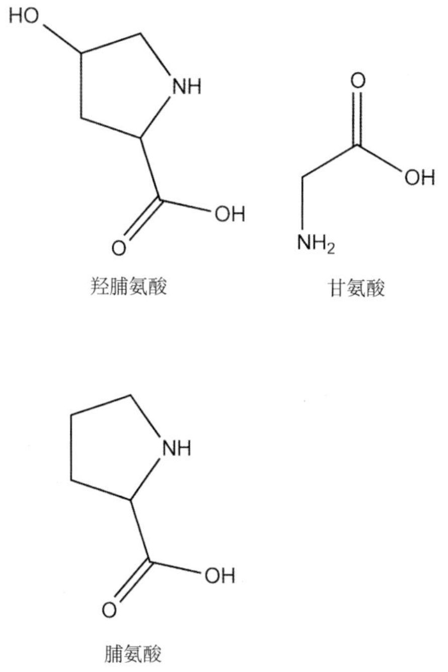

图2.7 构成胶原蛋白的三种主要氨基酸化学结构式

Tromovitch使用Zyderm成功地治疗了痤疮导致的凹陷性瘢痕。他们记录了2例由其他研究者发现的巨大荨麻疹和血清病，但是并没有其他更严重的不良反应。经过近7年的临床试验，Zyderm（后改名为Zyderm Ⅰ）最终于1981年7月获得FDA批准上市。其最终组成成分为35 mg/mL的小牛来源Ⅰ型胶原蛋白（含微量Ⅲ型胶原蛋白）混悬于含有0.3%利多卡因的生理盐水。截至1983年，已有超过10000名患者接受了Ⅰ型胶原蛋白的注射，用于软组织充填和唇裂瘢痕、面部偏侧萎缩以及Mohs手术的凹陷性瘢痕修复。

与Zyderm相关的不良反应多种多样。为测试其安全性，大多数情况下应选择在前臂掌侧进行皮内注射[24]。注射点发生硬结、红斑、水肿或荨麻疹持续超过6小时或者发生在注射24小时后，都将继续监测4周。皮试阳性率约为3%，波动于1.3%～5%之间。此外，Zyderm Ⅰ可引起肉芽肿、关节痛、关节炎、发热、荨麻疹和全身肿胀。除了这些不良反应外，还有一些临床医生抱怨该移植物降解速度快、美容效果短暂。依据Collagen公司后来的研究报告，Zyderm Ⅰ在3个月后就会被完全吸收。为延长胶原蛋白植入体的使用寿命，Collagen公司研发了Zyderm Ⅱ植入体和Zyplast胶原蛋白两款产品。Zyderm Ⅱ中含有的胶原蛋白浓度几乎翻倍，达到65 mg/mL；而Zyplast包含低浓度戊二醛——胶原蛋白的一种交联剂。Zyderm Ⅱ作为Zyderm Ⅰ的升级版本于1983年被FDA批准上市，针对性治疗鼻唇线、抬头纹、眉间纹和鼻唇沟。Zyderm Ⅱ的成功是有限的，相较于Zyderm Ⅰ，其改善的效果并不明显，而其不良反应发生率和吸收率基本与Ⅰ型相当。Zyplast于1985年获得FDA批准，用于治疗更深层次的轮廓缺陷，如鼻唇沟、唇红缘和鼻部整形后的不规则，以及诸如痤疮、创伤、病毒、手术等造成的挛缩性瘢痕。研究者发现由于Zyplast减缓了蛋白质的降解过程，其持续时间可达18个月；另外，当它被吸收时，宿主蛋白可替代该移植物。它的不良反应与 Zyderm 产品是相似的。

胶原蛋白类的填充物替代品包括人工合成的胶原蛋白混合物，如 Arteplast。Arteplast 是第一代含有 PMMA 微球的产品，于 1989 年至 1994 年间投入使用。Arteplast 的研发主要是为了解决纯胶原蛋白注射的持久性问题，其优点在于 PMMA 的非降解性，疗效较持久（长达 1 年），该种胶原蛋白被身体吸收后仍然有效。这种产品会引起大量迟发性异物肉芽肿，这是因为静电相互作用，净化后依旧含有大量的 PMMA 微小颗粒（小于 20 μm）[25]，这些微小颗粒可诱导侵蚀性巨噬细胞的吞噬。

Arteplast 的下一代产品是 Artecoll（Rofil Medical International B.V., Breda, Netherlands），其提纯过程由使用干筛分法改进为湿筛分法。相较于 Arteplast，Artecoll 极大地降低了异物肉芽肿的发生率。

Artefill（Suneva Medical USA, San Diego, CA, USA）是最新的、第三代胶原蛋白（PMMA）混合注射剂，包含 80% 的部分变性牛胶原蛋白和 20% 的直径介于 30 ~ 50 μm 的 PMMA 微球、缓冲液以及浓度为 0.3% 的利多卡因。FDA 于 2006 年 10 月批准 Artefill 上市，用于治疗鼻唇沟部位，有资质的医生还可以进行一些超适应证使用。

在安全方面，大部分的胶原蛋白材料都具有很好的耐受性。和其他移植物一样，无论是合成的还是天然来源的，局部皮试反应、治疗部位反应以及全身反应都与胶原蛋白有关。然而，对胶原蛋白独有的担忧是其所诱发的自身免疫反应。

### 2.4.4 人源性胶原蛋白

为了应对牛源性胶原蛋白真皮填充剂所诱发的超敏反应，以及关于牛源性胶原蛋白导致的自身免疫应答，研发含有人源性胶原蛋白移植物的产品一直是人们的兴趣所在。2003 年，FDA 批准 CosmoDerm Ⅰ、CosmoDerm Ⅱ 以及 CosmoPlast（Allergan Corporation, Irvine, CA, USA）作为第一批含有人源性生物工程合成胶原蛋白的真皮填充剂。为生产胶原蛋白，将从生物工程合成的人源性皮肤细胞中提取的真皮成纤维细胞置于三维支架中，然后放入模拟人类身体结构的生物反应器中。经过一段时间，这些成纤维细胞即可合成胶原蛋白和细胞外基质[24]。

CosmoDerm Ⅰ 的胶原蛋白浓度为 35 mg/mL，悬浮在含有 0.3% 利多卡因的磷酸盐缓冲盐水中。CosmoDerm Ⅱ 的胶原蛋白浓度是 CosmoDerm Ⅰ 的 2 倍。CosmoPlast 与 CosmoDerm 产品类似，只是其胶原蛋白属于戊二醛交联型，可和 Zyplast 一样，有更长的降解期。由于胶原蛋白是人源性的，其优势在于无需皮试，所以更具有吸引力。一般而言，CosmoDerm 产品的作用可持续约 3 个月，而 CosmoPlast 产品可达到 4 ~ 7 个月。

同种异体胶原蛋白的产品，如 AlloDerm（LifeCell, Branchburg, NJ, USA）取自尸体的真皮组织。它具有广泛的使用性，由于其脱细胞属性及含有所有活体组织的胶原蛋白、弹力素、蛋白质和蛋白聚糖，所以具有很好的生物相容性[26]。另一款相似的材料 Dermamatrix（Synthes, Westchester, PA, USA）的来源也是人类尸体的真皮组织。这些材料适合于任何组织量的软组织替代应用，包括软组织缺损、鼻部再造、上唇及鼻唇部矫正、乳房切除术后的再造、疝修补和前臂游离皮瓣修复。这些材料来源于人体组织，分类为库存人体组织，所以无需经过 FDA 的批准即可用于医疗用途。将人体组织用于移植是受到严格管制的，必须符合美国组织库协会（American Association of Tissue Banks）的标准。Enduragen（Tissue Sciences Laboratories, plc, Aldershot, UK）是一款脱细胞猪真皮产品，其成分类似于 AlloDerm，不同点仅仅在于来源方面，另外，LifeCell 公司提供了一款名为 Srattice 的猪源性产品。这四种材料是使用不同的方法制备的，有多种形状和规格以满足特定的美容需求。LifeCell 同时生产了一款可注射的、微粒化的 AlloDerm，名为 Cymetra。

类似于 Cymetra 的产品是 Isolagen Therapy（Isolagen Technologies, Inc., 即现在的 Fibrocell Technologies, Inc., Exton, PA, USA）。这种材料作为一款用于美容治疗的产品，于 1995 年至 1999 年在美国商业市场销售。不过，Cymetra 是一款脱细胞组织产品，而 Isolagen Therapy 是一款自体细胞产品，含有取自患者自体皮肤纤维细胞培养的悬浮液，这些自体组织经耳后皮肤环钻获得[26]。这些细胞被培养后，以一种悬浮液的形式注射，用于改善中重度的鼻唇部皱纹。然而，随着 FDA 出台了关于体细胞疗法等试验性新药的新规定，这种产品已停止生产。2003 年 Isolagen Therapy 的美国临床试验开始获得 FDA 批准，这种产品再次投入使用。2011 年 FDA 授权这种产品上市，目前该类产品以 Laviv 为名投入市场。

### 2.4.5　纤维蛋白泡沫和 Fiberl

1957 年 Spangler 研发出纤维蛋白泡沫用于治疗挛缩的瘢痕和皱纹[27]。具体方法是将含有明胶载体的患者血浆预制剂注入瘢痕的下方。然而，第一款纤维蛋白泡沫在 1944 年便由 Bailey 和 Ingraham 制出，由血浆成分 I（主要是纤维蛋白原）和凝血酶原组成，作为止血材料用于神经外科[28]。Bailey 和 Ingraham 的观点得到传播后，Spangler 提出假设：将血浆纤维蛋白原以纤维蛋白泡沫的形式进行真皮内注射，可以在注射点形成更多纤维蛋白凝块，并产生更多成纤维细胞，从而提供更多的胶原蛋白。在过去的 17 年间，Spangler 使用纤维蛋白泡沫治疗了 573 名患者的 7493 例瘢痕组织，其研究结果表明：纤维蛋白泡沫最适合治疗深层的"波状"和"陨石坑样"的瘢痕。此外，他没有报道任何过敏反应。但是，纤维蛋白泡沫的效果仅能持续 4~8 周，多次重复注射方能取得明显的改变。由于其他临床医生很难获得纤维蛋白泡沫，所以难以将其作为主流的填充移植物。

针对基于胶原蛋白的移植物和纤维蛋白泡沫维持时间短的问题，Spangler 重新回顾了纤维

蛋白泡沫存在的问题，着手研发明胶基质植入体[28]。他认为纤维蛋白泡沫注射引起的组织损伤将最终导致胶原蛋白形成，但却没有考虑到受损位点的纤溶酶。纤溶酶可降解纤维蛋白、纤维蛋白原和凝血酶。为应对天然凝血级联反应，Spangler 添加了三种药物作为纤维蛋白的稳定剂：①明胶粉，作为形成血凝块的基质和胶原支架；②氨基乙酸，抑制纤溶酶；③患者自身的血浆，用于增加局部纤维蛋白原浓度。这种产品以其成分的缩写命名，即 GAP。

基于 GAP 产品，Serono 实验室（Randolph, MA, USA），即后来的 Mentor 公司（Goleta, CA, USA）研发了 Fiberl。类似于 GAP，Fiberl 的适应证是通过真皮内注射治疗面部凹陷，Fiberl 由明胶微粒和氨基己酸混合冻干组成。迄今为止，Fiberl 所致的不良反应大部分为红斑、水肿、挫伤、瘙痒和（或）疼痛。明胶由高度变性的猪源性胶原蛋白制成，其产生的抗原性非常低，而 Fiberl 的免疫原性远远低于胶原蛋白产品。但是，相较于基于胶原蛋白的注射剂而言，Fiberl 注射后引起的不适感更为强烈，因此需要事先注射麻醉剂[18]。

### 2.4.6　透明质酸

透明质酸（hyaluronic acid, HA）是一种存在于所有生物体内的天然阴离子多聚糖（图 2.8）。它通过保持水分来润滑皮肤。HA 在细胞外基质中非常丰富，存在于全身的结缔组织中，包括真皮、脐带和滑液。该物质在 1934 年由哥伦比亚大学的生物化学家 Karl Meyer 和他的研究助理 John Palmer 首次发现，他们是从奶牛的眼玻璃体中将其提取出来的[29]。作为真皮填充剂，HA 是非常具有吸引力的选择，因为它天然地存在于所有的细胞中，且化学性质相近，所以无需进行皮试即可使用。大多数真皮注射的 HA 产品是通过重组细菌技术生产，除了 Hylaform（Genzyme Corporation; Cambridge, MA），该产品常用中文商品名为皓靓芙。此外，目前尚无关于

HA 的毒性作用报道。然而，HA 的半衰期（1~2天）非常短（除了在眼玻璃体内）。HA 的最初用途是矫正皱纹，诸如鼻唇沟、眉间纹和颈纹，目前其使用范围已经扩展至面部年轻化、减少痤疮瘢痕、隆乳头和耳垂，等等[30,31]。

第一次将 HA 应用于软组织填充的是 Balazs 和他的同事们，他们在 1984 年和 1988 年间发现一种交联的不溶于水的 HA 衍生物，称之为 Hylan B 凝胶（Biomatrix, Inc., Ridgefield, NJ, USA）。从 1990 年到 1994 年，Hylan B 凝胶被用于改善轮廓、细纹除皱的临床试验。产品的商品名为 Hylaform（皓靓芙），由 Biomatrix 公司和 Collagen 公司的合资公司负责，其中 Biomatrix 公司负责生产，而 Collagen 公司则负责市场营销。1996 年 10 月，Hylaform 被引入欧洲，用于真皮充填，以改善面部皱纹及瘢痕[32]。大量体外和体内研究证实，Hylaform 具有非致突变性、非毒性、非炎性、非溶血性和非血栓性，并且可以稳定地存在于真皮组织内；另外由于交联二甲基砜（DVS），其半衰期超过 9 个月[33]。2004 年 4 月，Hylaform 获得 FDA 的批准，成为第二个 FDA 批准的用于软组织充填的 HA 衍生品［参见下文对 Restylane（瑞蓝）的介绍］。此外，2004 年 10 月名为 Hylaform Plus 的第二款产品发布。与 Hylaform（500 μm）相比，Hylaform Plus 配方含有更大的交联凝胶颗粒（700 μm）。名为 Captique 的第三款产品（Inamed Corporation, 即现在的 Allergan, Inc., Irvine, CA, USA）在 2004 年 12 月获得 FDA 的批准，该产品是基于细菌生产的，与基于动物生产的 Hylaform 产品有所不同。

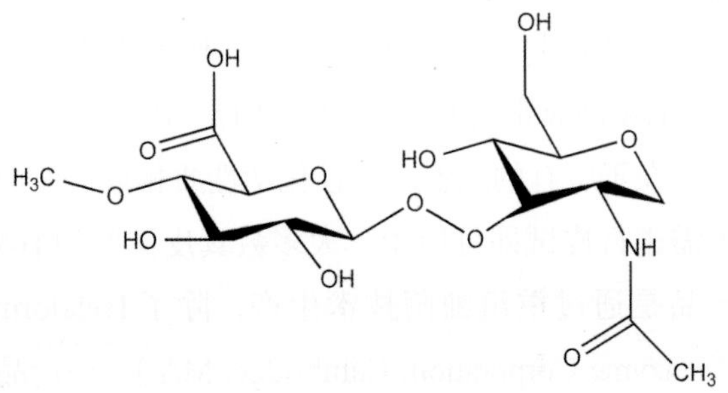

关于 Hylaform 系列 HA 产品的担心是使用锐针注射凝胶。为减少诸如疼痛、青紫、出血和水肿等不良反应，需要使用较细（27~30 G）的锐针。考虑到凝胶的物理性质，最好选用硬度较低以及颗粒较小的凝胶，这样凝胶颗粒可以通过针孔。Hylaform 早期的产品颗粒的平均直径在 500~700 μm，主要取决于配方的不同，平均 G 模量（G'modulus）为 140~220 Pa[30]。Juvederm（乔雅登）的产品 Juvederm 30 HV（Corneal, 即现在的 Allergan, Inc., Irvine, CA, USA）就是使用直径很小的颗粒（不超过 300 μm）、低 G 模量（不超过 105 Pa）以及高浓度的 HA（24 mg/mL，而 Hylaform 的浓度为 5.5 mg/mL）生产。Juvederm 有 30、24 和 18 三种尺寸，分别对应不同大小的透明质酸分子。较大分子的产品主要用于深层注射，而较小分子通常用于治疗浅表皱纹。之后，Juvederm 30 HV 被一系列新的 Juvederm 产品取代，包括 Juvederm Ultra、Juvederm Ultra Plus、Juvederm Ultra XC 和 Juvederm Ultra Plus XC，所有这些新产品均不含有凝胶颗粒，因此更具有柔顺性。由于添加了更多的丁二醇二缩水甘油醚（BDDE），Ultra Plus 系列产品具有更高的交联性，故该凝胶提高了 20% 的黏度。2006 年，Juvederm Ultra 和 Ultra Plus 产品获得 FDA 的批准。2010 年，FDA 批准了含有 0.3% 利多卡因的 Juvederm XC 配方。截至目前，Juvederm Ultra、Ultra Plus 和 XC 款产品依旧在使用。

Restylane（Medicis Aesthetics, Scottsdale, AZ, USA）系列 HA 产品包括 Perlane（玻丽朗）、Restylane 和 Restylane Fine Lines（又称 Restylane Touch）。这三款产品含有交联的细菌源性 HA，但是产品中的 HA 分子大小不同。Perlane 含有最大的透明质酸分子，而 Restylane 和 Restylane Fine Lines 的分子量最小，这就决定其特定的适应证。Perlane 注射在最深的真皮深层；Restylane 注射在真皮中层；Restylane Fine Lines（Restylane

图 2.8　透明质酸（HA）的化学结构式

Touch）则用于浅表皱纹，注射于表皮与真皮交界处。

与 Juvederm 产品一样，它们也都使用 BDDE 作为交联剂，它们的 HA 浓度略低（20 mg/mL），但是其 G 模量却是最高的（660 Pa）。Restylane 于 2003 年 12 月获得 FDA 批准，成为第一款获得批准用于软组织充填的 HA 衍生品，而 Perlane 于 2007 年 5 月获批上市。Restylane 也适用于中重度面部皱纹和皱褶，如鼻唇沟以及唇的充填。Restylane 和 Hylaform 的主要区别在分子结构。Hylaform 表现为强大的水凝胶，含有较少量的交联 HA。相反，Restylane 是弱水凝胶，含有聚合性交联 HA，主要通过剪切应力变形[33]。在数量上，Restylane 的交联度为 1%，而 Hylaform 为 20%。虽然有这些差异，但是 Restylane 和 Hylaform 产品在软组织充填方面的效果是相似的。另外，Restylane 产品还包括 Resylane Vital 和 Vital Light，都是以"爽肤水"名义销售，用于治疗面部、唇部、颈部和胸部、手部及痤疮瘢痕。Restylane SubQ 主要通过增加容量来充填颏部和颊部。

其他可以应用的 HA 的产品包括 Elevess（Anika Therapeutics, Wolburn, MA, USA）和 Prevelle Silk（Mentor, Inc., Santa Barbara, CA, USA）。Elevess 于 2007 年 7 月获得 FDA 的批准，成为第一款含有利多卡因的 HA 真皮填充剂；然而，它仅在欧盟、加拿大、智利和秘鲁上市。所有应用于软组织注射的 HA 产品中，它的 HA 浓度最高（28 mg/mL）。Prevelle Silk 的特性与 Hylaform 几乎一样，但是它含有利多卡因，于 2008 年 3 月获得 FDA 的批准。

除了面部充填，HA 最近也开始被用于改善身体其他部位的轮廓。一款细菌源性的 HA 产品——Macrolane（Q-Med AB, Uppsala, Sweden）作为隆乳产品的替代品在市场上销售[34,35]。在 2006 年，它获得欧盟的批准上市并用于容量矫正和诸如乳房等软组织的塑形，它有两种类型：VRF20 和 VRF30，这两款的主要区别是提升能力

的不同。除了隆乳之外，这些产品还用于臀部和小腿的充填和塑形，以及用于吸脂术后凹陷的修补。Macrolane 安全性的问题存在严重的分歧，特别是关于增加 HA 合成与诸如乳腺癌等人类恶性肿瘤之间的相关性[33]。Macrolane 未获 FDA 的批准，未来需要更多的研究以评估其安全性及有效性。此外，Macrolane 还应用于手背的容量充填以矫正脂肪萎缩[36,37]。

### 2.4.7 聚左旋乳酸

聚左旋乳酸（poly-L-lactic acid，PLLA），也称为聚乳酸、聚丙交酯和 PLA，是一种合成的生物降解聚酯，属于 α- 羟基酸家族，通常来自于可再生资源，如玉米、甘蔗和细菌发酵（图 2.9）。PLLA 存在于各种医疗器械中，如可吸收缝线和可吸收螺钉。在众多的应用中，它有着非常好的生物相容性。一旦移植，PLLA 在被沉积的胶原蛋白替代的过程中，将被缓慢吸收[38]。其结果就是，PLLA 作为刺激性填充剂，在 2～3 年的时间里促进新的胶原蛋白生成，该时长也是其平均寿命[39]。

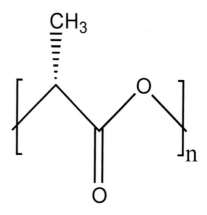

图 2.9 聚左旋乳酸（PLLA）的化学结构式

使用可吸收移植材料修补骨组织开始于 20 世纪 60 年代晚期，但其使用有限且缺乏公开的数据。第一种移植材料是用于颌面部和下颌部的薄片和薄膜。到 20 世纪 70 年代晚期和 20 世纪 80 年代早期，更多复杂的移植物从可吸收聚合物材料中精制而成，如螺钉和板[40]。不幸的是，这些早期材料的机械强度和整体性能较差，

在骨科应用中多趋于失败。作为可移植材料，一种 PLLA 产品于 1996 年以 LactoSorb（Biomet Microfixation, Inc., Jack-sonville, FL, USA）为名进行销售。它有多种用途，包括用于提眉、开颅皮瓣固定、多种面部骨折固定和婴幼儿颅面手术。其成分为 82% PLLA 和 18% 的聚乙酸（polyglycolic acid，PGA）。PGA 是另一种生物可降解聚合物，其降解时间比 PLLA 短很多，通常和 PLLA 以不同的比例形成共聚物一起使用，以改变材料的性质。使用上述配方的 LactoSorb 强度可媲美钛金属板材。

自 1999 年以来，可用于美容注射的 PLLA 填充剂已经上市。它的产品 New-Fill（Biotech Industry SA, Luxembourg, Belgium）首次在欧洲市场销售，作为真皮内注射剂用于充填皮肤的凹陷区域，特别是皮肤皱纹、皱褶、瘢痕，以及眶周[39]。到 2004 年 8 月，New-Fill 以 Sculptra（Dermik Laboratories, Bridgewater, NJ, USA）为名开始在美国销售，FDA 批准其治疗人类免疫缺陷病毒（human immunodeficiency virus，HIV）相关的面部脂肪萎缩或者面部萎缩，这些症状主要是由长期服用特定的抗逆转录药物引起，特别是蛋白酶抑制剂和核苷酸逆转录酶抑制剂，如司他夫定[38]。面部脂肪萎缩的常见特点是鼻唇沟、颊部、颞部和眼眶的脂肪减少，结果导致明显的面容改变。Sculptra 含有直径 40～63 μm 的 PLLA 微粒，其分子量约为 140 000 g/mol。Sculptra 还含有羧甲基纤维素、无热源甘露醇和无菌注射用水（SWFI）。在使用前，用无菌注射用水溶解产品以形成无菌悬浮液。2009 年 7 月 FDA 批准 Sculptra 应用于矫正由浅到深的鼻唇沟轮廓畸形和其他面部皱纹。

## 2.5　隆乳的早期历史

最早关于隆乳的报道可追溯到 19 世纪晚期，当时使用的是自体组织。1887 年，一名患者的正常乳房的一部分被移植到另一侧，用于重塑对侧乳房。1895 年，"隆乳之父" Czerny 将一个患者的良性臀部脂肪瘤切除后移植到患者患侧乳房的位置，再造了因先前手术导致的乳房缺陷[41]。1906 年，胸肌皮瓣用于即刻再造手术，背阔肌皮瓣开始用于隆乳[41]。1945 年至 1950 年，Berson 和 Maliniac 将胸壁组织转移到乳房进行皮瓣隆乳[41]。同时，关于注射硅胶隆乳的争议也开始展开（请参见硅胶相关内容了解更多信息）。

### 2.5.1　硅胶乳房假体

第一例硅胶假体隆乳由得克萨斯大学的 Cronin 和 Gerow 于 1964 年完成[42]。这个 Cronin-Gerow 假体由含有硅胶的水滴型硅胶胶囊组成。他们将一块涤纶材料（聚对苯二甲酸乙二醇酯）黏附在假体上，使假体与组织黏附，以防止假体在胸壁上旋转。涤纶是一种热塑性聚酯材料，常见于汽水瓶和聚酯衣物等，也见于其他医疗器械。其他材料（包括硅胶缝合签和带孔硅胶片）也常作为潜在的黏附剂，但是涤纶和其他材料后来被发现是多余的，所以这些材料于 20 世纪 70 年代停止应用于隆乳。随着硅胶乳房假体的更迭和涤纶作为移植物黏附剂的失败，聚氨酯涂层开始用于假体上，它可以促进假体周围组织的生长。同时，相较于之前的 Cronin-Gerow 假体，聚氨酯涂层降低了包膜挛缩发生率。这种涂层赋予假体不规则、毛面的表层，增加假体外膜厚度，减少包膜挛缩[42]。1991 年 4 月，生产商 Bristol-Meyers 过于担心聚氨酯涂层降解的副产物——甲苯二异氰酸酯（TDI），自动停止生产这种涂层假体。第二代 Cronin-Gerow 假体于 20 世纪 70 年代研发并投入使用，这种假体具有更薄的囊壁和低度黏性的硅胶填充剂，以增加乳房的美观和自然感。然而，由于使用了较薄的包囊，该产品在患者体内破裂的发生率升高[43]。此外，这种硅胶填充剂会通过破裂的包囊漏出来。20 世纪 80 年代早期，包囊材料的合成取得进步，降低了"硅油"外漏的发生率。虽然包囊材料依旧使用 PDMS 制造，但是其厚度和外形一直在调整中[44]。

目前市面上有三种经 FDA 批准的乳房硅胶假体。Allergan 公司（Irvine, CA, USA）生产的 Natrelle 系列，该系列包括两款产品：光面（smooth shell）和毛面（Biocell surface texture），每款假体都有不同的容量。除了由 Allergan 提供的 Natrelle 产品，Mentor 公司（Santa Barbara, CA, USA）提供了一种 MemoryGel 假体，类似于 Natrelle 的产品，该假体也有两款：光面圆形移植物（smooth round implant）和毛面 SILTEX 圆形移植物。来自 Sientra 公司（Santa Barbara, CA, USA）的 Silimed 假体也是可用的。

**围绕硅胶乳房假体的争议**

在使用硅胶假体进行隆乳的早期，FDA 缺乏对包括乳房假体在内的医疗器械的全面监管。随着 1976 年食品、药品及化妆品法案的医疗器械修正案生效，FDA 获得对假体的管理权。但是当时的 Cronin-Gerow 假体应用很早，使得其免受新法的监管[22]。1992 年 1 月，FDA 发布了自行停止使用硅胶假体的规定，因为乳房假体的安全性及有效性证据不足，而且假体可能导致结缔组织病[45]。在后续的 2 月顾问专家会议上，FDA 建议严格控制以美容为目的的硅胶假体使用，但允许将其用于再造。1992 年 4 月，由于制造商未能正确记录和报告硅胶乳房假体的安全性数据，FDA 叫停了所有硅胶假体在乳房的应用，并限制将硅胶假体用于疾病或损毁后的乳房再造，参加临床试验的患者还需要密切监测。此刻，硅胶假体开始失去患者及临床医生的双重支持，这些人需要更合适和更可靠的替代品。美国神经病学会 (American Academy of Neurology) 于 1997 年发布报告指出：硅胶乳房假体对患者无危害，并没有导致神经疾病的风险。2005 年 4 月 13 日，美国 FDA 通用设备专家组举行了关于 Mentor 公司和 Inamed 公司生产硅胶乳房假体的听证会。Mentor 公司于 2005 年 7 月获得附条件批准，而 Inamed 公司（现为 Allergan 公司）在 2005 年 9 月获得附条件批准。经过这一系列事件，暴露出 FDA 批准生物医学植入体方面的若干问题，尤其是在医疗器械修正法案之前就已经获得批准的材料。

### 2.5.2 生理盐水乳房假体

鉴于硅凝胶假体存在的巨大争议以及高发的包膜孪缩，生理盐水假体于 1965 年首次亮相并表现出巨大的发展潜力[46]。生理盐水假体的基本结构为一个可用无菌盐水充起来的硅胶包膜，通常在置入的时候将其充起。当硅胶假体受各种问题困扰时，生理盐水假体因更加安全而被投入市场，但是其泄露率居高不下，主要是因为硅胶包膜破裂、盐水外漏（最终可被吸收）。自 1999 年开始，FDA 强制要求所有生理盐水假体都需接受审查和批准。目前，大多数早期的盐水假体已停止更迭或者已经有更新的产品上市。盐水假体最容易损坏的部分是冲水阀，这也是导致其漏水的最常见原因。此外，由于担心铂残留物在生物体内存在及释放，制造商们将铂固化的有机硅弹性壳体更换为室温硫化型（RTV）。总而言之，盐水假体被认为是更加安全的硅胶假体替代品，但是硅凝胶假体具有更好的性能和更低的泄漏率和破裂率[4]。

## 2.6 小腿充填

小腿轮廓充填的概念由 Glitzenstein 于 1979 年首次提出，他发表了腓肠肌和小腿筋膜之间置入预制硅胶假体的研究结果[47,48]。这些假体呈雪茄形，有三种型号可用。同年，Carlsen 记录了由 Dow-Corning 公司提供的硅胶泡沫体切割的单一大块假体，这是一种非常容易个体化的产品，主要放置在腓肠肌前的筋膜腔隙中。1985 年，Von Szalay 开发了两个单一假体，相较于最初的 Glitzenstein 假体，其基底更宽、更平坦，也更加类似于腓肠肌的维度和轮廓。不久之后，Von Szalay 又增加了三种尺寸的假体，目前假体型号包括

60 mL、90 mL、120 mL、140 mL 和 160 mL[49]。

20 世纪 80 年代晚期，Aiache 试验了 Glitzenstein 最初的假体，并发现其包膜挛缩发生率很高[50]。他开始使用固态硅胶假体，并开发出适合整个腓肠肌的透镜状假体[51]。20 世纪 80 年代晚期和 90 年代早期，由于硅胶假体在乳房应用方面引起的巨大争议，FDA 开始建议不要使用硅凝胶假体。然而，最终禁令并没有包含固体硅胶产品，直到目前这些产品仍在使用。

1993 年，Lemperle 和 Kostka 联合 McGhan 公司（Santa Barbara, CA, USA）一同开发出一款新的固体硅胶假体，解决了男性和女性小腿外形的美学差异[52]。2005 年，Gutstein 公司与 Hanson Medical 公司（Kingston, WA, USA）合作开发了另一款新的小腿—胫骨假体，由软固体硅胶制成。其近端部分类似于 Aiache 的透镜状假体，包含一根从腓肠肌内下缘到内踝上方的延伸杆[48]。

## 2.7 隆臀

臀整形术早在 1969 年就有记录，Bartles 第一次使用 Cronin 硅胶乳房假体放置在臀大肌上用于再造一例单侧臀肌发育不良患者的臀形[53,54]。不幸的是，与最初用于隆乳的硅胶假体一样，这种假体也因其较薄的硅胶壳而容易破裂和泄漏。1973 年，Cocke 和 Richetson 发表了第一例成功的美容充填术[55]。Cocke 安排 Dow-Coening 公司为其研发一款专门用于隆臀的圆形假体，比传统的乳房假体凸度更高。尽管这个假体是专门隆臀的，但是所使用的材料依然与 Cronin 乳房假体相同。大约在 1975 年，Douglas 开始将臀部脂肪缺陷称为 "platypegia"[54]。

1981 年至 1991 年，Gonzalez-Ulloa 不断改进技术并发表他的方法和结果[56]。他根据自己的经验，与 Dow-Corning 公司合作重新设计了乳房假体以满足臀部假体的使用需求，他们设计了六种不同尺寸的杏仁核外形的假体，其硅胶外膜更厚。这些假体可承受 300 kg/cm$^2$ 的压力，几乎是乳房假体的两倍。

在此期间，1984 年 Robles 公布了他的新型臀部假体，该产品由 Silimed 公司（Garland, TX, USA）制造。尽管这个假体与 Gonzalez-Ulloa 的假体相似，但 Robles 通过骶部单个切口将其置于肌肉下平面。在此之前，假体都是通过双侧臀下皱襞切口置于肌肉表面的。第二代 Robles 假体由 Jorge Hidalgo 研发，他引进了一种圆形的固体硅胶假体。1996 年，Vergara 开发了用于肌肉内的水滴型假体，而 De la Pena 则发布了一款用于筋膜下的假体[57]。

（李雄伟 黄久佐 译）

## 参考文献

[1] Rubin LR, Robertson GW, Shapiro RN. Polyethylene in Reconstructive Surgery. Plast Reconstr Surg 194 8; 3: 586–593

[2] Berghaus A, Mulch G, Handrock M. Porous polyethylene and proplast: their behavior in a bony implant bed. Arch Otorhinolaryngol 1984; 240: 115–123

[3] Gosain AK. Biomaterials in facial reconstruction. Operative Techniques in Plastic and Reconstructive Surgery. 2003; 9: 23–30

[4] Spector M, Harmon SL, Kreutner A. Characteristics of tissue growth into Proplast and porous polyethylene implants in bone. J Biomed Mater Res 1979; 13: 677–692

[5] Gundaker W. FDA Safety Alert: Serious Problems with Proplast®-coated TMJ Implant. FDA 1990. http://www.fda.gov/MedicalDevices/Safety/AlertsandNotices/PublicHealthNotifications/ucm241810.htm

[6] Môle B. Long-term treatment for lipoatrophy associated or not with HIV infection using ePTFE implants and polyacrylamide gel. Aesthet Surg J 2005; 25: 561–570

[7] Neel H. Implants of gore-tex: comparisions with Teflon-coated polytetrafluoroethylene carbon and porous polyethylene implants. Arch Otolaryngol 1983; 109: 427–433

[8] Mole B. Long-Term Treatment for Lipoatrophy Associated or Not With HIV Infection Using ePTFE Implants and Polyacrylamide Gel. Aesthetic Surg J 2005; 25: 561–570

[9] Abdo Filho RCC, Oliveira TM, Lourenço Neto N, et al. Reconstruction of bony facial contour deficiencies with

polymethylmethacrylate implants: case report. J Appl Oral Sci 2011; 19: 426–430

[10] Eppley BL, Sadove AM, Holmstrom H, et al. HTR polymer facial implants: a five-year clinical experience. Aesthetic Plast Surg 1995; 19: 445–450

[11] Gosain AK, Riordan PA, Song L, et al. A 1-year study of hydroxyapatite-derived biomaterials in an adult sheep model: III. Comparison with autogenous bone graft for facial augmentation. Plast Reconstr Surg 2005; 116: 1044–1052

[12] Byrd HS, Hobar PC, Shewmake K. Augmentation of the craniofacial skeleton with porous hydroxyapatite granules. Plast Reconstr Surg 1993; 91: 15–22, discussion 23–26

[13] Gosain AK, Persing JA. Biomaterials in the face: benefits and risks. J Craniofac Surg 1999; 10: 404–414

[14] Jacovella PF. Calcium hydroxylapatite facial filler (Radiesse): indications, technique, and results. Clin Plast Surg 2006; 33: 511–523

[15] CaoW, Hench LL. Bioactive Materials. Ceramics International 1996; 22: 493–507

[16] Urist M.R. Bone: formation by autoinduction. Science 1965; 150: 893–899

[17] Peters W. Complications from injectable materials used for breast augmentation. Can J Plast Surg 2009; 17: 89–96

[18] Dzubow LM, Goldman G. Introduction to soft tissue augmentation: a historical perspective. In: Klein AW, ed. Tissue Augmentation in Clinical Practice. New York, NY: Informa Healthcare; 1998:1–22

[19] Eckstein H. Demonstration von subcutanen und submucoesen hartparaffin Prosthesen. Berl KlinWochenschr 1902; 39: 315–316

[20] Heidingsfeld M.L. Histopathology of paraffin prosthesis. J Cutan Dis 1906; 24: 513–521

[21] Chasan PE. The history of injectable silicone fluids for soft-tissue augmentation. Plast Reconstr Surg 2007; 120: 2034–2040, discussion 2041–2043

[22] Gampper TJ, Khoury H, Gottlieb W, et al. Silicone gel implants in breast augmentation and reconstruction. Ann Plast Surg 2007; 59: 581–590

[23] Pollack SV. Silicone, fibrel, and collagen implantation for facial lines and wrinkles. J Dermatol Surg Oncol 1990; 16: 957–961

[24] Baumann L. Collagen-containing fillers: alone and in combination. Clin Plast Surg 2006; 33: 587–596

[25] Lemperle G, de Fazio S, Nicolau P. ArteFill: a third-generation permanent dermal filler and tissue stimulator. Clin Plast Surg 2006; 33: 551–565

[26] Dastoor SF, Misch CE, Wang HL. Dermal fillers for facial soft tissue augmentation. J Oral Implantol 2007; 33: 191–204

[27] Millikan LE. Fibrel and wound healing. Clin Dermatol 1991; 9: 569–572

[28] Gottlieb SK. Soft tissue augmentation: the search for implantation materials and techniques. Clin Dermatol 1987; 5: 128–134

[29] Beasley KL, Weiss MA, Weiss RA. Hyaluronic acid fillers: a comprehensive review. Facial Plast Surg 2009; 25: 86–94

[30] Kablik J, Monheit GD, Yu L, et al. Comparative physical properties of hyaluronic acid dermal fillers. Dermatol Surg 2009; 35 Suppl 1: 302–312

[31] Rohrich RJ, Ghavami A, Crosby MA. The role of hyaluronic acid fillers (Restylane) in facial cosmetic surgery: review and technical considerations. Plast Reconstr Surg 2007; 120 Suppl: 41S–54S

[32] Sarnoff DS, Saini R, Gotkin RH. Comparison of filling agents for lip augmentation. Aesthet Surg J 2008; 28: 556–563

[33] Rao J, Chi GC, Goldman MP. Clinical comparison between two hyaluronic acid-derived fillers in the treatment of nasolabial folds: hylaform versus restylane. Dermatol Surg 2005; 31: 1587–1590

[34] McCleave MJ. Is breast augmentation using hyaluronic acid safe? Aesthetic Plast Surg 2010; 34: 65–68, discussion 69–70

[35] Hedén P, Olenius M, Tengvar M. Macrolane for breast enhancement: 12-month follow-up. Plast Reconstr Surg 2011; 127: 850–860

[36] Sadick NS, Anderson D, Werschler WP. Addressing volume loss in hand rejuvenation: a report of clinical experience. J Cosmet Laser Ther 2008; 10: 237–241

[37] Hartmann V, Bachmann F, Plaschke M, et al. Hand augmentation with stabilized hyaluronic acid (Macrolane VRF20 and Restylane Vital, Restylane Vital Light). J Dtsch Dermatol Ges 2010; 8: 41–44

[38] Perry CM. Poly-L-lactic acid. Am J Clin Dermatol 2004; 5: 361–366, discussion 367–368

[39] Lacombe V. Sculptra: a stimulatory filler. Facial Plast Surg 2009; 25: 95–99

[40] Moe KS, Weisman RA. Resorbable fixation in facial plastic and head and neck reconstructive surgery: an initial report on polylactic acid implants. Laryngoscope 2001; 111: 1697–1701

[41] Kincaid SB. Breast reconstruction: a review. Ann Plast Surg 1984; 12: 431–448

[42] Herman S. The Même implant. Plast Reconstr Surg 1984; 73: 411–414

[43] Brody GS. On the safety of breast implants. Plast Reconstr Surg 1997; 100: 1314–1321

[44] Spear SL, Jespersen MR. Breast implants: saline or silicone? Aesthet Surg J 2010; 30: 557–570

[45] Kessler DA. The basis of the FDA's decision on breast

implants. N Engl J Med 1992; 326: 1713–1715

[46] Schaub TA, Ahmad J, Rohrich RJ. Capsular contracture with breast implants in the cosmetic patient: saline versus silicone—a systematic review of the literature. Plast Reconstr Surg 2010; 126: 2140–2149

[47] Glitzenstein J. Correction of amyotrophy of the limbs with silicone prosthesis inclusion. Rev Bras Cir 1979; 69: 117

[48] Gutstein RA. Augmentation of the lower leg: a new combined calf-tibial implant. Plast Reconstr Surg 2006; 117: 817–826, discussion 827

[49] Szalay LV. Twelve years' experience of calf augmentation. Aesthetic Plast Surg 1995; 19: 473–476

[50] Aiache A.E. Calf Implantation. Plast Reconstr Surg 1989; 83: 488–492

[51] Rigg BM. Calf augmentation. Aust N Z J Surg 2000; 70: 362–365

[52] Lemperle G, Kostka K. Calf augmentation with new solid silicone implants. Aesthetic Plast Surg 1993; 17: 233–237

[53] Bartles RY, O Malley JE, Douglas WM, et al. An unusual use of the Cronin breast prosthesis: case report. Plast Reconstr Surg 1969; 44: 500

[54] Mendieta CG. Gluteoplasty. Aesthet Surg J 2003; 23: 441–455

[55] Cocke WM, Ricketson G. Gluteal Augmentation. Plast Reconstr Surg 1973; 52: 93

[56] Gonzalez-Ulloa M. Gluteoplasty: A ten-year report. Aesth Plast Surg 1991; 15: 85–91

[57] Senderoff DM. Buttock augmentation with solid silicone implants. Aesthet Surg J 2011; 31: 320–327

# 3 乳房手术中的影像技术

*Allen Gabriel, Craig Creasman, George Patrick Maxwell*

## 3.1 摘要

对患者而言，隆乳术是效果最好的手术之一，但是对整形外科医生来说也是非常大的挑战。在许多情况下，患者对手术效果不满意，主要因为术前患者和医生都未意识到的双乳不对称。术前计算机三维成像可以提供更为客观的隆乳容量需求评估，发现胸壁和软组织不对称，促进医患交流，使双方对手术效果有更现实的预期。

## 3.2 引言

自 1962 年引入硅凝胶假体以来，隆乳术便成为整形外科最常见的手术之一 [1,2]。超过 3% 的美国成年女性（200 万 ~ 400 万）接受了隆乳 [3]。最新的数据显示，2010 年最受欢迎的美容手术依旧为隆乳术 [4]。在我们努力将二次手术率降低的同时，我们依旧遵循着所有手术的核心原则 [5]。患者教育、仔细的患者评估和选择、术前设计仍然是所有手术计划的重要环节。

据了解，再次手术的原因主要是更改假体大小以及其他器械相关问题，包括包膜挛缩，还有切口的选择不当、不对称以及下垂的矫正。部分问题可通过术前的详细计划而避免 [6]。为了降低乳房手术患者的再次手术率，整形医生应关注于提高手术结果的安全性和一致性。目前临床上已经出现了对多种解剖维度客观化测量系统的尝试，包括 Biodimensional 系统、TEPID 系统、High-Five 系统、Body Logic 系统，以及 Akademikliniken 系统 [7-15]。尽管还没有任何一个测量方案被完全接受，但是就改善隆乳的效果而言，有些测量方法是有必要的，这一点已经成为共识。最近一项关于隆乳手术咨询过程的研究显示，医生与患者在隆乳术前的沟通确实有待改善，应为患者提供一个形象化的预期手术效果，并以此为基础增强医患间信任，对手术可能的预期结果进行充分的沟通 [10]。

与患者的持续互动、交流和沟通非常重要，文献中有关患者教育和核心原则评估分类的内容有 50% 与此相关 [5]。互动对每一个患者都是非常重要的，患者对乳房美观有不同的标准，这些期望可能不同于整形外科医生，有些愿望甚至可能无法通过手术实现。

患者可能已经通过各种渠道了解了合适的乳房假体，因此可能直接咨询确切的假体类型或者特定的罩杯尺寸。患者还会要求一个"自然"的外观，但是每个患者对"自然"的期望不同，并且可能与我们整形外科医生的想法也不同。我们需要通过各种方式理解患者的期望，并证实这就是患者所想。患者脑海中根深蒂固的图像或许是很难想象的，因此我们需要使用不同的技术帮助他们勾勒出期待的乳房形状，从而将取得理想目标所需的容量量化。1981 年，Brody 让患者选择一个满意的胸罩罩杯，适当填塞罩杯直至达到患者追求的图像尺寸，然后用装满水的袋子进行评估 [16]。这种方法有助于解释一些明显的不对称，但是难以说明微小的不对称。

其他整形外科医生已经在尝试使用多种计算方法来确定达到理想隆乳效果所需的容量 [17-19]。整形外科医生使用他们自己的方法评估确定术前的不对称，而选择一个合适的假体就更加复杂了 [20,21]，制订术前调查量表和通过测量所需容量以确定最佳尺寸的假体也有其局限性 [22,23]。除非有明显的畸形，肉眼才能轻易分辨，否则明确胸壁的不对称也是很困难的。

无论何种乳房手术，包括隆乳、缩乳、再造和修复，手术的目标是获得对称、美观的乳房外形。实现这样的目标需使乳房和身体呈合适的比例，同时，乳头应该处于乳房最凸出的部位，最大限度减少下垂，使乳房整体呈现水滴状[24,25]。

过去的十年里，三维数码成像技术已经由缓慢、笨拙的研究工具发展到具有商业化用途，虽然刚刚起步，但全球应用范围广泛。有多个研究中心进行了多种乳房测量方法和数字成像技术的融合研究，目前已有一些影像系统准确评估的报道[26-28]。

## 3.3 历史

虽然有很多可以获得人体图像和三维结构的技术手段，但这里描述的结构光源方法和利用软件自动识别标准的解剖学标志可以提供更高的精确度和重复率。结构光源三维成像已经在工业中用于扫描机器零件，其准确度和容差远远高于生理学方面的需要。Boot等人首先应用Bodymap软件研究了乳房的对称性[29]。过去十年，其他的先驱研究者使用了激光扫描、其他形式的结构光源、数字摄影和数字化摄影测量等[26,28-44]。一些制造商已经进入商业市场，然而对于大多数实践者而言，这些缓慢、笨拙的系统延缓了整个咨询过程。第一代数字系统的缺点困扰着临床医生（不能将这些任务交给助手），因为医生在应用这些系统进行决策时，必须结合临床进行综合判断。

尽管目前已有许多三维成像系统，但其中一些需要较高级别的用户互动，这使得它们在临床应用中不切实际。目前已经有一些关于乳房成像系统有效性的声明，但是在整形外科尚未有任何关于假体模拟应用于商业方面的文献报道。研究者近期报道了一项四维（自动三维）乳房成像系统的效果，在乳房美容方面以循证方法向患者提供咨询、手术计划和效果分析。该报告基于一系列包含几个患者队列的纵向相关性研究，发现四维系统自动测量和手工测量之间在相关性和可靠性方面具有显著的统计学差异[45]。该小组同时描述患者在咨询过程应用四维技术辅助计划假

体的尺寸和形状，证明了该技术在分析、计划手术、模拟及为那些有意隆乳的女性患者提供教育等方面的准确性。这项技术在患者咨询过程中的应用与患者的满意度和实践能力呈高度相关性[46]。

## 3.4 讨论

择期乳房手术的数量逐渐增加，医生所有的努力都是为了降低再次手术的发生率，提高患者满意度并改善远期治疗效果。除了遵循外科手术的基本原则，在术前的咨询过程中确定乳房的不对称也有助于达到这个目标。成像技术可以通过对患者的教育获得有效咨询的效果，并在术前建立医患信任关系。影像学技术的应用减少了客观因素对评估胸壁不对称的影响，患者可以直观地看到预期效果[47]。对每个患者进行适当的术前咨询，可以消除大部分的术后纠纷。告知患者乳房的不对称是常规而不是例外，术前微弱的差别在隆乳术后都将变得很明显，这样患者对术后最终效果才将有很现实的期望。数据显示临床实际工作中通常有三种类型的不对称，最常见的便是软组织合并胸壁的不对称（图3.1~图3.3）。随着这种计算机成像技术的应用，患者对其自身结构的测量和局限更加了解，同样也以开放的态度看待与自身结构适合或不适合的假体所产生的积极（消极）影响。这可能使身体分析更为客观，因为这是对患者自身情况的客观呈现。正如患者穿着衣服站在镜子前要比裸体更加放松一样的简单。

最近的一项研究证实了大多数整形外科医生预期的结果，所有的乳房都存在软组织或者胸壁的不对称，或者两者皆有[48]。术前了解这些不对称的程度和原因，都可以指导整形外科医生针对胸壁和（或）软组织选择一个合适的技术和假体。生物学维度原则依然是选择合适假体的黄金原则。最近的一项研究显示，仅有少量的整形外科医生把乳房基底宽度作为他们选择植入体的决

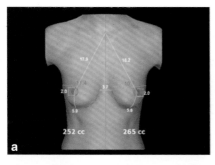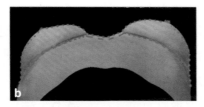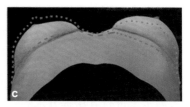

图3.1　胸壁不对称的患者。a. 自动化生物学维度测量的前后位图像和容量特征。b. 胸部的鸟瞰图，红线勾勒软组织，蓝线为胸壁。c. 叠加软组织和胸壁轮廓后的镜像鸟瞰图，证实胸壁的不对称，尽管容量是相同的，但解剖结构上是不同的

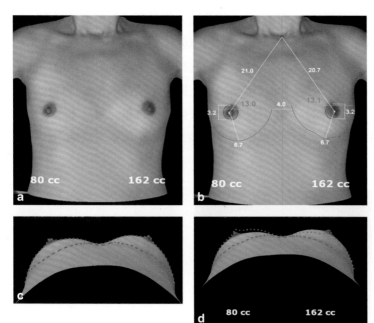

图3.2　软组织不对称的患者。a. 患者的前后位图像。b. 自动化生物学维度测量的前后位图像和容量特征。c. 胸部的鸟瞰图，红线勾勒软组织，蓝线为胸壁。d. 叠加软组织和胸壁轮廓后的镜像鸟瞰图，证实软组织的不对称

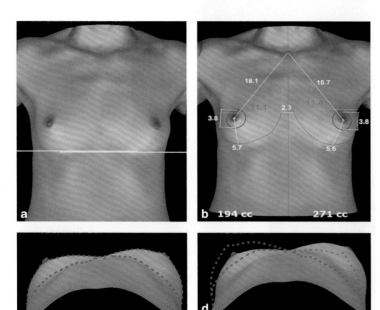

图3.3　软组织和胸壁均不对称的患者。a. 患者的前后位图像。b. 自动化生物学维度测量的前后位图像和容量特征。c. 胸部的鸟瞰图，红线勾勒软组织，蓝线为胸壁。d. 叠加软组织和胸壁轮廓后的镜像鸟瞰图，证实软组织和胸壁的不对称

定性因素[49]。

乳房手术是要求最苛刻的手术之一。尽管乳房上提术与隆乳术同时进行提高了手术难度，但是这确实对塑造良好的乳房外形非常有效。尽管大部分的患者不希望在乳房上增加瘢痕，但是在咨询过程中，成像技术可以作为可视化工具向患者展示未进行乳房提升术的隆乳效果。

合理而周密的术前评估有助于医生选择和设计合适的手术，而合适的技术首先应该根据瘢痕的位置和长度设计切口。减少裸露的瘢痕对所有整形手术都是至关重要的。然而，如果有必要提供充分和持久的效果，瘢痕有时也是不可避免的。在瘢痕和术后效果之间必须找到一个平衡点，因为术后最终的效果有赖于乳房外形和瘢痕之间的和谐。

所有患者或多或少都有一定程度的不对称，

手术成功的关键是术前评估中发现并明确了这些情况。假体可以放大这些不对称性。因此，尽管这些情况在患者成年阶段一直存在，但是患者常常在手术后才会注意到这些问题。具体表现展示在图3.4~图3.6。

## 3.5 结论

虽然三维影像技术仍然处于萌芽阶段，但是它依旧可以作为一款实用工具为隆乳患者提供规划和教育。相关网络信息和虚假信息的增多，以及不同新型软组织假体的使用，都增加了本已种类繁多的假体的选择难度，医生隆乳术前的准备时间可能会增加。拥有一款经临床验证的隆乳模拟工具，将改善医患交流效果、提高手术效率，并降低再次手术率。这个影像学工具不能作为诊

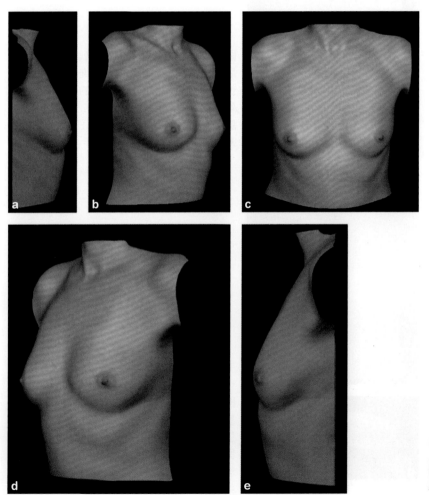

图3.4 术前图像。女性，38岁，孕2产2，要求隆乳

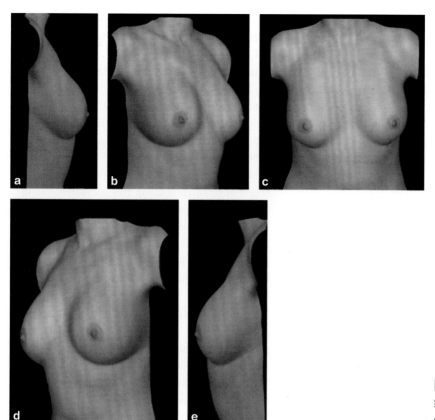

图 3.5　模拟的术后图像。模拟结果为右侧 115~354 mL，左侧 115~378 mL

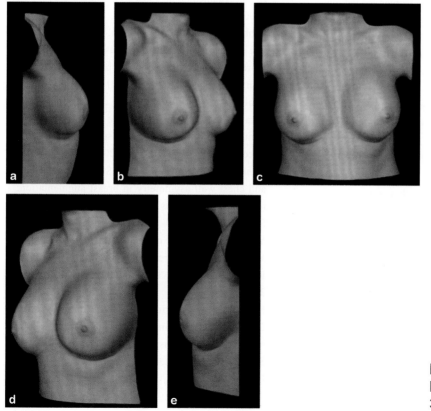

图 3.6　术后图像。双侧双平面隆乳术后6个月，右乳 115~354 mL，左乳 115~378 mL

断设备，更不能代替临床判断。遵循乳房手术的核心原则仍然是确保手术成功的黄金标准。然而，影像学技术可以作为一种咨询工具，增进术前与患者的交流和教育。鉴于所有患者都存在一个或者多个方面的不对称，术前更应该对这些问题进行评估，并与患者进行沟通。

（李雄伟 黄久佐 王佳怡 译）

## 参考文献

[1] Cronin TD, Brauer RO. Augmentation mammaplasty. Surg Clin North Am 1971; 51: 441–452

[2] Maxwell GP, Gabriel A. The evolution of breast implants. Clin Plast Surg 2009; 36: 1–13, vv

[3] Terry MB, Skovron ML, Garbers S, et al. The estimated frequency of cosmetic breast augmentation among US women, 1963 through 1988. Am J Public Health 1995; 85: 1122–1124

[4] Procedural Statistics ASPS. h.w.p.o.D.M.-S.A.P.S.S.p.A. 2010 [cited 2011 03/07] http://www.plasticsurgery.org/Documents/Media/2010-Statistics/ASPS_2010_Plastic_Surgery_Statistics_20711.pdf

[5] Adams WP. The process of breast augmentation: four sequential steps for optimizing outcomes for patients. Plast Reconstr Surg 2008; 122: 1892–1900

[6] McCafferty LR, Casas LA, Stinnett SS, et al. Multisite analysis of 177 consecutive primary breast augmentations: predictors for reoperation. Aesthet Surg J 2009; 29: 213–220

[7] Breast Augmentation with Natrelle® Silicone-Filled Breast Implants, A.N.i.i. www.allergan.com/assets/pdf/M1209–02SiliconeAugLabel.pdf. 2009

[8] Brochure MP. www.mentorwwllc.com/pdf/approved/augmentation.pdf. 2009

[9] Hedén P. Breast augmentation with anatomic, high-cohesiveness silicone gel implants. Surgery of the Breast, Lippincott Williams and Wilkins, 2006:1353–1359

[10] Hedén P, Adams WP, Maxwell P, et al. Aesthetic breast surgery: consulting for the future—proposals for improving doctor-patient interactions. Aesthetic Plast Surg 2009; 33: 388–394, discussion 395

[11] Hedén P, Boné B, Murphy DK, et al. Style 410 cohesive silicone breast implants: safety and effectiveness at 5 to 9 years after implantation. Plast Reconstr Surg 2006; 118: 1281–1287

[12] Hedén P, Jernbeck J, Hober M. Breast augmentation with anatomical cohesive gel implants: the world's largest current experience. Clin Plast Surg 2001; 28: 531–552

[13] Maxwell GP. Breast asymmetry. Aesthet Surg J 2001; 21: 552–562

[14] Tebbetts JB. A system for breast implant selection based on patient tissue characteristics and implant-soft tissue dynamics. Plast Reconstr Surg 2002; 109: 1396–1409, discussion 1410–1415

[15] Tebbetts JB, Adams WP. Five critical decisions in breast augmentation using five measurements in 5 minutes: the high five decision support process. Plast Reconstr Surg 2006; 118 Suppl: 35S–45S

[16] Brody GS. Breast implant size selection and patient satisfaction. Plast Reconstr Surg 1981; 68: 611–613

[17] Penn J. Breast reduction. Br J Plast Surg 1955; 7: 357–371

[18] Westreich M. Anthropomorphic breast measurement: protocol and results in 50 women with aesthetically perfect breasts and clinical application. Plast Reconstr Surg 1997; 100: 468–479

[19] Westreich M. Assessing female breast morphometry and clinical applications. Br J Plast Surg 2000; 53: 358

[20] Hidalgo DA. Breast augmentation: choosing the optimal incision, implant, and pocket plane. Plast Reconstr Surg 2000; 105: 2202–2216, discussion 2217–2218

[21] Hidalgo DA, Spector JA. Pre-operative Sizing in Breast Augmentation. Plast Reconstr Surg 2009; 127: 1006–1007

[22] Tebbetts JB. Patient evaluation, operative planning, and surgical techniques to increase control and reduce morbidity and reoperations in breast augmentation. Clin Plast Surg 2001; 28: 501–521

[23] Tebbetts JB, Adams WP. Five critical decisions in breast augmentation using five measurements in 5 minutes: the high five decision support process. Plast Reconstr Surg 2005; 116: 2005–2016

[24] Rohrich RJ, Hartley W, Brown S. Incidence of breast and chest wall asymmetry in breast augmentation: a retrospective analysis of 100 patients. Plast Reconstr Surg 2003; 111: 1513–1519, discussion 1520–1523

[25] Youn ES. Importance of the new position of the nipple-areola complex in breast augmentation surgery. Plast Reconstr Surg 2006; 118 Suppl: 18S–31S, discussion 32S–34S

[26] Kovacs L, Yassouridis A, Zimmermann A, et al. Optimization of 3-dimensional imaging of the breast region with 3-dimensional laser scanners. Ann Plast Surg 2006; 56: 229–236

[27] Losken A, Seify H, Denson DD, et al. Validating threedimensional imaging of the breast. Ann Plast Surg

2005; 54: 471–476, discussion 477–478

[28] Mordaunt DH, et al. The dissociation of HNO à H+ NO: Potential Energy surfaces. J Chem Phys 1997; 107: 6603–6615

[29] Boot JC, Naftel AJ, Ramli ARB. Bodymap: an image processing system for the measurement of body surface profiles encountered in skin expansion surgery. Int J Biomed Comput 1992; 31: 189–204

[30] Catanuto G, Patete P, Spano A, et al. New technologies for the assessment of breast surgical outcomes. Aesthet Surg J 2009; 29: 505–508

[31] Catanuto G, Spano A, Pennati A, et al. Three-dimensional digital evaluation of breast symmetry after breast conservation therapy. J Am Coll Surg 2009; 208: 166–, author reply 166–167

[32] Catanuto G, Spano A, Pennati A, et al. Experimental methodology for digital breast shape analysis and objective surgical outcome evaluation. J Plast Reconstr Aesthet Surg 2008; 61: 314–318

[33] Esme DL, Bucksch A, Beekman WH. Three-dimensional laser imaging as a valuable tool for specifying changes in breast shape after augmentation mammaplasty. Aesthetic Plast Surg 2009; 33: 191–195

[34] Kovacs L, Eder M, Papadopulos NA, et al. Validating 3-dimensional imaging of the breast. Ann Plast Surg 2005; 55: 695–696

[35] Tepper OM, Small K, Rudolph L, et al. Virtual 3-dimensional modeling as a valuable adjunct to aesthetic and reconstructive breast surgery. Am J Surg 2006; 192: 548–551

[36] Tepper OM, Small KH, Unger JG, et al. 3D analysis of breast augmentation defines operative changes and their relationship to implant dimensions. Ann Plast Surg 2009; 62: 570–575

[37] Guehring J. Dense 3-D surface acquisition by structured light using off-theshelf components. In: El-Hakim F, Gruen A, eds. Videometrics VII. Proc. The Society of Photo-Optical Instrumentation Engineers (SPIE). Vol 4309. January 20, 2001, San José, USA

[38] Salvi J, Pages J, Batlle J. Pattern codification strategies in structured light systems. Pattern Recognit 2004; 37: 827–849

[39] Batlle J, Mouaddib E, Salvi J. Recent progress in coded structured light as a technique to solve the correspondence problem: a survey. Pattern Recognit 1998; 31: 963–982

[40] Isogai N, Sai K, Kamiishi H, et al. Quantitative analysis of the reconstructed breast using a 3-dimensional laser light scanner. Ann Plast Surg 2006; 56: 237–242

[41] Thomson JG, Liu YJ, Restifo RJ, et al. Surface area measurement of the female breast: phase I. Validation of a novel optical technique. Plast Reconstr Surg 2009; 123: 1588–1596

[42] Guhring J, Brenner C, Bohm J, et al. Data processing and calibration of a cross-pattern stripe projector. IAPRS 2000; 33: 327–338

[43] Cutting CB, McCarthy JG, Karron DB. Three-dimensional input of body surface data using a laser light scanner. Ann Plast Surg 1988; 21: 38–45

[44] Galdino GM, Nahabedian M, Chiaramonte M, et al. Clinical applications of three-dimensional photography in breast surgery. Plast Reconstr Surg 2002; 110: 58–70

[45] Creasman CN, Mordaunt D, Liolios T, et al. Fourdimensional breast imaging, II: Clinical implementation and validation of a computer imaging system for breast augmentation planning. Aesthet Surg J 2011; 31: 925–938

[46] Creasman CN, Mordaunt D, Liolios T, et al. Four-dimensional breast imaging, I: Introduction of a technology-driven, evidence-based approach to breast augmentation planning. Aesthet Surg J 2011; 31: 914–924

[47] Gabriel A, Fritzsche S, Creasman C, et al. Incidence of breast and chest wall asymmetries: 4D photography. Aesthet Surg J 2011; 31: 506–510

[48] Gabriel A, Fritzsche S, Creasman C, et al. Incidence of breast and chest wall asymmetries: 4D photography. Aesthet Surg J 2011; 31: 506–510

[49] Reece EM, Ghavami A, Hoxworth RE, et al. Primary breast augmentation today: a survey of current breast augmentation practice patterns. Aesthet Surg J 2009; 29: 116–121

# 第二部分
## 面部

# 4　透明质酸用于面部充填

*Louis M. DeJoseph, Johnny C. Mao*

## 4.1　引言

随着新的手术技术、非手术治疗及面部充填术的发展，面部年轻化已经得到了复兴。应用注射物进行面部美容这一概念并不新潮，其应用范围已经扩展到面部三维再造。从 20 世纪 80 年代开始，胶原蛋白就被用作鼻唇沟和面部皱纹的填充物（剂）；它需要进行皮肤过敏测试，并且在面部软组织中的维持时间是有限的。即使有上述缺点，胶原蛋白面部充填仍开启了面部容量充填的时代，对具有较小生物反应性和较长维持时间的理想软组织填充物的需求也增多了。透明质酸（hyaluronic acid，HA）已经成为这一目标的黄金标准。它具有使用简单、生物相容性好、非抗原、维持时间长、安全性优异等特点，受到了面部整形美容专业人士的普遍认可。2010 年，美国进行了超过 120 万台 HA 充填手术，软组织充填手术中约 2/3 使用了 HA 产品[1]。本章探讨了如何使用 HA 进行面部三维容量充填而实现年轻化。

## 4.2　化学成分和生物物理特性

1934 年，哥伦比亚大学的科学家 Karl Meyer 和 John Palmer 首先在奶牛眼玻璃体中发现并分离出透明质酸。HA 这个词语来自希腊文单词 *hyalos*，意思是"玻璃"和糖醛酸。它是一种高黏度的黏多糖，有 β（1-3）葡萄糖醛酸苷和 β（1-4）氨基葡萄糖苷键（图 4.1），其自身可以水合并卷曲交联为长的重复链（图 4.2a）。HA 天然存在于脐带、滑液、玻璃体和结缔组织的细胞外基质中。在早衰综合征（一种罕见的导致儿童迅速衰老的遗传病）中[3]，患儿尿中透明质酸水平会升高。HA 的独特之处在于它还存在于真皮细胞的细胞内基质中，并且在所有的哺乳动物中表现为相同的形式[4]。HA 没有物种或组织特异的免疫原性，它广泛存在于脊椎动物甚至一些细菌中。它在天然组织中具有双重功能：物理方面，HA 为减震、润滑、填充空间、细胞蛋白排斥等提供物质基础；生物化学方面，它能调节炎症细胞，通过与细胞外基质的蛋白多糖相互作用清除自由基、抗氧化[5-7]。HA 是高度亲水的，这一特性对于填充材料来说很重要。它能吸收约为自身重量 1000 倍的水。平均体重 70 kg 的人体内约有 15 g HA，其中皮肤中 HA 的含量最高，每个成年人皮肤中平均有 7～8 g HA。1/3 内源性 HA 每隔 24～48 小时更新一次（降解和合成）[8]。外源性 HA 通过淋巴系统消除，在肝被 HA 酶降解为二氧化碳和水[9]，人体内含有七种类似于透明质酸酶的酶类。HA 的分子交联对于延长其在组织中的维持时间非常重要，并使其成为一种可行的填充剂（图 4.2b）；通过生物工程技术结合形成大分子后，HA 从流体形式转变成凝胶，从而更容易吸收和保持水分。HA 凝胶具有生物稳定性，代谢周期由几小时延长为几个月。

HA 凝胶注入面部后，会被周围组织缓慢吸收，并通过等容量降解的过程逐渐消失。充填效

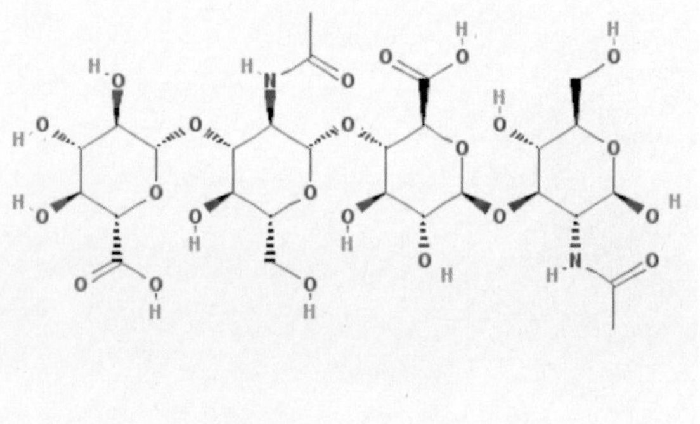

图 4.1　HA 的分子模型[3]

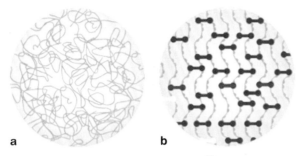

图 4.2　a. 卷曲的 HA。b. 交联的 HA[2]（经版权所有人 Ashley Minas 许可转载）

果可以维持到 HA 凝胶完全降解（图 4.3）[10]。根据 HA 充填的位置，效果可能维持 6 个月以上。此外 HA 还有累积效应，即在后续注射 HA 时，需求量较第一次注射更低。这种效应是由于真皮层机械拉伸，进一步导致真皮层成纤维细胞的拉伸和活化，从而诱导胶原的产生[11]。从笔者的经验来说，HA 注射充填最长可维持 1.5 年甚至以上。

HA 作为填充材料有以下几种独特的物理性质。

- 颗粒大小：颗粒越大，暴露的总表面积越少，抗降解性能越强。

- 每毫升颗粒浓度：颗粒越小，在单位容量中浓度越高。

- 凝胶硬度或流变（流动）性能：通过储存的能量来衡量，即用注射器将 HA 推出后恢复为膨胀的黏弹性状态过程所需的能量。

- 溶胀：随着凝胶的降解，每个 HA 分子会逐渐结合更多的水分子以抵抗自身的稀释，在较长的时间内以最少的材料获得最多的容量，这是 HA 维持时间较长的一个原因。

- 可溶性与不溶性的 HA：HA 的颗粒或流体成分会影响注射的难易度。

- 交联：交联量和百分比会影响 HA 的维持时间。交联的百分比和程度越高，维持时间越长。

## 4.2.1　HA 产品

第一款 HA 的生物医学产品是 Healon（喜朗），20 世纪 70 年代和 80 年代由 Pharmacia 公司（Stockholm，Sweden）生产，并被批准用于眼科手术（角膜移植、白内障、青光眼和视网膜脱离修复手术等）。Biomatrix 公司（Ridgefield，NJ，USA）随后开发了 Hylaform（皓靓芙）作为第一种 HA 皮肤填充剂，并在 1996 年于欧洲上市。2003 年，美国食品和药物管理局（FDA）批准 HA 作为软组织填充剂充填鼻唇沟等部位，首个产品是 Restylane（Medicis Corporation，Scottsdale，AZ，USA）。目前 FDA 批准了七种可用于充填皱纹的 HA 产品分别是：Restylane（瑞蓝）、Perlane（玻丽朗）、Juvederm Ultra（乔雅登雅致）、Juvederm UltraPlus（乔雅登极致）、Prevelle Silk、Hydrelle 和 Belotero（贝劳特罗）。Belotero 是 FDA 批准的最新产品。Hydrelle 是 FDA 批准的第一款用利多卡因配制的 HA 填充

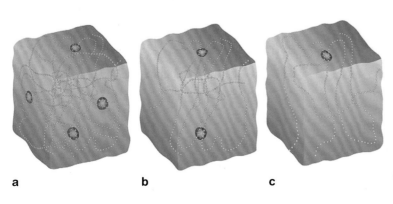

图 4.3　HA 等容量降解过程：a. 初始。b. 注射 6 个月后。c. 注射 12 个月后[10]（Facial Plast Surg Clin North Am. 2007 Feb;15(1):63-76, vii，经许可转载）

剂。Prevelle Silk 是第二款使用利多卡因配制的填充剂，于 2008 年获得批准。Restylane 和 Juvederm 含利多卡因，这样可以提高产品注射时的舒适度。使用利多卡因可以有效减轻注射过程中的疼痛，同时在安全性和有效性方面与没有利多卡因的填充剂类似[12]。

HA 的来源既可以是动物也可以是非动物。Hylaform 是第一款动物来源的 HA 产品，从鸡冠中提取获得。因为理论上存在较高的免疫反应风险，该制造工艺已经停用，被非动物源性 HA（NASHA）取代。现在所有可注射的 HA 都是通过特定的链球菌菌株发酵产生，其制作过程包括酒精沉淀、过滤和干燥[13]。

目前，HA 市场上的两大主力是 Restylane 和 Juvederm。虽然两者都属于 HA 产品，但它们的制造过程和质地并不相同，其使用和与组织间相互作用也不同。Restylane 是通过挤压法生产制造的，这一过程称为 sizing。交联的 HA 通过特殊尺寸的筛网被挤压成大小不同的颗粒，中等尺寸的颗粒即 Restylane，大尺寸颗粒即 Perlane。通过这一生产过程也可制出颗粒大小一致的产品（图 4.4）。Juvederm 则不是通过挤压法生产的，它全程以凝胶形式被加工。它由随机大小和不同形状的 HA 分子组成，利用专有的 Hylacross 技术进行交联，生产出柔软的非颗粒状产品（表 4.1）。

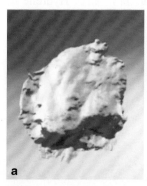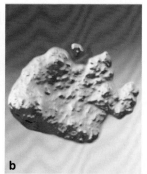

图 4.4　a. 显示均匀光滑的 HA。b. 显示均匀颗粒状 HA[14]（J Cosmet Laser Ther. 2011 Aug;13(4):200-1, 经许可转载）

表 4.1　HA 产品

| HA 产品 | 制造商 | 浓度 |
| --- | --- | --- |
| Restylane（瑞蓝） | Medicis Aesthetics | 20 mg/mL |
| Perlane（玻丽朗） | Medicis Aesthetics | 20 mg/mL |
| Juvederm Ultra（乔雅登雅致） | Allergan | 24 mg/mL |
| Juvederm UltraPlus（乔雅登极致） | Allergan | 24 mg/mL |
| Prevelle Silk | Mentor | 5.5 mg/mL |
| Hydrelle | Anika Therapeutics | 28 mg/mL |
| Belotero（贝劳特罗） | Merz Aesthetics | 20, 22.5, 25.5 mg/mL |

HA 填充材料硬度的度量指标是抗变形性或弹性模量（G 模量或 G 值）。测量方法是将凝胶置于一块平板上，然后放置第二块平板于凝胶之上，施加横向力即可获得代表凝胶硬度的 G 值[15]。该值越大，产品越坚固。Restylane 的 G 值比 Juvederm Ultra 更高，所以更坚固。理论上来讲，可以根据 G 值和黏合力的组合选择面部不同区域最合适的填充物。

例如，Juvederm UltraPlus 和 Perlane 等较坚固的产品（高 G 值和黏合力），应该用于较深的线条修复上，例如鼻唇沟和木偶纹，也可以用于眉外侧提升、鼻背矫正、耳垂整形、乳头外翻、鼻尖抬高[15]。Juvederm Ultra 和 Restylane 等不太坚固的产品则适合用于面部范围较大的部位，如颧骨和颊部。Prevelle Silk 等低 G 值产品适用于唇部、泪沟[15]或浅表皱纹。

### 4.2.2　患者的选择

患者的选择是确保理想充填效果的重要一步，这在任何美容程序中都是一样的。首先要从患者的个人咨询开始，与患者的术前谈话应该主要解决以下几个关键问题。

- 患者关心的问题。
- 相关病史。
- 体格检查。
- 治疗方法的选择。
- 调整患者预期。

● 操作方法、相关风险、并发症和术后护理。

评估还包括注射充填的具体内容，例如疼痛耐受性、待治疗区域（鼻唇沟或唇）、皮肤类型（待治疗区域皮肤的薄厚）、既往的充填治疗或手术史、恢复时间及预算。评估的第一步是解决患者的顾虑。在明亮的自然光线下让患者站在镜前，指出患者想要改善的皮肤区域；可以构建一个大体的美容"愿望清单"，通常包括眉间纹、泪沟、鼻唇沟过深和唇部过薄等，帮助医生真正了解患者的诉求。患者的初步评估目的是对患者的期望进行彻底的了解，以对其进行相应的管理。因为治疗效果因人而异，向患者解释预期结果很重要。可以通过其他类似患者充填前后的对比照片让患者了解到预期的变化。在注射操作前，应当询问患者是否有过疱疹发病史，如果有，应预防性使用阿昔洛韦，每次 800 mg、1 天 2 次、共 5 天。但这是注射前的理想状态，在临床上并不总是实用。建议患者在注射前停用所有的药物和维生素，这有助于减轻术后淤青。阿司匹林和所有非甾体抗炎药（NSAID）也应在注射前 1 周停用，以减少注射后的淤青。患者可以在注射后 72 小时重新使用阿司匹林和非甾体抗炎药。

## 4.3 操作技术

### 4.3.1 注射前准备

首先留取注射前照片，包括正位和左、右 3/4 斜位的视图。清洁面部，确保注射部位卸妆干净。在开始注射之前向患者详细说明充填部位的面积和所使用的填充剂，患者签好知情同意书，并向患者交代注射后常见问题与解答以及相应指导。对于首次注射的患者，应在 2 周内进行随访，评估患者满意度，并根据需要进行补针。以后每 3 个月或周期性随访。

### 4.3.2 区域注射操作

#### 面部上 1/3

HA 对于面部上 1/3 的充填治疗非常有效，

这一区域包括：额部水平或垂直的表情纹、颞部和眉部脂肪垫。

▶ **额部** 首先在注射前 30 分钟于待充填局部区域使用麻醉用软膏或霜剂，其成分包括苯佐卡因、利多卡因和丁卡因（New England Compound, Framingham，MA，USA）。此外可以使用冰敷或者行眶上神经、滑车上神经阻滞加强镇痛，神经阻滞的做法是将 1% 不含肾上腺素的利多卡因 1 mL 注射于眶上缘的每个阻滞部位。麻醉完成后即可开始注射，用 32 G × 1.27 cm（约 0.5 inch）的针头将 HA 注射于水平皱纹内，注射时从左至右、连续穿刺、注射于真皮层。HA 不应注射于皮下，因为皮下注射无法有效消除皱纹。眉间竖纹的充填也用类似的方法，要小心地注射到真皮层而非皮下（图 4.5）。现已有报道表明，HA 注射到血管内可能导致皮肤坏死[16]。通常还可以将填充剂和神经毒素联合使用治疗。

▶ **眉部** 眉部脂肪垫的缺损可以用 HA 进行充填。操作中可使用 29 G 的针头或制造商提供的针头进行注射，进针位置在眶缘外侧、眉尾下部，注射平面为骨膜平面。在该处可以将 HA 注射到皮下层以加强充填效果。

▶ **颞部** 颞部凹陷是由颞部脂肪垫萎缩造成的，可以通过充填该部位来增加上面部宽度，使上面部看起来更瘦、更年轻。注射位置在颞部骨膜前平面，单点注射后配合按摩，可以减少穿刺数量和淤青。

#### 面部中 1/3

包括：泪沟、颊部（颧骨）、颧骨下部、鼻唇沟、鼻部。

▶ **泪沟或鼻颧沟** 充填泪沟对面部年轻化的改善很明显。该区域的脂肪流失会导

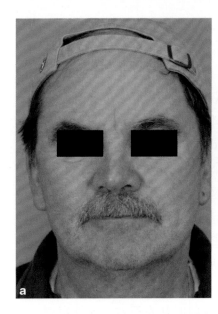
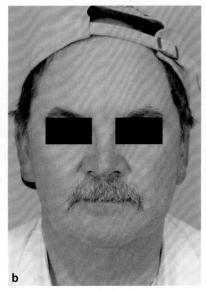

图 4.5　a. 眉间竖纹注射前。b. 与注射后对比

致出现轮廓畸形和阴影效应，使患者感到眼部疲劳、产生黑眼圈（图 4.6，图 4.7）。注射前 30 分钟使用含苯佐卡因、利多卡因和丁卡因的软膏或霜剂（New England Compound, Framingham, MA，USA）进行局部麻醉。注射开始前患者应当处于直立位，颊部处于自然放松的状态，眼部保持张开，在舒适的位置向前凝视；眼部闭合时眼球会向上转动，从而影响眶周脂肪分布和泪沟的位置。定位和麻醉完成后，使用 32 G 的针头从泪沟中间 1/3 处开始注射 Restylane（笔者专用），深度为眼轮匝肌下至骨膜前。如果注射的太表浅会使皮肤看起来不规则，或明显的丁达尔效应。填充物首先注射于泪沟中 1/3，然后在其余部位进行适当的校正以消除泪沟，一般先从内侧（内眦区域）开始，然后向外充填

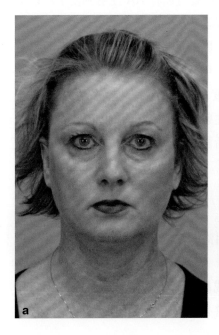
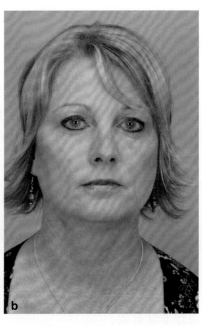

图 4.6　a. 泪沟注射前。b. 注射后对比

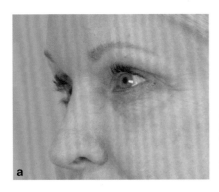
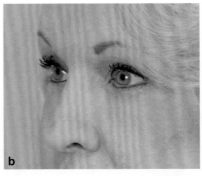

图 4.7　a. 泪沟注射前。b. 注射后对比

整个泪沟（图 4.8）。注射过程中需要配合轻柔的按摩，但是注射技术比按摩更重要。使用扇形注射法，即在多个扇形小区域内注射填充剂（图 4.9）。这样的手法可以使得注射后的区域更加平整，并且淤青最少。

▶ **颧骨 / 颧骨下部（颊部）** 该区域的麻醉采用眶下阻滞，在龈颊沟用 1% 不含肾上腺素的利多卡因进行局部麻醉。麻醉起效后，用 25 G 针头沿外眦向下连线找到注射点，然后用 25 G × 3.81 cm（约 1.5 inch）的光滑尖端钝针（Bioform Corporation, Houston TX，USA）实施扇

形注射，注射深度为骨膜前到真皮下。注射时通常以一个注射点完成，以减少淤青和不适感。这一区域的治疗目标是得到饱满、立体、柔和的苹果肌，但是过度充填会使面部看起来不自然。再向下就到了鼻唇沟，这是面部充填最多的区域（图 4.10）。和颧部注射一样，麻醉方式也是眶下阻滞。通常使用 27 G × 2.54 cm（约 1 inch）的钝针将填充物 / 剂注射于真皮

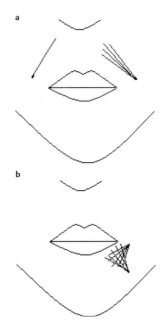

图 4.9　a. 线形和扇形注射法。线形注射中，针头在适宜的深度穿至治疗区域，在退针头的时候注入填充物。扇形注射则从单个注射点进入，通过多个线程注射，不需要将针头从皮肤上移除。b. 垂直交叉注射。将两个互相垂直的扇形注射联合使用，有两个插入点。该技术适用于面积较大的注射充填[17]（J Plast Reconstr Aesthet Surg. 2009 Jan;62(1):11-8，经许可转载）

图 4.8　泪沟填充物的注射示意图

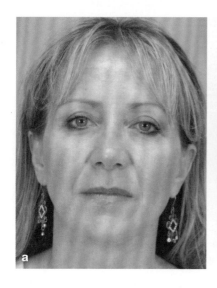 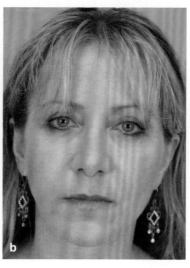

图 4.10　a. 鼻唇沟注射前。b. 注射后

下；我们需要 2 个 25 G 针头分别在鼻唇沟皱褶的中间和口角外侧锚定进针，然后在距鼻唇沟内侧 2~3 mm 的位置开始注射；如果充填到外侧可能使填充物进入颊部上部，反而会加深鼻唇沟。HA 的注射方法为线形注射（threading technique）（图 4.9a），注射后两根手指分别在龈颊沟和皮肤上轻轻地按摩。真皮注射应改用 32 G×1.27 cm（约 0.5 inch）的针头，从下到上连续沿真皮层面注射。术后可能会看到丁达尔效应，但尚在可容许的范围内。这种钝针技术用于鼻唇沟治疗十分安全、有效，与常规锐针注射比疼痛轻，水肿、血肿和发红的现象也更少见[18]。

▶ **鼻部**　透明质酸充填能有效治疗鼻部轮廓的小缺陷，常见的治疗包括纠正驼峰鼻、改善鼻凸度、充填鼻根。纠正驼峰鼻的方法是通过 30 G×1.27 cm（约 0.5 inch）的针头在鼻峰上的骨膜平面和前软骨膜平面进行注射，直到实现理想的鼻部轮廓。鼻尖充填也是类似的方法（图 4.11）。充填鼻唇角也可以打造鼻尖旋转的效果。

**面部下 1/3**

常见部位包括：唇、口周和下颌线。

▶ **唇**　用棉签于龈颊沟局部涂抹苯佐卡因软膏。通过注射 1% 利多卡因进行双侧眶下神经（V2）阻滞。下唇麻醉采用双侧颏神经（V3）口内阻滞。三维立体丰唇可以分为三类，即改善唇形、改善唇部容量和综合改善。改善唇形可以将填充物注射到人中嵴和唇红缘；双侧人中嵴采用线形注射，唇红缘采用连续穿刺法和线形注射来充填出丘比特弓的形状（图 4.12）。改善容量是指在唇干湿交界的黏膜下层注射填充物以使唇形更丰满。一般都需要形状和容量的综合改善来达到理想的唇部整形效果。

▶ **口周**　我们可使用 32 G×1.27 cm（约 0.5 inch）的针头将 HA 注射入真皮上层以充填上下唇之间的垂直皱纹，口角周边皱纹和木偶纹也使用相同的方式进行修复。HA 对于衰老引起的口角下垂的治疗是安全有效的，并可以维持 6 个月[19]。

▶ **下颌线**　这一部位的充填可以重塑下颌线轮廓、隆颏、淡化下颌线和锐化下颌角。通常使用 27 G×2.54 cm（约 1 inch）的钝针采用线形注射技术将 HA 充填在骨膜前平面。下颌前沟是修饰、缩小下颌最常见的充填部位。

隆颏可以增加颏部凸度并改善面部整体轮廓

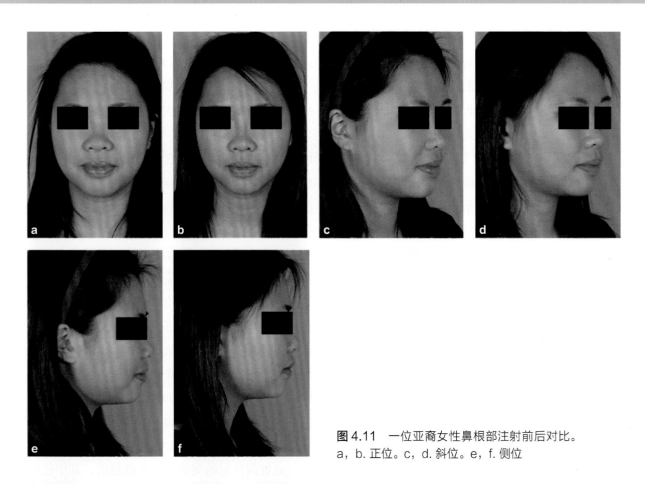

图 4.11 一位亚裔女性鼻根部注射前后对比。
a，b. 正位。c，d. 斜位。e，f. 侧位

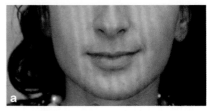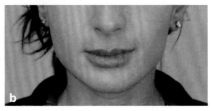

图 4.12 a. 上唇注射前。
b. 注射后

的协调性与平衡性，理想的颏部凸度在男女中的标准也不同。这一部位的充填起自外侧的下颌前沟，向前至下颌骨，由下方的下颌骨下嵴至上方的口角处，为口部的形状提供容量支撑。这样还可以使下颌从正面看起来小巧精致。继续沿下颌骨的下缘向后充填下颌部，可修复下颌的轮廓。下颌角锐化的方式也大致与此相同，目的是提升下颌角的清晰度和增加宽度。

### 4.3.3 注射后护理

注射后需要为患者冷敷以消除肿胀和淤青，并嘱患者在 48 小时内减少活动。可以在注射后即刻使用化妆品。第 2 天对患者进行电话随访，

2 周后面诊随访评估，如果有必要则需进一步矫正充填来达到最佳效果。此后每 3 个月约患者来复诊，以观察充填维持的情况。

### 4.4 并发症

HA 注射充填导致的并发症和不良事件比较罕见，但是医生必须充分了解到并发症是可能发生的，并能够及时识别并采取处理措施。所有注射填充物的常见不良反应包括淤青、红斑、水肿和轮廓不规则，更罕见且严重的不良事件包括感染、结节、肉芽肿形成、肉芽肿性变态反应和血管内注射。

淤青或红斑在注射后较为常见，很大程度上会导致患者焦虑。解决淤青的关键在于停用所有的抗凝药物，如华法林、波立维或含有阿司匹林的产品。但是，必须在咨询主治医生后才可以停药。其他非处方（OTC）药物，如多种维生素、中药，尤其是鱼油（ω-3 脂肪酸），需要停用 7 天。这些措施可能并不能防止淤青，但至少可以减轻其严重程度，所以术前也应当适当调整患者的期望。水肿可以发生并持续数小时至数天，解决方法有冷敷并且在注射后 3 天内避免高强度活动。如果水肿持续 7 天以上，则提示有感染或其他不良反应的风险。

注射后是否会出现轮廓不规则几乎完全取决于操作者的技术。如果出现，按摩是首选的处理办法；其次可以注射透明质酸酶（Vitrase，IstaPharmaceuticals，Irvine，CA，USA）来纠正。透明质酸酶对透明质酸的降解过程非常快，一般在 6～10 小时内即可看到效果，可能需要多次注射。据报道，150～200 U 的透明质酸酶能溶解 1 mL 的 HA[20]。虽然理论上透明质酸酶也会溶解人体自身的天然透明质酸，但是研究表明数百单位的透明质酸酶是安全有效的，不会引起美观问题[21]。透明质酸酶已经成功用于溶解结节，也推荐用于血管内注射坏死的治疗。但是透明质酸酶禁止用于蜜蜂叮咬过敏的患者。

另一个与注射技术有关的并发症是丁达尔效应——由于注射层面太浅，导致皮肤出现灰蓝色。不同波长的光根据其遇到的颗粒大小而发生不同的散射[22]。如果透明质酸注射过于表浅，皮肤反射的红光会少于蓝光，从而使皮肤呈现蓝色。这可以通过多次注射透明质酸酶来纠正（图 4.13）。

尽管 HA 不具有抗原性，但仍然可能形成结节和肉芽肿。真正的肉芽肿发生率为 0.01%～1%[23]。我们应特别关注半永久或永久性填充物的这种炎症反应，因为它们的持久存在可能会导致更多慢性炎症过程。首选的解决方法是按摩和注射类固醇；对于顽固的结节或肉芽肿常常可以手术切除[24]。

一般来说，HA 作为注射填充剂是安全的，不会发生严重的不良反应或过敏反应。然而，通过文献检索发现，有一位接受 HA 注射治疗鼻唇沟的患者在注射后数月出现了可触及的痛性红斑结节，并进一步发展为脓肿；根据随后的手术治疗和组织学检查结果，确定了该例为严重的肉芽肿性变态反应[21]，这与 HA 填充物原材料中微量的蛋白质有关。根据 2000 年的数据，在引入纯化 HA 后患者超敏反应的发生率正在下降[10]。

血管内注射的案例不乏文献报道，其中受影响最多的部位是在眉间区域（0.045%）[25]，另一个是鼻唇沟区域，甚至可能导致鼻翼坏死。其治疗的关键是快速识别血管内注射的体征和症状并对症处理。在注射过程中皮肤变白是一个明显的提示，此时应立即停止注射，对该区域进行有力按摩，注射透明质酸酶后再次热敷按摩，同时口服 325 mg 阿司匹林，局部应用硝酸甘油贴剂。但更常见的是注射完毕患者离开诊所后才出现症状，一般表现为由于注射比例不合适所致的疼痛。这种情况需要立即就医，并启用上文描述

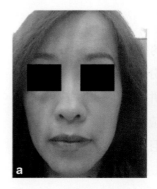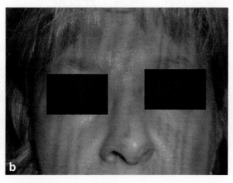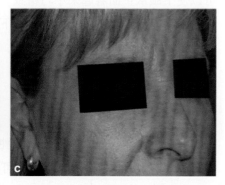

图 4.13　患者眼下部区域可见丁达尔效应。a. 丁达尔效应的正面观。b，c. 另一位患者注射后的丁达尔效应[15]

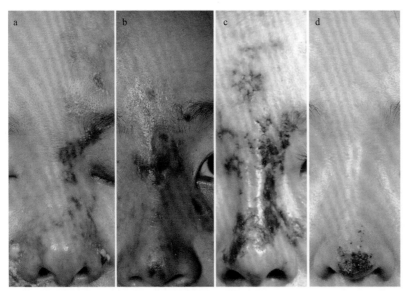

图4.14 a. 39岁女性接受鼻部透明质酸注射后出现疼痛和皮肤发蓝，病变沿着血管发展（注射后3天观）。b. 30岁女性，透明质酸注射后出现鼻根、鼻尖和左下眼睑的皮肤坏死（注射后17天观）。c. 29岁女性，透明质酸注射后皮肤疼痛、发蓝，于第2天皮下注射透明质酸酶。可见眉间、鼻背、鼻翼的皮肤坏死，沿血管分布（注射后7天观）。d. 26岁女性鼻尖注射透明质酸后出现疼痛、皮肤变色，于第2天皮下注射透明质酸酶，鼻尖皮肤结痂，出现皮肤部分坏死（注射后6天观）[26]

的治疗方案。血管内注射后的皮肤可表现为网状玫瑰花纹（图4.14）。如果皮肤已经开始发生表皮溶解或坏死，则应立即施加局部的伤口护理，并辅以高压氧治疗。

## 4.5 总结

注射充填增加了一个全新的维度，即第三维，来进行面部年轻化。手术主要是在二维方面解决面部问题，填充物则具有了对三维轮廓修饰的能力，大大增进了手术的效果。不能认为手术就可以替代填充物治疗，反之亦然。手术和填充物治疗各自达成不同的目的，在真正意义上有着协同关系，共同在现代面部年轻化上发挥着巨大的作用。

（董芮嘉　黄久佐　房　林　译）

## 参考文献

[1] American Society of Plastic Surgeons. 2010 Statistics. http://www.plasticsurgery. org/Documents/news-resources/statistics/2010-statisticss/Overall-Trends/2010-cosmetic-plastic-surgery-minimally-invasive-statistics.pdf

[2] Esthelis. http://www.myfatdissolve.com/price_e.html

[3] PubChem Compound. http://pubchem.ncbi.nlm.nih.gov/summary/ summary. cgi?cid=3084050#x94

[4] Laurent TC. Biochemistry of hyaluronan. Acta Otolaryngol Suppl 1987; 442: 7–24

[5] Lee JC, Greenwich JL, Zhanel GG, et al. Modulation of the local neutrophil response by a novel hyaluronic acid-binding peptide reduces bacterial burden during staphylococcal wound infection. Infect Immun 2010; 78: 4176–4186

[6] Ke C, Sun L, Qiao D, et al. Antioxidant acitivity of low molecular weight hyaluronic acid. Food Chem Toxicol 2011; 49: 2670–2675

[7] Trabucchi E, Pallotta S, Morini M，et al. Low molecular weight hyaluronic acid prevents oxygen free radical damage to granulation tissue during wound healing. Int J Tissue React 2002; 24: 65–71

[8] Stern R. Hyaluronan catabolism: a new metabolic pathway. Eur J Cell Biol 2004; 83: 317–325

[9] DeVore DP, Hughes E, Scott JB. Effectiveness of injectable filler materials for smoothing wrinkle lines and depressed scars. Med Prog Technol 1994; 20: 243–250

[10] Brandt FS, Cazzaniga A. Hyaluronic acid fillers: Restylane and Perlane Facial Plast Surg Clin North Am 2007; 15 1: 63–76, vii

[11] Wang F, Garza LA, Kang S, et al. In vivo stimulation of de novo collagen production caused by cross-linked hyaluronic acid dermal filler injections in photodamaged human skin. Arch Dermatol 2007; 143: 155–163

[12] Weinkle SH, Bank DE, Boyd CM, et al. A multi-center, double-blind, randomized controlled study of the safety and effectiveness of Juvéderm injectable gel with and without lidocaine. J Cosmet Dermatol 2009; 8: 205–

210

[13] Friedman PM, Mafong EA, Kauvar AN, et al. Safety data of injectable nonanimal stabilized hyaluronic acid gel for soft tissue augmentation. Dermatol Surg 2002; 28: 491–494

[14] Borrell M, Leslie DB, Tezel A. Lift capabilities of hyaluronic acid fillers. J Cosmet Laser Ther 2011; 13: 21–27

[15] Bogdan Allemann I, Baumann L. Hyaluronic acid gel (Juvéderm) preparations in the treatment of facial wrinkles and folds. Clin Interv Aging 2008; 3: 629–634

[16] Bachmann F, Erdmann R, Hartmann V, et al. The spectrum of adverse reactions after treatment with injectable fillers in the glabellar region: results from the Injectable Filler Safety Study. Dermatol Surg 2009; 35 Suppl 2: 1629–1634

[17] Buck DW, Alam M, Kim JY. Injectable fillers for facial rejuvenation: a review. J Plast Reconstr Aesthet Surg 2009; 62: 11–18

[18] Hexsel D, Soirefmann M, Porto MD, et al. Double-blind, randomized, controlled clinical trial to compare safety and efficacy of a etallic cannula with that of a standard needle for soft tissue augmentation of the nasolabial folds. Dermatol Surg 201 2; 38: 207–214

[19] Carruthers J, Klein AW, Carruthers A, et al. Safety and efficacy of nonanimal stabilized hyaluronic acid for improvement of mouth corners. Dermatol Surg 2005; 31: 276–280

[20] Vartanian AJ, Frankel AS, Rubin MG. Injected hyaluronidase reduces restylane-mediated cutaneous augmentation. Arch Facial Plast Surg 2005; 7: 231–237

[21] Soparkar CN, Patrinely JR. Managing inflammatory reaction to restylane. Ophthal Plast Reconstr Surg 2005; 21: 151–153

[22] Hirsch RJ, Narurkar V, Carruthers J. Management of injected hyaluronic acid induced Tyndall effects. Lasers Surg Med 2006; 38: 202–204

[23] Lemperle G, Rullan PP, Gauthier-Hazan N. Avoiding and treating dermal filler complications. Plast Reconstr Surg 2006; 118 Suppl: 92S–107S

[24] Hönig JF, Brink U, Korabiowska M. Severe granulomatous allergic tissue reaction after hyaluronic acid injection in the treatment of facial lines and its surgical correction. J Craniofac Surg 2003; 14: 197–200

[25] Hanke CW, Higley HR, Jolivette DM, et al. Abscess formation and local necrosis after treatment with Zyderm or Zyplast collagen implant. J Am Acad Dermatol 1991; 25: 319–326

[26] Kim DW, Yoon ES, Ji YH, et al. Vascular complications of hyaluronic acid fillers and the role of hyaluronidase in management. J Plast Reconstr Aesthet Surg 2011; 64: 1590–1595

# 5　聚左旋乳酸用于面部充填：改善区域及与其他填充剂的对比

*Tiffani K. Hamilton*

## 5.1　摘要

人们逐渐认识到容量缺失导致老化，促进了填充材料和充填技术的进步。尽管通常将聚左旋乳酸（poly-L-lactic acid, PLLA）归类为真皮填充剂，但其更适用于纠正更深层次的容量缺失。深层注射 PLLA 可以修补萎缩的脂肪垫，打造年轻的轮廓。PLLA 的另一个独特之处在于它的效果自然渐进，并且能够保持 2 年或更久。以自然而持久的方式来改善衰老使 PLLA 成为面部年轻化充填中的重要工具。

## 5.2　引言

在过去的十年里，我们进行了广泛的研究以进一步理解老化的过程。细纹和皱纹多是反复的日光照射和弹性纤维缺失造成的。但是，面部肉眼可见的变化都是由于容量缺失造成的。衰老导致的容量缺失出现于所有组织层面，包括真皮、软组织和骨骼结构。这些结构的改变会导致泪沟畸形、鼻唇沟加深、眉下垂、颊部凹陷、木偶纹、"双下巴"，或是下颌、颈部、眉部及眼睑出现皮肤堆积。

鉴于容量缺失是造成年龄相关性面容改变的重要原因，理想的填充物应当可以纠正多层组织的萎缩。注射用 PLLA 有多种功能，不但可以刺激真皮层的胶原纤维，而且可以产生胶原蛋白来代替被吸收的骨组织或是充填萎缩的脂肪垫。这种多层组织充填可以使得因广泛组织缺失而出现的尖锐面部线条变得柔和。不同患者面部萎缩的程度和位置是不同的，因此需要注射的 PLLA 的量也是不同的。在正确的部位耐心注射 PLLA，不仅可以打造年轻而自然的外观，还能持续 2 年或更久，同时并发症最少。

## 5.3　适应证

### 5.3.1　面部老化

面部衰老的解剖学变化有包括真皮、肌肉、脂肪、骨骼和齿列在内的面部所有结构组分的下垂和容量缺失[1]。根据注射的层次，PLLA 可以用来填补任何区域的容量缺损。通过 Rohrich 和 Pessa 完成的尸体解剖工作我们了解到，面部脂肪不但可以分为浅层和深层脂肪层，而且浅层和深层还分为许多各自独立的脂肪室[2]。特定脂肪室的容量缺失会在面部产生一定的结构改变，这是可以预测的。除了容量损失之外，面部活动也被认为会导致中面部老化，因为纤维间隔疏松使内下侧颊部脂肪移行[3]。在年轻人中，容量缺失或胶原减少也会导致面部下垂呈梯形而非倒三角形[4]。

## 5.4　PLLA 的作用原理

将 α- 羟基酸聚合物悬浮在羧甲基纤维素钠和甘露醇中就得到了 PLLA；它不具有免疫原性，是一种可生物降解的合成材料[5]。PLLA 已被广泛用于临床，例如骨科和颌面外科的可吸收材料或组织再生支架[6]。注射用 PLLA（Sculptra, Sanofi-Aventis, Bridgewater, NJ, USA），美国市售产品商品名为塑然雅，在 2004 年被美国食品和药物管理局（FDA）批准用于治疗人类免疫缺陷病毒（HIV）相关的脂肪萎缩，并在 2009 年被批准用于美容[7]。基于 PLLA 的合成基础可知，注射 PLLA 之前不需要进行皮肤测试[7]。

在注入 PLLA 后，面部可以因为稀释剂留存而立即看到充填效果。随后几天稀释剂会被吸收，最初的改善效果会减弱。置入的 PLLA 首先经历巨噬细胞介导的吞噬作用，然后随着时间推移被水解和氧化成乳酸、二氧化碳和水。这种异物的炎症过程能通过上调内源性组织生长速率刺激 I 型胶原再生，在 10 ~ 12 个月内逐渐增加容量；而实际的美容效果可持续 18 ~ 30 个月或更长时间 [8,9]。注射所需的产品用量取决于待治疗区域的面积 [3]；可能需要多次治疗才能达到理想的效果。在笔者的临床实践中，为了防止过度矫正，两次治疗间隔应不少于 8 ~ 12 周。

不同注射层面的 PLLA 可以弥补多种组织的容量缺失。由于深层和浅层脂肪层的区域划分明显，PLLA 可以用来充填深层空间，改善中面部凸度。其他脂肪室的充填可以如法炮制，用 PLLA 使下垂的皮肤重新分布 [3,4]。

## 5.5 手术操作

### 5.5.1 配制和稀释

注射用 PLLA 以无菌冻干粉末的形式保存，因此使用前需要配制，说明书建议至少在使用 2 小时前用 3 ~ 5 mL 的无菌水稀释 [7]。改变稀释剂的类型和用量可以得到不同的配制方案。自 FDA 批准以来，已经有许多不同的配制方案被报道。人们发现更稀的配制液（使用 8 ~ 10 mL 稀释液，即无菌水或抑菌水混合利多卡因，有或无肾上腺素）优于原始稀释液，能在尽量减少并发症的同时，刺激胶原蛋白的充分生成；同时业内建议根据萎缩程度和解剖位置的不同进行不同程度的稀释 [8]。多数医生会在注射前至少 24 小时配制 PLLA 以获得更均一的悬浮液；如果 24 小时内不使用，可以将混悬液储存在冰箱中最多 3 周——这期间 PLLA 不会丧失功效，并发症的发生率也不会提高 [10]。鉴于该配制产品是微粒形式的悬浮液，其颗粒随放置时间延长会发生沉降，应当在注射前摇匀或加温。此外，如果需要长时间注射，或使用较大的注射器时，应当注意微粒可能在悬浮液中沉降导致被注射产品的量发生变化。

### 5.5.2 PLLA 用于面部年轻化

首先应当正确告知患者 PLLA 作为刺激合成

填充剂的独特之处，以及它与其他直接容量充填的区别。PLLA 的延迟矫正性质并不适合希望效果立竿见影的患者。经过详细的讨论，医生应对患者面部的解剖特征进行分析，以确定如何打造自然的、符合种族特点的年轻外观。

胶原的刺激生成因人而异，因此很难预测不同患者接受注射治疗后的效果。经常需要多次治疗，平均为 2 ~ 3 次；偏瘦人群、健身爱好者、耐力运动员、患有遗传性或获得性脂肪萎缩的患者可能需要 4 次或更多次 [11]。患者必须不惜时间和金钱才能得到满意的效果。对于有耐心并且希望长时间维持效果的患者来说，PLLA 是一个很好的选择，其整体效果可以维持 24 个月甚至更久，并且总体患者满意度在良好和非常满意之间 [12]。如果患者出现突然的体重下降或显著的身心压力等可能会加速组织的老化，此时需要缩短治疗间隔。

注射前应全面评估患者的面部及深层结构。在评估的时候医生应当注意到由于容量缺失引起的轮廓线、阴影的改变，并通过上、下面部间 1/3 ∶ 2/3 黄金比例改变评估支持组织 [3]。种族差异也是评估因素之一，肤色不同的患者之间有不同的生物学和文化差异，可能会影响治疗方式的选择 [13]。有色人种个体中，老化源于较深层组织容量的减少，而白种人源于较浅层组织的容量损失，导致中面部老化、颊部脂肪垫下垂和下颌线更为明显。对有色人种施行注射时，要注意正常年轻非裔美国人患者具有更明显的骨质结构，下面部更长、面部凸度较大、唇部较长、前牙较高、唇和颊部的软组织较厚 [13]。有色人种皮肤中成纤维细胞更多，故治疗显效更早，所需治疗次数更少。为避免过度矫正，治疗间隔不要短于 8 周。

产品说明建议使用扇形或垂直交叉注射技术来将 PLLA 注射于真皮深层或皮下浅层 [7]。尽管少量表浅注射 PLLA 有助于改善细纹和皮肤纹理，但通过聚左旋乳酸增厚真皮以纠正全面部容量缺失并不是最佳的方式。如果真皮层过度增厚，做面部表情时会变得软弱无力。因此，修复容量缺失最好的方法是通过深层注射技术，将 PLLA 颗粒积存注射至骨膜上方和深层脂肪室内，同时在浅层进行扇形少量注射以改善细纹。

在笔者的实践中，一般使用 6 mL 抑菌水和 2~3 mL 利多卡因配制 8~9 mL 的 PLLA 稀释液，是否添加肾上腺素根据患者的耐受性做选择。深层注射是最主要的方法，同时可以使用扇形和线形注射。注射器多数使用 1 mL 或 3 mL 的鲁尔锁（Luer-lock）注射器，但是笔者倾向于使用 1 mL 注射器，因为 3 mL 注射器中 PLLA 微粒沉降的可能更大，在注射过程中容易进一步浓缩。如果使用 3 mL 的注射器，必须注意定期摇动注射器使微粒重新悬浮。25 G × 3.81 cm（约 1.5 inch）的针头用于扇形、线形或垂直交叉注射，26 G × 1.59 cm（约 0.6 inch）的针头用于深层注射或线形注射。

### 中面部充填

颧部深层脂肪室的发现是理解中面部老化的重要突破。该脂肪室位于颧大肌和颊脂肪垫的内侧，梨状韧带的外侧，眼轮匝肌支持韧带的下方，口轮匝肌脂肪室的上方，深度在上颌骨骨膜与浅表皮下脂肪之间[14]。内颊深层脂肪室的萎缩会导致泪沟畸形、V 字形下睑、中面部凸度缺失和鼻唇沟加深[2]。笔者使用 26 G × 1.59 cm（约 0.6 inch）的针头，注射前先回抽一下以防止血管内注射，无回血则将 0.1~0.5 mL 的少量 PLLA 深层注射于颧内深脂肪室，直到出现肉眼可见的效果；注射过程中要注意加强按摩来确保组织内的填充物均匀分布。为修补颧骨下的空洞，可以将少量 PLLA 注入颊脂垫中，并用一根手指在口腔内、另一手指在皮肤表面上进行按摩。如果患者的颊部有垂直皱褶，可以少量浅表扇形注射以增加真皮厚度。但必须小心，不要过度充填颊部下侧区域，否则会导致面部下垂呈现梯形，突出老化特征[11]。

改善鼻唇沟的方法主要是充填内侧萎缩的深层脂肪垫，同时在 Ristow 间隙（即位于上颌骨的犬齿窝）的骨膜前平面充填也能起到辅助作用[15]。垂直于皱纹线形浅表注射可以进一步修正效果。在梨状窝边缘和鼻基底的下方注射可以使唇部上翘[3]。

### 侧颊部、颞部、额部充填

可以用 PLLA 垫高颧骨，类似于手术假体置入。沿颧浅脂肪室和颧深脂肪室，将 0.1~0.3 mL 少量 PLLA 注射到颧骨骨膜平面以上的颧外深、浅脂肪室内，直到出现肉眼可见的充填效果、颧骨边界可见，然后有力地按摩。

随着年龄增长耳前颊部会出现凹陷，在面部提升后会更加明显。将注射物以扇形注射法注入浅表脂肪内，范围为颧骨延伸到下颌角，同样也需要在注射后施行按摩。特别注意注射时应保持浅水平注射，尤其是腮腺区域。耳前颊部充填同时还能修饰下颌及下颌角。

颞部凹陷会突出颅骨的骨骼样外观，伴随显著的"鱼尾纹"和侧颊部皮肤下垂。由于该区域血管丰富，建议于颞肌筋膜的浅部和深部，快速深层注射 0.3~0.5 mL 填充剂，直至肉眼可见矫正效果，然后按摩以便将填充剂均匀分散。除了注射前先回抽外，还可以触诊颞动脉以避免血管内注射。

额部有五个不同的组织层次，包括皮肤、皮下组织、肌肉及帽状腱膜、疏松结缔组织（帽状腱膜下间隙）和颅骨膜。疏松结缔组织是一层连接颅骨膜和帽状腱膜的固定组织[16]。虽然血管丰富，但大多是容易收缩的小血管，所以手术中该区域是相对无血管的。改善眉部下垂主要是在帽状腱膜下间隙中少量深层注射充填，然后按摩使填充物均匀分布。进针部位应该在滑车上神经和眶上神经血管束的外侧。额部中部和眉间充填可以在帽状腱膜下水平注射 PLLA。但这是一个高运动区域，可能出现填充剂结块或结节[4]。使用肉毒杆菌神经毒素 A 预处理可以减少肌肉运动，减少结块和结节的出现。

**下面部充填**

PLLA 充填适用于治疗木偶纹和颏部萎缩引起的橘皮样变外观。注射部位在颏部深层脂肪室，它的边界包括颏肌下的唇部皮肤下缘，于此处少量深层积存注射 0.1 ~ 0.5 mL 的填充剂[14]，然后将少量产品注射于木偶纹的正中央。必须注意口角轴是一个高运动区域，填充物在这里可能形成结节，该区域的注射充填应小心谨慎。此外如前所述，注射期间应当加强按摩以均匀分散产品、减少结节的形成。

充填下颌可以改善颏部凹陷，拉长面型，使颏部变尖。将填充剂少量注射于整个下颌沿线的肌肉以下、骨膜以上，按摩以使其分散均匀。少量注射就可以改善外观，故建议采用保守的治疗方法。

**轮匝肌后充填**

口周与眶周均有轮匝肌后脂肪。口轮匝肌后脂肪位于唇干湿边缘的后方。眼轮匝肌后脂肪黏附于深层骨膜[14]。

在口轮匝肌后脂肪室线形注射 PLLA 可以改善唇部皮肤的垂直皱纹。注意不要累及唾液腺，否则会在唇黏膜侧产生硬结。这些硬结通常很小

且不可见，可以从口腔内切除。切勿将 PLLA 注射到唇部皮肤。

用 PLLA 可以改善泪沟畸形，但是注射泪沟很容易形成结节，必须非常小心。不推荐注射在眶缘[17]。进针位置在眶下区域，在骨膜上方沿眶缘少量（0.1 mL）深层注射 PLLA。必须小心地将针头插入眼轮匝肌内，注射填充剂时应尽可能远离进针位置。针头垂直穿过眼轮匝肌可导致填充剂被肌肉挤出，导致真皮内形成结节。注射后按摩使填充剂均匀分散是非常重要的（图 5.1）。

## 5.6　讨论

### 5.6.1　不良事件

注射充填相关的不良事件主要有注射部位的局部反应和与填充剂相关的反应。PLLA 注射最常见的并发症是局部反应，包括淤青、水肿、红斑、疼痛和感染。所有软组织填充剂引起局部反应的概率大多相似，同时可能与注射技术或患者自身病史及药物使用有关[18]。在大多数已发表的研究中[17]，淤青和水肿是最常见的，并且在使用抗血小板药物和抗凝血药物的患者中，淤青程度要高出很多，相关药物或食品包括肝素、华

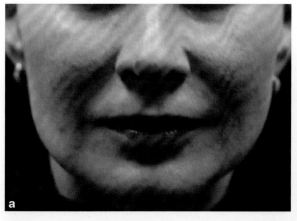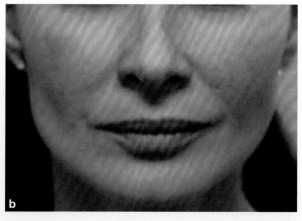

图 5.1　a. 43 岁女性，注射前。b. 间隔 12 周进行第二次注射后 8 个月。该患者接受了全面部注射。积存注射：眼轮匝肌后和口轮匝肌后深层脂肪垫，颞肌深部，颧内深脂肪垫和颧弓，Ristow 间隙，梨状孔，颊脂肪垫，下颌缘深层肌肉。扇形注射：耳前颊部和颧骨下浅表脂肪。耳前的颊部和颧弓的充填有助于产生清晰的下颌角，并提升中面部和下颌

法林、阿司匹林、非甾体抗炎药（NSAID）、维生素 C 和维生素 E、ω 脂肪酸、亚麻籽、大蒜、人参、生姜、银杏和红酒等。一些研究已显示，山金车和菠萝蛋白酶可以加速淤青的恢复[19,20]。应当建议患者尽量避免使用所有可能会加重淤青的药物和草药。注射前后冰敷以及使用含肾上腺素的利多卡因都可减少淤青的发生。

注射相关的严重不良反应是注射时无意地刺伤眼球。在充填眶周区域时，医生应把不拿注射器的非主导手放在眶缘以保护眼部，这样可以及时剥离针头，防止因患者移动而使眼球受到损伤。

填充剂相关的不良事件与 PLLA 本身有关，取决于生物相容性和它在组织中的停留时间。形成结节和丘疹最为常见，它们是混合有胶原蛋白基质的异物肉芽肿[21]。可触及但不可见的皮下小丘疹不需要治疗，很可能是由于填充剂在高运动区域组织内结块。对于可见结节，每月需注射稀释曲安奈德、5- 氟尿嘧啶、低剂量糖皮质激素、低剂量四环素或强力霉素治疗。如果保守治疗无效，可以尝试手术切除。注射后数月或数年才发生的延迟性过敏性肉芽肿很少见（低于0.3%）[22]。一些注射医生认为超敏反应可能与细菌或病毒感染有关，应针对潜在的病因治疗。任何填充剂都可能引起血管栓塞，注射前常规回抽可以将该风险降到最低。

为了使 PLLA 相关不良反应的发生率最低，应当注意以下几点：选择适当的患者，使用更稀的混悬液（6~10 mL 稀释液），注射期间和注射后的全面按摩，每个注射部位使用最小量的填充剂，避免注射到真皮层，将 PLLA 颗粒均匀分布于组织中，避免将填充剂注射于高运动区域的肌肉，保留充分的注射间隔时间（笔者认为 8~12 周更合适，但 4~6 周的间隔治疗多见）[4,18]。

总体而言，PLLA 充填治疗面部衰老带来的益处显著，足以超过其相关的可控风险。

### 5.6.2 PLLA 与其他填充剂的对比

与透明质酸、胶原蛋白和羟基磷灰石不同，

PLLA 不是一种直接的容量填充材料。它是一种生物刺激剂，效果是自然渐进的。对于需要立竿见影效果的患者来说，应当使用容量替代填料而不是 PLLA。此外，PLLA 的注射层面很深。应避免注射到真皮层，否则容易产生真皮内结节。虽然羟基磷灰石在一定程度上能刺激胶原蛋白生成，但作用轻微，更多的是容量替代效果。

PLLA 充填治疗适用于有耐心和预算充足的求美人士。总而言之，它最初的资金支出高于直接的容量替代填充剂，但长远来看，其改善修饰程度和维持时间更具效益。

## 5.7 结论

面部形状、轮廓和比例的改变比皱纹对年轻化的影响更大。只充填皱纹，而不充填面部的容量缺失，并不能有效地改善衰老外观。随着年龄增长，颞部凹陷、泪沟畸形、V 字畸形、鼻唇沟加深，以及沿下颌、颈部和眉部下垂的多余皮肤都是面部容量减少的直接结果。

最初，PLLA 被作为真皮填充剂，然而，用它进行大范围更深层次的注射更为合适。此外，面部解剖学的发展阐明了多层组织容量损失是与年龄直接相关的，是面部形状、轮廓和比例变化的主要原因。可注射 PLLA 是一种独特的产品，可以刺激胶原蛋白的产生，从而维持 2 年以上的效果。年轻化修复的程度取决于整体注射次数和填充剂的使用量。

PLLA 刺激胶原蛋白生成，充填治疗的最终效果是不确定的。许多因素可以影响到最终效果，其中生物差异性发挥着很大的作用。举一个例子，有色人种体内成纤维细胞的数量较多，胶原合成较早，因此需要的治疗次数较少。减肥、耐力运动、压力、饮食和烟草也会影响胶原蛋白的产生。由于 PLLA 充填效果的不确定性，应当使用治疗—等待—评估模式。同时还要注意选择适当的患者和教育患者怀有合乎实际的期望。

大多数并发症是可以避免的，这些并发症通

常与不当的患者选择、稀释重组和注射技术有关。仔细评估并恰当遵守有关稀释、注射和按摩的最新指南，能使 PLLA 成为成本效益极佳、适用于全面部充填、并发症最少的容量填充剂。

（董芮嘉　黄久佐　李孔盈　译）

## 参考文献

[1] Rohrich RJ, Pessa JE. Discussion. Aging of the facial skeleton: aesthetic implications and rejuvenation strategies. Plast Reconstr Surg 2011; 127: 384–385

[2] Rohrich RJ, Pessa JE. The fat compartments of the face: anatomy and clinical implications for cosmetic surgery. Plast Reconstr Surg 2007; 119: 2219–2227, discussion 2228–2231

[3] Fitzgerald R, Vleggaar D. Using poly-L-lactic acid (PLLA) to mimic volume in multiple tissue layers. J Drugs Dermatol 2009; 8 Suppl: S5–S14

[4] Hamilton TK. Skin augmentation and correction: the new generation of dermal fillers. Clin Dermatol 2009; 273, Suppl: s13–s22

[5] Keni SP, Sidle DM. Sculptra (injectable poly-L-lactic acid). Facial Plast Surg Clin North Am 2007; 15: 91–97, vii

[6] Lazzeri L, Cascone MG, Danti S, et al. Gelatine/PLLA sponge-like scaffolds: morphological and biological characterization. J Mater Sci Mater Med 2007; 18: 1399–1405

[7] Sculptra prescribing information. Bridgewater, NJ: Dermik Laboratories. http://products.sanofi-aventis.us/sculptra/sculptra.html

[8] Vleggaar D. Soft-tissue augmentation and the role of poly-L-lactic acid. Plast Reconstr Surg 2006; 118 Suppl: 46S–54S

[9] Werschler WP, Smith SA. Mechanism of action of poly-L-lactic acid: a stimulatory dermal filler. J Drugs Dermatol 2007; 6 1s: s18–s19

[10] Hamilton TK, Dhar AD, Duong NT. A study comparing the efficacy of injectable poly-L-lactic acid reconstituted at 24 hours prior to injection vs 3 weeks prior to injection [Filler and Abstract session]. Presented at the American Society for Dermatologic Surgery Meeting; Atlanta, Georgia; Oct 27–30; 2005

[11] Beer K. Optimizing patient outcomes with collagenic stimulators. J Drugs Dermatol 2007; 6 1s: s9–s12

[12] Palm MD, Goldman MP. Patient satisfaction and duration of effect with PLLA: a review of the literature. J Drugs Dermatol 2009; 8 Suppl: s15–s20

[13] Hamilton TK, Burgess CM. Considerations for the use of injectable poly-L-lactic acid in people of color. J Drugs Dermatol 2010; 9: 451–456

[14] Rohrich RJ, Pessa JE, Ristow B. The youthful cheek and the deep medial fat compartment. Plast Reconstr Surg 2008; 121: 2107–2112

[15] Lambros V. Observations on periorbital and midface aging. Plast Reconstr Surg 2007; 120: 1367–1376, discussion 1377

[16] Sykes JM. Applied anatomy of the temporal region and forehead for injectable fillers. J Drugs Dermatol 2009; 8 Suppl: s24–s27

[17] Hanke CW, Rohrich RJ, Busso M, et al. Facial soft tissue fillers conference: assessing the state of the science. J Am Acad Dermatol 2011; 64 Suppl: S66–S85, S85, e1–e136

[18] Sadick NS, Burgess C. Clinical experience of adverse outcomes associated with poly-L-lactic acid. J Drugs Dermatol 2007; 6 1s: s4–s8

[19] Leu S, Havey J, White LE, et al. Accelerated resolution of laser-induced bruising with topical 20% arnica: a rater-blinded randomized controlled trial. Br J Dermatol 2010; 163: 557–563

[20] Zimbler MS, Mashkevich G. Pearls in facelift management. Facial Plast Surg Clin North Am 2009; 17: 625–632, vii

[21] Lombardi T, Samson J, Plantier F, et al. Orofacial granulomas after injection of cosmetic fillers. Histopathologic and clinical study of 11 cases. J Oral Pathol Med 2004; 33: 115–120

[22] Beer K. Delayed formation of nodules from PLLA injected into the periorbital area. Dermatol Surg 2009; 35 1s: s399–s402.

# 6 聚左旋乳酸用于面部充填：注射技术

*Sherry Collawn, John M. Mesa, Luis O. Vasconez*

## 6.1 摘要

Sculptra（塑然雅）是一种刺激容量生成的组织填充剂，可以恢复并增加面部容量。它由聚左旋乳酸（PLLA）构成，特点是合成物、具有生物相容性和免疫惰性，并可生物降解。其容量改善的原理是注射后产生的非炎性成纤维细胞反应使得胶原蛋白沉积在注射组织内。多项研究表明，Sculptra 在老年人群及人类免疫缺陷病毒（HIV）相关的脂肪萎缩患者中是安全有效的，能恢复、增加容量，实现面部年轻化。多个研究显示 Sculptra 的效果可维持 2 年，同时副作用很小。通过增加重组时间和稀释药液可减少结节或丘疹的形成。对于整形外科医生来说，Sculptra 是一种强大而持久的刺激容量生成的组织填充剂。

## 6.2 引言

Sculptra（Sanofi-Aventis，Bridgewater，NJ，USA）彻底改变了面部老化的治疗方法。它被认为是一种可注射的刺激容量生成的组织填充剂，而不是静态的组织填充剂。Sculptra 可以恢复与衰老相关的面部容量缺损以及 HIV 相关的脂肪萎缩，从而分别实现面部年轻化和正常化。

## 6.3 作用机制

PLLA 是 Sculptra 的活性成分，PLLA 在欧洲以 New-Fill 的名称上市。它是一种合成的、具有生物相容性并可生物降解的免疫惰性材料。自 20 世纪 60 年代以来一直用于人体。很多医疗器械中含有 PLLA，例如可吸收缝线（Vicryl，Dexon）、矫形外科和口腔科的植入体、组织锚及疫苗载体等。由于它是非动物源性的合成物，治疗前不需要进行过敏测试。PLLA 在组织中通过非酶类的水解过程成为乳酸单体，进一步新陈代谢后被分解成二氧化碳和水。组织中 PLLA 的降解缓慢，因此作为组织填充剂其治疗效果维持时间可以长达 2 年。

PLLA 的组织充填效果最开始是由于容量效应（继发于注射的容量），然后 PLLA 可诱导注射部位组织中胶原的产生。初始的容量增加或"面部肿胀"会在 5~7 天内消退。随后的软组织容量的持续增加在注射后 5～6 周逐渐体现。临床前的动物研究表明，在小鼠皮下注射 PLLA 会诱导非炎性成纤维细胞反应，并增加 I 型胶原的形成，无证据显示急性炎症、脓肿形成或细胞毒性 [1]。临床研究已经表明，连续注射 Sculptra 于患者的鼻唇沟皱褶后，PLLA 颗粒周围会产生纤维组织反应，其结果是增加软组织容量、改善鼻唇沟 [2]。注射后 12 个月和 30 个月的鼻唇沟活检显示，PLLA 颗粒逐渐降解，其周围可见 I 型胶原逐渐内向生长 [2,3]。

## 6.4 历史

1999 年，Sculptra 以 New-Fill 之名在欧洲获得批准，用于治疗面部小皱纹。2004 年又获得了额外的批准，用于充填脂肪萎缩相关的更大的面部缺损。此后 New-Fill 已经在欧洲、南美洲的多个国家和澳大利亚用于面部修复与充填。多篇已发表的研究肯定了 Sculptra 作为软组织容量填充剂的安全性和有效性。2004 年，Vleggaar 和 Bauer 发现，HIV 相关的脂肪萎缩患者在连续接受 Sculptra 治疗后，彩色超声检测到其真皮厚度最多可增加至术前的 3 倍，且其充填效果可持续 96 周[2]。患者临床评估显示面部容量得到显著改善和恢复。其他的研究，包括英国的 Chelsea Westminister 研究[4]、法国的 Lafaurie 研究[5] 和美国的 Blue Pacific Aesthetic Medical Group 研究[6]，也证实了该产品的安全性、有效性和持久性。1994 年，Sculptra 获得美国食品和药物管理局（FDA）批准用于 HIV 相关脂肪萎缩的治疗。自那以后，多项报告证实了 Sculptra 用于 HIV 相关面部萎缩治疗的安全性和有效性。2009 年，FDA 批准 Sculptra 用于治疗非 HIV 阳性患者的面部萎缩。自此一直有多项研究报道 Sculptra 在治疗老化相关的面部容量缺损方面的有效性和持续性。

## 6.5 产品

Sculptra 试剂盒包含两个玻璃小瓶，每个玻璃小瓶含有 150 mg 多尺寸 PLLA 微球（直径 40 ~ 60 μm）的冻干粉和 127 mg 无致热原甘露醇。Sculptra 产品有两种包装：Sculptra（塑然雅）和 Sculptra Aesthetic（塑然雅美学）（图 6.1）。其中，Sculptra 专门用于 HIV 相关的脂肪萎缩症患者，并且在商业保险覆盖范围内；Sculptra Aesthetic 仅用于美容。包装说明书建议在使用前至少 2 小时用 3 ~ 5 mL 无菌水稀释 Sculptra。新的文献报道表明较大的稀释量（高达 7 mL）和较长的水合时间（长达 24 小时）能降低结节或丘疹的发生率（参见副作用部分）[7]。包装插页还建议注射至真皮深层或真皮—皮下交界处，以刺激成纤维细胞产生胶原蛋白。然而已有多项报告显示，更深层面的注射（如皮下组织）可以达到相同的临床效果，同时可以将副作用（结节 /

丘疹形成）降至最低。需注意的是血管内注射会导致灾难性后果，如组织坏死、失明和脑血管并发症等[8]。

## 6.6 副作用

Sculptra 的副作用发生率低，主要分为两种：①与注射操作相关；②与产品的反应相关。

### 6.6.1 注射相关副作用

注射部位周围可能有淤青、肿胀、疼痛、炎症和瘙痒[9]。据报告，注射后淤青发生率约为 3%，明显不适感的发生率约为 5%[10]。一般来说，注射相关的副作用是暂时的，可以在短时间内自我恢复。其他注射相关严重并发症也有报道。Vleggaar 和 Bauer 报道血肿的发生率为 11%[2]。也有金黄色葡萄球菌感染的案例报道，但非常罕见。

### 6.6.2 产品相关副作用

Sculptra 最常见的副作用之一是早期形成可触及的、可见或不可见的结节 / 丘疹（参见框 6.1）[11]，这些主要与注射技术有关，但也可以继发于局部的免疫反应。注射导致结节 / 丘疹形成的最常见原因是注射在特定部位（真皮浅表、薄层皮肤，如眼睑），填充剂分布不匀，过度充填或产品稀释不充分。早期研究表明当使用低稀释容量（3 ~ 4 mL）稀释 Sculptra 时，早期结节 / 丘疹的发生率为 31% ~ 52%。较新的研究表明，使用较高的稀释容量（5 ~ 7 mL），结节的发生率降低至 0 ~ 13%[2,4,12-14]。已有多项研究表明，Sculptra 充填在皮下组织与充填在真皮下相比，

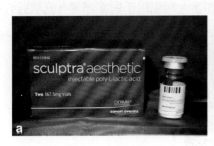
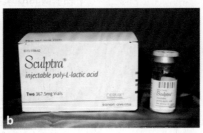

图 6.1 美国市场的两种 Sculptra 产品。a. Sculptra Aesthetic 用于美容。b. Sculptra 用于非美容类再造

在同样获得理想治疗效果的情况下结节的发生率更低[11,15]。

- 稀释 Sculptra 的浓度：低稀释容量（<5 mL）
- 稀释所用水合时间：注射前 ≤ 2 小时
- 注射技术：真皮浅表注射，薄层皮肤（如眼睑）
- 填充剂容量：真皮大量注射
- 过敏或炎症反应

早期可触及的、不可见结节通常可随时间消失，不需要进一步的处理。早期可见的结节通常会为患者带来痛苦，需要积极的治疗。结节 / 丘疹的治疗选择（见框 6.2）是用针头破坏结节（机械分解浓缩的 PLLA）或注射盐水（稀释）；也可以用透明质酸（HA）充填遮盖（在结节周围注射以平滑过渡）或注射皮质类固醇。对于难治性的早期症状性结节 / 丘疹采取手术切除（直接切除）。

框 6.2　结节 / 丘疹的治疗选择
- 保守治疗：不可见或无症状
- 结节局部注射盐水
- 针头机械破坏结节
- 遮盖：结节周围注射透明质酸以平滑过渡
- 注射皮质类固醇
- 手术直接切除

非常罕见的情况下，可能在注射后几个月或几年由于迟发性超敏反应产生迟发性结节[2,15]。这一现象的主要机制为肉芽肿性反应，可伴发瘙痒、水肿和红斑[16]。Sculptra 注射引起的继发性肉芽肿的治疗比早期结节更困难，通常需要给予类固醇（病灶内注射、肌内注射和 / 或口服）数周，同时使用或不使用免疫调节剂，如 5- 氟尿嘧啶。手术切除是可行的，但是病灶边界不清晰有时会加大切除难度。

## 6.7　适应证

Sculptra 可适用于衰老相关的长期面部容量恢复，以减轻皮肤纹路和皱纹，还适用于 HIV 相关抗逆转录病毒诱导的脂肪萎缩。对于希望微创并且能持久增加和恢复面部容量的患者来说，Sculptra 是合适的。它不但可以纠正整体面部凹陷、深层皱褶、皱纹和瘢痕，而且可以替代很多面部侵入性手术，如自体脂肪注射或假体置入。由于 Sculptra 随着治疗部位周围产生胶原蛋白而逐渐展现效果，所以不适用于要求获得立竿见影效果的患者。

以下是 Sculptra 常见的适应证。

### 6.7.1　HIV 相关抗逆转录病毒诱导的脂肪萎缩

接受蛋白酶抑制剂或高效抗逆转录病毒疗法（highly active antiretroviral therapy, HAART）治疗的 HIV 患者通常会在开始治疗后的 10 个月内出现严重的面部萎缩，尤其是颞部和颊部[14]。多项已发表的研究显示，Sculptra 在此类患者面部容量恢复方面的效果、效力以及持久性良好[2,14]。

### 6.7.2　衰老相关的面部容量改变

Sculptra 已经被证明可以修复与衰老相关的面部容量缺损[17]，最近已获得 FDA 批准，用于非免疫功能减退患者的美容性面部充填。

### 6.7.3　除皱手术的辅助

与标准除皱术联合使用时，注射 Sculptra 预处理面部可显著加强术后的恢复效果。

### 6.7.4　细纹

Sculptra 不适用于细纹的治疗。尽管它的充填效果可能会改善细纹，但是治疗细纹的最优选择为透明质酸填充剂。

### 6.7.5　面部不对称

Sculptra 可用于矫正面部不对称，如进行性面部偏侧萎缩（龙贝格综合征）。

## 6.8　注射技术

### 6.8.1　注射前要求

建议患者在注射前几日停用非甾体抗炎药（NSAID）、维生素 E、鱼油或其他中药补品，以免产生淤青。

注意在注射前留取原始照片。由于 Sculptra 的治疗效果是逐渐显现的，注射前照片可通过效果对比指导医生治疗和教育患者。

### 6.8.2　稀释配药

Sculptra 的说明书建议使用前 2 小时用 2～3 mL 无菌水或抑菌水稀释冻干粉。多项研究表明这种稀释配方使用后结节的发生率较高。最近发表的研究表明，将最终稀释容量增加至 5～7 mL、水合时间延长至 24 小时，可以显著降低结节和丘疹的发生率[11]。一些研究者发现，在使用前 2 小时加入 1% 利多卡因（例如，5～6 mL 已稀释 Sculptra 加含肾上腺素的 1% 利多卡因 1～2 mL，终容量为 6～7 mL）十分安全有效，并且可以降低淤青和结节的发生率[10]。在使用前应将 Sculptra 振荡混匀，然后用注射器吸入并注射。

### 6.8.3　告知患者起效需多次注射

在首次咨询和注射之前应当告知患者，Sculptra 需要多次治疗才能达到理想的的软组织容量充填效果。与被动填充物如透明质酸相反，Sculptra 依赖于宿主自身组织的反应来产生胶原蛋白，最终实现软组织容量充填。一般来说，患者年龄越大，为达预期目标所需的注射次数越多。与非 HIV 患者相比，HIV 相关脂肪萎缩患者需要更大量和更多次的注射。

### 6.8.4　预处理

注射 Sculptra 前可用局部麻醉，也可以不用。有一些研究者建议用冰敷预处理注射区域，辅助血管收缩而将淤青范围最小化，并减少针刺的不适感。其他一些研究者对注射区域施行神经阻滞。此处笔者推荐局部麻醉药（23% 利多卡因，7% 丁卡因软膏，Hopewell Pharmacy，Hopewell，NJ，USA），在注射前局部敷 45 分钟以减少针刺疼痛（尤其是敏感患者），提高患者满意度。为了防止目标区域变形、避免无法充分滴定的 Sculptra 填充量，应避免局部注射含肾上腺素的麻醉药。

### 6.8.5　应用

一般整个面部的充填治疗需要使用两瓶 Sculptra，面上部或下部每次通常仅需一瓶。使用 18 G 针头将稀释重组后的 Sculptra 分装到 1 mL 或 3 mL 注射器中。较小的注射器（如 1 mL）可以更精确地控制注射量以及注射压力。在治疗的区域做一个非永久标记，以避免在进针时造成永久性的印迹。在标记了所有待充填区域后，应确定 Sculptra（一瓶或两瓶）的总容量。因为需要将产品均匀充填在面部的左侧和右侧，所以应计算总容量的一半是多少。为了避免悬浮颗粒的堵塞，注射时应使用 25 G 或 26 G 的长尖头针和（或）钝头针（Merz Aesthetics，Inc.，San Mateo，CA，USA）。

Sculptra 充填在不同的软组织中需要根据待治疗的区域情况，施用不同的注射技术（表 6.1）。

### 6.8.6　浅表注射技术

Sculptra 主要被注射到真皮深层、真皮和皮下组织的交界处或深部皮下组织。但是较新的研究表明，注射到真皮深层以下可以减少结节的形成。注射时进针以 30°～45° 的角度为宜，在注射前应回抽以避免血管内注射。将 0.1～0.2 mL 的填充剂注射在目标区域。如果在注射过程中出

表6.1　面部不同部位的 Sculptra 注射技术

| 部位 | 注射技术 | 容量[b] | 备注 |
|---|---|---|---|
| 额部 | 浅表：扇形或垂直交叉注射技术 | | |
| 眉间 | 浅表：垂直交叉注射技术 | 0.2 mL | |
| 颞部 / 耳前区 | 积存注射（骨膜前） | 0.5 mL | |
| 眶上缘 | 浅表：垂直交叉注射技术 | 0.2 mL | |
| 下睑 / 眶下缘（泪沟、外侧眶缘） | 积存注射（骨膜前）[a] | | 浅表注射很容易导致结节形成 |
| 鼻部 | 不适用 | | 不推荐 |
| 颊部 | 浅表：垂直交叉注射技术和（或）积存注射 | 0.5 ~ 1 mL | |
| 鼻唇沟 | 浅表：扇形或垂直交叉注射技术 | 1 mL | |
| 唇部皮肤 | 浅表：扇形或垂直交叉注射技术 | | |
| 唇红 | 不适用 | | 不推荐；不用于唇部的改善 |
| 颏部 | 浅表：扇形或垂直交叉注射技术 | | |
| 下颌（"双下巴"、木偶纹）/ 下颌角 | 浅表：扇形或垂直交叉注射技术 | | |
| 颈部 | 浅表：扇形或垂直交叉注射技术 | | |

[a] 浅表注射在真皮深层，真皮与皮下交界处或轮匝肌注射导致可见结节形成的发生率高。
[b] 推荐使用的平均注射容量。

现皮肤变白，则说明注射层面过于表浅，应立即停止注射，然后进针到更深的层面。浅表注射可以分为两种不同的方法：扇形注射和垂直交叉注射。

> ▶ **扇形注射技术**：产品从进针部位以放射状方式注射（图 6.2a）。

> ▶ **垂直交叉注射技术**：在垂直和水平两个方向注射，形成栅格或交叉网格状（图 6.2b）。退针时不要注射以避免形成结节。注射后应进行 3 ~ 5 分钟的有力按摩和塑形。

### 积存注射技术

Sculptra 应在骨膜上层平面以 1 ~ 3 mL 的小容量注射（图 6.2c）。这种技术适用于颞部、耳前区、眶下缘、颧骨隆凸和下颌角[6]。注射后应立即进行有力的按摩，以充分促进治疗部位形成适当的轮廓。

Sculptra 几乎可以在面部除唇红和鼻部之外的所有区域使用；应用在唇红的安全性和效果尚未确定，故不推荐使用；因为 Sculptra 所能达到的最终容量改善不能控制在毫米级别，而鼻部解剖学上很小的变化可能引起美学上的显著改变，所以不推荐将之应用在鼻部。

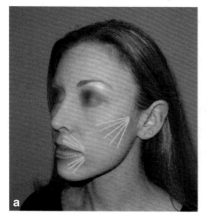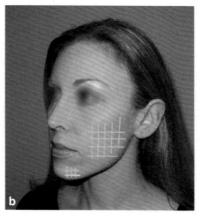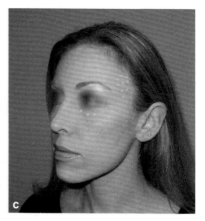

图6.2　Sculptra 注射技术图示。a. 扇形注射。b. 垂直交叉注射。c. 积存注射

### 6.8.7 伴随治疗

激光换肤（laser resurfacing）：Sculptra 可以在患者进行激光换肤项目期间注射，包括强脉冲光（intense pulsed light，IPL）或点阵激光治疗（如 Fraxel）。因为注射 Sculptra 可以造成即刻淤青和 IPL 晶体或激光印记的血液污染，所以应在激光换肤后施行。但是 Sculptra 可以在剥脱性点阵激光换肤项目之前注射。

### 6.8.8 注射后护理

嘱患者每周几天按摩注射区域数次，以使产品分布均匀，实现胶原沉积的最大化。一些医生推荐"3-3-3"或"5-5-5"（"5s"规则）的按摩方法：使用温和的皮肤保湿霜按摩 3 或 5 分钟，每天 3 或 5 次，每周一共 3 或 5 天。

### 6.8.9 初始效果

Sculptra 注射后的患者可能出现局部肿胀（Sculptra 的水合效应），约 1 周内可缓解。随后充填部位的容量会消退，6~8 周后容量逐渐出现改善。应当使患者充分了解这一情况，这种治疗区域容量变化的趋势是正常过程，最终结果将在第二次或第三次治疗后实现。

### 6.8.10 Sculptra 追加注射（时机）

为了达到期望的目标，患者一般需要在第一次注射数周后再至少接受一次注射治疗。早期的研究表明，Sculptra 的连续注射充填可以每 2 周进行一次 [6,12]。然而，最近的研究表明，每 4~6 周进行 Sculptra 注射的效果最佳，并且降低结节发生率 [11]。

### 6.8.11 长期效果

据报道，Sculptra 的面部容量恢复和增强效果可持续 2 年 [10]。多位医生报告指出，患者在首次注射治疗后 1~2 年之间会再次要求充填修饰。除了抗逆转录病毒药物诱导的 HIV 相关脂肪萎缩患者需要更高容量的 Sculptra，随后的充填治疗通常只需要使用一瓶。

### 6.8.12 储存

Sculptra 冻干粉的保质期为 2 年。在无菌水中稀释的 Sculptra 可以在室温下储存长达 72 小时。应避免冷藏保存，否则 PLLA 颗粒会出现沉淀。如果需要长时间储存，应使用抑菌水作为水合剂。

## 6.9 讨论

Sculptra 是一种强效的刺激容量生成的组织填充剂，用于衰老面部的年轻化，治疗 HIV 相关的面部萎缩和正常面部的美化修饰 [5,7,17]。虽然其他多种组织填充物（包括透明质酸和胶原蛋白）也能充填组织，但它们的容量效应和效果持久性都不如 Sculptra。

面部老化与皮肤下垂和面部皮下组织的再分布有关。衰老的早期迹象之一是由于颊脂肪垫向内、下移位引起的鼻唇沟加深。Sculptra 通过增加软组织容量可以显著改善鼻唇沟，从而使中面部恢复年轻活力 [2]（图 6.3）。尽管透明质酸或胶原蛋白等其他多种市售组织填充剂可以在鼻唇沟的改善方面取得类似的效果，但 Sculptra 的持久性对患者更具吸引力，尤其是其他填充剂需要每 4~6 个月连续注射。

Sculptra 也是口唇周围极佳的再生组织填充剂。寻求面部年轻化的患者常见的口周症状有放射性口周皱纹、木偶纹和唇部皱褶加深等。口周皮肤磨削术已被证明可改善口周放射状皮褶。然而，此类手术后恢复时间久，并且有增加疱疹感染的可能，故不能吸引追求迅速年轻化的患者。Sculptra 注射于深部真皮或真皮与皮下交界处，可显著改善周围口周放射状皮褶，模拟皮肤磨削术的效果（图 6.4）。Sculptra 也可以改善唇颏交界处的木偶纹。

具有中面部老化早期症状或先天性颧骨发育

不良的患者会通过在颊部置入假体来寻求年轻化或改善[18]。虽然面部假体可以恢复中面部容量，但是这种改善面部骨骼轮廓的假体置入手术围手术期并发症较多。感染、位置不正、假体移位和假体移出是与面部假体相关的潜在手术并发症[19]。此外，由于必须进行全身麻醉和较长的术后恢复时间，阻碍一些患者进行这种侵入性手术。Sculptra 通过在不同的组织水平层面增加面部软组织容量，可以达到与面部假体置入相似的结果。在颧骨（颊部区域）、眶下缘和下颌骨下缘的骨膜上平面积存注射充填 Sculptra，可以增加组织容量、使面部年轻化（图 6.5）。此外，应用 Sculptra 还有很多优势，例如避免全身麻醉和注射剂的过敏测试，操作过程时间和恢复时间很短，对于寻求面部假体替代品的患者来说十分具有吸引力。

Sculptra 还可以作为脂肪注射的替代品，同样用于容量增加和面部年轻化。注射自体脂肪组织可以改善面部皱纹和面部消瘦。然而，由于移植脂肪的吸收率高达 50%，需要多次连续治疗或初始过度矫正才能恢复最终的面部组织容

量[20]。Sculptra 通过自体合成胶原来增加面部软组织的容量，可以达到类似于面部脂肪注射的效果，从而避免自体脂肪移植相关的并发症并节省费用。

Sculptra 注射的副作用很小，这些副作用与注射过程或产品本身有关。形成可触及的、可见或不可见结节和丘疹是基于产品特异性的副作用[9,11]。多项报告显示，结节和丘疹的形成与注射部位不当、过度矫正、产品分布和（或）较低的稀释容量有关。真皮浅层注射与结节的高发生率有关，应当注意避免。而在真皮深层、真皮与皮下交界处、皮下组织或骨膜以上区域的充填，结节和丘疹形成的发生率较低[15,16]。虽然最初的研究和说明书都建议注射前 2 小时使用 2~3 mL 的无菌水稀释 Sculptra，但是近来多项研究都表明，较高的稀释容量（如 7 mL）、较长的配药时间（如 24 小时），可显著降低结节和丘疹的发生率[3]。

经皮注射任何组织填充剂都有可能导致血管内注射和组织坏死。已有文献描述了在注射脂肪或组织填充物之后出现眉间、鼻部和颊部区域的

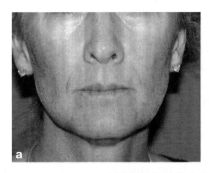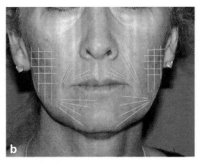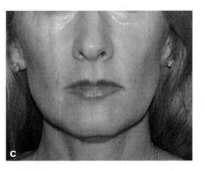

图 6.3 Sculptra 充填鼻唇沟的临床案例。a. 注射前。b. 注射图示。c. 第二次注射充填后

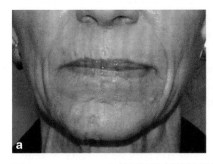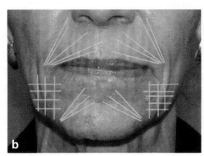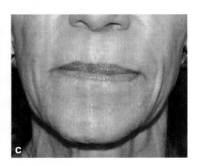

图 6.4 Sculptra 充填唇周放射状皱纹的临床案例。a. 注射前。b. 注射图示。c. 第二次注射后

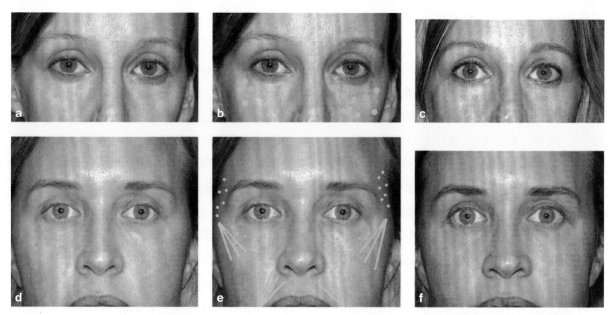

**图 6.5** Sculptra 充填眶下缘和颊部。a，d. 注射前。b，e. 注射图示。c，f. 第二次注射后

皮肤坏死[9]。还有报道表明由于面动脉和眼动脉的交通支存在，在口周区域注射脂肪后，可能出现失明[8]。迄今为止，Sculptra 与血管内注射有关的严重并发症少有报道。一份 FDA 提交的报告显示，一位患者在鼻唇沟区注射 Sculptra 后，出现了鼻尖皮肤的全层坏死[21]。鼻腔和口周区域的组织坏死可能是由于无意的血管内注射引起的。使用锐针注射时更可能引起此类事故。注射 Sculptra 或其他填充剂时，医生应首先通过回抽来确认针头是否刺入血管，从而避免血管内注射。此外，使用钝针理论上可以避免刺穿血管，并因此将血管内注射的风险降到最低。

## 6.10 结论

Sculptra 是一种安全有效的刺激面部容量生成的组织填充剂，彻底改变了面部老化和 HIV 相关脂肪萎缩的治疗。Sculptra 对面部容量的增强是持久的，据报道可持续 2 年。充足的稀释容量和水合时间、恰当的注射技术、注射后有力按摩以及多次治疗之间一定的时间间隔可以将结节和丘疹形成的发生率降到最低。Sculptra 充填是一种安全、有效、可靠、持久的恢复和增加面部

容量的方法，可替代多种面部侵入性充填手术，如脂肪移植或面部假体置入。

（董芮嘉　黄久佐　张萌萌　译）

## 参考文献

[1] Gogolewski S, Jovanovic M, Perren SM, et al. Tissue response and in vivo degradation of selected polyhydroxyacids: polylactides (PLA), poly(3-hydroxybutyrate) (PHB), and poly(3-hydroxybutyrate-co-3-hydroxyvalerate) (PHB/VA). J Biomed Mater Res 1993; 27: 1135–1148

[2] Vleggaar D, Bauer U. Facial enhancement and the European experience with Sculptra (poly-l-lactic acid). J Drugs Dermatol 2004; 3: 542–547

[3] Brady JM, Cutright DE, Miller RA, et al. Resorption rate, route, route of elimination, and ultrastructure of the implant site of polylactic acid in the abdominal wall of the rat. J Biomed Mater Res 1973; 7: 155–166

[4] Moyle GJ, Lysakova L, Brown S, et al. A randomized open-label study of immediate versus delayed polylactic acid injections for the cosmetic management of facial lipoatrophy in persons with HIV infection. HIV Med 2004; 5: 82–87

[5] Lafaurie M, Dolivo M, Porcher R, et al. Treatment of facial lipoatrophy with intradermal injections of polylactic acid in HIVinfected patients. J Acquir Immune Defic Syndr 2005; 38: 393–398

[6] Humble G, Mest D. Soft tissue augmentation using sculptra. Facial Plast Surg 2004; 20: 157–163

[7] Lacombe V. Sculptra: a stimulatory filler. Facial Plast Surg 2009; 25: 95–99

[8] Silva MT, Curi AL. Blindness and total ophthalmoplegia after aesthetic polymethylmethacrylate injection: case report. Arq Neuropsiquiatr 2004; 62 3B: 873–874

[9] Lowe NJ, Maxwell CA, Patnaik R. Adverse reactions to dermal fillers: review. Dermatol Surg 2005; 31: 1616–1625

[10] Goldman MP. Cosmetic use of poly-L-lactic acid: my technique for success and minimizing complications. Dermatol Surg 2011; 37: 688–693

[11] Narins RS. Minimizing adverse events associated with poly-L-lactic acid injection. Dermatol Surg 2008; 34 Suppl 1: s100–s104

[12] Valantin MA, Aubron-Olivier C, Ghosn J, et al. Polylactic acid implants (New-Fill) to correct facial lipoatrophy in HIV-infected patients: results of the open-label study VEGA. AIDS 2003; 17: 2471–2477

[13] Borelli C, Kunte C, Weisenseel P, et al. Deep subcutaneous application of poly-L-lactic acid as a filler for facial lipoatrophy in HIV-infected patients. Skin Pharmacol Physiol 2005; 18: 273–278

[14] Kates LC, Fitzgerald R. Poly-L-lactic acid injection for HIV-associated facial lipoatrophy: treatment principles, case studies, and literature review. Aesthet Surg J 2008; 28: 397–403

[15] Lam SM, Azizzadeh B, Graivier M. Injectable poly-L-lactic acid (Sculptra): technical considerations in soft-tissue contouring. Plast Reconstr Surg 2006; 118 Suppl: 55S–63S

[16] Azizzadeh B. Late-onset infections and granuloma formation after facial polylactic acid (new-fill) injections in women who are heavy smokers. Plast Reconstr Surg 2009; 124: 316–317, author reply 317–318

[17] Moy RL, Fincher EF. Poly-L-lactic acid for the aesthetic correction of facial volume loss. Aesthet Surg J 2005; 25: 646–648

[18] Matros E, Momoh A, Yaremchuk MJ. The aging midfacial skeleton: implications for rejuvenation and reconstruction using implants. Facial Plast Surg 2009; 25: 252–259

[19] Rubin JP, Yaremchuk MJ. Complications and toxicities of implantable biomaterials used in facial reconstructive and aesthetic surgery: a comprehensive review of the literature. Plast Reconstr Surg 1997; 100: 1336–1353

[20] Illouz YG. Present results of fat injection. Aesthetic Plast Surg 1988; 12: 175–181

[21] FDA.com. 2010. MAUDE Adverse Event Report. Sanofiaventis U.S. Llc Sculptra Facial Filler. http://www.accessdata.fda.gov/scripts/cdrh/cfdocs/cfmaude/detail.cfm?mdrfoi__id=2039194

# 7　面部脂肪移植的概念

*Sydney R. Coleman, Alesia P. Saboeiro, Alexes Hazen*

## 7.1　摘要

近年来，使用自体脂肪来矫正由创伤、先天性缺陷、放射性损伤和癌症引起的软组织缺陷越来越普遍。另外，人们一直有兴趣使用脂肪增加面部容量来实现面部年轻化，打造更年轻的面部轮廓和形态。手术治疗创伤性损伤、先天性畸形和衰老的过程中经常会遇到软组织缺损、轮廓缺陷和容量缺失的情况。尽管最近我们在脂肪移植治疗软组织缺损方面取得了一些进展，但尚未找到完美的治疗方案，截至目前，我们在吸脂和脂肪转移方面都有所突破。传统意义上的治疗一般限于假体植入体、可注射的非自体填充物、真皮脂肪移植物以及带蒂和自由组织的皮瓣，这些都具有一定的缺点。脂肪移植十分具有吸引力，部分原因是由于自体脂肪组织丰富，相对易于获取，并且随着技术的改进移植脂肪的存活时间延长。

## 7.2　引言

面部形态和皮肤质地的一系列变化与衰老有关。也许从历史上来看，无论是男性还是女性，与衰老相关的最不被重视的变化就是面部容量的减少。面部的骨性结构相对保持稳定，但软组织和皮肤下垂会使其渐渐失去柔韧性和弹性，并且最重要的是，总容量随着下垂而减小。

面部容量的缺失会导致凹陷、皱纹、皮肤皱褶和松弛。这也导致出现与衰老有关的某些特征：颧骨区域的丰满度丧失，下颌骨清晰度下降，颞部凹陷，上下唇的丰满度丧失，下睑-颊交界处凹陷，以及鼻唇沟加深。这些迹象也可能与疾病有关。为了理解面部老化，首先要比较年轻人和老年人的面部，以及定义健康和年轻面部的界限。虽然不同文化中对美的定义不同，但年轻美丽的面部都是一样的——饱满、光滑、轮廓清晰、凹凸有致。理想的皮肤表面光滑而没有瑕疵或瘢痕，任何维度没有多余皮肤。眉部和上眼睑以及下睑-颊交界处皮肤紧实、无多余皮肤。理想的颊部是圆润有高度的，颧骨最高点的下方有非常轻微的凹陷。唇部饱满且形状均匀，下唇较上唇丰满。下颌线、颏部和颈部轮廓清晰，没有牵拉或下垂的皮肤。

随着年龄的增长，面部骨性结构会变得更加明显，尤其是颞部和上睑区域；颧骨会由于颊脂肪垫下降而变得不突出；唇部尤其是上唇变薄；鼻尖和颏部下垂；下颌线轮廓不清晰，可形成"双下巴"，颈部皮肤下垂可形成过多的皱褶。

幸运的是，随着脂肪抽吸和移植技术的改进以及我们对脂肪移植背后科学原理有了更完整的理解，整形外科医生能够谨慎地、以精准的方式使用脂肪来辅助其他面部年轻化手术（例如面部除皱手术或眼睑成形术），或单独应用实现面部年轻化。脂肪组织提取物在面部年轻化方面有许多好处。对于大多数患者来说，脂肪非常容易获取，与自身完全相容（无过敏或排异反应），并且可以通过精雕细琢打造年轻持久的面容。目前通过研究已经发现，白色脂肪组织可以促进血管新生和血管形成，这是自体脂肪移植在修复软组织缺损和促进伤口愈合方面的主要益处之一[1,2]。白色脂肪组织释放许多因子促进血管生成、细胞归巢以及内皮祖细胞（endothelial progenitor cell, EPC）从骨髓向缺血缺氧的部位迁移[3]；它还通过释放许多细胞因子，包括血管内皮生长因子（VEGF）、单丁酰和瘦素，促进新血管形成[4-6]；白色脂肪组织中包含能直接分化成内皮细胞的干细胞。有资料表明，自体移植的脂肪能促进新血管形成，从而促进伤口愈合、提高移植物的存活率[7,8]。对于患者来说，利用自体组织而不是人造的复合材料进行整形是很有吸引力的。

在一个多世纪以前，就有案例记载自体脂肪移植：1893 年 Neuber 报道了利用自体脂肪矫正面部缺陷的技术；1895 年 Czerny 描述了自体脂肪应用于肿瘤切除术后乳房再造；1909 年 Eugene Hollander 描述了使用针头和注射器移植脂肪[9-11]。在 20 世纪 80 年代，因为脂肪存活率始终较低，更重要的是其安全性未知，整形外科医生们停止使用自体脂肪移植。然而，临床和基础科学研究已经证实，脂肪移植物的存活及局部系列改变可以改善移植部位皮肤及血管床。随着这一技术的重启，人们希望通过阐明脂肪组织发挥功能的分子和细胞机制，改善移植技术和提高移植物的存活率。本章介绍了利用脂肪移植进行面部年轻化的最佳方法。

## 7.3 适应证

大多数衰老患者如果具有足够的供体部位来获取脂肪，均适宜接受脂肪移植面部年轻化治疗。医生应该进行面部分析以确定皮肤是否具有良好的质量，皮肤是否松弛或多余，是否需要额外的手术将其去除，如面部除皱手术或眼睑成形术。如果面部皮肤质量一般或良好，且皱纹很少，则适合皮肤磨削术，如 $CO_2$ 点阵激光。如果有明显的"双下巴"、下颌线条不清晰、颈部皮肤多余或鼻唇沟明显，则适合面部除皱手术。如果有眼睑皮肤松垂或眼袋，则适合眼睑成形术。移植的脂肪可以大大改善外观、增加组织容量，不仅可以有效地"提升"面部、颈部和颏部，还可以有效地"提升"眼睑和眉部。医生必须评估皮肤松弛和多余程度及皮肤质量。对于皮肤过度松弛的患者，并不能单独通过脂肪移植获得最佳的效果，应该配合皮肤切除和悬吊手术。

在这些情况下，脂肪移植通常被认为是辅助"增强"这些手术效果的。

## 7.4 技术

### 7.4.1 获取

脂肪是一种活体组织，在整个获取过程的每一步都要小心谨慎，尽量减少对脂肪组织的损伤。为了得到最佳的效果，我们应该在获取和处理脂肪后尽可能快地注射，而不是将其存放。脂肪获取的目标是从身体的某一部位以温和无损的方式获得脂肪并不造成局部畸形。患者接受脂肪移植的好处之一是可以同时改善供体部位，吸脂是脂肪移植过程中一个额外的益处。关于最好的脂肪供体部位仍然存有争议，文献也没有表明供体部位的偏好。目前已经进行了许多动物和动物/人体混合实验以阐明最有效的脂肪供体部位以及移植物注射的方法。例如，新西兰白兔中比较适宜的自身脂肪供体部位是肩胛间区和腹股沟区，两处都含有致密的脂肪垫[12-16]。Fraga 等人在 6 个月的时间内将自体脂肪移植物与非自体脂肪移植物从肩胛间区转移至耳区，证明了自体与非自体脂肪移植相比，自体移植物吸收率低、整合性高、存活脂肪细胞水平提高[17]。移植物存活性提高表明了早期血管生成的重要性[17]。

Karacaoglu 等人在兔实验中证实，脂肪移植物充填的最佳位置是肌层上平面（82% 脂肪保留率）[18]，而 Samdal 等人证实了兔的皮下和肌层下的脂肪保留率分别为 42% 和 37%[19]。Thanik 等人发现，脂肪注射到小鼠肌层上平面时脂肪保留率为 82%[20]。

Ullmann 等人研究了人体中最有活力的脂肪移植物供区。研究人员分别将供者腹部、胸部和大腿部位的脂肪组织转移至小鼠头皮的皮下层面[21]。这三个供区的移植脂肪存活率之间没有统计学上的显著差异，说明供体部位的选择对移植脂肪的活性影响不大。整形外科医生和（或）患者可自行决定供区选择[21]。

医生应当在明亮的灯光下为患者做标记，并拍照记录。除了供区位置在中线或患者自身存在明显的不对称以外，脂肪的获取均从双侧进行，每侧抽采相同量的脂肪组织。

切口使用 11 号手术刀片，肿胀液由含 0.2% 或 0.5% 利多卡因加 1：200000 肾上腺素的乳酸林格液配制，使用钝头 Lamis 针注射。局部浸润肿胀液有两个目的，其一是术中控制疼痛、减少整体的麻醉负担，其二是为了止血。肿胀液与脂肪抽吸物的比例通常为 1：1。注射后静待 10 分钟十分必要，之后使用钝头 Coleman 套管连接 10 mL 注射器获取脂肪。这与传统的吸脂操作不同，注射器不产生任何可能损害脂肪组织的压力。理论上讲，这种方法保持了脂肪细胞的结构完整性。

### 7.4.2 处理

获取脂肪后应立即将其转移到离心机中，在 1200 g 条件下离心 2~3 分钟，血液和其他液体、脂肪以及油脂分层清楚。丢弃上层血液和其他液体以及油脂，然后用棉片擦拭干净，最后剩下不同密度的脂肪颗粒。这部分脂肪密度存在分级，并与其移植生存能力和品质有关。脂肪密度越高，寿命越长，因此在脂肪充足时应该优先使用高密度的，并且可以丢弃稍低密度的脂肪。这种高密度脂肪也可用于充填一些移植后易吸收的关键部位，例如下眼睑。

然后转移脂肪到 1 mL 或 3 mL 注射器中进行注射。脂肪加工和获取的方式可能在脂肪移植的最终结果中起关键作用；获取时的组织破坏程度可显著影响移植物的存活力。几种模型已经证明，相比于大块移植脂肪，抽吸脂肪具有更高的存活率。单纯抽吸优于机器辅助抽吸，最近的研究表明单纯抽吸比使用吸脂机获取的完整脂肪细胞多 85%[22-26]。Moscona 等人证明的很重要的一点是，与未处理的脂肪组织相比，剧烈和重复清洗抽吸获取的脂肪组织并不能改善移植物的存活力[27]。

### 7.4.3 储存

Ullmann 等人研究了冷冻自体脂肪移植存活力[28]：通过抽吸获得的脂肪在离心分离后被放置在 18℃环境下储存 7 个月，解冻后立即注射于裸鼠的头皮上，对照组平行注射新鲜脂肪。冷冻储存和新鲜的脂肪组织移植物均存活，但组织学差异明显。冷冻脂肪的组织学参数，包括完整性、囊肿和空泡出现情况、炎症发生率、纤维化组织出现情况、坏死率和血管分布等，都比新鲜脂肪差。然而，Cui 和 Pu 认为脂肪组织可以充分冷冻，并与冷冻保护剂一起储存[29]。另一项近期的研究表明，冷冻自体臀部脂肪细胞的细胞活力与新鲜组织相当[30]。尽管存在这些相互矛盾的结果，但目前的理论支持这样一种观点，即将脂肪与足够的低温组织保护剂冷冻一段时间，解冻使用时的效果与新鲜采集的脂肪组织类似[31-35]。不幸的是，这会使脂肪变成一种产品，其使用必须经过美国食品和药物管理局（FDA）的批准，以类似于血库的使用方式，按照所有相关规定进行储存，因此目前尚未推广脂肪冻存。脂肪不应该被切碎或被洗涤剂及化学药剂污染。此外，脂肪不应长时间储存于室温下，否则会使其寿命缩短。

### 7.4.4 脂肪移植

手术当天做标记前后拍摄脂肪供区和移植区的照片，并计划好每个区域的脂肪注射量。脂肪的获取和转移可以采取局部麻醉、镇静或全身麻醉的方式。如果吸脂量大或手术时间长，建议采取镇静或全身麻醉。如果吸脂量小、患者选择恰当、医疗团队高效和手术计划合理，局部麻醉也可以轻松完成。无论采用何种麻醉方法，为了尽量减少淤青和肿胀，建议注射肾上腺素（1：200000）加或不加利多卡因进行局部浸润。这种方式大大减少了出血以及与脂肪注射相关的潜在并发症。这一点对于易肿胀区域或一旦产生血肿则危害性极大的区域尤其重要，如眼周。此外，这种注射不会改变脂肪的存留或存活。自体脂肪移植在临床上应用于美容手术和再造手术的主要挑战之一是移植物吸收。回顾 20 世纪 90 年代对这一现象进行评估的研究报道，术后 6～12 个月内脂肪存活率为 20%～90%[27,36-41]。这显然是一个过宽的范围，临床上难以接受。目前，脂肪移植研究的重点主要集中在如何提高脂肪移植质量和存活率。最近的文献研究集中在为移植物添加成分以刺激未成熟脂肪细胞的分化和增殖，从而增加移植物容量，同时改善移植物灌注以防止坏死[42-45]。

脂肪细胞的生理需求与所有细胞一样，需要最低灌注来确保移植物的存活。移植脂肪的命运取决于新生血管化，无论是局部增加血管网（血管形成）还是在移植物内生成全新的血管网（血管新生）[46]。一项研究显示，将人体脂肪细胞注射于 tie2 / lacZ 裸鼠后，移植物中发现了新的血管网，通过人特异性的细胞色素 C 氧化酶 IV 测量确定该血管系统是人源性而非小鼠血管系统浸润。虽然这些数据可观，但脂肪移植物的血管新生和血管形成的潜力是有限的。根据抽出脂肪的代谢需求，可以在任何给定的区域植入最低临界容量的移植物，以优化脂肪的提取。注射脂肪的容量与其存活率之间似乎有呈反比的关系。因此，目前的研究工作旨在改善脂肪获取、加工和储存；探索添加剂的使用；以及增强移植脂肪的血管新生以提高存活率和质量。

各种不同长度的弯曲钝针均可用于脂肪移植，但较常用的是钝头科尔曼（Coleman）套管 I、II 或 III 型。应使用鲁尔锁（Luer-lock）注射器将脂肪连接到钝头套管，否则注射压力可能导致套管与注射器分离，从而失去控制、影响结果。经研究后一致认同的技术是：套管回退时以缓慢、稳定的线性模式注射待治疗区域。然后可以将套管重新置入，可在先前的线性注射位置的旁边或顶部注射更多的脂肪。这种方式能很好地控制注射过程，注射均匀，同时避免形成肿块或注射过量。不建议大量注射，因

为这样做使脂肪难以存活；究其原理则是脂肪移植物成活需要经历血管再生，从而产生健康有活力的组织。

理想情况下，脂肪应该被移植在正确的层次，而不是注射成一团后通过按摩来塑形。面部脂肪移植的理想技术涉及多个层次，取决于面部特定层次的特点和所需实现的效果。真皮下、皮下、肌层和肌层下都是可注射脂肪的区域。沿骨膜的更深层注射有助于改善骨缺损，但对皮肤的容量改变较少。脂肪注射在皮下层面不仅能够改善容量，还能改善皮肤的质地。脂肪的皮内注射是具有挑战性的，需要用最小的套管完成；然而，这种注射可以大大改善细纹和皱纹，其难点在于不能过度注射，否则注射间隙容易出现凹陷。如果存在瘢痕导致皮肤和皮下组织附着或粘连到较深的结构，首先尝试注射脂肪分离瘢痕粘连。如果不成功，可用空心尖头针分离瘢痕粘连，然后注射脂肪。我们可以接受用空心尖头针松解瘢痕，但并不建议使用这种针头注射脂肪，因为一旦刺穿血管导致血管内注射，其后果可能是毁灭性的。

医生应整体而全面地观察患者面部，注意保持"外观"的完整性，避免过度矫正。脂肪应从额部和颞部开始注射，然后从头侧至尾侧。计划注射位置的标记和注射量都很重要，但同样重要的是观察面部的变化，直到实现理想的矫正。注意颊部和下颌注射时患者需采取坐姿，或至少在直立位，以便及时检查注射效果。

下睑区域的脂肪移植需谨慎而精准。对于凹陷的下眼睑，可在鼻颧沟区域和睑颊连接处注射非常少量的脂肪而获得优异的结果，同时也有助于改善该部位的皮肤质地。注射时必须非常小心，不要过度注射而产生肿块，一旦产生会十分明显且难以隐藏（图 7.1～图 7.4）。

鼻唇沟和唇部应该一起修饰，因为其中一个部位变化都会使另一个部位变化，并且有时整体效果会减弱。木偶纹通常难以纠正，因为它不仅是容量上的损失，还与皮肤的下垂以及深层结构

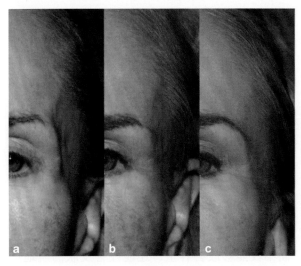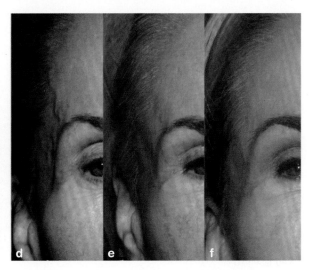

图 7.1 a–f. 颞部。64 岁女性，在颞部处进行了脂肪移植，右侧 4 mL、左侧 3.5 mL。b，e. 移植术后 4 个月，两侧颞部有显著改善，饱满度增加、静脉凸起减少。c，f. 即使没有额外注射脂肪，皮肤质地以及静脉凸起在 4 个月后至 1 年之间仍有持续的改善

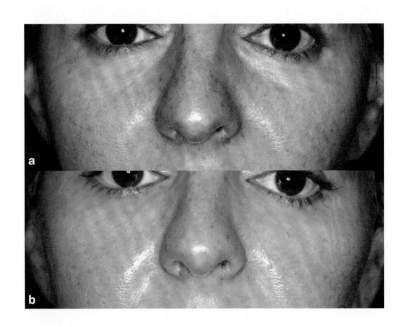

图 7.2 下睑。a. 37 岁女性在接受脂肪注射下睑前。b. 注射后 10 个月，右侧 4 mL、左侧 5 mL。下睑区域（直到睫毛根部）不但早期皱纹改善显著，而且脂肪浸润区域的毛孔明显变小

的附着有关。不过，同时注射木偶纹和下颌线有时可以改善"双下巴"。

## 7.4.5 术后护理

患者可能会经历肿胀和淤青，尤其是注射容量较大，或注射整个面部时。术后 72 小时内，可轻度冷敷。在极少数情况下，可使用美卓乐片剂预防肿胀，并预防性使用抗生素。镇痛药是处方用药，对乙酰氨基酚（非处方药）即可有效镇痛。通常供体部位比受体部位痛感明显。紧身衣有助于减少供区的肿胀与不适感，使用时间可短

至 1 周，也可长达 6 周。面部肿胀可能会很明显，患者应做好准备，面对长达 2 周的恢复时间；轻微的肿胀可能一直持续 12 周。术后早期不推荐按摩，因为早期按摩可能会带来疼痛，并导致脂肪的移位。鼓励进行淋巴引流，可以指导患者自己进行治疗，也可以请专门的治疗师。

## 7.4.6 并发症

如同任何手术一样，脂肪移植也存在并发症。急性并发症包括出血、血肿、感染、潜在的暂时性神经损伤和血管内栓塞、供区皮肤可能不

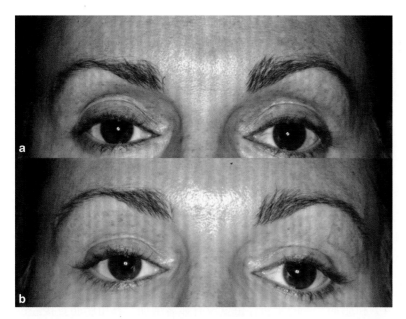

图 7.3　上睑。a. 接受眉下方注射1.5 mL 脂肪术前。b. 术后 10 个月，该区域变得饱满紧致。注射止于睑板上皱襞，为上睑皮肤保留一定的松弛度。除眉下区外同时于右侧颞部注射 4 mL、左侧颞部 5.5 mL，重塑更高、更美观的眉形

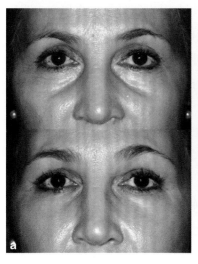
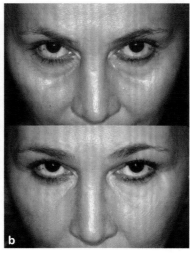

图 7.4　眼部。a. 48 岁女性在接受脂肪移植注射下睑、上睑和颞部前。b. 术后1 年。可以看到泪沟饱满，眉毛明显提升，眉形改善

平整。此外过度矫正也是一种潜在的并发症，因为它很难解决，所以宁可改善不到位也不要过度。随着时间的推移，患者体重的增加或减少，也会影响移植后的脂肪。如果体重增加或减少的幅度很小，外观上就不会有明显的变化。但是如果增重或减肥过度，移植脂肪就会发生明显的变化。这虽然不算一种并发症，但术前必须告知患者，体重的稳定性对其移植结果的稳定性很重要。

### 7.4.7　添加剂（additives）

**富血小板血浆（platelet-rich plasma，PRP）**

PRP 是全血的一部分，其血小板浓度高于全血中血小板浓度，抽取全血并离心分离可得到PRP。它已被实验性地用于改善脂肪移植物的存活率。PRP 含有高浓度的生长因子，包括转化生长因子（TGF）、血小板因子 4（PF4）、白细胞介素 1（IL-1）、血小板衍生聚集因子（PDAF）、血管内皮生长因子（VEGF）、表皮生长因子（EGF）和胰岛素样生长因子（IGF），可以促进血管新生、血管形成、细胞分化及生长 [13,14,47]。有研究显示用 PRP 预处理小鼠后，脂肪移植物的吸收率比未处理者低至少 120 天 [48]。PRP 处理后也会形成更多的肉芽组织和毛细血管，两者都是脂肪移植物质量高的标志。相反，2009 年的一项研究发现 PRP 对增加游离脂肪的存活没有影响：

Por 等人在裸鼠模型中用 PRP 处理游离脂肪，移植物在存活方面没有改变[49]。获取外周血和分离 PRP 相对容易，如果可证实其临床有效，那么 PRP 将成为十分有效的脂肪移植物添加剂。

### 胰岛素 / 胰岛素样生长因子（insulin-like growth factor-1，IGF-1）

未成熟的脂肪细胞具有分裂和生长的能力，这是脂肪移植研究中的主要方向[50]。胰岛素已被证实能通过多步机制刺激脂肪细胞成熟，对脂肪的生成具有营养作用[51,52]。胰岛素可促进未成熟的脂肪细胞上调特定蛋白的转录表达，如胰岛素敏感的葡萄糖转运蛋白 4（GLUT-4）和脂肪酸合成酶[50]。胰岛素和 IGF-1 培养脂肪细胞的体外试验表明，含有这些分子的培养基可促进脂肪细胞的成熟和分化。另外，IGF-1 被证明可增加细胞的总生存力[53]。

胰岛素和 IGF-1 已被用来辅助脂肪移植物，改善其长期存活率[54,55]。初步观察发现，单次胰岛素治疗并不影响脂肪移植物的存活，但连续给药可产生脂肪增生效应，如某部位反复注射胰岛素可在皮下积聚多余脂肪产生肿块[27,56]。Yuksel 等人使用基于聚合物的生物降解微球研究胰岛素、IGF-1 和 β- 成纤维细胞生长因子（β-FGF）的长期局部给药的作用[54]。该研究发现含有胰岛素、IGF-1 和 β-FGF 饱和微球的脂肪移植物的重量和容量较对照组明显增加[54]。Hong 等人的另一项研究表明，胰岛素和 β-FGF 的单一治疗实际上可以改善脂肪移植物的存活率[55]。该研究发现，与对照组相比，培养处理后的移植脂肪重量更重、成熟的脂肪细胞数量更重、囊肿形成和纤维化更少[56]。这些结果表明富含胰岛素和 IGF-1 的转移培养基可以改善移植物的存活率，这在临床上可能是很重要的。

### 其他添加剂

许多不同的因素可促进脂肪移植物的存活与存留，包括 PRP 和胰岛素。使用其他添加剂的研究也表明其可改善移植物的存活和质量。Ayhan 等人研究了 β 受体阻滞剂在大鼠模型中的作用，发现这种治疗显著提高了移植脂肪的存活率[57]。笔者认为 β 受体阻滞剂可以通过干扰脂肪细胞膜表面的腺苷酸环化酶，显著降低细胞内的环磷酸腺苷（cAMP），从而提高脂肪细胞的生成活性[57]。另一项研究集中在白细胞介素 8（IL-8）对脂肪移植物的补充效应。IL-8 是一种可激活其他细胞因子的细胞因子，可吸引成纤维细胞和炎症细胞，并刺激血管新生和血管形成[57-61]。虽然 IL-8 看起来很有希望，但 Shoshani 等人在用 IL-8 皮下预处理移植部位的小鼠中发现它们的脂肪存留量没有显著增加，移植脂肪直接经过 IL-8 处理也没有增加其存留量[62]。有研究表明移植物补充纤维蛋白胶（一种由凝血酶和纤维蛋白原组成的可生物降解的黏合剂）可提高其存活率和质量。纤维蛋白胶刺激成纤维细胞的增殖和血管内表皮生长因子的聚积，促进营养物质积聚于伤口，以辅助愈合和血管形成[63,64]。Karaçal 等人在大鼠模型中发现用纤维蛋白胶处理的脂肪移植物比对照组具有更高的存留率，血管生成更活跃[65]。对这些添加剂进行进一步的研究很有价值。

## 7.5　讨论

纠正软组织不足和容量缺失的理想化合物应该具有生物相容性、非免疫原性、价廉且易获得等优点，自体组织应该是最理想的。解决这些问题时，整形外科医生面临的重要挑战是缺乏可转移的组织和供区位置，而脂肪组织通常很充足，且具有理想填充物的最佳特征。

大多数人群有足够的脂肪储备，可作为自体再造中组织的一大来源[66]。脂肪组织作为移植物有很多优点，来源丰富、用法多样，采取时供区并发症少。其他来源的自体组织再造效果往往不如脂肪组织[67,68]。

脂肪组织用于再造的主要缺点是移植后的吸

收，这是很常见并且不可预测的。吸收的量取决于患者自身和整形外科医生。许多研究集中在如何改善这两者上。如血管内皮生长因子、胰岛素样生长因子、胰岛素等添加剂可以改善移植物的存留与存活。此外，脂肪来源的再生细胞富集脂肪，可提高移植物的存留率和存活率[69]。虽然研究方法多种多样，但总的趋势是正在逐步实现增加脂肪移植物内的血管形成以及提高代谢和内分泌分子浓度，减少脂肪吸收，增加脂肪来源的再生细胞浓度。

## 7.6 结论

尽管自体脂肪移植还处于起步阶段，但未来前景一片光明。这个领域正在不断发展，实验室研究广泛而有活力，可迅速应用于临床。脂肪组织是代谢、内分泌和血管调节的有效来源。它占据着关键的生物学位置，在未来的临床应用中可能作为多种不同组织的储库。

（董芮嘉　黄久佐　彭瑶函　译）

## 参考文献

[1] Kang Y, Park C, Kim D, et al. Unsorted human adipose tissue-derived stem cells promote angiogenesis and myogenesis in murine ischemic hindlimb model. Microvasc Res 2010; 80: 310–316

[2] Dobson DE, Kambe A, Block E et al. 1-Butyryl-glycerol: a novel angiogenesis factor secreted by differentiating adipocytes. Cell 1990; 61: 223–230

[3] Tepper OM, Sealove BA, Murayama T, et al. Newly emerging concepts in blood vessel growth: recent discovery of endothelial progenitor cells and their function in tissue regeneration. J Investig Med 2003; 51: 353–359

[4] Ausprunk DH, Folkman J. Migration and proliferation of endothelial cells in preformed and newly formed blood vessels during tumor angiogenesis. Microvasc Res 1977; 14: 53–65

[5] Bouloumié A, Drexler HC, Lafontan M, et al. Leptin, the product of Ob gene, promotes angiogenesis. Circ Res 1998; 83: 1059–1066

[6] Claffey KP, Wilkison WO, Spiegelman BM. Vascular endothelial growth factor: regulation by cell differentiation and activated second messenger pathways. J Biol Chem 1992; 267: 16317–16322

[7] Rehman J, Traktuev D, Li JL, et al. Secretion of angiogenic and antiapoptotic factors by human adipose stromal cells. Circulation 2004; 109: 1292–1298

[8] Zhu M, Zhou Z, Chen Y, et al. Supplementation of fat grafts with adiposederived regenerative cells improves long-term graft retention. Ann Plast Surg 2010; 64: 222–228

[9] Neuber GA. Verhandlungen der Deutschen Gesellschaft für Chirurgie, 1893: 66

[10] Czerny V. Die Erweiterungsbauten Der Chirurgischen Klinik Zu Heidelberg, 1895

[11] Hollander E. Die kosmetische Chirurgie, 1909

[12] Gaweda K, Tarczynska M, Krzyzanowski W. Treatment of Achilles tendinopathy with platelet-rich plasma. Int J Sports Med 2010; 31: 577–583

[13] Cervelli V, Palla L, Pascali M, et al. Autologous platelet-rich plasma mixed with purified fat graft in aesthetic plastic surgery. Aesthetic Plast Surg 2009; 33: 716–721

[14] Appel TR, Pötzsch B, Müller J, et al. Comparison of three different preparations of platelet concentrates for growth factor enrichment. Clin Oral Implants Res 2002; 13: 522–528

[15] Nguyen A, Pasyk KA, Bouvier TN, et al. Comparative study of survival of autologous adipose tissue taken and transplanted by different techniques. Plast Reconstr Surg 1990; 85: 378–386, discussion 387–389

[16] Baran CN, Celebioğlu S, Sensöz O, et al. The behavior of fat grafts in recipient areas with enhanced vascularity. Plast Reconstr Surg 2002; 109: 1646–1652

[17] Fraga MF, Helene A, Nakamura F, et al. Comparative study of the integration and viability of autonomised and nonautonomised autologous fat tissue grafts—experimental model in rabbits. J Plast Reconstr Aesthet Surg 2008; 61: 1044–1048

[18] Karacaoglu E, Kizilkaya E, Cermik H, et al. The role of recipient sites in fat-graft survival: experimental study. Ann Plast Surg 2005; 55: 63–68, discussion 68

[19] Samdal F, Skolleborg KC, Berthelsen B. The effect of preoperative needle abrasion of the recipient site on survival of autologous free fat grafts in rats. Scand J Plast Reconstr Surg Hand Surg 1992; 26: 33–36

[20] Thanik VD, Chang CC, Lerman OZ, et al. A murine model for studying diffusely injected human fat. Plast Reconstr Surg 2009; 124: 74–81

[21] Ullmann Y, Shoshani O, Fodor A, et al. Searching for the favorable donor site for fat injection: in vivo study using the nude mice model. Dermatol Surg 2005; 31:

1304–1307

[22] Viterbo F, Marques M, Valente M. Fat-tissue injection versus graft: experimental study in rabbits. Ann Plast Surg 1994; 33: 184–192

[23] Medina MA, Nguyen JT, McCormack MM, et al. A highthroughput model for fat graft assessment. Lasers Surg Med 2009; 41: 738–744

[24] Kononas TC, Bucky LP, Hurley C, et al. The fate of suctioned and surgically removed fat after reimplantation for soft-tissue augmentation: a volumetric and histologic study in the rabbit. Plast Reconstr Surg 1993; 91: 763–768

[25] Mikus JL, Koufman JA, Kilpatrick SE. Fate of liposuctioned and purified autologous fat injections in the canine vocal fold. Laryngoscope 1995; 105: 17–22

[26] Findlay MW, Messina A, Thompson EW, et al. Long-term persistence of tissue-engineered adipose flaps in a murine model to 1 year: an update. Plast Reconstr Surg 2009; 124: 1077–1084

[27] Moscona R, Shoshani O, Lichtig H, et al. Viability of adipose tissue injected and treated by different methods: an experimental study in the rat. Ann Plast Surg 1994; 33: 500–506

[28] Ullmann Y, Shoshani O, Fodor L, et al. Long-term fat preservation. J Drugs Dermatol 2004; 3: 266–269

[29] Cui X, Pu LLQ. The search for a useful method for the optimal cryopreservation of adipose aspirates, II: In vivo study. Aesthet Surg J 2010; 30: 451–456

[30] Moscatiello F, Aznar-Benitah S, Grella R, et al. Gluteal augmentation with cryopreserved fat. Aesthet Surg J 2010; 30: 211–216

[31] Atik B, Oztürk G, Erdoğan E, et al. Comparison of techniques for long-term storage of fat grafts: an experimental study. Plast Reconstr Surg 2006; 118: 1533–1537

[32] Li Y, Lu RH, Luo GF, et al. Effects of different cryoprotectants on the viability and biological characteristics of porcine preadipocyte. Cryobiology 2006; 53: 240–247

[33] Moscatello DK, Dougherty M, Narins RS, et al. Cryopreservation of human fat for soft tissue augmentation: viability requires use of cryoprotectant and controlled freezing and storage. Dermatol Surg 2005; 31: 1506–1510

[34] Wolter TP, von Heimburg D, Stoffels I, et al. Cryopreservation of mature human adipocytes: in vitro measurement of viability. Ann Plast Surg 2005; 55: 408–413

[35] MacRae JW, Tholpady SS, Ogle RC, et al. Ex vivo fat graft preservation: effects and implications of cryopreservation. Ann Plast Surg 2004; 52: 281–282, discussion 283

[36] Ersek RA. Transplantation of purified autologous fat: a 3-year follow-up is disappointing. Plast Reconstr Surg 1991; 87: 219–227, discussion 228

[37] Hörl HW, Feller AM, Biemer E. Technique for liposuction fat reimplantation and long-term volume evaluation by magnetic resonance imaging. Ann Plast Surg 1991; 26: 248–258

[38] Pinski KS, Roenigk HH. Autologous fat transplantation: long-term follow-up. J Dermatol Surg Oncol 1992; 18: 179–184

[39] Fulton JE, Suarez M, Silverton K, et al. Small volume fat transfer. Dermatol Surg 1998; 24: 857–865

[40] Fournier PF. Fat grafting: my technique. Dermatol Surg 2000; 26: 1117–1128

[41] Coleman SR. Long-term survival of fat transplants: controlled demonstrations. Aesthetic Plast Surg 1995; 19: 421–425

[42] Yi CG, Xia W, Zhang LX, et al. VEGF gene therapy for the survival of transplanted fat tissue in nude mice. J Plast Reconstr Aesthet Surg 2007; 60: 272–278

[43] Lei M, Liu SQ, Peng H, et al. Effect of rhVEGF gene transfection on survival of grafts after autologous free granular fat transplantation in rats. Chin J Traumatol 2008; 11: 49–53

[44] Yamaguchi M, Matsumoto F, Bujo H, et al. Revascularization determines volume retention and gene expression by fat grafts in mice. Exp Biol Med (Maywood) 2005; 230: 742–748

[45] Baker SB, Cohen M, Kuo L, et al. The role of the neuropeptide Y2 receptor in liporemodeling: neuropeptide Y-mediated adipogenesis and adipose graft maintenance. Plast Reconstr Surg 2009; 123: 486–492

[46] Risau W. Mechanisms of angiogenesis. Nature 1997; 386: 671–674

[47] Schwartz Z, Somers A, Mellonig JT, et al. Ability of commercial demineralized freeze-dried bone allograft to induce new bone formation is dependent on donor age but not gender. J Periodontol 1998; 69: 470–478

[48] Nakamura S, Ishihara M, Takikawa M, et al. Platelet-rich plasma (PRP) promotes survival of fat-grafts in rats. Ann Plast Surg 2010; 65: 101–106

[49] Por Y-C, Yeow VK-L, Louri N, et al. Platelet-rich plasma has no effect on increasing free fat graft survival in the nude mouse. J Plast Reconstr Aesthet Surg 2009; 62: 1030–1034

[50] Klemm DJ, Leitner JW, Watson P, et al. Insulin-induced adipocyte differentiation. Activation of CREB rescues adipogenesis from the arrest caused by inhibition of prenylation. J Biol Chem 2001; 276: 28430–28435

[51] Gagnon AM, Sorisky A. The effect of glucose concentration on insulin-induced 3T3-L1 adipose cell

differentiation. Obes Res 1998; 6: 157–163

[52] Marx RE. Platelet-rich plasma: evidence to support its use. J Oral Maxillofac Surg 2004; 62: 489–496

[53] Zhu Y, Liu T, Ye H, et al. Enhancement of adipose-derived stem cell differentiation in scaffolds with IGF-I gene impregnation under dynamic microenvironment. Stem Cells Dev 2010; 19: 1547–1556

[54] Yuksel E, Weinfeld AB, Cleek R, et al. Increased free fat-graft survival with the long-term, local delivery of insulin, insulin-like growth factor-I, and basic fibroblast growth factor by PLGA/PEG microspheres. Plast Reconstr Surg 2000; 105: 1712–1720

[55] Hong SJ, Lee JH, Hong SM, et al. Enhancing the viability of fat grafts using new transfer medium containing insulin and beta-fibroblast growth factor in autologous fat transplantation. J Plast Reconstr Aesthet Surg 2010; 63: 1202–1208

[56] Barak A, Har-Shai Y, Ullmann Y, et al. Insulin-induced lipohypertrophy treated by liposuction. Ann Plast Surg 1996; 37: 415–417

[57] Ayhan M, Senen D, Adanali G, et al. Use of beta blockers for increasing survival of free fat grafts. Aesthetic Plast Surg 2001; 25: 338–342

[58] Gillitzer R, Goebeler M. Chemokines in cutaneous wound healing. J Leukoc Biol 2001; 69: 513–521

[59] Holzheimer RG, Steinmetz W. Local and systemic concentrations of pro- and anti-inflammatory cytokines in human wounds. Eur J Med Res 2000; 5: 347–355

[60] Hu DE, Hori Y, Fan TPD. Interleukin-8 stimulates angiogenesis in rats. Inflammation 1993; 17: 135–143

[61] Strieter RM, Kunkel SL, Elner VM, et al. Interleukin-8: a corneal factor that induces neovascularization. Am J Pathol 1992; 141: 1279–1284

[62] Hoshani O, Livne E, Armoni M, et al. The effect of interleukin-8 on the viability of injected adipose tissue in nude mice. Plast Reconstr Surg 2005 Mar; 115: 853–859

[63] Saltz R, Sierra D, Feldman D, et al. Experimental and clinical applications of fibrin glue. Plast Reconstr Surg 1991; 88: 1005–1015, discussion 1016–1017

[64] Becker JC, Domschke W, Pohle T. Biological in vitro effects of fibrin glue: fibroblast proliferation, expression and binding of growth factors. Scand J Gastroenterol 2004; 39: 927–932

[65] Karaçal N, Cobanoğlu U, Ambarcioğlu O, et al. The effect of fibrin glue on fat graft survival. J Plast Reconstr Aesthet Surg 2007; 60: 300–303

[66] Ducic Y, Pontius AT, Smith JE. Lipotransfer as an adjunct in head and neck reconstruction. Laryngoscope 2003; 113: 1600–1604

[67] Har-Shai Y, Lindenbaum ES, Gamliel-Lazarovich A, et al. An integrated approach for increasing the survival of autologous fat grafts in the treatment of contour defects. Plast Reconstr Surg 1999; 104: 945–954

[68] Sterodimas A, de Faria J, Nicaretta B, et al. Tissue engineering with adipose-derived stem cells (ADSCs): current and future applications. J Plast Reconstr Aesthet Surg 2010; 63: 1886–1892

[69] Pu LLQ, Coleman SR, Cui X, et al. Cryopreservation of autologous fat grafts harvested with the Coleman technique. Ann Plast Surg 2010; 64: 333–337

# 8　脂肪细胞用于面部年轻化

*Andrew Kornstein, Jeremy S. Nikfarjam*

## 8.1　摘要

　　面部老化不只表现为皮肤下垂，更重要的表现是面部关键解剖部位的容量缺失。面部脂肪移植可以有效补充面部缺失的容量，并对老化的面部软组织起到支持作用；移植的脂肪细胞还可以起干细胞再生的作用。通常我们使用平行隧道技术（parallel tunneling technique），用钝针以微粒的方式注射脂肪。为了最大程度保留脂肪组织的活性，我们在获取脂肪组织时通常小心地使用低压吸引，并将其离心备用。在过去数年中，脉冲电磁治疗被用作辅助治疗，该治疗可显著减轻术后水肿，缩短恢复时间。对于皮肤松弛程度中等的病例，在补充容量后，超声刀紧肤治疗可促进皮肤恢复紧致。该治疗作用持久、患者满意度高，且治疗过程安全。

## 8.2　引言

　　容量性面部老化是面部骨性组织和软组织萎缩、支持系统弱化和进行性皮肤松弛的综合结果，最终的结局就是面部下垂、年轻感消失，包括侧眉部变扁平、颧骨凹陷、下颌线模糊等。本章作者 Andrew Kornstein 根据20余年的临床观察，认为所有的面容老化均始于容量萎缩，这在中面部表现尤为明显，例如内侧眉弓、鼻颧沟、梨状孔区域、颏部前方等处的凹陷。这个观察结果使普通人都可以据此解密他人年龄，即大致推算陌生人和街上行人的年龄；由于这个形态学密码被破解，就可以通过恢复容量来逆转老化。

　　整形外科医生一般认为面部老化是皮肤冗余且下垂的过程，因此，治疗的重点在于拉紧皮肤及皮下结构；如治疗方案旨在提升面部，可以只进行皮肤提升手术，也可通过多种切口合并进行

颞部折叠[1]、面部浅表肌腱膜系统（SMAS）相关皮瓣[2-5]、骨膜下分离[6,7]，以及复合皮瓣[8]等手术。悬吊[9]微创技术改良了除皱手术，不同文献中还有各种其他改良术式的报道[10]。

　　面部年轻化治疗策略从20年前的单纯拉紧皮肤逐渐转变为着眼于补充减少的容量以恢复面部轮廓和年轻化。这一观点在 Coleman 脂肪注射技术出现后逐渐流行开来。这也加深了我们对面部解剖及老化后面部结构改变的理解。

　　Rohrich 和 Pessa 通过尸体解剖发现了面部结构随年龄增长而改变的规律[11]。他们的研究发现，面部脂肪室可独立发生老化，不同部位的脂肪室，其容量和位置会发生特定变化。其他研究者也发现面部脂肪分布可随年龄增长发生变化，相邻的软组织可发生萎缩或增生，这在眶周及口周区域表现尤为明显[12]。除软组织的改变外，面部骨性成分也可随年龄增长发生变化。Pessa 和同事们利用三维 CT 显示了眶部骨性结构的退变，即会因为上内、下外眶部挛缩而出现衰老相关的前凸程度下降[13,14]。Kahn 和 Shaw 发现眶孔区随年龄增长显著增大，这一发现可能与眉下垂和眼睑皮肤遮盖侧眼眶有关[15]。其他研究还发现上颌骨、颧骨及下颌骨随年龄增长也出现了相应改变，证实骨性结构随年龄增长发生改变。尽管面部老化的容量尚未被量化，但已有医生提出疑问：是否可以设计一个利用三维 CT 评估衰老的研究，以指导不同部位的容量充填？

　　面部老化是局部结构改变和环境影响协同作用下的复杂变化，包括骨性结构和软组织萎缩、软组织下垂和软组织质量改变。因此，若只切除部分皮肤和软组织，使其重新悬吊于现有的骨性结构之上，可能术后即刻效果满意，但并未处理衰老相关的变化。这种方法强调张力的方向，但无法逆转面部发生的三维改变。相反，脂肪移植

可以为衰老的面部提供机械支撑，另外，可能还可利用干细胞的生物再生作用。如果可以正确进行面部脂肪移植，使脂肪细胞存活并发挥功能，术后美容效果可维持较长时间（图 8.1）。

因此，容量性面部老化的手术修复应从局部容量修复开始，若出现软组织下垂，则应进行悬吊[16]。在过去的 24 个月中，有经验的医生对中间过渡组的患者使用超声刀（Ulthera，Mesa，AZ，USA）治疗，该组患者虽然需要组织容量充填，但软组织下垂未达到需要进行提升手术的程度。容量修复可以使用脂肪移植或合成材料充填。由于吸脂术操作简单，可有效获取脂肪，所以临床医生喜欢使用脂肪移植进行容量充填（图

8.2）。脂肪移植的广泛应用促进技术不断进步，面部年轻化治疗效果也越来越好。

## 8.3 适应证

患者评估主要包括明确面部萎缩部位，并与患者协商确认脂肪供区；医疗评估则根据美国门诊手术机构认证协会（American Association for Accreditation of Ambulatory Surgery Facilities，AAAASF）制定的评价方法。实际上面部各个部位均可进行脂肪充填，而最容易受岁月影响的部位包括内侧眉弓、鼻颧沟、梨状孔、颏前凹陷、颞部和额部。这些部位充填效果更佳。

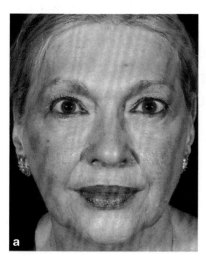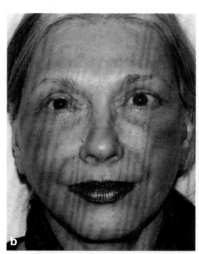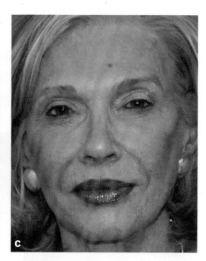

**图 8.1** a. 面部除皱、上睑整形、脂肪移植术前。b. 术后 6 周：注意在常规电磁脉冲辅助治疗前，术后 6 周肿胀为正常反应。c. 术后 7 年 5 个月：可以观察到手术对于骨性及软组织萎缩纠正的持久作用，该患者在此期间除了鼻唇沟和唇部充填外，未进行其他整形手术

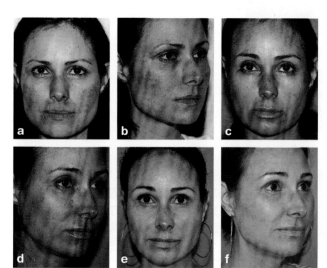

**图 8.2** a，b. 颞部脂肪移植及内镜眉上提术前。c，d. 术后 10 年 9 个月。注意成功的脂肪移植术后通常可出现皮肤颜色的改善，而未进行脂肪移植的部位，如额部两侧、鼻唇沟区域、下颌区，尤其是颏部外侧的唇颏区，仍存在组织萎缩。e，f. 全面部注射脂肪（60 mL）术后 10 个月。注意额部轮廓、眉高度、鼻唇沟及下颌的状态较前明显好转

## 8.4 手术方案

术前在手术区域使用可乐定可以减轻术后血压变化导致的水肿。术前 48 小时使用塞来昔布可以减少术中麻醉药物的使用量及恶心、呕吐的发生。手术在全身麻醉下进行。供区用肿胀液（1 mL/1 mL 脂肪收集容量）浸润，随后使用 3 mm 鲁尔锁钝针接 10 mL 注射器低负压采集脂肪。将收集到的脂肪置入 60 mL 注射器内，将油层及血清层弃掉以备离心。

根据样本组织肿胀程度，在 3000 r/mm 速度下离心 2～4 min。继续弃掉油层及血清层，以制备适合注射的均质脂肪团；最后将有活性的脂肪细胞用 1 mL 注射器进行注射。应在注射前了解脂肪的性质。含纤维成分较少的脂肪组织流动性较好，移植过程更平顺。了解脂肪的流动性可以有效减少注射后形状不规则的发生，也可以指导医生对称性使用性质相似的脂肪组织。

随后将注意力转移至面部受区。我们通常不做切口，而是使用 16 G 锐针在面部建立通道。接下来我们使用 17 G 带侧孔的钝针（Grams Medical，Costa Mesa，CA，USA）进行脂肪微粒注射。我们将钝针尖端置于骨面。微粒注射脂肪，以保证充足血运供应。我们可以用手指控制注射，使脂肪微粒分布均匀，手术过程中应避免将钝针从一侧向另一侧平扫注射，以避免局部组织损伤，影响手术效果。

先从深层开始注射，同时关注局部皮肤肿胀程度；若松弛的皮肤和轮廓纠正不足，应继续浅层注射。在注射过程中，应不断评估面部整体美感，以确保与周围区域相协调。脂肪注射量根据注射部位及个体差异各有不同，最终目标是实现外观美感。通常，面部年轻化所需脂肪量是 80～100 mL（图 8.3）。

术后我们通常在针孔处粘贴免缝胶布（3M，St. Paul，MN，USA）。另外，在手术室还准备了

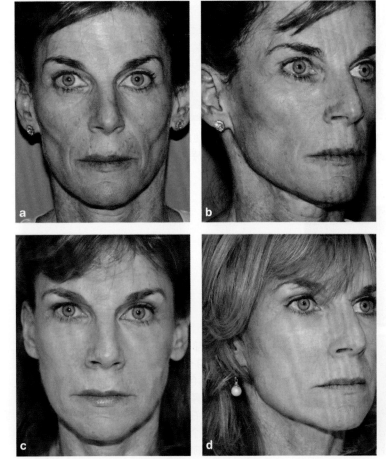

图 8.3 a，b. 一个 54 岁因乳腺癌、结肠癌及化疗而呈现出恶病质状态的患者。1 年前在另一名医生处接受了一次不成功的脂肪移植。c，d. 全面部脂肪充填（122 mL）10 个月后：请注意年轻的轮廓和皮肤质量随时间明显改善

脉冲电磁装置（pulsed electromagnetic frequency，PEMF），术后每小时使用 15 分钟，直至患者离开恢复室。患者在术后当天携带脉冲电磁装置出院，治疗方法为每天 4 次、每次 15 分钟，直至完全恢复。患者常常仅需要使用对乙酰氨基酚止痛。

笔者于 1993～2012 年已完成 750 例利用脂肪移植进行面部年轻化的病例。在过去的 2 年内，有 75 位患者接受了脉冲电磁辅助治疗以减轻术后水肿、减轻疼痛。未发现包括血肿、感染、运动缺陷在内的严重并发症。所有患者对术后效果表示满意。5 位患者要求进行局部修整手术（减容手术）。1 位患者的脂肪移植物随时间显著增大，这一现象只在 2 个注射部位出现，后该

患者被诊断为罹患垂体瘤（分泌大量生长激素）。

绝大多数患者对于这项治疗最为担心的是恢复期的时长。在我们常规使用脉冲电磁治疗之前，某些病例的恢复期可长达数周至数月（图 8.1a 和 b）；进行二次脂肪移植的患者还会记得他们恢复期的时长，但术后效果令人满意。常规应用脉冲电磁治疗后，明显水肿期缩短至 7～14 天（图 8.4，图 8.5）。

## 8.5  讨论

脂肪移植作为面部容量充填的治疗方案已经有一个多世纪的历史了。Neuber 首次利用面部脂肪充填治疗结核性骨炎造成的继发性面部缺

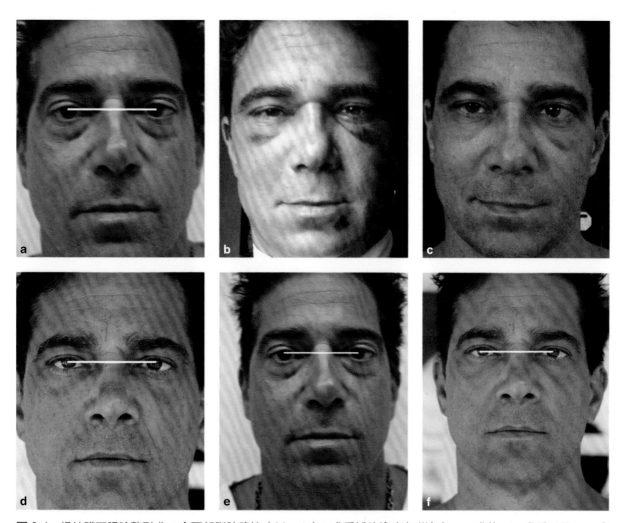

图 8.4　经结膜下眼睑整形术 + 全面部脂肪移植（80 mL）+ 术后辅助脉冲电磁治疗。a. 术前。b. 术后 5 天。c. 术后 12 天。d. 术后 4 周。e. 患者术前全面部照片。f. 患者术后 4 周全面部照片

损[17]；3 年后，通过眶周脂肪移植联合骨膜切开进行瘢痕松解的病例被报道[18]；在 20 世纪初，Hollander 首次记录了使用注射器和针头进行脂肪组织移植[19]，该方案随后与鼻整形[20]、除皱术[19] 和耳再造[21] 联合应用。然而，直至 1976 年 Fischer[22] 首次描述使用钝针进行脂肪抽吸并重新注射，脂肪移植才真正诞生。近十年来，首次出现了将抽吸脂肪重新注射入面部的报道[23]，脂肪移植逐渐被大量整形外科医生接受。在 20 世纪 80 年代末期，整形外科医生因移植脂肪的寿命较短、术后早期并发症多[24-26]，以及延误乳腺癌的早期诊断[27] 等原因而对脂肪移植的治疗产生怀疑。直到最近，由 Coleman[28] 主导的脂肪移植方法和技术的改良促进脂肪移植再次在临床广泛开展。

移植脂肪的存活能力一直是争论的焦点。近几十年的文献报道的移植脂肪的吸收率在 20%～90% 不等[29,30]。动物实验证实，由于手术技术和移植容量的不同[31]，脂肪移植物的吸收率在 45%～79%。包括 Illouz 在内的早期先驱者认为"人体是绝佳的培养基"，进行脂肪充填时应过矫，超量注射约 30%，以防充填的脂肪吸收[32]。其他专家得出结论："一些医生得到了令人振奋的结果，但大多数医生的结果令人沮丧。"[33] 这些矛盾的结论导致世界范围内整形外科医生对于脂肪移植的治疗效果产生分歧。

和所有的整形手术一样，医生的手术技术总会有细微差别；手术技术的差别可能导致移植脂

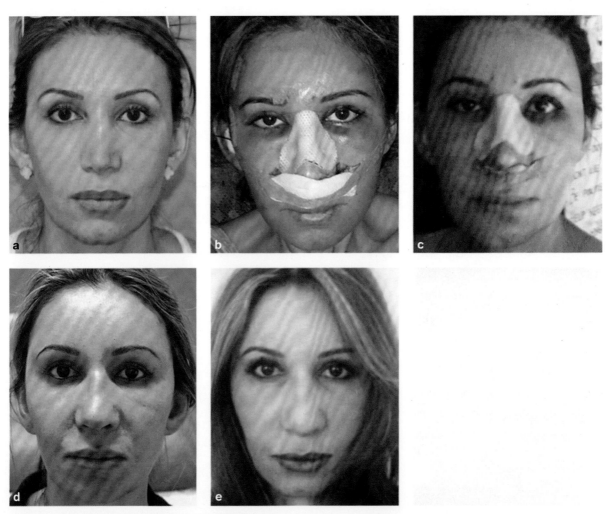

图 8.5 使用耳软骨的鼻中隔再造术＋全面部脂肪移植（80%）＋术后辅助脉冲电磁治疗。a. 术前。b. 术后 3 天。c. 术后 4 天。d. 术后 11 天。e. 术后 12 天

肪存活率的巨大差异。通过脂肪抽吸所获脂肪细胞的存活率在 90% 左右[34,35]，若用最小吸脂负压可提高脂肪存活率[36]。另外，吸脂位置与脂肪存活率无关[37]。脂肪提纯可以获得高纯度脂肪细胞，提纯方法包括但不限于离心和洗涤。提纯后的脂肪通过连接钝针和带鲁尔锁的 1 mL 注射器进行充填，用足够小的脂肪微粒来最大程度地扩大移植物与移植床的接触面积[38]。

然而，很多医生所注射脂肪的存活比例很低，这可能是因为吸脂、提纯或注射技术不正确。这些医生只将脂肪当作填充物而非脂肪移植物，而后者再血管化能力更强。另外，他们常在局部麻醉下进行脂肪注射，以至于很难将足够小的脂肪微粒均匀注射于充填部位。局部麻醉还会导致血压波动，进而出现出血，甚至血肿，影响移植物的存活。最后，注射技术也很关键。在笔者以往的临床经验中，平行隧道技术较常用的"扇形注射"技术效果更好，其"隧道"与炎症反应及移植处细胞坏死重叠，可以使组织损伤最小化。

虽然目前有多种填充物可以用于面部充填，但脂肪移植物优于合成填充物（又称为液体整容、午餐时间整容）。与最初设想和营销的情况相反，合成填充物也需要恢复期，并且可能出现长时间的严重淤青、水肿甚至永久性畸形。值得注意的是，多次填充物注射会导致面部外观不自然。

另一方面，若脂肪移植手术恰当，移植的脂肪具有生物活性，并可以与局部软组织成为一个整体。与填充剂相比，大约需要 10 年时间，脂肪移植部位周围的脂肪和骨组织才可能出现相当严重的萎缩，此时需要再次进行脂肪充填，而使用填充剂则需要每年充填一次。现在，脂肪移植和合成填充物一样是可逆的，移植的脂肪可以通过手术抽吸出来，或用聚焦超声将其热融化。另外，既往临床经验告诉我们，脂肪移植可以改善皮肤质量。总体而言，合成填充剂传统上用于治疗面部某些特定的部位，故只能改善症状，而面部脂肪移植与之相反，可能从根本上介入了软组织和骨组织老化之间的复杂相互作用。

虽然脂肪移植物优于合成填充物，但脂肪移植也会出现并发症，其中最常见的并发症是注射量相关的面部外观不满意——脂肪移植确实是一项需要耐心、审美眼光以及面部年轻化全局观的立体手术。手术还可能因为注射错位、脂肪坏死或无活性脂肪细胞移位导致局部不规则[39]。医生可以通过正确的手术操作避免上述并发症的发生。与合成填充物/剂一样，在极少见的情况下，血管内注射脂肪可以造成动脉栓塞，进而导致卒中和失明[40]，这些并发症可以通过使用钝针和减少脂肪注射量来预防。

除了并发症，患者脂肪注射周边部位水肿在术后往往会持续一段相当长的时间。抬高患处、冷敷以及使用泡沫胶带压迫患处均可以减轻进行性水肿。患者还会出现疼痛，尤其是供区，对症止痛即可。某些整形外科医生也报告过患者术后数周仍有水肿的病例[28]。

通过脉冲电磁治疗可以有效减轻术后疼痛和水肿，这已被临床实践[41,42]和动物试验证实[43]，其镇痛和减轻水肿的作用可能是通过钙-钙调素-一氧化氮通路[44]而产生强大的抗炎作用并改善生物恢复功能。

在过去，术后水肿期的长短因人而异，无法预测，并且许多患者的水肿期很长。在既往临床经验中，术后辅助脉冲电磁治疗使得患者的术后恢复时间更加可控。治疗时要求患者平卧，脉冲电磁仪器即线圈置于面部上方；该治疗的物理特性要求设备不能弯曲或扭曲。手术一结束就在手术室开始第一次治疗，每次 15 分钟、每天至少 4 次。患者可持续接受该治疗，直至对面部水肿恢复满意。在脉冲电磁治疗的同时可使用冰敷。

应用这种治疗方法可以带来满意的效果，患者在术后 1 周内可以带着墨镜出门，术后 2 周左右即可恢复工作，眶周区域偶尔会有淤青。脉冲电磁治疗可能对脂肪移植物的血管化有所帮助，继而可以改善面部年轻化的手术效果。

在进行面部容量充填时，必须不断评估注射区域的整体外观。比如说，如果对患者进行额部注射使其轮廓丰满，最好从"虫眼"角度对患者进行观察，以获得最佳充填效果。额部充填后，邻近部位可能出现与额部衰老程度的不一致。例如，眉下方注射脂肪可以使眉的外形和位置看起来更年轻。这和 Lambros 的观点是一致的，眉毛下垂的程度比我们对其提升的强度要低[45]。颏前脂肪充填可以减轻下颌的凸出，同时还可以起到支持口角、年轻化唇颏沟的作用。颏部下皱襞的脂肪注射有利于改善颏肌下垂，使颈阔肌带不明显（图 8.6），而下颌的脂肪移植可以减少颏肌张力（图 8.7）。因此，脂肪移植在充填面部容量的同时还利用了面部各部位之间复杂的相互作用。

皮肤质地缺陷通常用"皮肤损伤"这一名词来进行讨论，其治疗集中于激光或剥脱技术。容量充填可以通过干细胞机制协同改善皮肤质量（图 8.2，图 8.3，图 8.7，图 8.8）。此外，恢复结构支持可以使皮肤作为一个器官更好地发挥生理作用。

笔者观察到注射脂肪区域的老化速度往往比未注射区域慢。这一发现在多年临床实践中不断得到证实（图 8.2，图 8.9）。也许存活的移植脂肪可以发挥干细胞的作用，具有长期修复和再生软组织和硬组织的潜能。然而，更可能的是，用脂肪移植进行容量充填可以提供机械支持，并对局部软组织起到生物效应。

本章所描述的概念和技术已经发展成为一种面部年轻化的整体方法。可以进行脂肪移植的区域包括但不限于额部、眉部、颞部、唇颏沟、颏部下皱襞等。这项技术从深层向浅层进行，深部支持结构的再造可以改善面部浅表组织的外观（图 8.4e，f）。脂肪充填可以针对一些导致面部老化的根本原因发挥作用，这是整形外科医生手中的一个有力武器。

## 8.6　结论

面部脂肪移植突出了从根本解决面部老化问题（即容量缺失和结构支撑作用弱化）的重要性。与合成填充物相比，其效果更持久，且外观更自然。随着手术技术的进步，面部脂肪移植手术越来越可靠和安全。术后辅助脉冲电磁治疗可

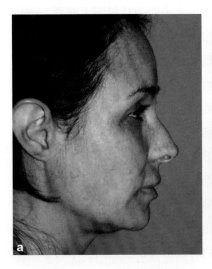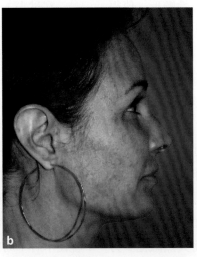

图 8.6　图 8.2 所示患者的侧面观。a. 第二次脂肪移植术前。b. 面部脂肪移植术后 10 个月。注意颏部下皱襞脂肪注射后，下颌骨和颏部轮廓明显改善

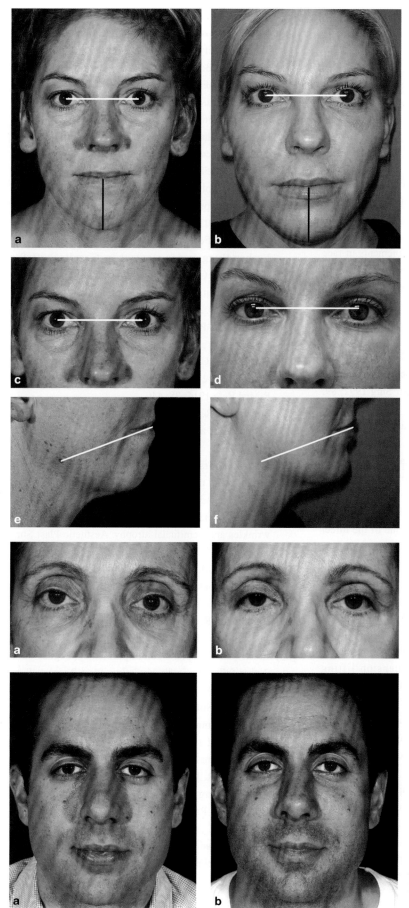

图 8.7　a，b. 面部的前后位照片。c、d. 眼部的前后位照片。e, f. 下颌的前后位照片。面部（包括额部、眉部、颧部和下睑区域）脂肪移植（55.5 mL）＋单纯上睑皮肤整形术＋结膜入路下睑袋去除术，其中颏部、唇颊沟、颏部下皱襞处注射脂肪22 mL。16个月后，颧部、下睑和颏部区域再次进行脂肪移植（16 mL）。请注意，颏部、唇颊沟和颏部下皱襞注射脂肪后颈肌张力明显缓解。另请注意术后皮肤质量明显改善。前后位照片：瞳孔间距和下面部高度保持不变以作参照。下颌特写侧面观：痣到唇间线前缘的距离保持不变以作参照。眼部特写：瞳孔间距保持不变以作参照

图 8.8　a. 眉部和上睑区域脂肪注射手术前。b. 同一患者26个月后的前后位照片。请注意皮肤颜色有改善

图 8.9　a. 鼻整形和颧部、梨状孔脂肪填充手术前。b. 术手7年后。注意：和下睑、额部和颞部的老化相比，颧骨内侧和梨状孔凸度保持良好

71

以有效改善移植物存活度，同时可以大大减轻术
后水肿。

（常国婧　黄久佐　张旭龙　译）

## 参考文献

[1] Little JW. Three-dimensional rejuvenation of the midface: volumetric resculpture by malar imbrication. Plast Reconstr Surg 2000; 105: 267–285, discussion 286–289

[2] Stuzin JM, Baker TJ, Baker TM. Refinements in face lifting: enhanced facial contour using vicryl mesh incorporated into SMAS fixation. Plast Reconstr Surg 2000; 105: 290–301

[3] Baker D. Rhytidectomy with lateral SMASectomy. Facial Plast Surg 2000; 16: 209–213

[4] Stuzin JM, Baker TJ, Gordon HL. The relationship of the superficial and deep facial fascias: relevance to rhytidectomy and aging. Plast Reconstr Surg 1992; 89: 441–449, discussion 450–451

[5] Baker DC. Lateral SMASectomy. Plast Reconstr Surg 1997; 100: 509–513

[6] Heinrichs HL, Kaidi AA. Subperiosteal face lift: a 200-case, 4-year review. Plast Reconstr Surg 1998; 102: 843–855

[7] Hester TR, Codner MA, McCord CD, Nahai F, Giannopoulos A. Evolution of technique of the direct transblepharoplasty approach for the correction of lower lid and midfacial aging: maximizing results and minimizing complications in a 5-year experience. Plast Reconstr Surg 2000; 105: 393–406, discussion 407–408

[8] Hamra ST. Composite rhytidectomy. Plast Reconstr Surg 1992; 90: 1–13

[9] Tonnard PL, Verpaele A, Gaia S. Optimising results from minimal access cranial suspension lifting (MACS-lift). Aesthetic Plast Surg 2005; 29: 213–220, discussion 221

[10] Strauch B, Herman CK. Weave lift facial suspension. In: Encyclopedia of Body Sculpting after Massive Weight Loss. Ed. Strauch, B, Herman, CK. New York: Thieme; 2011:281–286

[11] Rohrich RJ, Pessa JE. The fat compartments of the face: anatomy and clinical implications for cosmetic surgery. Plast Reconstr Surg 2007; 119: 2219–2227, discussion 2228–2231

[12] Donofrio LM. Fat distribution: a morphologic study of the aging face. Dermatol Surg 2000; 26: 1107–1112

[13] Pessa JE, Desvigne LD, Lambros VS, Nimerick J, Sugunan B, Zadoo VP. Changes in ocular globe-to-orbital rim position with age: implications for aesthetic blepharoplasty of the lower eyelids. Aesthetic Plast Surg 1999; 23: 337–342

[14] Pessa JE, Chen Y. Curve analysis of the aging orbital aperture. Plast Reconstr Surg 2002; 109: 751–755, discussion 756–760

[15] Kahn DM, Shaw RB. Aging of the bony orbit: a three-dimensional computed tomographic study. Aesthet Surg J 2008; 28: 258–264

[16] Little JW. Volumetric perceptions in midfacial aging with altered priorities for rejuvenation. Plast Reconstr Surg 2000; 105: 252–266, discussion 286–289

[17] Neuber F. Fettransplantation: Bericht uber die Verhandlungen der Deutschen Gesellschaft fur Chirurgie [in German]. Zentralbl Chir 1893; 22: 66

[18] Neuhof H, Hirshfeld S. The Transplantation of Tissues. New York: D. Appleton and Company; 1923

[19] Hollander E. Plastik und Medizin. Stuttgart: Ferdinand Enke; 1912

[20] Bruning P. Cited by Broeckaert TJ, Steinhaus J. Contribution e l'etude des greffes adipueses. Bull Acad R Med Belg 1914; 28: 440

[21] Straatsma CR, Peer LA. Repair of postauricular fistula by means of a free fat graft. Arch Otolaryngol 1932; 15: 620–621

[22] Fischer G. First surgical treatment for modeling body's cellulite with three 5mm incisions. Bull Int Acad Cosm Surg 1976; 2: 35–37

[23] Chajchir A, Benzaquen I. Liposuction fat grafts in face wrinkles and hemifacial atrophy. Aesthetic Plast Surg 1986; 10: 115–117

[24] Goldwyn RM. Unproven treatment: whose benefit, whose responsibility? Plast Reconstr Surg 1988; 81: 946–947

[25] Ellenbogen R. Invited commentary on autologous fat injection. Ann Plast Surg 1990; 24: 297

[26] Ersek RA. Transplantation of purified autologous fat: a 3-year follow-up is disappointing. Plast Reconstr Surg 1991; 87: 219–227, discussion 228

[27] American Society of Plastic and Reconstructive Surgery Committee on New Procedures. Report in autologous fat transplantation. September 30, 1987. Plast Surg Nurs 1987: 140–141

[28] Coleman SR. Facial recontouring with lipostructure. Clin Plast Surg 1997; 24: 347–367

[29] Nguyen A, Pasyk KA, Bouvier TN, Hassett CA, Argenta LC. Comparative study of survival of autologous adipose tissue taken and transplanted by different techniques. Plast Reconstr Surg 1990; 85: 378–386, discussion 387–389

[30] Boyce RG, Nuss DW, Kluka EA. The use of autogenous fat, fascia, and nonvascularized muscle grafts in the head and neck. Otolaryngol Clin North Am 1994; 27: 39–68

[31] Peer LA. Loss of weight and volume in human fat grafts: with postulation of a "cell survival theory." Plast Reconstr Surg 1950; 5: 217–230

[32] Illouz YG. New applications of liposuction. In: Pintanguy, I, Agris, J, Illouz Y. Liposuction: The Franco-American Experience. Beverly Hills, CA: Medical Aesthetics; 1985:365–414

[33] Chang KN . Surgical correction of postliposuction contour irregularities. Plast Reconstr Surg 1994; 94: 1: 26–13–6: discussion 137–138

[34] Asken S. Autologous fat transplantation: micro and macro techniques. American Journal of Cosmetic Surgery. 1987; 4: 89–94

[35] Johnson GW. Body contouring by macroinjection of autologous fat. American Journal of Cosmetic Surgery. 1987; 4: 103–109

[36] Niechajev I, Sevćuk O. Long-term results of fat transplantation: clinical and histologic studies. Plast Reconstr Surg 1994; 94: 496–506

[37] Rohrich RJ, Sorokin ES, Brown SA. In search of improved fat transfer viability: a quantitative analysis of the role of centrifugation and harvest site. Plast Reconstr Surg 2004; 113: 391–395, discussion 396–397

[38] Coleman SR. Facial augmentation with structural fat grafting. Clin Plast Surg 2006; 33: 567–577

[39] Coleman SR. Structural fat grafting. In: Aston, SJ, Beasley, RW, Thorne CHM. Grabb and Smith's Plastic Surgery. 6th ed. Lippincott-Raven; Philadelphia. 2007

[40] Coleman SR. Avoidance of arterial occlusion from injection of soft tissue fillers. Aesthet Surg J 2002; 22: 555–557

[41] Mayrovitz HN, Macdonald J, Sims N. Effects of pulsed radio frequency diathermy on post-mastectomy arm lymphedema and skin blood flow: a pilot investigation. Lymphology 2002; 85: 87–90

[42] Hedén P, Pilla AA. Effects of pulsed electromagnetic fields on postoperative pain: a double-blind randomized pilot study in breast augmentation patients. Aesthetic Plast Surg 2008; 32: 660–666

[43] Strauch B, Patel MK, Navarro JA, Berdichevsky M, Yu HL, Pilla AA. Pulsed magnetic fields accelerate cutaneous wound healing in rats. Plast Reconstr Surg 2007; 120: 425–430

[44] Strauch BS, Herman C, Dabb R, Ignarro LJ, Pilla AA. Evidence-based use of pulsed electromagnetic field therapy in clinical plastic surgery. Aesthet Surg J 2009; 29: 135–143

[45] Lambros VS. The dynamics of facial aging. Paper presented at: the Annual Meeting of the American Society for Aesthetic Plastic Surgery; April 27 to May 3, 2002; Las Vegas, NV

# 9　眉、上睑、颞部和泪沟的容量修复技术

*Val Lambros*

## 9.1　摘要

　　眶周区域年轻化治疗策略中，进行切除手术往往是不恰当的，甚至有时是禁忌的。相对于皮肤松弛和下垂，容量缺失是造成眶周区域衰老更为重要的因素；受容量影响巨大的部位包括眉、泪沟和颞部。在过去的20年间，脂肪移植已经应用于这些部位的容量充填，但效果千差万别。近年来，包括透明质酸在内的软组织填充物被广泛用于眶周充填，通过规范的操作和严谨的设计可获得满意的治疗效果。在笔者的临床实践经验中，通常在注射物充填前对患者进行局部麻醉，以便在充填过程中实时模拟治疗后效果，也方便和患者及时进行交流。血管内注射和轮廓不规则等并发症相对少见。

## 9.2　引言

　　自20世纪20年代以来，整形外科医生们认为面容衰老归因于面部结构的松弛和下垂，因此当时改善面部老化的主要手术方式是提升、去除多余组织和拉紧。世界各地的人们每天面对镜子做几百万次相同的动作——将两颊向后拉以使面容看起来更加年轻，这种拉紧方法可以通过经典的手术技术实现。这些手术技术的应用相对固定：去除多余的组织、拉紧松弛的皮肤。尽管经验丰富的整形科医生的手术技术会更加精巧，但大多数人手术方式都一成不变；这类手术步骤固定且手术相关文献资料丰富，因此教学非常容易。由于上世纪没有其他可以替代方案，所以面部除皱手术使用非常普遍。也可以说，当时的手术局限了面部美学的理念，而不是理念革新技术。

　　我们随意翻看一本高中毕业纪念册就可以找到年轻面孔的特征：皮肤光滑、饱满、无皱纹，

眼睑到颊部的曲线柔和、色差不明显；下睑较短，颞区平坦，上睑变异度较大，但通常丰满、无皱褶；眉弓饱满，眼眶骨性轮廓不明显；眼部的格式塔（gestalt）外观是水平横向的，而非垂直竖向的。

　　随着年龄的增长，泪沟加深、下睑脂肪垫加厚导致眼下阴影是人们熟悉的、可以预见的改变。下睑皮肤颜色逐渐加深，原本很薄的下睑皮肤的边缘和相对较厚的颊部皮肤的颜色变化也越发明显，下睑边缘的下垂感更突出。如果我们持续观察，就会发现皮肤和睑-颊交界实际上并未发生位置的变化，出现变化的是眼睑、颊部的形状和曲度[1,2]。泪沟从婴儿时期起即可见，逐渐扩张、包裹眶下形成一道压痕，称为眶颧沟。

　　皮肤的弹性和收缩力的下降几乎是普遍现象，静态下即可见，动态时则表现为皱纹。皮肤的变化对于面容衰老的外观和机械支撑变化，以及外表年龄都影响深远。虽然不及下面部，但整个眶区也是深受面部重量变化的影响。衰老的常见形式就是变薄——整个面部容量减少；这在眶区的表现就是颞区变薄、上眼眶空虚、骨性结构变清晰。

　　随着眶周变得空虚，眶周皮肤相对变多[3]。如果上眼眶空虚加重，多余的皮肤就会覆盖扩大的眶裂；眶周的骨性结构越发明显，眼部显得更圆、垂直高度变大；外眦肌腱伸展、眼裂长度变短[4]；皮肤的质量和弹性下降明显，眉部下垂；颞区空虚凹陷，面部比例发生变化——变成了衰老的样子。

　　衰老后骨性结构可能也发生了一定的改变，但不如软组织的老化那么明显[5]。对于体重较大的患者，面部容量缺失可能并不明显，或根本就不存在。尽管面部容量改善是这一章、甚至本书的核心，但它并不能改善所有面部老化的问题。

直到最近，眶周老化的治疗几乎完全是外科手术的天下，因为其他治疗手段均无法解决这一部位的问题。对很多患者来说，标准手术方案为去除上、下睑的多余脂肪和皮肤、上提眉部。然而，对一部分患者来说，切除手术是不合适的，这种手术可能导致眉毛上抬过高或不对称，而眉内侧过高非常常见；术后下睑过于空虚、下垂；上眼眶可能由低平的年轻状态变为术后圆形、空虚等轮廓分明的衰老状态。一般而言，切除手术会使局部结构轮廓更加分明；与流行的理解相悖，而与我们在高中、大学毕业纪念册上看到的一致，轮廓分明就是衰老的特征。

尽管以年轻的面部轮廓为模板进行矫正手术是合理的，但和单单通过切除手术来试图改造出完美的身体一样，只接受年轻特征是一种固化思维。仅按照固有规律追求任何目标都可能导致误诊及难以纠正的错误。在人的一生中，合适的容貌一直都在变化，一些人成年后看起来比小时候更有魅力；有些年轻面孔的优点，比如高颧骨和颊部凹陷，在成人面部看起来就显得空虚、不健康；一些年轻时看起来比较胖、面部圆润的人，年老后看起来比瘦人耐看；一些年轻时面部比较瘦的人在他们长胖后看起来显得皱纹更少、更光滑。通过手术将面部过度充填和过度提拉一样不可接受。目前没有一个适合所有患者的治疗方案，在充填和切除手术中都要讲究适度。

在过去，美容手术关注的焦点是需要去除多少组织或需要提拉多大范围；随着脂肪注射和软组织填充物的兴起，面部年轻化治疗方案的选择得以大大扩展。举一个和面部手术的进展相一致的例子，传统的缩鼻术效果令人满意，然而有些鼻外形特点是无法通过手术纠正的；隆鼻术的出现使可以手术矫正的鼻畸形数量大大增加了，同时隆鼻术、缩鼻术可以同时进行以达到鼻最完美的形态。尽管现在这些概念已经深入人心，但在20世纪80年代这些技术刚出现的时候，其推广所受的阻力很大。通过高超的手术技术，眶周区域的小量容量充填可以明显改善该部位、甚至整

个面部的状态。

面部容量治疗比传统面部提拉手术流行得更早，最早的报道可以追溯到19世纪80年代到20世纪初。那个时期使用的填充物多为石蜡和凡士林，虽然术后并发症较多，但有时候治疗效果好得惊人[6,7]。有趣的是，20世纪20年代后面部容量充填手术完全销声匿迹，直到过去的20年里才随着自体脂肪和软组织填充物的出现而再次流行开来。

## 9.3 适应证

患者对于美容手术的关注即为美容手术的适应证，任何美容手术的目标都是令患者满意；术前整形外科医生和患者的沟通交流是最为重要的。很多患者已经接受面颈部提拉或提眉术很多年了，对这些美容操作有一定的了解。同时，通常情况下这些患者明确知道进行颊部容量充填会有什么样的效果；但眉部、颞区、下颌充填的效果不够直观。我们在实际工作中也发现，其实我们很难描述眶周、颞区、下颌充填的最终效果，就如同如果没有真正看到及试穿，我们很难通过单单描述裙子的样子就让消费者掏钱购买。我们需要让患者真正看到这些治疗的效果，以做出正确的决定。

眶周区域最需解决的部位包括以下几个。

- 眉部。
- 泪沟。
- 颞区。

在过去的20年里，我们通常在面部容量充填部位注射稀释的局部麻醉药以模拟充填效果，患者也希望能看到注射治疗后的样子。注射局部麻醉药只需要几分钟，既可以让患者自己看到预计效果，也可以起到收缩血管的作用，减少血管内注射的发生。

在眉区，我们通常使用冰块降温约5秒，之后皮肤会变白、失去知觉，以便我们快速注射稀释利多卡因和肾上腺素组成的局部麻醉药；通常

我们使用 30 G 针头进行麻醉。想要做好这一操作非常困难；缺乏经验的操作者容易在皮下打出盐水皮丘，这会使模拟充填效果不佳；注射的关键在于注射和拔针时应速度一致，这样局部麻醉药可以均匀分布于注射范围内，在稳定后起到模型的作用，患者可以直观看到注射后的样子[3,8]（图9.1）。颞区、下颌的注射充填也是一样的，医生和患者很难在没有示范的情况下想象充填后的样子。我们并没有通过电脑成像模拟患者注射后的样子，因为我们更希望患者看到注射"预览"效果再给我们建议；若患者对效果满意，对这一区域的麻醉也满意，就可以直接进行填充物的注射了。

## 9.4　手术技巧和讨论

### 9.4.1　填充物选择

一旦决定要进行眶周区域的充填治疗，我们需要选择一种填充物。在过去的 20 年里，自体脂肪一直是首选。在撰写本章时，临床上已经

广泛使用多种填充物，例如透明质酸填充物、羟基磷灰石填充物和聚左旋乳酸（poly-L-lactic acid，PLLA）以及永久性填充物（聚甲基丙烯酸甲酯），每种填充物各有千秋，本章将不对其优劣性进行讨论。脂肪注射是目前多种治疗中最古老的一种，自 20 世纪 80 年代初随着吸脂术的出现而开始使用，其优点是原料取自自体且来源丰富。然而自体脂肪在眶周使用的缺点也是相当大的。众所周知，脂肪是不稳定的，移植的脂肪可能无法存活。随着体重的增加，脂肪还可以生长。自体脂肪注射在年轻人群中效果最好，因为他们的软组织丰富、皮肤较厚；而在老年人群中，由于皮肤较薄，移植脂肪效果不甚理想。移植的脂肪可聚集形成团块，这在下眼睑和颞区的充填中并不少见，并且这些脂肪硬结很难通过手术纠正。尽管不少下睑脂肪注射病例的效果不错，但新手尽量不要触碰下睑注射的雷区。

最近羟基磷灰石和 PLLA 填充物已很少用于眼周的充填治疗，因为这两种填充物可能会影响视力，且术后表面凹凸不平，治疗效果不佳，并

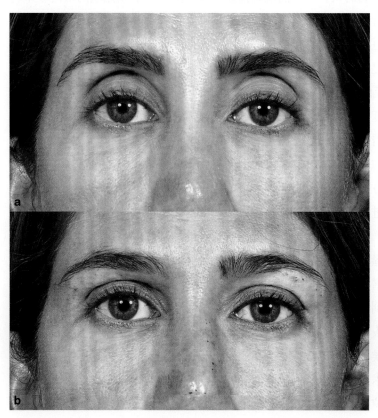

图9.1　局部"预览"图。这位患者上睑凹陷、上眼眶明显。医生可以通过上睑注射的局部麻醉药的量估计充填脂肪注射的容量。a. 注射前。b. 注射后

且一旦注射将无法取出 [9-11]。眶周注射充填一般推荐使用透明质酸（hyaluronic acid，HA）。透明质酸是第一种批准用于鼻唇沟充填的药物，其效果可持续 6 个月～1 年；透明质酸在泪沟、眉部、颞区及鼻部充填的持续时间更长，可达 2～3 年 [3]。对于一些治疗效果不满意的病例，医生还可使用透明质酸酶将其溶解。透明质酸的一个缺点是，对于一些皮肤菲薄的患者，充填后皮肤会由于丁达尔效应显得淡淡发蓝。尽管这些填充物都是"真皮填充物"，它们在眶周使用时并不注入真皮层，在颞区一般注入筋膜附近，泪沟区注入骨膜，而眉部要注入眼轮匝肌。

### 9.4.2 眉部充填

经验表明，眉部和上睑的充填治疗效果良好。初学者应该选择上睑凹陷、皮肤松弛、上睑沟中部上抬（即"A 形畸形"）及上睑沟和眼眶之间可见上睑空虚的病例进行注射。这种 A 形畸形非常常见。如果人的内侧上睑沟中部上抬，其眉形会显得像是发怒或忧虑的样子；若稍微降低内侧沟的高度，就可以使面部表情正常多了 [3]，

治疗效果显著，甚至即使在校正不足的情况下效果也很明显（图 9.2）。

局部麻醉后，术后的修正状态可以通过局部麻醉药的注射进行预览，患者可以对充填效果提出建议。眉部充填的目标是按照希望的形状将填充物均匀注射入眉部，打造一个大体为豆荚形的三维结构以充填上睑。虽然各种填充物都可以在眉部充填中获得满意的效果，但笔者相信目前最安全的填充物为透明质酸。透明质酸注射手术操作起来相对比较容易，更重要的是，这一操作是可以逆转的，透明质酸酶可以将其溶解。笔者通常使用 30 G、口径为 1.27 cm（约 0.5 inch）的尖针头横穿眉部，以 3～4 个径向针道扇形注射（图 9.3）。30 G 的针头限制了注射的速度和流量，尽管需要注射的针道变多，但小流量注射提高安全系数，效果也更好，医生和患者可以轻易看到并感受到整个充填的过程。注射通常不会低于眶缘的下边缘，因为眶缘曲率半径的扩大可延伸至眼眶，并充填额外的上睑皮肤（图 9.3～图 9.6）。

目前透明质酸填充物已经用来下降退缩的上

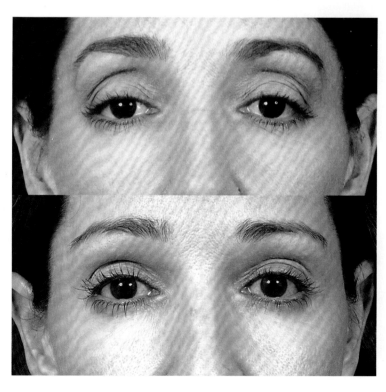

图 9.2 女性，54 岁，上睑空虚明显、眼神焦虑，这是由于睑内侧折痕上抬后和眉形平行所致。下图是 3 年后眉部注射透明质酸每侧 1 mL、颞区注射稀释后透明质酸每侧 2 mL 10 个月后的改变

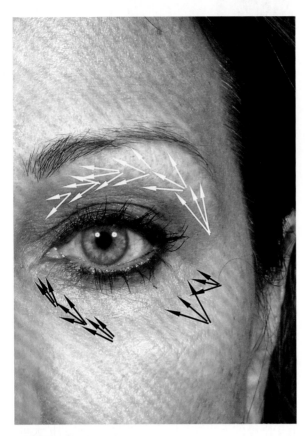

图9.3　眉部和泪沟注射物充填技术说明。我们通常使用1.27 cm（约0.5 inch）锐针在皮下眼轮匝肌表面进行多针孔的扇形注射，以保证充填宽度及眉的曲度。泪沟和下睑的充填技术和眉部类似，只是注射层面接近骨膜表面

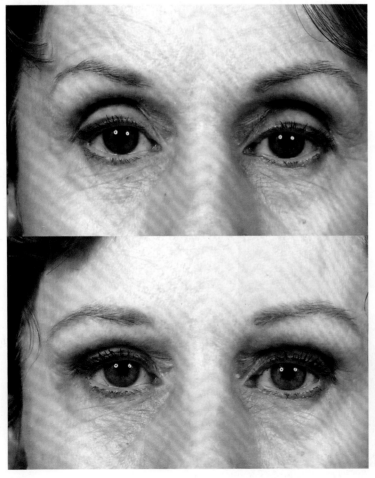

图9.4　女性，67岁，眼眶空虚、眶骨明显。透明质酸充填眉部（每侧0.5 mL）2年后眶周改善明显。对于这类患者，没有必要进行上睑沟的充填，注射不应低于眶缘水平

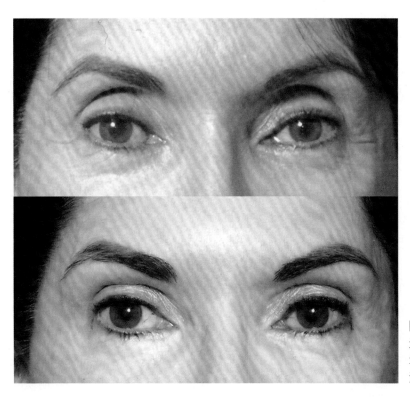

图 9.5 女性，67 岁，每侧眉部充填
透明质酸 0.5 mL。1 年后再次每侧充
填透明质酸 0.5 mL。下图为最后一次
注射 2 年后的效果

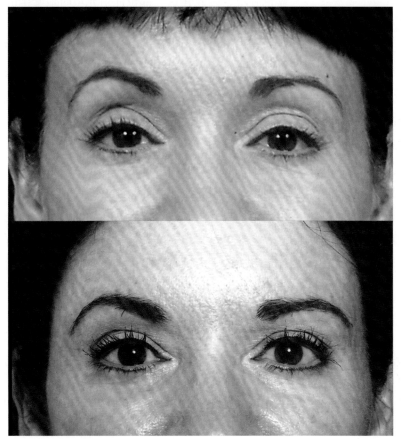

图 9.6 一位 58 岁女性，上眼眶空虚
明显。3 年前患者接受每侧眉部注射
透明质酸 1 mL，6 个月前接受颞区注
射，效果如图

睑[12]。眉部注射的深度是在眼轮匝肌层面，过于浅表则容易出现表面形状不规则，针尖深度至骨膜表面则使针尖和眼球处于同一平面。对于眼球突出、眶骨前部表面平坦的眼部，易损伤眼球。在充填眉部和颞区时，注射者通过视诊和触诊对注射容量进行预估，局部麻醉药不会影响注射者对于注射容量的判断。注射结束后的效果与最终的充填形态非常接近[3]。

充填注射后，注射者应轻轻按摩注射区域以确保填充物均匀分布；患处冰敷可促进伤口恢复。通常上睑注射后会有轻度淤青。从经济角度来看，我们通常在每侧眉部充填 0.5 mL 透明质酸产品，一般来讲这是校正不足的，但效果不错；如充填效果不足，可以在任何时候再次注射。若出现轮廓不规则，还可以选择使用透明质酸酶将其溶解或补充注射一些 HA。

### 9.4.3　血管内注射

血管内注射会导致组织坏死或失明，这是面部注射充填罕见的并发症，是由于填充物被误注入动脉导致远端栓塞坏死[13]。

预防该并发症的最佳办法是小剂量、低速度、低压力注射填充物，并始终保持针头移动，换句话说，应避免大剂量注射及按摩。另外，血管收缩可降低血管内注射的概率，这也是笔者喜欢直接使用利多卡因加肾上腺素注射而不是麻醉软膏进行局部麻醉的原因。一旦怀疑出现了血管内注射，应马上对该区域热敷和按摩，硝酸甘油贴也有作用，还要尽快注射透明质酸酶。

### 9.4.4　泪沟

对于整形科医生来说，泪沟是一个有必要修复的目标。通过减少下眼睑脂肪垫边缘的阴影，眼睑可以和颊部融为一体。这是眼周最常用的注射方法，对于接受合适方式的患者来说非常有治疗价值。

患者选择非常关键，手术技术也很重要。通常年轻的患者注射效果好，因为年轻人皮肤厚，

并且由于泪沟处有大量软组织，泪沟深部并不贴附于骨膜上。而对于年龄较大的患者，其泪沟处皮肤直接贴附于骨组织表面，手术比较困难；之前做过泪沟充填的患者手术难度也较大。如果患者的眶下缘看起来像脂肪垫，那么填充物注射很难将其纠正，这类患者通常不适合接受这种手术。

如果下睑脂肪垫很大，那么注射后可能看起来充填很明显或不自然，伴随生理性肿胀的变化过程，经过一天后看起来会大不一样。

透明质酸是用于这一部位最安全的填充物，但它也存在一些问题：注射后皮肤表面会反射蓝光，其原理类似于丁达尔效应[14]，使局部看起来像挫伤或眼睑变色。若注入过多填充物造成矫枉过正，可能会使眼部看起来有些奇怪，原本正常状态下应空虚的部位可能异常肿胀。透明质酸在注射后可因水化作用出现膨胀，形成一个大的蓝色肿块，因此在这一部位注射充填时最安全的策略为"校正不足"（图 9.7，图 9.8）。

我们可以使用局部麻醉药或麻醉软膏对患者进行麻醉，有些医生喜欢使用含有利多卡因的麻醉药。笔者发现沿泪沟轴线进行注射是最佳选择，每次进针可沿三个径向小剂量注射，使注射物沿泪沟均匀分布；因为泪沟有一定的宽度，所以三个径向针道应沿下、中、上完全覆盖泪沟。注射层次为眼轮匝肌表面，刚好靠近骨膜。注射过程中如果感觉到注射器活塞在回推，可能代表已经注射了过多填充物。注射时应沿泪沟方向由外下方向内上方进行。另外，透明质酸微粒可附着于骨膜并向内侧游走。注射完毕后可以通过手指或棉签轻轻按摩使注射物分布均匀，但不应用力过度，以防造成淤青。眶周外侧的注射比较容易，因为皮下组织相对较多，可覆盖填充物[15]。眼睑皮肤的皮下组织充填也是一样的，应使用小剂量填充物[16]。具体用量千差万别，单独泪沟可以使用 0.2 ~ 0.4 mL 透明质酸进行充填。

泪沟注射的并发症包括注射过量、注射后表

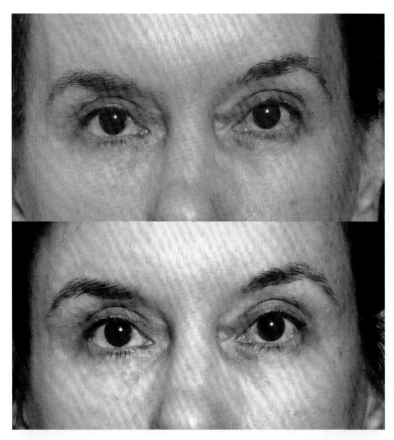

图 9.7　女性，53 岁，在颞区注射高稀释透明质酸 1 年后的对比图。这一技术的优点在于可以通过调整产品浓度和分布使充填后局部线条柔和平滑

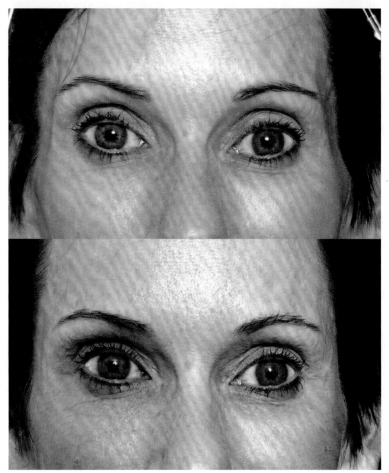

图 9.8　女性，53 岁，这位非常消瘦的患者在接受颞部充填 2 年后的对比图，填充物为 2 mL 透明质酸混合 3 mL 盐水、1 mL 利多卡因和肾上腺素。我们很难通过常规操作技术在瘦削的患者身上实现注射后线条柔和

面不平,以上均可通过透明质酸酶纠正。术后淤青常见,持续时间可能较长,在这一部位使用钝针可减少其发生。轻至中度的丁达尔效应常见,可以通过化妆遮盖。笔者认为在该部位使用微粒产品的效果比黏合产品好,因为其水化作用小。

### 9.4.5 颞区

当颞区变得空虚,颅骨的骨性结构显得更加清晰,整个面部和头部的轮廓也随之改变。包括假体和注射充填在内的多种方法均被用来尝试进行颞区的充填[17]。这一部位充填的主要问题在于要保持线条的柔和、平滑。由于颞区表面平坦,稍有不规则即非常明显。20世纪80年代脂肪注射的出现为该部位的治疗提供了新的工具。脂肪注射的效果因人而异:皮肤较厚的年轻患者、该部位未做过手术的患者接受脂肪注射的效果较好;而皮肤菲薄的老年患者及该部位做过手术、该区域有瘢痕粘连的患者,就很难在术后保持区域线条的柔和,注射后非常容易出现皮下团块[18,19]。

颞区很难通过照相记录,我们发现最好的记录方法有两种:一个是使用安装有闪光灯的相机为患者拍摄前后位照片;另一个是在相机上方固定光源,在拍摄前后位照片后绕患者旋转机位而光源不动——这使得光线与颞部平面相切,该区域的异常更容易被看到。

通常我们需要充填颞部的三个不同区域以达到最好的效果。从颧弓至颞融合线的中间空虚是最突出的,另外,眉尾和眶外侧缘在某些患者面部会显得很单薄。只有这三个区域都得到纠正,颞区才算被充分充填。

在撰写本文的时候,临床实践已证明现成的填充物在颞区的充填中是有效的,PLLA已成功地被广泛应用。通常,我们将填充物注射于骨表面、颞肌深层,注射后进行局部按摩[9,10],连续多次充填治疗非常必要,可能数月后才能看出充填效果。和面部其他部位充填一样,充填后可能会出现肉芽肿。另外,由于是将填充物注射入筋膜和肌肉下,因此眉尾和眼眶外侧的充填效果并

不明显,除非进行皮下注射(图9.9,图9.10)。

在这一部位的充填也经常用到羟基磷灰石和透明质酸,如果只是以传统的非稀释方法直接注射的话容易出现注射后凹凸不平的问题;也很难用二维的方法(例如手工注射)将一个平面充填均匀。以局部麻醉药将填充物稀释到最低浓度进行注射非常流行,因为这样填充物的性能变得更好,羟基磷灰石尤为明显[20-23]。稀释的透明质酸在颞部充填中效果也不错[24]。一般来讲,凹陷颞区的充填需要至少1 mL填充物,若充填量小于1 mL则从视觉效果上来看改善不明显。实际的临床工作中,我们一般每侧颞区注射2 mL填充物。我们发现非微粒透明质酸比微粒型效果更好。

在充填之前,对局部进行麻醉,术后效果也可以通过麻醉药物的注射得以预览。若没有进行局部的麻醉,那么进针点是唯一需要神经阻断的部位,因为颞区感觉非常不敏感。由于充填的注射物非常浓稠,通常我们需要22 G针头或钝针进行注射,且针头长度应至少为3.81 cm(约1.5 inch),以足够覆盖从颞弓到颞融合线的整个颞区。填充物与混有局部麻醉药的盐水应以2∶1的比例混合,因此我们常常将4 mL盐水与2 mL填充物混合以备注射,利多卡因和肾上腺素混合液也可替代生理盐水。注射深度应达肉眼可以看到的血管,一般为浅筋膜的水平。注射时应以注射点为中心、径向扇形注射,使填充物均匀分布于划定区域内。虽然填充物会随盐水扩散,但扩散范围不会很大。单点单孔道注射很难达到均匀分布的目的。

在注射结束时,每侧颞区内有6 mL注射物,看起来会很奇怪,但不用担心,其中4 mL的盐水很快会被吸收。患者离开诊所时可能看起来就只是轻微肿胀,这些肿胀在数天后就会消除。注射后也无需按摩,让患者用手平面加压按压颞区效果更好。通常术后淤青发生于下睑。稀释填充物时盐水和局部麻醉药物越多,填充物分布越均匀。

这一注射技术的优点在于其安全性和充填的

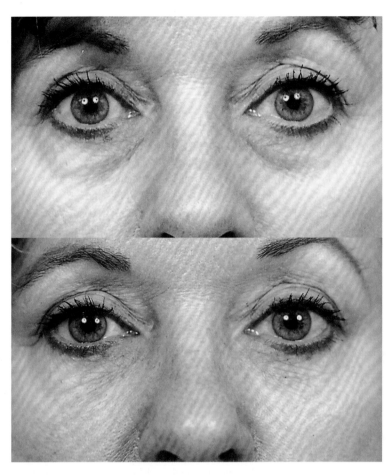

图 9.9　女性，60 岁，双侧泪沟明显。下图为每侧泪沟注射 0.3 mL 透明质酸（Restylane）6 个月后的效果。透明质酸填充物在这一部位的效果持续时间大于 2 年

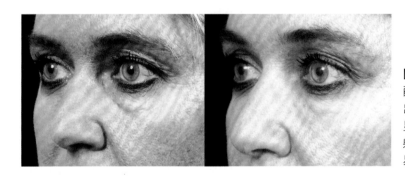

图 9.10　女性，45 岁，泪沟注射透明质酸（Restylane）术后 3 年，可以隐约看出淡蓝色的丁达尔效应，室内光线下不明显，化妆可以遮盖住。这一现象在下睑注射中很常见，非微粒型透明质酸产品更容易产生这类问题

均匀性，它使困难的非稀释注射变得很容易。如果做得好的话，整个颞区可以被充填得线条光滑又柔和。充填后效果持续时间大约是 2 年。这一技术适用于整个面部和眶周区域。

## 9.5　结论

随着人慢慢变老，面部组织会出现松弛，因此我们需要进行软组织的补充和多余皮肤的去除。在过去的 20 年里，填充物和自体脂肪已经成为安全可靠的面部容量充填和塑形的材料。与面部除皱术及提眉术不同，注射充填虽然手术过程简单，但非常依赖于整形外科医生的感知能力。和任何一种手术工具一样，容量充填方法可能被滥用；但克制且深思熟虑的医生已经使容量充填变成面部年轻化治疗的重要组成部分。眶周区域是面部最重要的部位之一，眶周的改变可以深刻影响面部整体外观及表情。

毫无疑问，目前我们需要平衡各种治疗面部老化的技术。必要的平衡就取决于整形外科医生的判断和处理。

（常国婧　黄久佐　译）

## 参考文献

[1] Lambros VS. Observations on periorbital and midface aging. Plast Reconstr Surg 2007; 120: 1367–1376, discussion 1377

[2] Lambros V. Models of facial aging and implications for treatment. Clin Plast Surg 2008; 35: 319–327, discussion 317

[3] Lambros V. Volumizing the brows with HA fillers. Aesthet Surg J 2009; 29: 174–179

[4] McCord CD, Boswell CB, Hester TR. Lateral canthal anchoring. Plast Reconstr Surg 2003; 112: 222–237, discussion 238–239

[5] Pessa JE. An algorithm of facial aging: verification of Lambros's theory by three-dimensional stereolithography, with reference to the pathogenesis of midfacial aging, scleral show, and the lateral suborbital trough deformity. Plast Reconstr Surg 2000; 106: 479–488, discussion 489–490

[6] Kolle FS. Plastic and Cosmetic Surgery. New York: Appleton; 1911

[7] Goldwyn RM. The paraffin story. Plast Reconstr Surg 1980; 65: 517–524

[8] Lambros V. Fat injection for the aging midface. Oper Tech Plast Reconstr Surg 1998; 5: 130–137

[9] Fitzgerald R, Vleggaar D. Using poly-L-lactic acid (PLLA) to mimic volume in multiple tissue layers. J Drugs Dermatol 2009; 8 Suppl: S5–S14

[10] Fitzgerald R, Vleggaar D. Facial volume restoration of the aging face with poly-l-lactic acid. Dermatol Ther 2011; 24: 2–27

[11] Glasgold RA, Lam SM. "Periocular Injectables with Hyaluronic Acid and Calcium Hyroxyapatite". In: Hartsein, ME, Holds, J, Massry, GG. Pearls and Pitfalls in Cosmetic Oculoplastic Surgery. New York: Springer; 2009

[12] Mancini R, Taban M, Lowinger A, et al. Use of hyaluronic acid gel in the management of paralytic lagophthalmos: The hyaluronic acid gel "gold weight." Ophthal Plast Reconstr Surg 2009; 25: 1

[13] Coleman SR Plastic Surgery Educational Foundation DATA Committee. Crosslinked hyaluronic acid fillers. Plast Reconstr Surg 2006; 117: 661–665

[14] Kane MAC. Advanced techniques for using Restylane in the lower eyelids. Aesthet Surg J 2007; 27: 90–92

[15] Lambros VS. Hyaluronic acid injections for correction of the tear trough deformity. Plast Reconstr Surg 2007; 120 Suppl: 74S–80S

[16] Hirsch RJ, Carruthers JD, Carruthers A. Infraorbital hollow treatment by dermal fillers. Dermatol Surg 2007; 33: 1116–1119

[17] Brennan HG. Aesthetic Facial Surgery: A Clinical and Surgical Atlas. New York: Raven; 1991

[18] Coleman S, Mazzola R, eds. Fat Injection from Filling to Rejuvenation. St. Louis, MO: Quality Medical Publishing; 2009

[19] Coleman SR. Structural Fat Grafting. St. Louis, MO: Quality Medical Publishing; 2004

[20] Fagien S. Variable reconstitution of injectable hyaluronic acid with local anaesthesia for expanded applications in facial aesthetic enhancement. Dermatol Surg 2010; 36 suppl 1: 815–821

[21] Busso M. Diluted Radiesse filler for hand rejuvenation. Presented at Baker Gordon Symposium; Miami; Feb, 2005

[22] Busso M, Voigts R. An investigation of changes in physical properties of injectable calcium hydroxylapatite in a carrier gel when mixed with lidocaine and with lidocaine/epinephrine. Dermatol Surg 2008; 34 Suppl 1: S16–S23, discussion S24

[23] Busso M, Applebaum D. Hand augmentation with Radiesse (calcium hydroxylapatite). Dermatol Ther 2007; 20: 385–387

[24] Lambros V. A technique for filling the temples with highly diluted hyaluronic acid: the "dilution solution". Aesthet Surg J 2011; 31: 89–94

# 10 中面部完美 Ogee 线的校正策略

*Oscar M. Ramirez*

## 10.1 摘要

人们常常形容理想的面部轮廓形状为希腊字母"σ"，很多医生称之为 Ogee 线。很多传统的面部提拉手术着眼于悬吊皮肤，而不是从根本上改变岁月带来的面部深层结构变化。本章中讨论的中面部提升需要重新定位几种重要的解剖结构，包括 Bichat 脂肪垫、眼轮匝肌下脂肪（suborbicularis oculi fat，SOOF）和口角轴，以通过改变面部容量结构得到更年轻、更自然的结果。该技术通过小切口内镜技术在骨膜下平面进行操作，同时进行自体脂肪移植和假体置入可以更好地充填面部容量缺失。这种手术的效果令人满意，且神经损伤和感染等并发症的发生率低。

## 10.2 引言

在过去的 20 年间，面部年轻化的重点始终放在中面部及睑-颊间的区域，这一部位的整形美学一直是学术界的热点。整形外科医生们发明了多种改善这一部位轮廓的技术，主要是经眼睑切口入路的半开放式手术和从外侧切口打开并暴露皮下、浅表肌肉腱膜及骨膜下组织[1]。与上述技术不同，笔者在 20 世纪 90 年代描述过利用内镜技术的小切口手术[2]，据笔者多年的观察，中面部是开放或半开放手术治疗后复原能力最强的部位，与想象不同的是，尽管内镜技术采用的是小切口，却可以达到中面部的深层，使我们可以在最安全的层次进行解剖和调整，以达到年轻化的效果。使用内镜技术可以从多个入路点、多个层面解剖到达中面部，入路点的选择确实很多，但最经典的解剖层面为骨膜下平面[3]。笔者目前更倾向使用的入路为颞部切口（2 cm）和口内黏膜切口（2 cm）结合，这样可以有效规避眼睑

切口带来的相关并发症[4]。在本章中你还可以看到，利用这个切口可以最大程度保持其解剖和功能，并完成下睑的年轻化。

与依赖于提拉的整形技术不同，中面部整形主要是容量性的改善和美化手术。成功的关键是通过在几个重要的解剖结构改变面部容量以提高美感。Bichat 脂肪垫，又称颊脂垫，用于进行调整面部轮廓；二次或辅助脂肪移植可以对面容憔悴或不对称进行美化。同样的技术可应用于口角轴和眼轮匝肌下脂肪。容量充填后可辅以其他治疗[5]（图 10.1）。

为了更好地制订手术目标，理解中面部和颊部的美学非常重要。颊部形状的最佳观察视角为 3/4 侧视，这一视角自古代起即为画家所青睐，近些年摄影师和模特也喜欢这一视角；直到最近整形科医生才逐渐意识到这一角度对于展示中面部容量的重要性——这一角度可以将面部年轻和美丽最好地展示出来。当我们通过这一角度对面部进行观察，中面部的轮廓为 σ 形，又称 Ogee 线（反弧线）[6]；整个面部轮廓呈"双 Ogee 线"，笔者原本称之为"美丽的互补-多曲线"[7]。这条线起自额部呈轻微凹面，向下延伸至眉外侧呈凸面、至眶周外侧呈凹面，最后过渡至颊部呈显著凸起。这一凸起向下逐渐延伸至上唇水平，在口角旁区域外侧形成轻微凹陷。在 3/4 侧视中观察到的颊部凸起最高点是颧上颌点，这一体表测量点为眶缘外侧垂直线与鼻上外侧软骨至耳屏的水平线的交点[7-10]（图 10.2）。这一颊部凸起的范围和凸出程度在不同性别人群中的差别很大，在女性中，这一凸起常延伸至上唇，而男性中该凸起比较短，一般在鼻翼水平即结束，这给了男性面孔轮廓分明的骨感美。相反，女性面部较大的凸起给人以柔和的印象，五官显得精致、圆润，没有棱角分明的凌厉感。面

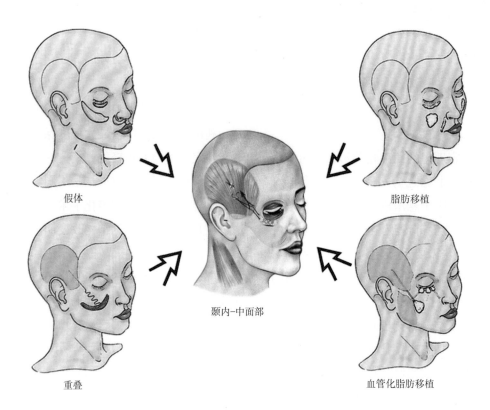

假体

重叠

颞内-中面部

脂肪移植

血管化脂肪移植

**图 10.1** 中面部基本治疗策略是颞内侧 - 中面部提拉手术（中），其实质是容量充填手术，其他治疗可对其进行辅助，包括游离脂肪、带蒂脂肪瓣、移植物等

中部年轻化的一个重要目标就是重新打造这一 Ogee 线；为了实现这一目标，首先应了解男性和女性中面部的区别。

## 10.3 适应证

绝大多数患者，无论是什么年龄、性别或解剖条件，都可以通过内镜技术进行容量性中面部年轻化手术；无论患者的骨性支撑能力是好是坏，都可以成功进行中面部手术。在年轻患者中，笔者利用中面部的三维面部年轻化原则进行治疗，以变美为目的，进行面部的提拉和塑形，因此对于 18 岁左右的年轻患者的治疗，笔者更喜欢使用"面部美化"这一名词，而不是面部年轻化。

人们开始衰老的最初表现包括泪沟畸形、颊部下垂及鼻唇沟加深，刚出现这些表现的患者最适合接受内镜下中面部年轻化手术，因为他们与

老年人不同，此时面部年轻化需要的改变还没有那么大。即使对于那些面部衰老严重的患者，若他们想尽快重返工作，内镜手术的"手术痕迹"也比大切口手术要轻很多。中老年人也非常适合内镜下除皱术，因为这一手术可以和其他面部年轻化手术合并进行。实际上，笔者将这一中面部提拉手术应用于所有患者，对于需要更多容量充填或调整面部对称性的患者，可同时进行脂肪移植；对于需要在梨状孔、颧骨、眶周部位进行骨性充填的患者，则可同时进行面部假体置入。无论是男性还是女性，接受类似手术都可以有很好的效果。

不论是何种程度的衰老，或是中面部结构出现下垂，都可以通过微创内镜面部提拉术进行治疗，眼睑接合处、鼻唇沟、颊部和口部的角度可以在术后得到明显改善，中度的泪沟畸形和眶下凹陷也可以得到纠正；颊部平坦可以纠正为青春型 Ogee 轮廓[11]。

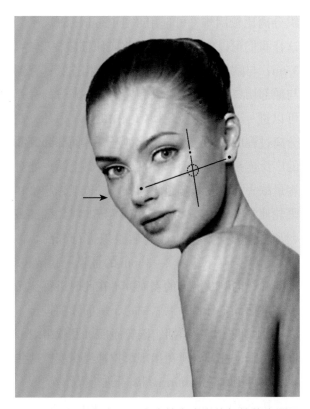

图 10.2 颧上颌点是一个由笔者定义的新的体表测量点，即为图中所示。这一点是中面部 3/4 侧视中 Ogee 线上最凸出的位置，为眶缘外侧垂直线与鼻上外侧软骨至耳屏的水平线的交点

对于需要接受第二次或第三次面部除皱手术的患者，需要深度化学剥脱或二氧化碳激光换肤的患者，以及需要通过脂肪移植进行软组织充填的患者，微创内镜中面部提拉术都非常适用[12]。

二次面部提拉手术最好选择在前次手术未触及的区域进行入路，因此，术中解剖松解常在骨膜下层面进行[13]。激光换肤非常安全，因为内镜提拉术中剥离的厚皮瓣血供丰富，且表皮的激光操作不影响皮肤的完整性[14]。软组织和骨性结构不对称的患者也可以从内镜中面部提拉术中获益；与其他在面部浅表或中层进行的手术不同，内镜下暴露出骨组织后医生直接可以进行假体置入充填或截骨、削骨[15]。

## 10.4 手术技巧

笔者常用的中面部重塑方案为内镜下颞内-中面部手术，这一术式结合了颞部头皮切口和口内黏膜切口（图 10.3），每个切口长约 2 cm；颞部切口处应分离至颞筋膜（temporal fascia proper，TEP），在直视下分离出直径 2～3 cm 的区域；Guyuron 设计的硅橡胶切口保护套可以对这一切口进行保护；接着利用内镜进行更深层次的解剖，我们使用的内镜为带有 Ramirez 眼镜蛇套筒的、直径为 5 mm 的 30° 下角内镜（Snowden Pencer，Tucker，GA，USA；Black and Black，Tucker，GA，USA）；利用 4 号和 0 号 Ramirez 剥离子可解剖至颧弓；用 9 号剥离子提拉颧弓内侧 2/3 的骨膜。之后，要通过口内黏膜切口继续

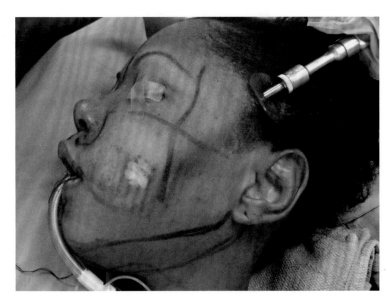

图 10.3 术中图片：可以观察到内镜自颞部切口进入、直至中面部。内镜镜头照亮的部位为颊脂垫所在部位

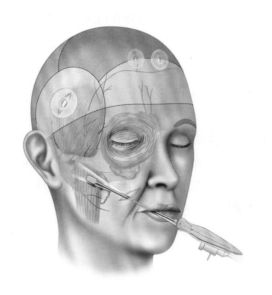

图 10.4　经口内切口进行中面部解剖。在咬肌筋膜下及侧面的颧弓骨膜进行骨膜下分离

解剖（图 10.4）。

口内黏膜切口为第一、第二前磨牙水平的一个斜向垂直切口，靠近上颌骨；使用 9 号 Ramirez 剥离子和 Aufricht 牌带光源的牵开器沿骨膜下解剖至眶下神经；这一解剖向内剖至梨形区，向外剖至咬肌肌腱插入颧骨的部位；若组

织分离比较困难，可选用 8 号 Ramirez 剥离子，这让我们可以向外侧解剖并将咬肌筋膜提升 2 ~ 3 cm，与颧骨骨膜表面层次的解剖相连续；直到与颞部切口下颧弓的解剖相连续后，颧骨的骨膜可以进一步向外上方剥离（图 10.5）。另外，在分离过程中应注意保护颧面神经。中面部和颞部的广泛连接有助于面部垂直提拉和颧上颌点处对容量缺失有重要影响组织的排布，包括颊脂垫和眼轮匝肌下脂肪。可以使用 9 号和 4 号 Ramirez 剥离子对眶下缘的骨膜和软组织进行分离。将下弓状缘与眶下缘内 2 ~ 3 mm 的骨膜一起掀起；眶下神经内侧及上方的剥离并不在此时进行，而应在中面部全部悬吊后、锚定于颞筋膜前进行。周围的肌肉（提上唇肌、眼轮匝肌）及软组织可以保护眶下神经，避免出现牵拉神经病变；这些组织都可用 0 号 Ramirez 剥离子进行操作。

接下来的关键步骤是固定（图 10.6，图 10.7）。缝线的数量和张力主要是由整形外科医生的临床经验决定。下弓状缘的缝合在角膜外侧缘的垂直线上进行，垂直的眼轮匝肌下脂肪应悬吊于眶缘下方约 1.5 cm、角膜内侧缘水平处，通常用到 4-0 的 PDS 缝线（聚二噁烷酮缝线，

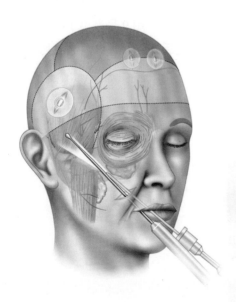

图 10.5　中面部的骨膜下分离在颧弓与颞区颞顶肌下分离相联系

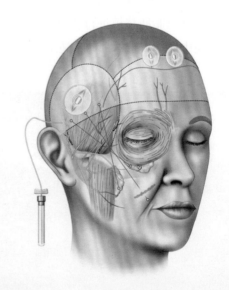

图 10.6　中面部重塑时应将组织悬吊于颞筋膜处，颊脂垫向上移位至颧骨处，以增加颧部容量

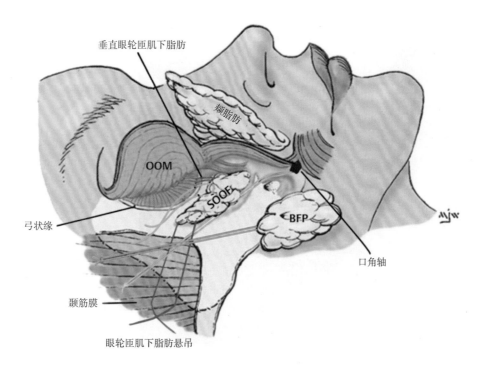

垂直眼轮匝肌下脂肪

颊脂肪

OOM

SOOF

BFP

弓状缘

口角轴

颞筋膜

眼轮匝肌下脂肪悬吊

**图 10.7** 面部分层解剖示意图。请注意用来重塑中面部及容量充填的结构组织。SOOF，眼轮匝肌下脂肪；OOM，眼轮匝肌；BFP，颊脂垫

polydiaxanone）和 RB-1 缝针（renal bypass-1），缝合的两端穿过由眶缘、颧面神经及第二颞静脉（TV2）前缘构成的隧道置于颞区处，滑动内镜并用渔网结[16]将其固定于颞筋膜最前缘。这可以将眶下缘的眼轮匝肌下脂肪垂直地悬吊于眶下缘外上侧。

除了眶下的眼轮匝肌下脂肪以外，还有三处组织需要缝线悬吊。第一处是外侧的眼轮匝肌下脂肪，即颊部凸起部分的下方，通常位于外眦韧带下方 3 ~ 4 cm，一般使用 RB-1 缝针和 3-0 的 PDS 缝线进行悬吊；第二处为口角轴，这一悬吊位于口内切口附近，即将口角轴上方的筋膜脂肪组织用 4-0 的 PDS 缝线和 RB-1 缝针悬吊于口内切口前方，若垂直悬吊的话，其位置正好在暴露视野的最上端。为了避免将面神经束缝合，在缝合过程中应沿平面切线连续缝合 2 ~ 3 次，这样可避免神经损伤。最后也是最重要的一处是做出 Ogee 线需要缝合的部位，即口角轴悬吊缝合后才被暴露出来的颊脂垫（图 10.8），呈深黄色。如果手术还计划置入假体，则应在移动颊脂

垫前首先放置假体；若在手术过程中多次有意无意暴露脂肪垫，会使其不断地从颊间隙挤出。使用钝剪刀将咬肌肌腱前缘和上颌骨侧壁之间的颊间隙筋膜打开后即可将脂肪垫挤压出来，分离和移动脂肪组织则需要两把钳子，一个用来轻拉脂肪，一个用来分离颊间隙的筋膜。一般我们将脂肪垫自颊间隙向外移动约 3 cm 至口内切口处，并在此使用 4-0 的 PDS 缝线进行 2 ~ 3 次缝合，两端线头顺皮下送至颞区，并从颞部切口取出。如果手术的目标是充填颧骨下区域，该缝合应悬吊至眼轮匝肌下脂肪上，以限制脂肪垫向上活动；如果手术目标是整体增加颧骨容量，那么该缝合应悬吊于颞筋膜本身（图 10.9）。

总结一下，中面部年轻化手术中组织缝合顺序依次为垂直 SOOF、外侧 SOOF、口角轴及颊脂垫；而固定悬吊于颞筋膜的顺序是相反的：先是颊脂垫，接下来是口角轴，最后是外侧 SOOF；颞平面上锚定的空间顺序也遵循这样的顺序：颊脂垫缝合更靠前，口角轴在中间，SOOF 在外侧。这样，所有的缝合线都在颧上颌

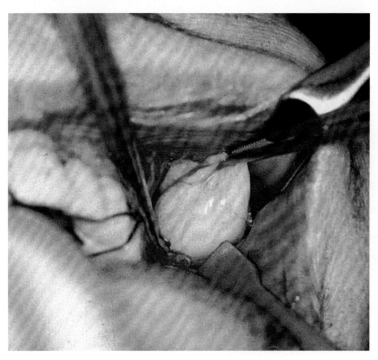

**图 10.8** 通过口内切口将颊脂垫从颊间隙中剥离开，钝头精细手术器械可以有效避免破坏组织

点水平进行交叉，从而得到最大程度的容量充填。每次缝合的效果都是不同的：当缝线平行时，其作用效果是叠加的。垂直的 SOOF 可以抵消泪沟和眶周 V 区畸形（图 10.10，图 10.11）。

颊脂垫可以显著增大颊部的容量，增加中面部上半部分的凸度及下半部分的凹度，这就突出了面部 Ogee 线（图 10.12）。除颊脂垫以外的缝

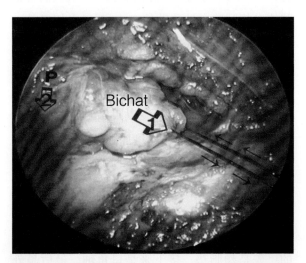

**图 10.9** 颊脂垫作为一个带蒂皮瓣移植入咬肌肌腱入颧骨的部位。P 代表骨膜下层，Bichat 即颊脂垫。眼轮匝肌下脂肪位于颊脂垫上方

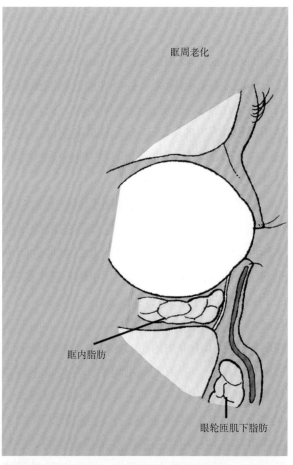

**图 10.10** 下眶眶周脂肪组织的解剖示意图。眼轮匝肌下脂肪垫位置较低，且其厚度在下眶缘处变薄

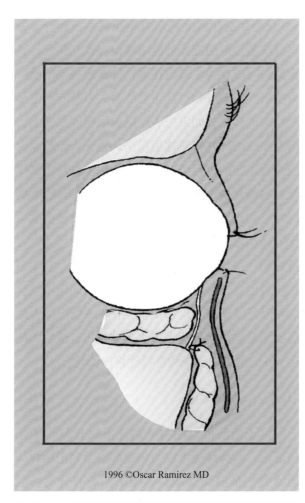

1996 ©Oscar Ramirez MD

**图 10.11** 将眼轮匝肌下脂肪悬吊于眶骨膜术后示意图。这可以充填泪沟畸形

合均使用滑动锁边的内镜下渔网结，这会使组织张力均匀且容量改变最大。

笔者积累了数百例这类手术的经验，其中只有两例在术中出现了颊脂垫破裂。如果出现了破裂，就必须将脂肪垫从颊间隙中移出：在脂肪瓣中央挂两条交叉缝线，背驮式锚定、从颞部头皮取出。我们通常使用 3-0 的 PDS 缝线将颧肌瓣由颞浅筋膜悬吊至颞筋膜，皮瓣的张力方向或者是垂直方向，或者是垂直趋向内侧。口内切口则使用 4-0 的铬肠线封闭黏膜。

手术最后进行的是下睑皮肤成形和眼轮匝肌悬吊。术后可以在伤口处贴上支持性微孔胶带（3M，St. Paul，MN，USA）以促进愈合。患者短时间内即可恢复正常的工作和社会活动。

### 10.4.1 下睑成形术

内镜下中面部提拉术使得下睑成形术更加简单、创伤更小，减少了肌肉损伤、保持了眶周脂肪的完整性；两项手术同时进行可以显著改善整形后的效果。年轻患者可不必进行下睑成形术，多余的少量皮肤可通过二氧化碳激光或化学剥脱治疗得到纠正。对于老年患者，颊部垂直提拉后

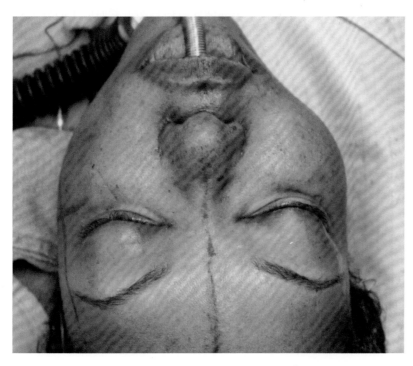

**图 10.12** 悬吊右侧颊脂垫后可以看到颊部容量及 Ogee 线的变化，同时颧骨下及联合区域变得凹陷，并且可以看到右下睑皮肤有所回收

会使得过多的皮肤在下睑处堆积，因此笔者会同时进行下睑皮肤成形术，悬吊眼轮匝肌后可极大改善眶周形态。在中面部提拉过程中，附着于眶缘的眼轮匝肌较前提高，该肌肉的斜向牵拉将复合软组织悬吊起来；眼轮匝肌拉紧后将凸出的脂肪垫压至眼眶，同时纠正了下睑轮匝肌的松弛。手术的第一步是在睫毛下 2 mm 做切口，其外侧水平延伸至鱼尾纹区；接着在睑板及眼轮匝肌筋膜前将皮肤沿垂直方向剥离 1～1.2 cm，注意不要切断肌肉，以避免标准下睑成形术中睑板的神经损伤[17]（图 10.13）。我们需要打开眼轮匝肌外侧以形成一个进入颞筋膜最前部的隧道，用

5-0 聚丙烯缝线将眶隔前眼轮匝肌褥式缝合，并将缝线通过前面提到的隧道锚定在颞筋膜上，这样肌肉可以在外上方向拉紧，并在睑板前形成一束肌肉（图 10.14），这正是年轻人所特有的饱满的眼部的样子。如果患者眶隔前眼轮匝肌肥大，则需要从内向外修剪这束肌肉，使深入眼轮匝肌内垂直走向的神经得以保存。若想同时纠正鱼尾纹，可按照 Viterbo[18] 描述的，将外侧眼轮匝肌以菱形切除，并将皮肤垂直悬吊，多余的皮肤可保守性切除。若术前患者下睑皮肤松弛明显，可通过同一切口进行眦成形术或眦固定术。对于多数患者而言，眼轮匝肌垂直悬吊和眦固定术结合通常就足够纠正下睑松弛了；在极少情况下，还需要同时进行眦成形术或水平缩短术。最后，使用 6-0 的聚丙烯缝线和血管针将皮肤缝合。

### 10.4.2　脂肪移植

由于脂肪可以注射于真皮下到骨膜[5]的任何部位，脂肪移植可以与中面部整形完美结合。通常我们从脐周区域获得脂肪，离心分离后通过 1 mL 的带有 Ramirez 超鲁尔锁微钝针的鲁尔锁型注射器（Tulip Medical，San Diego，CA，USA）进行注射。注射脂肪可以纠正各个部位不对称，消除因鼻唇沟长期折叠而产生的真皮皱纹，根据需要注射入眉部及眉间[19]。作为辅助治疗，整个面部平均脂肪注射量为 30 mL。我们

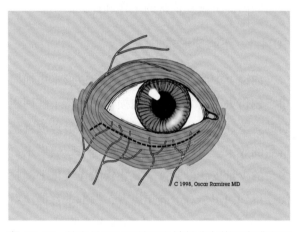

图 10.13　笔者关于下眼轮匝肌神经分布的研究成果和以往传统观念有所不同。若进行常规下睑成形术，睑板前的操作可能造成神经损伤

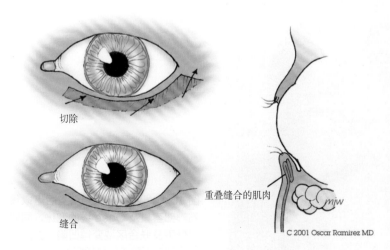

图 10.14　下睑皮肤成形术可完整保留眼轮匝肌。术后眶前保留肌肉束，多余的皮肤将被切除，剩余皮肤将被悬吊

很少单独使用脂肪注射进行颊部容量充填，除非患者太瘦，没有足够多的软组织进行折叠充填，或颊脂垫萎缩或缩小。

本章所描述的中面部提拉手术中所有切口都是微创的，因此术后基本没有明显的手术伤口；但伤口的缝合仍非常重要，颞区头皮应用头皮钉单层封闭。由于下方的皮瓣被垂直悬吊，所以这个伤口没有张力；另外，要保持伤口边缘的外翻，以避免出现缝合线边缘皮瓣内的毛发生长。一般每侧可使用 3 ~ 5 个头皮钉，除正中以外的其他钉子应在术后第四天或第五天拆除，正中的钉子应在术后第七至第十天拆除。口内切口应使用 4-0 的铬肠线褥式缝合封闭黏膜，这可以避免黏膜边缘的倒置或潜在损伤；另外，褥式缝合使黏膜呈单向打开（由内至外），对于流血或溢液多的患者，这样的缝合可以促进液体流出、防止唾液进入伤口。正如前面所述，在关闭颞部切口之前，应将 2 mm 蝶形引流器留置于中面部，并用 4-0 的 PDS 缝线固定、连接真空负压管（BD，Franklin Lakes，NJ，USA）。术后 24 ~ 36 小时可将引流管退管约 2.54 cm（约 1 inch）；术后 48 ~ 72 小时可拔除引流管。

额部和中面部的伤口用约 1.27 cm（约 0.5 inch）宽的棕色微孔胶带进行封闭，胶带从颞部无毛部位开始沿上内方向贴至额部，在下睑及颊部则沿水平方向粘贴，斜向下方直至颞部。两个部位的胶带互相联系，但在外眦周部位不要贴出皮肤皱褶。面部贴扎是另一种防止皮肤错位、水肿、淤青发生的稳定方式。胶带可在术后平均第十天摘除；最初的胶带可在术后第五天摘除，下睑处的胶带再贴五到七天，以减少皮肤和球结膜水肿；术后 24 ~ 48 小时内在额部、面部及颈部使用加压包扎头套可令患者感到更舒适，也促进冰敷后的液体吸收，减轻颊部和眼睑的水肿。

## 10.5　讨论

在过去的 25 年中，中面部的美学管理方面有了许多进展。在这些新技术中，骨膜下入路手术似乎是最可靠的。虽然眼睑成形有较高的眼睑错位风险，但是经颞部和口内切口的内镜技术几乎不会出现这些并发症[4]。这一技术似乎也优于在肌肉和神经存在的平面进行手术的技术，这些非骨膜下/浅表肌肉腱膜下技术可能损伤这些结构。换句话说，骨膜下途径的操作平面可远离这些关键性结构。然而，有两个区域的神经可能会被损伤：穿过颧弓的额神经和穿过咬肌肌腱的颧神经，如果解剖不细致或过度牵拉，眶下神经也可能受损。这些都是手术技术问题，可以通过提高技术水平来避免发生。笔者在过去 25 年内进行了 800 多台中面部手术，其中神经损伤率不到 2%，且所有损伤均为暂时性的。这一观察证实了该手术的安全性。

这一技术最大的好处是能够增加中面部容量，并通过组织的原位操作消除泪沟畸形。若局部组织不够或需要更强的容量充填，则可分离骨膜下组织后结合其他容量充填手术：脂肪注射，颊脂垫转移，颧部、鼻侧及眶缘假体置入等。该技术另一优势是可同时纠正美化中面部和下眼睑：在中面部行软组织悬吊及 SOOF 上提以纠正泪沟后，下睑成形术操作起来很简单。对于多数患者来说，只需进行下睑成形术。数个病例（图 10.15~ 图 10.20）证明了这一手术的效果非常自然，我们可以观察到完美的 Ogee 线、连贯的下睑-中面部、自然的轮廓及饱满的下睑，面部表情也更显年轻。后者是笔者在以前的论著中未曾强调过的一个特征，但这个特征是该手术的重要结果；这主要源于眼轮匝肌重新定位以及面肌表情肌起点的改变。

口内切口存在的一个问题是分泌唾液可能引起感染，然而实际感染的发生率低于 1%，这应归功于有效的术前及术后管理。术前一天可以开始使用 0.12% 的葡萄糖酸氯己定溶液漱口，直到术后口内缝合线完全溶解；术中可以使用稀释络合碘清洁口内黏膜。另外，术后腔内保留一个 2 mm 的引流管，并通过颞部头皮小切口引出。

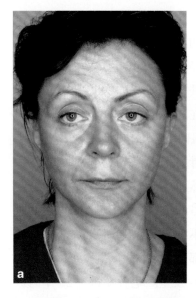 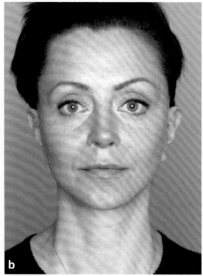

图 10.15　a. 一名中年女性患者术前（44 岁）图像。b. 该患者经过内镜下额部提拉、中面部颊脂垫重新定位、下睑成形术的术后（47 岁）图像。她还接受了提上睑肌腱膜修复和提唇术。应注意在外侧眼轮匝肌下脂肪提拉后眶周的大圈明显缩小。该患者未进行内侧眼轮匝肌下脂肪的上提，否则她的泪沟可进一步改善

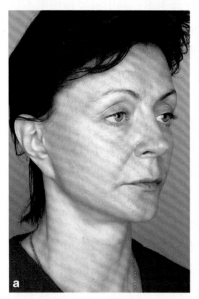 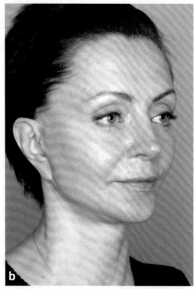

图 10.16　a. 图 10.15 所示同一患者术前 3/4 侧视图像。b. 同一患者术后 3/4 侧视图像。观察到患者术前 Ogee 线几乎完全消失，而术后患者表情改善明显

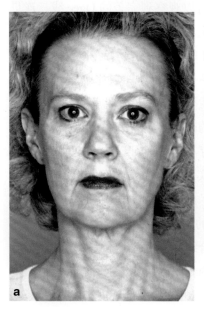 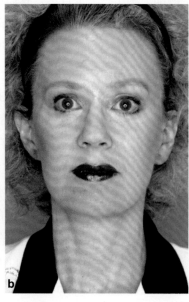

图 10.17　另一位接受内镜下额部提拉、中面部颊脂垫重新定位、下睑皮肤成形、全面部及眶周脂肪移植（20 mL）的患者，同时进行了改良的面部除皱术（双平面方法），无眶内脂肪变动。a. 术前（50 岁）。b. 术后（52 岁）

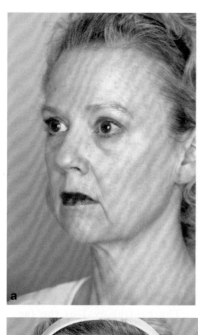
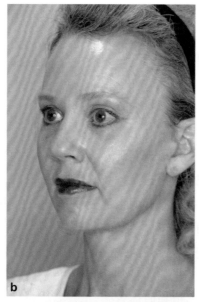

图 10.18　在 3/4 侧视图中，可以观察到该患者术后自然的效果及与术前相比显著的变化。注意到颊部容量明显增加、面部组织上提、眼睑 – 面部线条连贯、表情也更加自然

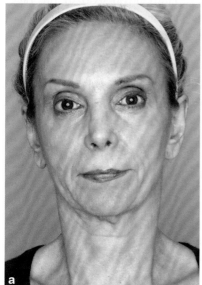
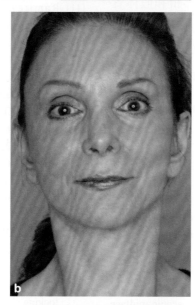

图 10.19　面部三维年轻化——额部、中面部、颈面部提拉。颊脂垫的调整极大改善了中面部 Ogee 线，该患者还接受了眉间、眉毛和唇部的脂肪移植。可见面部表情明显改善。a. 术前照片摄于 54 岁。b. 术后照片摄于 57 岁

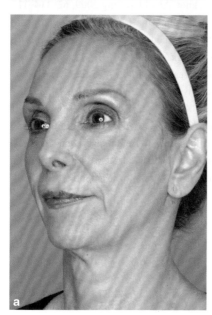
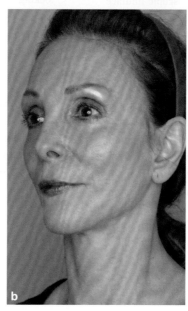

图 10.20　a，b. 图 10.19 所示同一患者的 3/4 侧视图。观察到术后的自然效果及容量充填，患者表情也大大改善

## 10.6 结论

小切口中面部提拉的最佳手术方式为颞部–口内联合切口，又称颞内–中面部手术；另外也可以进行额部–面内手术，后者可以年轻化上眶周、治疗眉下垂和皱眉肌功能亢进等面部衰老常见的症状。骨膜下和筋膜下的广泛组织分离有利于更好地移动、悬吊软组织，组织折叠可提拉颊部并增加颊部容量。在改善 Ogee 线的所有因素中，颊脂垫最为重要，将其从颊间隙转移至颧骨和咬肌部位，可以重新打造这些部位的曲线（图 10.12）。内镜下中面部手术可与任何一种其他整形手术同时进行，包括脂肪移植和假体置入。中面部提拉还可以改善下睑成形术的效果，因为它可以使下睑成形术更加简单，使下睑与颊部过渡更加自然，避免了移除下睑脂肪。

（常国婧　黄久佐　译）

## 参考文献

[1] Paul MD, Calvert JW, Evans GR. The evolution of the midface lift in aesthetic plastic surgery. Plast Reconstr Surg 2006; 117: 1809–1827

[2] Ramirez OM. Endoscopic full facelift. Aesthetic Plast Surg 1994; 18: 363–371

[3] Ramirez OM. Three-dimensional endoscopic midface enhancement: a personal quest for the ideal cheek rejuvenation. Plast Reconstr Surg 2002; 109: 329–340, discussion 341–349

[4] Hurwitz DJ, Raskin EM. Reducing eyelid retraction following subperiosteal face lift. Aesthet Surg J 1997; 17: 149–156

[5] Ramirez OM. Full face rejuvenation in three dimensions: a "face-lifting" for the new millennium. Aesthetic Plast Surg 2001; 25: 152–164

[6] Little JW. Three-dimensional rejuvenation of the midface: volumetric resculpture by malar imbrication.

Plast Reconstr Surg 2000; 105: 267–285, discussion 286–289

[7] Ramirez OM, Volpe CR. Double ogee facial rejuvenation. In: Panfilov DE, ed. Aesthetic Surgery of the Facial Mosaic. Berlin: Springer-Verlag; 2007:288–299

[8] Ramirez OM, Heller L. Facial rejuvenation. In Peled IJ, Manders EK, eds. Esthetic Surgery of the Face. London: Taylor & Francis; 2004:73–90

[9] Ramirez OM, Volpe CR. Tridimensional endoscopic facelift. In: Azizzadeh B, Murphy MR, Johnson CM, eds. Master Techniques in Facial Rejuvenation. Philadelphia: Saunders; 2007:173–196

[10] Ramirez OM. Limited incision midface lift. In: Nahai FR, Nahai F, Codner MA, eds. Techniques in Aesthetic Plastic Surgery Series: Minimally Invasive Facial Rejuvenation. Philadelphia: Saunders; 2009:161–176

[11] Ramirez OM. The central oval of the face: tridimensional endoscopic rejuvenation. Facial Plast Surg 2000; 16: 283–298

[12] Ramirez OM, Pozner JN. Subperiosteal minimally invasive laser endoscopic rhytidectomy: the SMILE facelift. Aesthetic Plast Surg 1996; 20: 463–470

[13] Ramirez OM, Pozner JN. Subperiosteal endoscopic techniques in secondary rhytidectomy. Aesthet Surg J 1997; 17: 22–26

[14] Ramirez OM, Pozner JN. Laser resurfacing as an adjunct to endoforehead lift, endofacelift, and biplanar facelift. Ann Plast Surg 1997; 38: 315–321, discussion 321–322

[15] Ramirez OM. High-tech facelift. Aesthetic Plast Surg 1998; 22: 318–328

[16] Ramirez OM, Tezel E, Ersoy B. The Peruvian fisherman's knot: a new, simple, and versatile self-locking sliding knot. Ann Plast Surg 2009; 62: 114–117

[17] Ramirez OM, Santamarina R. Spatial orientation of motor innervation to the lower orbicularis oculi muscle. Aesth Surg J. March/April. 2000:107–113

[18] Viterbo F. New treatment for crow's feet wrinkles by vertical myectomy of the lateral orbicularis oculi. Plast Reconstr Surg 2003; 112: 275–279, discussion 280–281

[19] Ramirez OM, Silva JA. Aumento Volumetrico no rejuvenescimento da regiao frontal por via endoscopica. In: Graziosi A, Viterbo F,eds. Cirugia Estetica da Regiao Frontal. Rio de Janeiro, Medbook; 2011:191–200

# 11　利用解剖型假体的三维面部充填

*Edward Owen Terino*

## 11.1　摘要

面部美容手术目前已经发展至追求最高目标：面型的三维再造。从颈部到颧骨的面部深层解剖组织平面的复位已经很常见。与之类似的是，针对上面部和中面部的骨膜下平面分离和悬吊技术也已经很完善。用假体轮廓塑形在面部期望的分析目标区域创造真实的三维容量和质量，不但是有效的辅助方法，而且是对多种新的软组织技术进行补充的基本需求。现在整形外科医生可以修复、年轻化以及改善遗传或者衰老相关的面型改变。现在已经可以对面部轮廓进行精细调整。通过使用基于面部区域解剖和美容区域缺陷类型等概念的假体成形技术，可以塑形或修饰骨骼和软组织轮廓，并且并发症很少。在"第四骨骼平面"使用假体对软组织以及骨骼的重量和容量的修饰是最基本和最持久的，但也是可逆的。

## 11.2　引言

在 19 世纪末和 20 世纪初期，经济状况良好的患者，他们或许在一些行业或领域，比如政治、商业或娱乐业成就卓越，因为面部老化改变而需要整形外科医生的帮助。在此期间，首先提出并施行了一种被称为除皱术（rhytidectomy）的手术。做这种手术的先驱人数相对较少，包括 J. Dieffenbach、Joseph F. Kolle、E. Hollander、R. Passot、A. Bettman 等 [1]。即使在早期，他们也会竞相"唯我独尊"，例如争论是谁第一个提出除皱术的理念，以及是谁做了第一例除皱术。

那时候的"面部除皱手术（facelift）"技巧是相当简单的。切除面部梭形皮肤，并用缝线关闭切口，使皮肤紧致以"去除皱纹"。随后这种方法发展为掀起并游离面部小区域的组织，通过切除多余组织和缝合将皮瓣拉紧。

因此，这种手术有了一个不好的开端。因为从目前的观点来看，通过使用上述方法实施一个被称为"除皱术"（rhytidectomy，源自希腊语单词 *rhytids* 的同义词）的手术来消除皱纹是不可能的。"皱纹"代表了由于衰老和日光辐射损害造成的表皮 / 真皮内胶原蛋白和其他支撑元素的退化，是无法通过把皮肤拉紧而去除的。

因为皮肤闭合的张力，早期的除皱术效果有限，维持时间很短，这也导致了美观度差且遗留了永久瘢痕。

此外，整形外科医生和皮肤科领域的同行们仍在试图发展先进技术以消除皱纹，大多数努力都失败了，尤其是当皱纹很深的时候。

下一个重要的发展诞生于 20 世纪 70 年代，Tord Skoog 提出了绷紧面部皮下筋膜结构的想法（即 Mitz 和 Peyronie 描述的浅表肌腱膜系统）[2,3]。这在 20 世纪 70 年代到 90 年代期间开启了面部美容手术的新时代，业内进行了广泛的解剖性面部分离以及肌肉和筋膜平面的手术操作，目的是在垂直方向复位及修复深层组织的紧致和张力。这种概念被作为面部老化下垂脂肪和其他结构的理想再造方法而推广 [4,5]。

这些现代的精细手术方法也被证明有严重缺陷。不但在张力下缝合的各层组织的弹性会在有限的时间内回复且伸展（这是因人而异的，取决于患者的遗传学和组织学特性），而且这些方法在本质上是二维的，不能恢复或模拟出年轻面部轮廓所需的充足的软组织容量。

## 11.3　面部三维再造的意义

我们目前的文化认为，颧骨-中面部和颏部-下颌轮廓软组织层之下的完美骨骼框架是美丽的标志。因此，按照定义，面部的三维美容容量构建必然包含将经过解剖学设计的面部假体应用于面部骨骼，其大小、形状和位置合适，以构造有吸引力、美丽且和谐平衡的中面部、颏部-下颌轮廓和鼻部。此外，为了让美容外科患者接受这些技术，手术必须是微创的，并且应该是完全可逆的。这些手术的并发症应该很少，并且是非毁容性的。

在过去 30 年内，假体已取得巨大发展。在历史上，美容手术致力于面部的切除手术，包括眼睑成形术和除皱术。美容外科作为一门学科来说发展迅速。事实上，第一本综合性的美容手术教材仅能追溯到数十年前[6]。在 20 世纪 70 年代，除了"轮廓成形术"，还没有处理面部形状和轮廓的概念或技术[7]。当时下颌假体还是相对罕见的，仅有的假体容量较小，呈椭圆形、圆形或尖形。它们几乎总是被用于辅助鼻整形术，该手术常导致鼻背过低[8]。一个良好的轮廓的优势很明显，但是在大多数下颌下 1/3 美容区域有缺陷需要矫正的病例中，当时使用的小假体会产生异常的、人造的、不美观的肿块或凸起，以及一个圆形凸起的颏部。尽管如此，虽然鼻成形术联合使用的是这些早期和过时的颏部假体，它仍能带来面部美感上的显著改善。对我来说，这是不断摸索适合放置于下颌前区域假体形状和大小的动力，假体需要符合自然的解剖学改变，以达到

更加自然和轮廓线更好的改善目的[9, 10]。

一个人的吸引力事实上取决于面部的形状和轮廓。形状和轮廓是容量和质量的三维表现。面部轮廓由骨骼和软组织共同构成[11]。轮廓线是否具有吸引力是其下的骨性特征和其上覆盖的皮下软组织所决定的（图 11.1，图 11.2）。

面部骨骼相当于地基，上面的皮下组织是装饰填充物，最外面的皮肤最终成为面部的"帆布"。在青年时期，它以紧致平滑的方式分布在骨性和软组织元素上，展现出了年轻的外观。随着时间的流逝，这块"帆布"出现磨损、粗糙、皱纹以及过度拉伸。这些现象改变了面部，形成"衰老的图像"。在青年时期，唇部边界清楚、饱满，并且拥有明显的"丘比特弓"。睑裂从内侧向外侧倾斜，呈"鹿眼"或"杏仁眼"外形，这样的眼部是有魅力的。眉毛界限清晰，且在内 2/3 和外 1/3 的连接处形成弓形，有效地衬托了眼部。

最后，面部的外观是皮肤包裹面部骨骼等形成的三维结构。这种结构又以不同颜色、质地和性状的头发为背景。

## 11.4 面部三维假体充填术的历史背景

成功应用的首批材料都是无反应性的金属，例如不锈钢和钴铬钼合金。过去 40 多年对固态

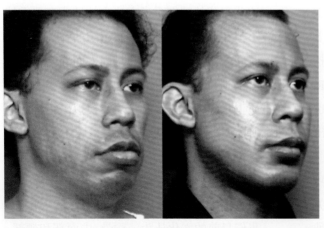
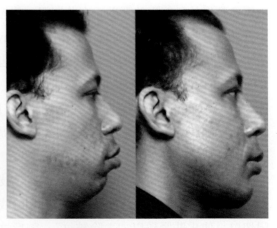

图 11.1 男性，36 岁，颧骨中面部和下颌-颏区域不相称及不平衡。使用经过解剖学设计的硅胶假体来隆颏中央、下颌角和颧骨区域，面部明显改善，外观和谐

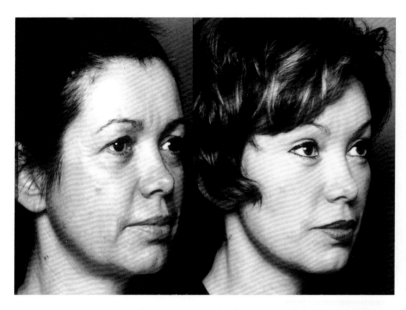

图 11.2 女性，56 岁，上中面部悬吊、颧骨 – 颧骨下充填和除皱术后，面部轮廓明显改善

合成、材料科学和面部轮廓美容理论的科学研究产生了一门新的实用的临床科学，它作为一种实用工具，具有手术可靠且可复制的特点。近期的历史已经见证硅胶、四氟乙烯均聚物Ⅰ&Ⅱ、聚酯纤维、聚四氟乙烯、涤纶、Gore-Tex、丙烯酸、甲基丙烯酸酯、聚乙烯和羟基磷灰石等材料的应用。笔者因其对面部年轻化的独特而大胆的贡献而广为人知，主要贡献在于其可重复性以及异质成形假体在解剖学上的精确性[12]。在这个时期，整形外科医生仍深受 Tessier 倡导、Ramirez 普及的技术的影响，只采用自体组织颅颌面再造技术[13-14]。

在世纪之交，为了修饰继发于先天性（如唇腭裂）或创伤获得性面部骨骼缺陷的轮廓畸形，需要寻求更安全和更持久的异质成形材料。异体材料已经在早期的美容和再造外科中使用了几个世纪。这种技术最初记载在古埃及和古希腊的纸草文书上。引人入胜的古代轶事（在公元 1000 年前）包括将贝壳捶打入下颌来取代缺失的牙齿。到了 20 世纪，1948 年假体隆颏术首次被描述[15]。Gonzalez-Ulloa 是首批描述假体隆颧术的医生之一[16]。在 20 世纪 60 年代中期，Ulrich Hinderer 研发了单侧矫正性颧骨硅胶假体[17]。现在我们发现自己正处于面部充填的新时代，由于医疗设备不断发展，面部充填有着令人激动和

有希望的未来。经典的组织转移、可注射填充物和异体假体的精细协同作用预示着下一个十年面部美容手术的先进，最终我们将迎来基于细胞生物学和干细胞学丰富知识的真实组织工程的未来"乐土"。自体软组织充填和注射性填充物增加了整形外科医生工具的多样性。然而，根据笔者的观点，它们更不可预测，更不精确[18]。

35 年前，笔者在以美容和再造为目的的异体骨骼改变上的研发经历了一段漫长且缓慢地被传统正颌、颅面和口颌外科医生接纳的时期，他们偏爱在面部使用骨骼[19]、骨骼替代品和严格固定的材料，例如 Medpor（Stryker，Kalamazoo，MI，USA）和羟基磷灰石[20]。然而这样的材料很久以来都有下列问题：①感染；②可触及的和可见的畸形；③难以去除和更换[21,22]。

当与异体面部结构化和充填（图 11.3，图 11.4）联合时，注射性填充物是一个极佳的辅助手段。在假体的基础结构之上、周围和附近的区域进行充填，起到了修饰、改善和细化的作用，使整形外科医生能够通过相对无害、持久（但并非真正永久）的技术创造出患者真正期待的外形。

## 11.5 面部美容和轮廓整形

整形手术是美学和感知科学的结合，制造

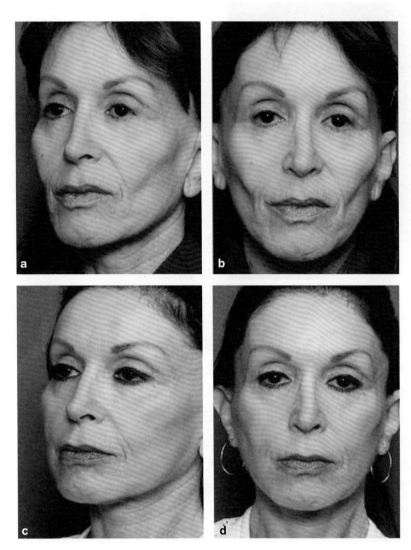

图 11.3　a，b. 女性，62 岁，中面部明显萎缩，20 年前另一位整形外科医生为其置入了错误形状的假体。c，d. 术后 3 年照片，手术方式为采用合适大小和形状的假体替换，注射透明质酸填充物使假体周围轮廓柔和，并且充填下部的颧骨下-中面部区域

面部骨骼解剖结构的三个主要隆凸的正确平衡：鼻、颧骨-中面部和下颌线区域（图 11.5）。任一隆凸的降低或增高都会直接或反向影响其他部分的美学效果。换句话说，鼻的高度降低会给人一种错觉，即颏部、下颌线和中面部更凸出。相反，增加颏部的尺寸会使得鼻显得更加相称。

面部的平衡需要骨骼基础和软组织协作。面部骨骼大小和形状决定了面部的结构。我们当前认为这样的结构是美丽且有吸引力的，在年轻甚至在衰老的过程中也是这样。面部骨骼的形状决定了浅层软组织的轮廓。

通过硅胶假体的使用，面部轮廓整形（facial contouring）一词引入了面部骨骼充填领域。这些假体放置在最深层或第四平面，即面部骨骼（图 11.6，图 11.7）。面部手术中定义的其他三个平面分别是皮肤、皮下脂肪和浅表肌腱膜系统（SMAS）。即使使用最彻底、最广泛的皮肤和软组织拉紧，比如双平面技术和 SMAS 技术，面部轮廓也不会发生显著改变，因为这些手术本质上只是二维的。手术包括掀起有弹性的组织平面，将其拉紧，并与其下层类似的弹性可伸缩组织相连。

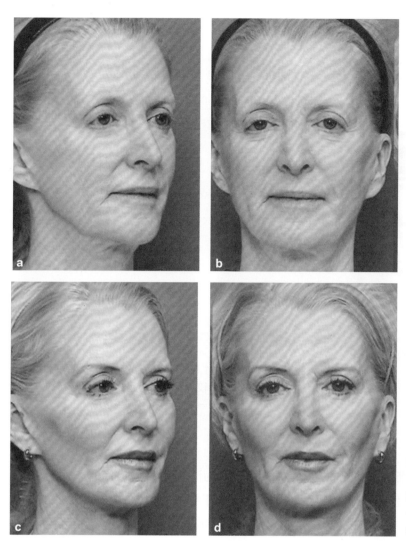

图 11.4　a，b. 女性，54 岁，老化的中面部皮下萎缩导致面容憔悴。c，d. 术后 1 年，在颧骨下中面部利用颧部假体来改善颊部形状，利用自体脂肪移植辅助年轻化软组织充填使轮廓柔和

## 11.6　适应证

### 11.6.1　解剖学分区

在适当充填的情况下，能够使颊部和中面部轮廓产生美学变化的面部骨骼部分称为颧部。为了选择最佳的充填方法，将颧部分为 5 个不同的解剖学区域是很有必要的（图 11.8）。

**1 区**　最大的区域，包括了颧骨的大部分和颧弓的前 1/3。充填此区会导致颊部的最大容量充填并且最大化上颌骨凸起（图 11.9）。这是年轻患者获得更具"异国风情"外表的最重要的充填区域（图 11.10）。

**2 区**　覆盖在中 1/3 的颧弓上。该区和 1 区

的充填会在侧面增强颧骨，给面部上 1/3 提供更宽的尺寸，同时创造出高的拱形的外观。这种轮廓的变化对于上面部窄或患有长面综合征（图 11.11）的个体来说是特别有用的。然而，1 区和 2 区如果都过度充填，会导致异常凸起而且毫无魅力（图 11.12）。

**3 区**　鼻侧区域，位于眶下孔和眶下神经的内侧。从眶下孔垂直向下画线，它标记了通常的颧骨充填手术分离范围的内侧。这条线也标志着 3 区的外侧缘。进行鼻侧充填时，充填 3 区可以使面部内侧丰满，常常是在上鼻唇区域，这可能并不美观或者可能导致"花栗鼠颊部"的效果。该区的皮肤和皮下组织很薄。因此，任何放置在该

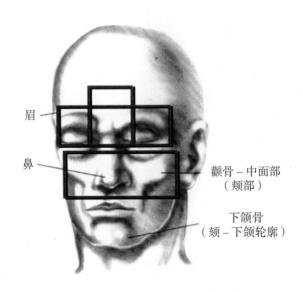

眉

鼻

颧骨 – 中面部
（颊部）

下颌骨
（颏 – 下颌轮廓）

面部结构

具有较大容量和凸起的面部隆凸结构

图 11.5 三维面部结构的艺术图片显示了
具有较大容量和凸起的面部隆凸结构：鼻、
颧骨 – 中面部和下颌线区域

区的假体都必须雕刻完美，并且是渐变的。3 区的
充填适用于特定的再造目标，如创伤或其他遗传
缺陷。3 区和整个眶下缘及眶下区域构成了假体充
填的重要区域，用来改变衰老后不美观的凹陷或
隐性的眶下缘缺陷。该区域内眶下容量不足或凹

陷的外观被称为泪沟畸形（图 11.13）。

　　4 区　位于颧弓的后 1/3 处。该区域的充填
从来都不是必需的；它可能会产生不自然的外
观。此外，在该区进行分离是很危险的，因为骨
浅层的组织致密，很可能损伤面神经的颧颞支或

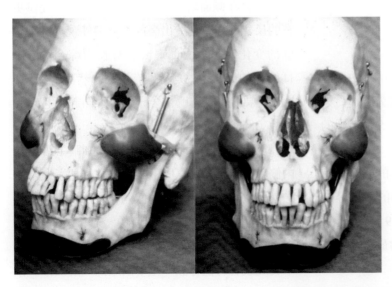

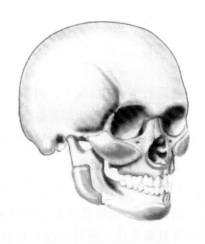

用于中面部上腭前和颌骨前修饰的
解剖型假体已商品化

图 11.6　20 世纪 80 年代设计的解剖型假体，用于模仿颧骨 – 中面部和下颌前区域的天然骨性和软组织轮廓

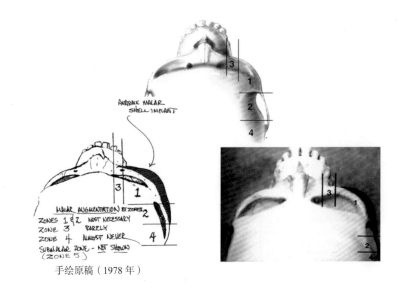

手绘原稿（1978年）

图 11.7 笔者设计的适应骨骼轮廓的颧骨壳状假体的手绘原稿（1978 年）

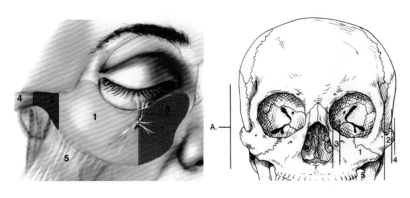

图 11.8 中面部 5 个不同的解剖学区域

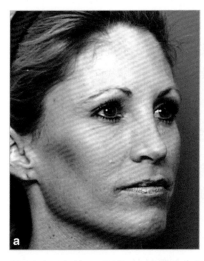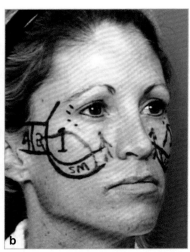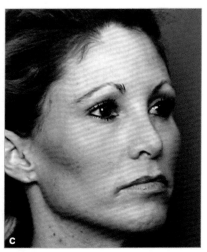

图 11.9 女性，37 岁，1 区颧骨（4 mm）充填。注意颧隆凸的前面和后面的凸度，制造出了一个明显的高、尖、异国风情的轮廓。a，b. 术前，c. 术后

眼轮匝肌支甚至是颞下颌关节囊。目前已经观察到患者因该区域的手术导致的症状和畸形。

　　5 区　颧骨下区或"颧骨下三角"，后部以咬肌的腱性起点为界，而前部以上颌骨尖牙窝区

域为界。5 区的上界是颧骨隆起的下骨缘，其构成了颧弓的前 2/3。颧骨下间隙的内侧界止于鼻唇沟的外侧缘。它的前界以整个颧骨间隙顶部的中下部为界。它包括了浅层的面部肌肉组织、脂

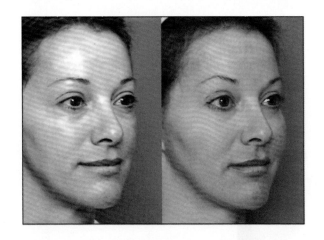

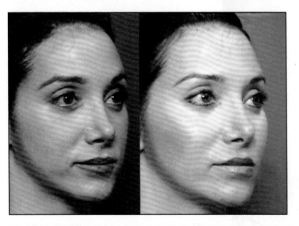

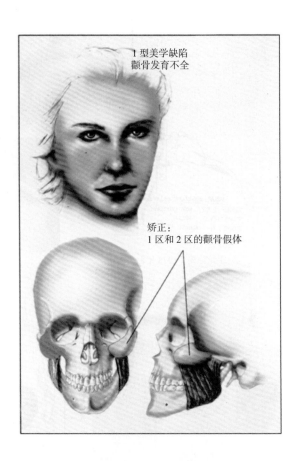

1 型美学缺陷
颧骨发育不全

矫正：
1 区和 2 区的颧骨假体

图 11.10　两名 40 岁左右有遗传性颧部骨骼缺陷的患者，能够从相关的颧骨 1 区和 2 区的永久假体置入获益

肪、皮肤和中面部区域的皮下组织。其下界是将咬肌从浅层面部肌肉组织分开的自然分离平面的下缘。为使下中面部丰满，需要在该区域存在或出现的软组织凹陷下方进行充填。

自然的老化以及遗传趋势导致了颧骨下中面部区域软组织缺乏，立体的上颌骨、颧骨隆凸上面的凸出物以及鼻唇丘的隆起会进一步加重这种现象，结果就是在颧骨下区域中面部凹陷。很多人早在三四十岁的时候就有中面部软组织萎缩，使外表疲倦、憔悴。在软组织缺陷下方，颧骨下区域的充填可以带来更饱满、圆润且更年轻的轮廓（图 11.14）。在颧骨下区域的固体假体通过在下方有效增加颧骨从外眦区到中颊部的垂直长度，重塑了患者的上颌骨结构。

通过理解面部解剖结构的 5 个区域和它们的相互关系，整形外科医生可以改变颊部形状来适应个体患者。成功的关键在于选择适当大小和形状的假体，以及掌握哪个或哪些区域需要充填的知识。

### 11.6.2　区域性中面部容量缺陷

在确定特定假体大小和放置假体的适应证时，几种常见的中面部类型很容易识别。本节将描述其中几种。

1 型缺陷包括颧骨-中面部区域上段的相对性轮廓缺陷。它包含颧骨的 1 区、2 区以及颧弓的内侧 1/3。这代表了骨性或软组织缺陷，或两者都存在。在这些区域充填制造出上颊部界限，模拟骨性和软组织轮廓（图 11.15）。用大号假体充填 2 区和 1 区时，上中面部会变宽。这会使长而窄的面部外观变短（图 11.16）。

2 型区域性美学缺陷包括颧骨下区域容量相

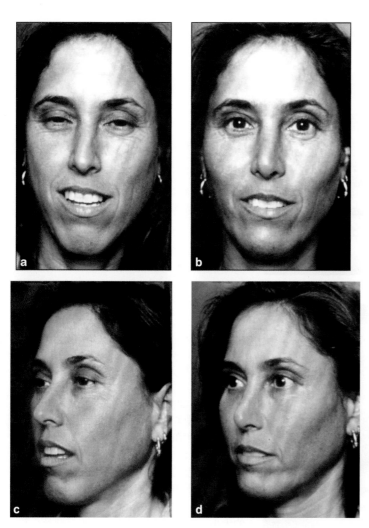

图 11.11 女性，33 岁，患有长面综合征。未接受中面部截骨术或滑动颏成形术，通过修饰性充填获益。使用一个 5 mm 的中面部颧骨和颧骨下假体（1 区和颧骨下）和一个 6 mm 的解剖型延伸式颏假体。a，b. 术前，c，d. 术后

对减小。在此放置的假体制造出模拟骨骼和软组织的容量充填。在 1 区颧骨区域的下面使用向下延伸到颧骨下空间的大号颧骨壳状假体，制造出一个圆而饱满的颊部的视觉效果（图 11.17）。发生于衰老面部的脂肪萎缩被放置在颧骨下解剖学区域的假体所矫正。2 型缺陷的中面部有足够的颧骨凸起，但在颧骨下软组织容量明显缺乏。这会造成更衰老的、疲倦的、憔悴的面容，可以由颧骨下区域的假体充填显著改善（图 11.18）。

3 型区域性容量缺陷包括过大的颧骨上部结构伴有颧骨下基础结构极端缺乏。当这种情况伴随着消瘦的皮肤和皮下组织时，外观会呈现出消瘦、萎缩甚至病态。幸运的是，除非一个人真的体质衰弱，该面部缺陷类型在一般人群中是罕见的。矫正需要用一个大表面积的投影厚度可能

有 5~7 mm 的中面部壳状假体来进行大量的颧骨下充填。因为颧骨下区域恰好止于鼻唇笑丘外侧，该空间的容量充填弱化了鼻唇沟并且矫正了中面部凹陷或扁平的外观来恢复更年轻饱满的面容（图 11.19，图 11.20）。

4 型缺陷包括了遍及整个前上颌区域的极端容量缺乏。包括了颧骨 1 区和 2 区及颧骨下区域，以及整个眼眶和鼻旁 3 区。这似乎在男性患者中更为常见（图 11.21），被称为"扁平脸"或"盘状脸"外观。因为下眶缘的缺陷性凹陷造成了眼球突出膨大的外观，所以该外观被描述为"北极熊"综合征；当眶缘在眼球的前投影区显著凹陷时，也被称为"负向量"骨性眶下状态。通过放置综合壳状假体，或者更特别地，通过使用笔者定制的联合泪沟-眶下-颧骨延伸的假体，该 4

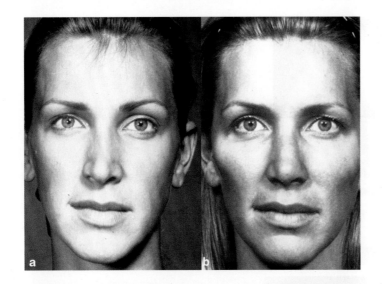

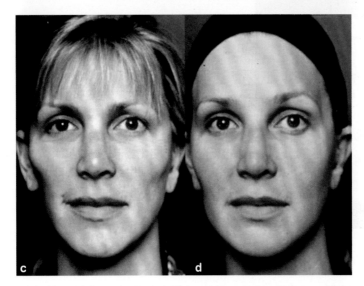

图 11.12 女性，42 岁，接受了传统的小而高外形的假体充填。该患者治疗后遗留下了骨性外观。目前的泰利诺（Terino）假体更宽，凸度更小。a. 术前照片：颧骨假体的大小、形状和位置错误。b. 术后照片：在 1 区和颧骨下（SM）使用更大表面积的解剖型颧骨壳状假体，以矫正骨性外观。c. 术前照片：颧骨假体的大小、形状和位置错误。d. 术后照片：在 1 区和颧骨下（SM）使用更大表面积的解剖型颧骨壳状假体，以矫正骨性外观

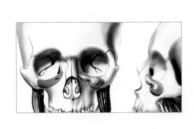

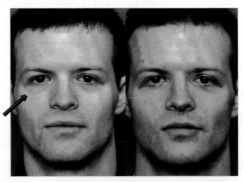

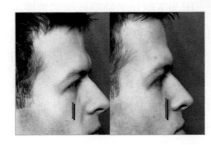

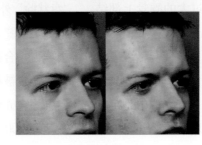

图 11.13 男性，35 岁，负向量（箭头）所指为眶下凹陷。4 型美学区域性容量不足、颧骨增生以及颧骨上颌缺陷。特大号 5 mm 泰利诺（Terino）颧骨壳状假体放置于 1 区和颧骨下 5 区，术后 1 年照片

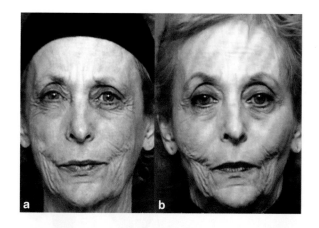

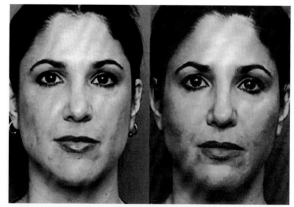

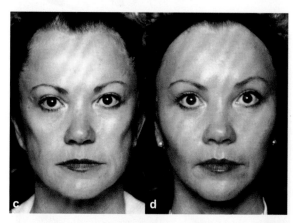

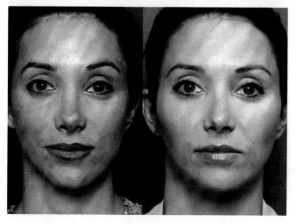

图 11.14　a. 女性，67 岁，有着瘦弱的外表、衰老的面部萎缩和极度松弛的面部皮肤，该患者只期望充填颧骨-中面部而拒绝除皱手术。b. 术后 1 年的照片，仅用特大号 5 mm 的泰利诺颧骨壳状假体对颧骨中面部颧骨下 5 区和 1 区充填。c. 女性，43 岁，有着 3 型颧骨下重度萎缩，颧骨凸出。d. 术后 6 个月照片，使用大号 4 mm 厚的泰利诺颧骨壳状假体充填颧骨下 5 区

图 11.15　两个 1 型面部颧骨相对缺陷的例子。1 区和 2 区颧骨容量充填的术后照片（右）展示了有吸引力的颧骨-中面部轮廓

型美学缺陷会发生显著改善，假体给所有这些中面部区域，包括眶下区域扩充了容量。该假体还增强了对下眼睑的支持并将它提高到一个更有魅力的水平位置（图 11.22）。外眦固定术对于矫正或防止下睑的下降以及防止其在颧骨手术后恶化是必要的，这些情况在该面部类型中是常见的，通过治疗可使其在美学和功能上都得到矫正。

5 型美学区域性缺陷是指在下眼眶和内侧泪沟区域骨骼结构的特定缺陷。这造成了眼部周围疲倦、凹陷的外观，见于眶周组织伴随衰老发生萎缩之后。该区域的容量缺乏对女性来说意味着外观缺乏吸引力。从内眦延伸到外眦颧骨缘的设计独特的泪沟假体可显著改善这种缺陷。沿着下

眶缘进行脂肪移植被一些人认为是有益的。但该容量缺乏还可伴随着显著的颧骨骨骼发育不全，图 11.23、图 11.24 展示了眶下-泪沟-颧骨壳状（SOTTM）假体。本书多位作者实施过的脂肪、肌肉、帽状腱膜和颞肌筋膜向该区域的自体组织移植，仅仅是部分成功的，因为所有的自体移植表现出不同程度的收缩和轮廓不规则。这项手术的成功与否以及术后明显轮廓不规则的发生率均存在争议。近期逐渐开展的眶下眼轮匝肌下脂肪（SOOF）眶下切开技术，分离并向上提拉了位于眶缘之下的眶下颊部和颧骨区软组织结构，并且转移了眶内脂肪，手术的成功有赖于局部可获得的组织及其容量。

在过去的 15 年中一项新的手术技术受到了关注。该技术是将上颌骨所有软组织层从骨膜下分

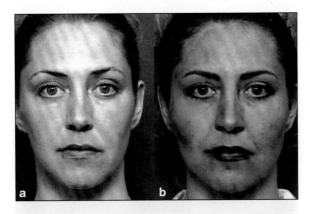

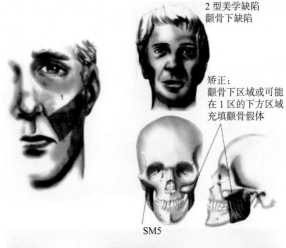

2 型美学缺陷
颧骨下缺陷

矫正：
颧骨下区域或可能
在 1 区的下方区域
充填颧骨假体

SM5

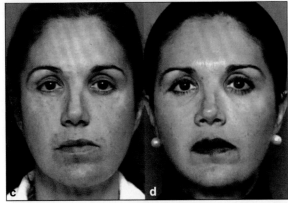

图 11.16　两名有 1 型颧骨 - 中面部缺陷的患者，在 2 区和 1 区用更大的壳状假体充填，加宽了上中面部的美容区域。a，c. 术前。b，d. 术后，展示了上中面部的增宽

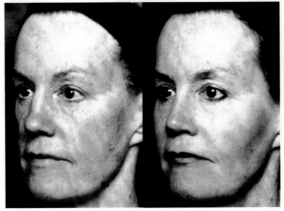

图 11.18　女性，衰老导致中面部萎缩。左：术前；右：术后 1 年，泰利诺特大号颧骨壳状假体放置在颧骨下 5 区（SM5）。手绘图展示了颧部假体更换的手术计划

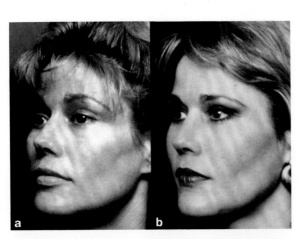

图 11.17　女性，32 岁，遗传性中面部颧骨下缺陷患者，2 型区域美学缺陷，特征是颧骨下 5 区的容量增加。将一个大号颧骨壳状假体嵌入颧骨下空间，制造出一个圆的、饱满的颊部。a. 术前。b. 使用泰利诺特大号颧骨壳状假体放置在颧骨下 5 区，术后 1 年

离，随后向上悬吊，为充填下眶缘区域提供更多的组织来源。这种中面部的悬吊技术可以与下眶缘之上的下眶脂肪重置同时实施。随后，眼轮匝肌的起点段在内侧泪沟区域被切断，从深层的弓状缘和 SOOF 层将中面部软组织和肌肉沿着整个眶缘提起，为眶内脂肪制造出转移和缝合的空间（图 11.25）[12]。在用于连接永久的异体颧骨或眶下假体时，这种组织的重新定位获得了最适宜的美学外观和可重复的手术结果（图 11.26）。

　　6 型中面部缺陷存在于鼻周颌骨前区域。该区域骨骼的容量缺乏或后缩的外观在特定种族人群中是常见的，特别是亚洲人、非洲裔人群、有着玛雅印第安血统的墨西哥人和美国印第安人。它还有先天遗传的特点，可能是轻微的，也可能是严重的，并且可能需要通过上颌骨 LeFort 截

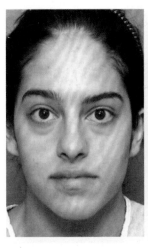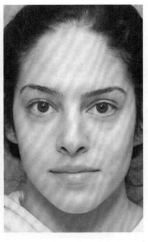

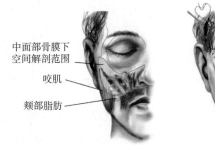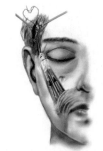

中面部骨膜下
空间解剖范围

咬肌

颊部脂肪

图 11.25　骨膜下上中面部悬吊，特别是在下面的颧骨-中面部假体存在的情况下，可以提供更多容量充填到骨膜下眶缘和颧骨区域

图 11.24　女性，18 岁，严重眶下 – 颧骨 – 上颌骨发育不良，置入综合眶下 – 颧骨壳状假体后获得显著改善。右图是术后 1 年的照片

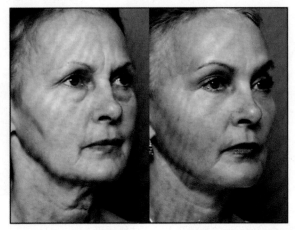

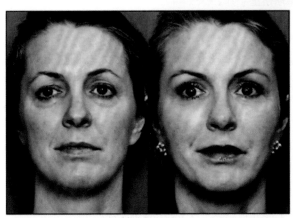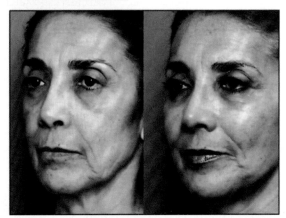

图 11.26　3 例患者的术前和术后照片，均接受过骨膜下的上中面部悬吊，中面部轮廓得到了改善；使用了脂肪移植术治疗眶下凹陷

骨的复杂正颌手术进行治疗。硅胶假体被特别设计成适合置于下梨状孔周围的形状。它可以通过口内或鼻内切口轻松地直接放置在骨组织上（图

11.27）。假体被恰当放置后，其自然的解剖学形状和后方轮廓可以保证其稳定性（图 11.28）。

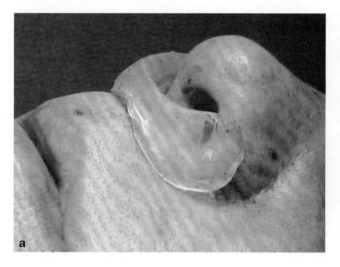
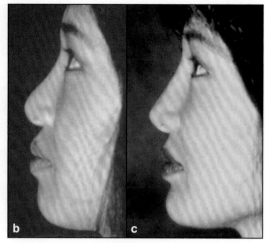
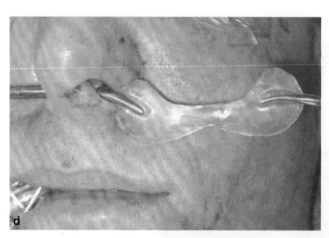
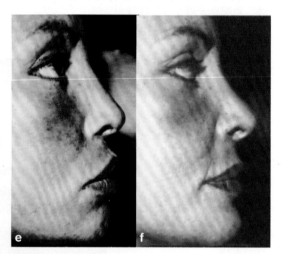

图 11.27　a，d. 梨状孔假体是可以改善上颌后缩容量轮廓畸形的成功的假体设计。b，e. 术前照片。c，f. 术后照片，2 例上颌后缩轮廓畸形被一个现代设计的梨状孔上颌假体所矫正

## 11.7　假体的选择

理想的假体应该容易置入、不可触及、易于替换、可塑性强、舒适性强、身体能够接受，对感染有抵抗力，并且易于被整形外科医生矫正（表 11.1）。

光滑的硅胶假体直接放置在骨骼上时，会迅速固定并被囊性纤维牢固地包围，创造出良好划分的空间。硅胶假体很容易被移除，并在必要时可进行更换。而能让组织内向生长的多孔假体，例如高密度聚乙烯（如 Medpor）、有孔假体和有涤纶背衬的假体，其感染发生率较低且均匀一致，可预测并且临床表现明显。由于骨骼吸附和

其他局部诱导的组织相互作用，它们也更难以更换或矫正。相比之下，硅胶假体可以在炎症发作甚至严重脓肿的情况下仍完好无损，而多孔假体的感染则通常需要将之移除。

## 11.8　外科技术

### 11.8.1　颏 – 下颌充填

通过扩展传统的中央放置的假体的形状和尺寸，可以给颏部轮廓提供更多的侧向和后部容量变化（表 11.2），这使颏部充填的技术进一步发展。传统的手术方式是将椭圆形颏部假体放置在颏孔之间，只置入于中央部分的假体经常

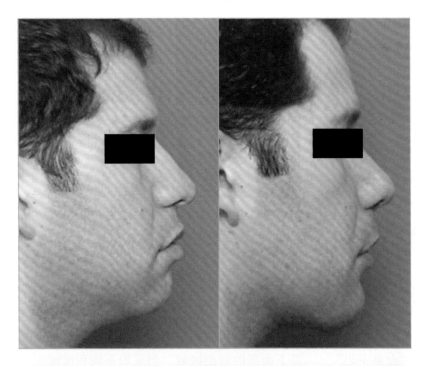

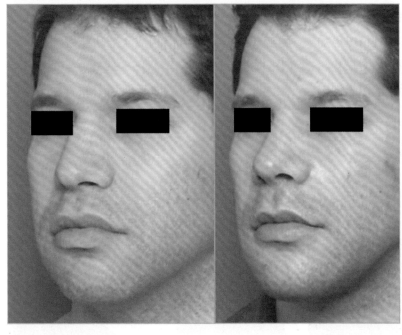

图 11.28  男性，37 岁，放置中号上颌假体后，鼻翼 6 区得到明显改善。该患者还接受过鼻和颏 – 颈整形手术

表 11.1  面部假体的性能特点

| 理想的品质 | 硅胶 | Gore-Tex（Gore Inc，Flagstaff，A2） | | Medpor（Stryker，Kalamazoo，MI） | 羟基磷灰石 |
| --- | --- | --- | --- | --- | --- |
| 生物相容性 | 4 | 3 | | 4 | 4 |
| 可修饰性 | 4 | 2 | | 3 | 3 |
| 可替换性 | 4 | 2 | | 1 | 1 |
| 抗感染能力 | 3 | 1 | | 3 | 2 |
| 解剖学轮廓 | 4 | 1 | | 2 | 2 |
| 可视性、可触及性 | 3.5 | 1 | | 2 | 2 |

注：4，最优；1，最差。

表 11.2 下颌前充填：区域性（局部）容量 – 凸起缺陷

| 区域 | 假体[a]（取决于面部大小） |
| --- | --- |
| 颏中央（CM） | 解剖型或型号 I / II<br>4 ~ 9 mm |
| 后侧面（PL） | 下颌角假体<br>8 ~ 12 mm<br>向外侧凸出 |
| 中部外侧（ML） | 侧向假体<br>4 ~ 6 mm<br>用来加宽下颌外侧轮廓 |
| 下颌下（SM） | 垂直延伸的假体<br>4 mm<br>向下方和前方凸出 |

[a]Implantech Corp., Ventura, CA, USA.

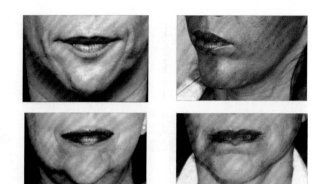

图 11.30 多例由传统中央假体导致的畸形更明显的颏部外观

会导致异常且不美观的圆形中央凸起（图 11.29，图 11.30）。此外，传统的颏假体手术改变了颏肌的起点，可能会使其表面覆盖的软组织向下移位，从而导致软组织下垂和"女巫下巴"（图 11.31，图 11.32）。在先天性颏部中央软组织呈"丘状"圆形隆起的患者中，这种情况更加明显。如果在老化过程中，颏部中央的"丘状"隆起与松垂的外侧下颌组织之间形成软组织沟，则会使外观变得更加不美观。这个沟被称为木偶纹或下颌前沟。为了在颏部充填方面取得更大的成果，可以考虑利用下颌前空间。下颌前空间是下面部的解剖区域，当采取不同程度地充填时，面部下 1/3 和下颌的形状和容量会产生显著的变化。该区域可以构成 4 个功能解剖学区域（图 11.33）。

将下颌前空间横向延伸到下颌骨水平支的

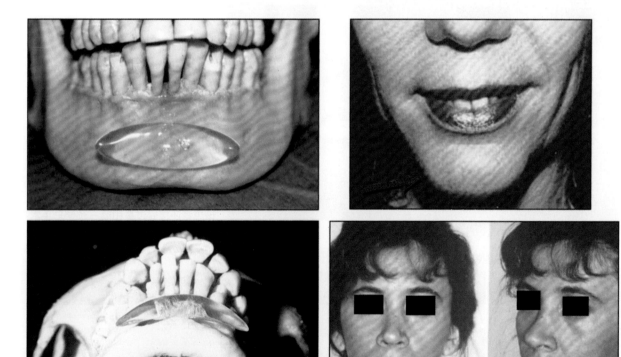

图 11.29 传统的颏假体是小而不规则的。它们被放置在颏孔之间的中央位置，故常导致不美观的中央异常圆形凸起

中间和斜线区域，使医生能够塑造下颌中间外侧区域的外形。除颏中央之外，这个区域的充填可以创建一个解剖学上自然的颏-下颌轮廓（图11.34）。这正体现了由笔者原创设计的解剖型延伸式颏假体的原理（图11.35）[12]。中间外侧区域甚至进一步扩展到下颌的更后部区域的充填，增宽并定界了下颌骨中间和后方区域（图11.36，图11.37）。目前，许多男性患者要求对下颌轮廓进行大范围改变，主要涉及下颌后外侧（PL）区（图11.38）。该区域包括从斜线向后延伸的水平分支的后1/3，包括下颌角点和上升支的下面4 cm部分。其界限如下：①底端是下颌骨本身；②顶端是上覆的咬肌；③上边界受下颌骨乙状切

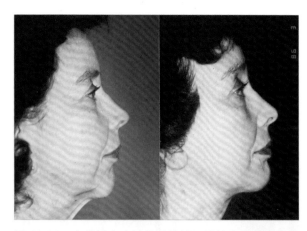

图 11.31　由传统中央假体导致的异常轮廓可以用笔者设计的解剖型延伸式颏假体矫正

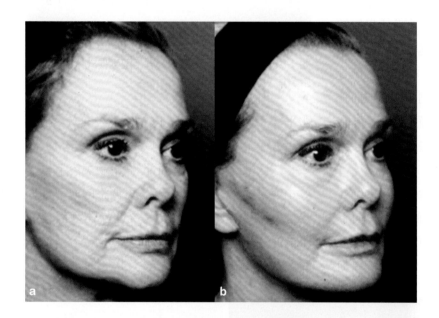

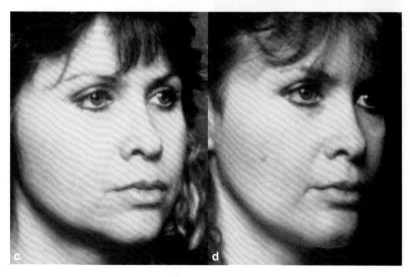

图 11.32　"女巫下巴"畸形很容易被笔者设计的解剖型延伸式颏假体所矫正。a，b. 一名32岁女性，用1区颧骨充填和垂直的延伸型颏假体来制造出更长的面部和更大的颧骨。c，d. 一名有下颌角的36岁女性希望拥有更长、更明显的颏部

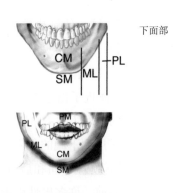

下颌前空间
（4个区域）

下面部

图 11.33　下颌前空间的 4 个解剖学区域可以用来充填并矫正下颌区面部节段特殊的区域轮廓线。CM，颏中央；ML，中部外侧；PL，后侧面；SM，下颌下

迹的限制；④后部和下部边界受到咬肌强有力的肌肉纤维筋膜的限制。这些必须被完全分离，以扩大下颌角骨性边界周围的空间。这些必要的分离使市场上可买到的下颌角假体的弯曲边界能够沿着下颌骨下部和升支后部边缘延伸，并确保假体的位置稳定（图 11.39，图 11.40）。当从下颌骨分离咬肌时需要注意避免创伤性剥离，保证面神经（Ⅶ）的下颌支、脆弱的颈后静脉、面静脉和动脉都不受损害。一旦受损，这些血管可能会大量流血。

下颌角充填能够塑造出下颌后部轮廓的绝佳角度（图 11.41）。向外延伸后外侧段或者向下延长的假体可以在市场上买到。向下延伸后部下颌骨会形成更尖锐的下颌角，使下颌骨下缘更加

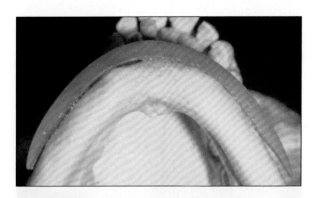

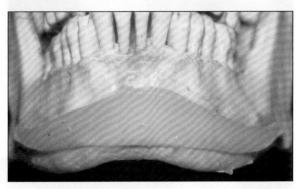

图 11.35　笔者设计的第 1 个解剖型延伸式颏假体的原始图片（1973 年）

水平。

另一个重要的下颌区域是下颌下（SM）区域。该区域被定义为下面部颏-下颌美容节段，其中容量-质量的改变将产生可调整的面部垂直尺寸的延长（图 11.42）。传统的异体颏假体并不能通过增加垂直长度延伸下 1/3 的美容节段。目前，许多整形外科医生选择利用骨间移植的截

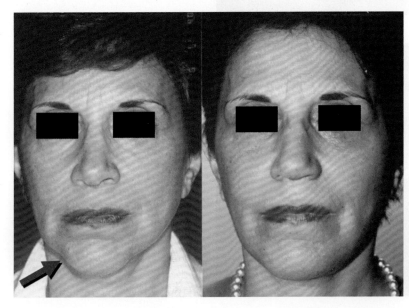

图 11.34　1975 年，用解剖型延伸式颏假体，并通过充填中部外侧区域来再造自然轮廓线的首例患者（另一医生原本进行的是传统中央假体置入和眼睑成形术）

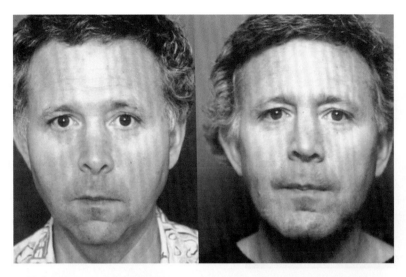

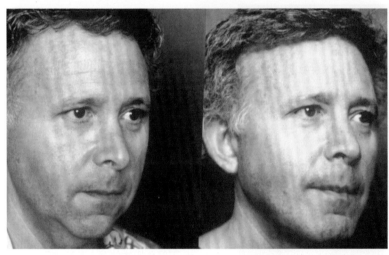

图 11.36 下颌前空间或下 1/3 面部美学节段的改变在调整面部平衡方面是非常关键的，这会提升外观的吸引力。这个 56 岁男性病例展示了由除皱术和采用大的解剖型下颌前假体增加颏中央（CM）和中部外侧（ML）区域容量带来的改善

骨术甚至是自体脂肪移植术来完成这一重要的轮廓改变。对于刚从事整形外科的医生来说，正颌外科整形术在技术上是复杂的、不精确的，并且可能具有显著的并发症，如神经损伤、不对称及台阶状畸形。

笔者于 1982 年开发了一款独特的垂直延伸假体，用于包裹下颌骨性下缘并增加从下唇到颏下的垂直距离。该假体向下延伸 4 mm，向前凸出 4 mm，还侧向扩充了 SM 区域（图 11.43）。这种假体增加了前部下颌节段和下颌前韧带起点的下颌前沟或木偶纹的容量。SM 区域的假体可改善或纠正"女巫下巴"畸形以及下颌前木偶纹（图 11.44）。

正如中面部中间 1/3 部分的每个带状区域的容量扩充变化是特定的一样，下颌前的下 1/3 轮廓会产生不同的改变。假体的尺寸、形状和定位的精准性是达到特定预期的关键。

鼻轮廓容量改变也是常见的要求。这些手术也大大有助于整体的面部美学平衡，尤其是当它们从容量上与下颌-颏美学部分的轮廓平衡相关时（图 11.45）。

硅胶解剖型假体是市场上可买到的，可用于中面部、颏-下颌轮廓（下颌前）和上颌骨前修饰（图 11.46）。

### 11.8.2　中面部充填

面部充填过程中的指导原则如下。①直接放置在骨和骨膜上。将假体直接放置在骨组织上，可以牢固、稳定地将其固定在骨骼上。面部解剖型假体尚未见到包膜挛缩现象。②轻缓提拉颧骨

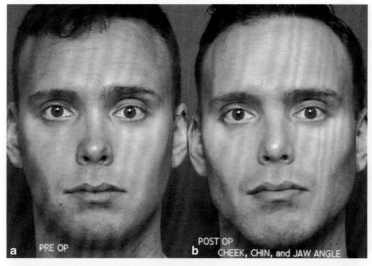

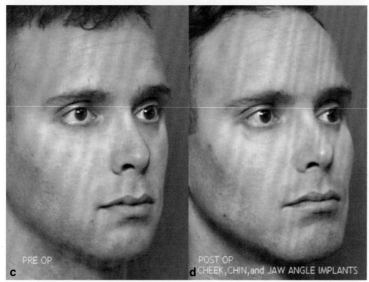

图 11.37 年轻男性时常要求下颌轮廓的充填,该患者为 29 岁男性。a, b. 下颌角假体放置术前和术后一年,正面观。c, d. 下颌角假体放置术前和术后一年,斜位观。同时实施了颏部和颧骨的充填

和下颌前区域的软组织。当局部麻醉药充分渗透时,组织平面很容易分离,而不需要强制造成创伤。过度的创伤可能会产生短暂或长期的神经精神症状,但很少是永久性的。还可能会出现颧肌、眼轮匝肌甚至额肌的瘫痪或麻痹,这通常是暂时的,但在极少数情况下,这种损害可能是永久性的,虽然在笔者实施的 3500 多次颏假体置入中从未发生过。③在颧骨或下颌前区域充分扩展解剖空间以舒适地容纳所选的假体。将软组织抬高到与骨骼相邻的区域,应该用钝缘牵引器完成,并且尽可能轻柔地操作。适当尺寸和形状的解剖型假体很少出现错位或移位问题,因为它们良好地充填了空间,并且由于其波状外形的后表面和快速固定到骨组织的优点而保持其位置不

变。④通过局部麻醉和全身麻醉减少出血。干净的手术视野对于精确地识别、准确地分离和恰当地放置是必要的,这 3 点是避免血肿、血清肿、感染、放置不当和神经损伤等潜在问题的关键因素。将收缩压维持在 90~110 mmHg,以及浸润在含 1∶800 000 肾上腺素的 0.2% 稀释利多卡因溶液的环境下,止血效果最佳。也可以在术前即刻口服可乐定 0.2 mg,以稳定患者血压和脉搏。

## 11.9 技术要素

有多种路径可进入颧骨空间:①口内,②下睑缘,③除皱术,④颧颞,⑤经颅,⑥经结膜。口内入路是传统的且最常见的上颌颧骨和中面部

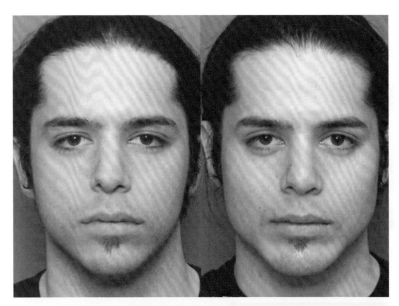

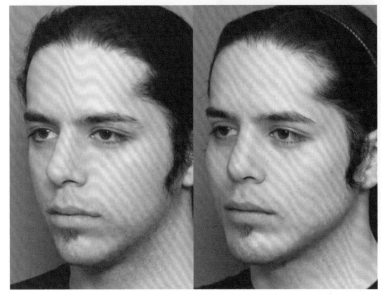

图 11.38 男性，30 岁，期望同时拥有方形的中央和后部下颌轮廓以及凸出的颧骨，并希望鼻部得到改善。通过 4 mm 的颧骨壳状假体和 12 mm 的下颌角假体置入满足了他的全部要求

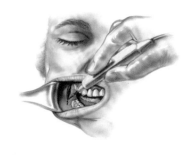
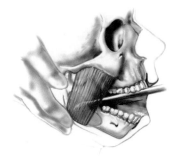

图 11.39 艺术家的手绘图解，展示了臼齿后 3 cm 口内切口。自咬肌后缘、下颌角和其前面水平缘分离，延伸至下颌骨升支被切断，形成骨膜下腔隙

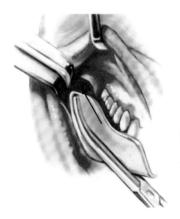
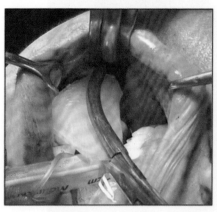
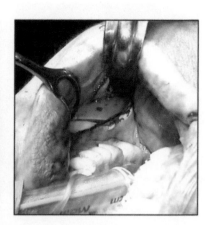

图 11.40　口内手术照片展示了切口的位置和大小，以及使用一个大弯钳向里、向上放置下颌角假体的最终位置

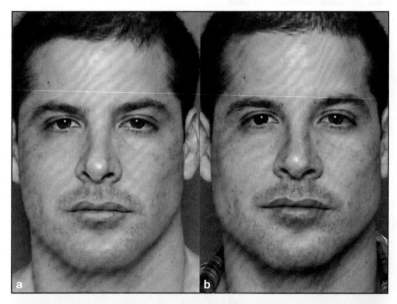

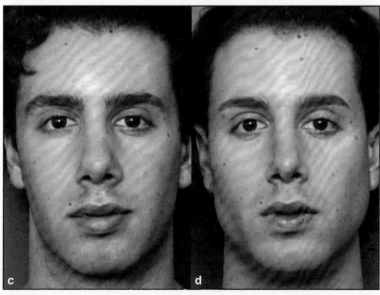

图 11.41　患者对各自的下颌后部轮廓有不同的"理想外观"要求。这些男性是典型的例子。a. 术前。b. 下颌角假体置入术后 6 个月。c. 术前。d. 下颌角假体置入术后 1 年

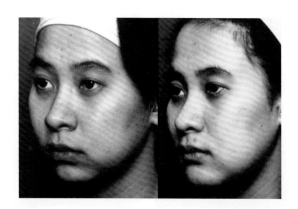

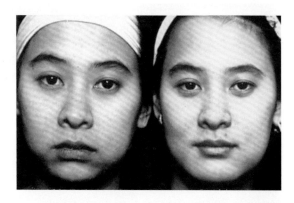

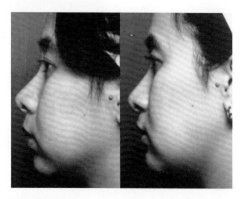

图 11.42 利用纵向延伸假体的下颌下充填制造出更长的面部。该组照片展示了将假体置入有着严重遗传性下面部美学缺陷的年轻女性面部之后的显著效果。每幅图的右侧视图为手术后 2 年。

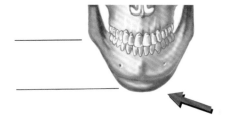

下颌下假体纵向延伸了面部

a

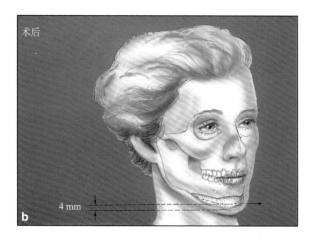

术后

4 mm

b

图 11.43 a. "纵向延伸" 假体（笔者在 1978年的设计）充填了中部外侧区域的下颌前沟，并且为下 1/3 下颌面部美学节段提供了额外的容量。b. 下颌下假体的图解，纵向延长了面部4 mm，并且在前后方向上延长了 4 mm

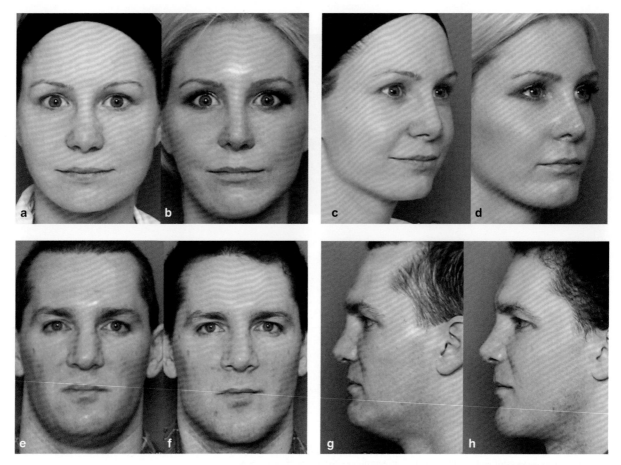

图 11.44　a-d. 女性，31 岁，不满意自己先天圆形饱满的面部。根据她的期望，利用 1 区上的高颧骨假体和下颌下 4 区上纵向延伸的假体制造出一个更长、更方的面部。e-h. 男性，39 岁，期望更长、更方的颏部。纵向延伸的下颌下假体实现了他的"理想外观"

充填的路径。笔者使用了一个 1 cm 长的 I 型切口，仅以垂直倾斜的方向通过黏膜。切口位于上颌骨的前壁的上面，正好在犬齿上方，距离腮腺导管开口内侧约 2.5 cm。

将带有 1 cm 宽刀片的刮刀形剥离子直接放置在骨膜下、与上颌骨壁的下底部垂直方向的口轮匝肌下，及颊龈沟顶部。将剥离子直接保持在骨面上，将其上覆盖的软组织倾斜向上覆盖上颌隆起。剥离子应始终保持在颧骨隆凸和颧弓下缘的骨缘上（图 11.47）。临床触诊先前标记的皮肤上带状设计的颧骨空间解剖区域，而下面的剥离子直接从骨面上移动组织。当剥离子在这些区域内解剖骨膜下空间时（图 11.48），该操作包括触诊眶缘和颧骨的上下边界。点亮 Aufricht 光纤牵引器确认解剖性分离。一旦达到骨缘，进一步的空间扩展只能通过一个圆形的、更扁平的刮刀剥离子进行。软组织内不能使用穿透性的、用力的剥离方式。

应避免直接分离眶下神经区域。如果需要的话，可以通过仔细的刮擦动作将骨膜向外、向下移动到眶下孔，直到可以看见神经和孔。这表明可以放置眼眶下泪道假体。用抗生素溶液（杆菌肽，50000 U/L 或头孢唑林生理盐水溶液 1 g/L）频繁清洗。

一旦空间被打开，使用锯齿形长弯钳将假体横向穿过上端并插入后面的颧骨通道。带有 2-0 聚丙烯缝线的两枚 25.4 cm（约 10 inch）的针在颞骨区域从内侧向外侧放置，然后系在大的垫板海绵上。如果发生假体弯曲，通过使用俄罗斯钳联合刮刀骨膜剥离子，经过假体的前部和后部，可以确保正确的定位。使用 Aufricht 光纤牵引器或其他照明器械照亮开口内部，显露内部解剖结

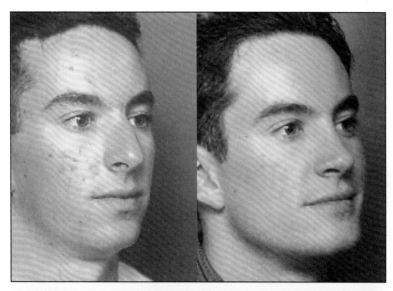

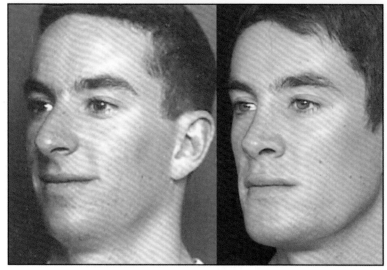

图 11.45　男性，20 岁，使用颏中央假体和 12 mm 的横向下颌假体充填的缩鼻术扩大了整个下 1/3 面部，整体面部平衡得到了很大的改善。

中面部延伸下颌和延伸颏塑形的解剖型假体已商品化

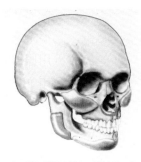

图 11.46　笔者设计了许多类型的市场上可购买的解剖型延伸式颏假体，图内所示为其中的一种类型，适用于下颌骨的轮廓改变

构，并确认假体的正确位置。

在颧骨下区域，软组织被从咬肌光滑、白色、闪亮的纤维肌腱的下方和外侧剥离出来。根据所期望的颊部形状和所需要的假体

（表 11.3），打开 1~2 cm 的小切口。当使用充分而恰当的麻醉技术时，口内入路能够实现骨骼解剖和肌肉组织的良好可视化。这种暴露可以将假体精确置入 1 区 2 区和 5 区（SM5），整形外科

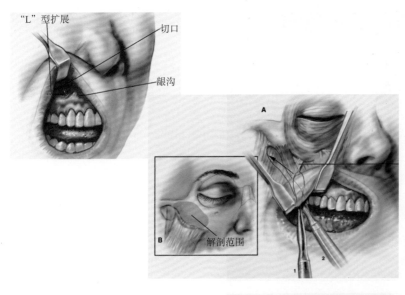

**图 11.47**　放置颧骨假体的口内入路可以用来分离适当的空间，可以识别和观察内部的解剖结构以便恰当放置假体

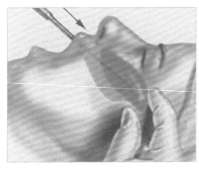
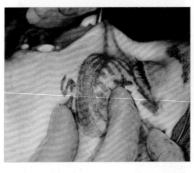

**图 11.48**　通过口内入路进行颧骨区充填，用剥离子从骨面上提起软组织，剥离区控制在示指和拇指之间

医生可以在假体的上方和下方放置刮刀剥离子，以确保其边缘不会弯曲，并且假体在颧骨部位的延伸不会卷曲。没有必要暴露眶下神经，但是在必要时或在眶下区域使用假体时，暴露也是相当容易做到的。

**表 11.3**　颧骨-中面部充填：区域性容量-凸起缺陷和解剖学区域充填假体尺寸

| 面部类型 | 解剖学区域 | 假体尺寸（取决于颅骨大小） |
|---|---|---|
| 1 | 1 和 2 | 3 或 4 mm（偶尔 5 或 6 mm） |
| 2 | SM 5 | 4 或 5 mm（可能是一个联合壳） |
| 3 | SM 5 | 5 或 6 mm（大号或特大号） |
| 4 | 1, 2, SM 5 | 5 或 6 mm 颧骨壳（大号或特大号） |
| 5 | 3 | 泪沟假体（小号、中号或大号） |
| 6 | 前颌骨 | 多种前颌骨假体边缘假体[a] |

缩写：SM，颧骨下。
[a]Implantech Corp., Ventura, CA, USA。

## 11.10　下睑缘入路

在标准的下睑缘眼睑成形术入路中，在睫毛线下 3 mm 处做一个切口，并限制其横向延伸以避免外眦区域的瘢痕，可以用于联合常规眼睑成形术或作为颧骨假体置入的独立入路。当单独使用假体时，切口长度应限制在 10 ~ 15 mm。它仅用于睫毛下区域的中间到外侧 1/3（图 11.49）。此外，切口下方提供了放置假体的坚固架子。

泪沟假体可通过外部的睫毛下眼睑成形术切口、结膜切口或口内入路放置。在切除假体的一部分之后放置泪沟假体，使其能够环绕眶下神经的主干。如果需要，假体可以通过一或两根缝线固定到内侧眼轮匝肌或眶下缘。由于医生能够直接观察假体与下眶缘之间的关系，所以睫毛下眼睑成形术的最大优势是有机会正确定位。

任何通过下睑缘入路置入的假体都必须使用医生认为可以全程控制的技术，联合安全的眦成

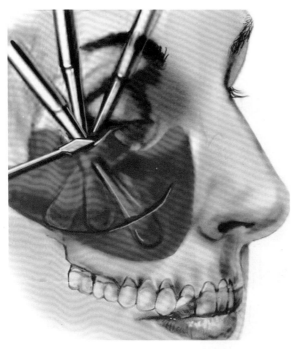

图 11.49 采用睫毛下的下睑切口，肌皮瓣剥离至眶骨缘，穿透骨膜和眼轮匝肌下脂肪（SOOF）层直达眶缘下 4 mm

形术或眦固定术使用 [23]。

## 11.11 术后护理

面部假体术后护理并不复杂，围手术期使用口服抗生素，目前较为常用的是头孢菌素。在手术开始之前，麻醉医生会静脉注射 1 g 头孢唑林，前提是患者对该药不过敏。术中还可以静脉注射 10 mg 地塞米松来控制术后水肿。在术后期间，需口服 5 天逐渐减量的类固醇激素甲泼尼龙。在最初 12 个小时内，间断对中面部或下颌前的手术部位进行冷敷。不使用绷带包扎。口内黏膜和外部皮下缝线不必拆除。维持软质饮食 10 天。强烈建议患者以 45° 仰卧至少 1 周。4 周内不允许进行剧烈的体力活动。之后，患者可以进行任何类型的体育锻炼活动。

## 11.12 讨论

尽管本章所描述的异体面部假体有很多优

势，但使用起来也存在一些缺点。严重感染的可能性很大，尤其是多孔材料，纤维向材料内生长或死骨片浸润材料，使其很难迅速移除。当假体没有合适的形状、尺寸或定位时（图 11.12，图 11.30），可能会出现不美观甚至是比术前天然面容更丑的轮廓畸形。解剖引导或移除假体材料时，由于过度操作和不当创伤，可能会导致面神经和肌肉损伤。口内入路的并发症包括眶下神经损伤所致的感觉迟钝或口轮匝肌肌肉系统运动功能障碍（图 11.50，图 11.51）。神经症状可能是由于在手术过程中切断了唇中的小分支，或者直接损伤了主神经束，也可能源于假体对神经的压迫。

然而，这些并发症是很少见的。先前讨论的假体置入指南有助于降低其发生率。使用传统的横切口通过颧肌肌柱会产生创伤，因此应该避免。假体可能会导致短暂的甚至永久的肌肉功能损伤。这可能会抑制正常的唇部抬高。

在下睑缘解剖时，也要有意避开眶下神经。在眶缘前 3 ~ 4 mm 的骨膜上沿其侧面做一切口，以避免可能导致睑外翻和下睑挛缩的潜在粘连。坚决不能使用皮瓣，因为皮瓣总是会收缩而导致眼睑收缩和睑外翻。然而，通过使用皮肤-肌肉瓣的方法，可以将眼轮匝肌的创伤最小化。解剖过程中过度肌肉损伤，伴有渗血进入眼睑组织，会刺激下眼睑中间层纤维化和挛缩，导致睑外翻的发展。可使用标准的外眦固定术来最小化这种可能性（图 11.52）。因为来自颧骨组织下的假体

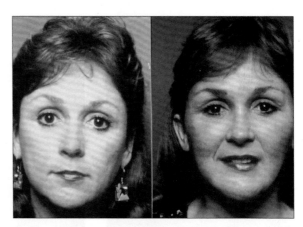

图 11.50 颏部充填可能伴随有面神经下颌缘支的损伤。术后 6 ~ 10 周几乎可以完全恢复

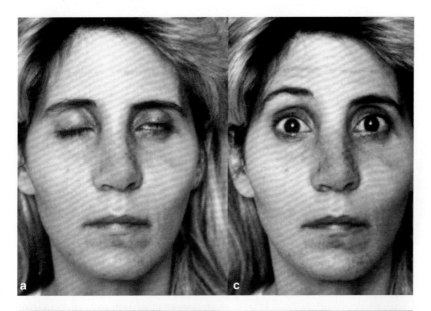

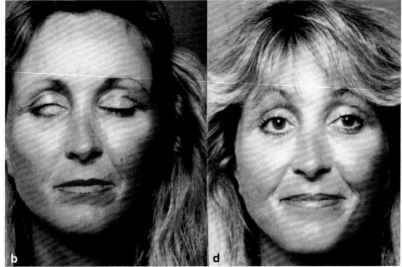

图 11.51　面部假体置入后的神经系统并发症发生率在 1% 以下。大多数神经损伤是暂时性的。a，b. 一种典型的损伤涉及了面神经支配额肌的分支和眼轮匝肌的分支。c，d. 图中两名患者术后 6~8 周后都完全恢复

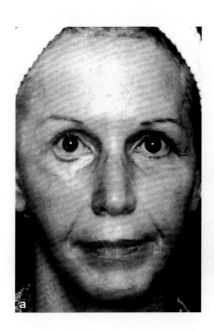

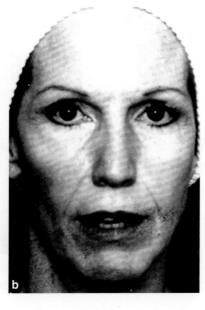

图 11.52　下睑的过多出血和肌肉损伤可导致睑外翻。a. 矫正前。b. 外眦固定术后 6 个月

会引起容量扩张，导致额外的牵引力施加在下眼睑上，所以皮肤和肌瓣的切除应该保守一些。

在颏部充填期间，肌纤维的切口不仅导致闭合不充分，还可能导致颏肌的无力和松弛，从而增加颏部下垂的可能性。颏部中央的颏肌和"丘状"隆起下垂的发生是文献对异体假体的争议之一。事实上，发生中央下垂和"女巫下巴"等畸形的可能性是不可忽视的。然而，通过使用先前描述的垂直进入切口并且在闭合期间安全地接近颏肌肌柱，可以预防上述问题发生。颏肌可以很容易地伸展以适应大的解剖型延伸式颏假体（图11.53，图11.54）。

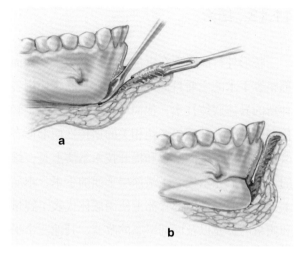

图 11.54　a. 在颏神经下至下颌骨中央之间的中央骨膜下切开。b. 颏神经下的延伸型假体位置

**要点**

1. 由硅胶（硅橡胶）制成的面部假体周围的感染和蜂窝织炎在必要时几乎都可以通过抗生素和（或）引流过程解决。

2. 光滑的硅胶（硅橡胶）假体表面有一个起固定作用的薄被膜覆盖，易于插入、移除或更换。

3. 将假体直接放置在骨膜下的骨面上或一个牢固的基底（比如咬肌）上容易固定。非骨膜下放置会导致移位。

4. 从某种程度上来说所有假体都会发生骨骼重塑或侵蚀。根据至今超过50年的经验，颧骨-眶骨侵蚀的问题很少见。

5. 除完全横断或严重损伤外，几乎所有的神经损伤都会随时间累积而完全恢复。

**隐患**

1. 未能与患者分析和讨论其先前存在的不对称性，并未告知不可能全部矫正。

2. 在初始手术后的第一年内尝试再次手术、改善或矫正，这会重新刺激瘢痕挛缩和（或）瘢痕粘连的密度增加，从而易于引发神经损伤。

3. 术后6个月至1年的时间内医生会听到患者关于假体太大或超出了理想位置的说法，实际上肿胀是可以持续到这个时间的，并且这种不理想情况可以完全消失。

4. 骨膜下假体空间太大或太小。

5. 在面神经的主干和分支处，试图扩大侧面和后面的空间时，强行在眶下神经周围区域，尤其是中面部、颧骨下和颧骨区域进行解剖。

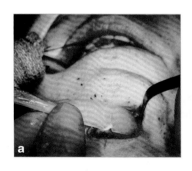
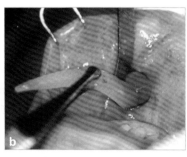

图 11.53　照片展示了置入解剖型延伸式颏假体的颏下入路。a. 颏下入路。b. 口内入路

## 11.13 结论

整形外科医生现在更加准备充分地来实现面部整容手术的主要目标。通过操作和联合使用各种新的异体假体技术，他们可以通过恢复、年轻化和提升技术处理与老化相关的遗传性面部形态改变。软组织平面紧致和提升技术本质上是二维的，而骨骼充填代表了最深层平面的手术，本质上是三维的。在面部骨骼上使用假体代表了容量和质量的扩充以及面部形态的改变。其他三个平面，即皮肤、皮下脂肪和 SMAS 的操作是试图以二维方式逆转松弛下垂的衰老表现，这会受老化组织的生物弹性动力学的限制。事实上面部骨骼的各个方面都可以进行令人满意地充填[24]。

（周　怡　黄久佐　译）

## 参考文献

[1] Rogers BO. The development of aesthetic plastic surgery: a history. Aesthetic Plast Surg 1976; 1:3

[2] Skoog T. Useful techniques in face lifting. Presented at the meeting of the American Association of Plastic Surgeons; San Francisco; April 1969

[3] Mitz V, Peyronie M. The superficial musculo-aponeurotic system (SMAS) in the parotid and cheek area. Plast Reconstr Surg 1976; 58: 80–88

[4] Lemmon ML. Superficial fascia rhytidectomy: a restoration of the SMAS with control of the cervicomental angle. Clin Plast Surg 1983; 10: 449–478

[5] Guerrero-Santos J. The role of the platysma muscle in rhytidoplasty. Clin Plast Surg 1978; 5: 29–49

[6] Rees TD. Aesthetic Plastic Surgery. WB Saunders; Philadelphia.1980

[7] Gonzalez-Ulloa M. Planning the integral correction of the human profile. J Int Coll Surg 1961; 36: 364–373

[8] Hinderer UT. Profileplasty. Int Micr J Aesth Plast Surg Card 1971; 1: 1

[9] Terino EO. Implants for male aesthetic surgery. Clin Plast Surg 1991; 18: 731–749

[10] Terino EO. Alloplastic facial contouring: surgery of the fourth plane. Aesthetic Plast Surg 1992; 16: 195–212

[11] Carpenter R. The Esthetic Basics of Greek Art. Bloomington Indiana University Press; 1959

[12] Terino EO. Alloplastic facial contouring: surgery of the fourth plane. Aesthetic Plast Surg 1992; 16: 195–212

[13] Tessier P. The definitive plastic surgical treatment of the severe facial deformities of craniofacial dysostosis: Crouzon's and Apert's diseases. Plast Reconstr Surg 1971; 48: 419–442

[14] Ramirez OM. The subperiosteal rhytidectomy: the third-generation face-lift. Ann Plast Surg 1992; 28: 218–232, discussion 233–234

[15] Millard DR. Chin implants. Plast Reconstr Surg (1946) 1954; 13: 70–74

[16] Gonzales-Ulloa M. Selective regional plastic restoration by means of esthetic unities [in Spanish] Rev Bras Cir 1957; 33: 527–533

[17] Hinderer UT. Malar implants for improvement of the facial appearance. Plast Reconstr Surg 1975; 56: 157–165

[18] Bucky LP, Kanchwala SK. The role of autologous fat and alternative fillers in the aging face. Plast Reconstr Surg 2007; 120 Suppl: 89S–97S

[19] Carboni A, Gasparini G, Perugini M, et al. Evaluation of homologous bone graft versus biomaterials in the aesthetic restoration of the middle third of the face. Minerva Chir 2002; 57: 283–287

[20] Graivier MH, Bass LS, Busso M, et al. Calcium hydroxylapatite (Radiesse) for correction of the mid- and lower face: consensus recommendations. Plast Reconstr Surg 2007; 120(6 Suppl): 55S–66S

[21] Rubin LR, Walden RH. A seven year evaluation of polyethylene in facial reconstructive surgery. Plast Reconstr Surg (1946) 1955; 16: 392–407

[22] Sevin K, Askar I, Saray A, et al. Exposure of high-density porous polyethylene (Medpor) used for contour restoration and treatment. Br J Oral Maxillofac Surg 2000; 38: 44–49

[23] Terino EO. Lateral canthopexy: a simple two suture method. Presented at the annual meeting of the American Society for Aesthetic Plastic Surgery; Los Angeles, CA; 1987

[24] Binder WJ. Custom-designed facial implants. Facial Plast Surg Clin North Am 2008; 16: 133–146, vii

## 参考书目

[1] Connell BF. Cervical lift: surgical correction of fat contour problems combined with full width platysma muscle flap. Aesthetic Plast Surg 1978; 1: 355

[2] Guerrero-Santos J. Neck lift: simplified surgical technique, refinements, and clinical classification. Clin Plast Surg 1983; 10: 338–347

[3] Hamra ST. The zygorbicular dissection in composite

rhytidectomy: an ideal midface plane. Plast Reconstr Surg 1998; 102: 1646–1657

[4] Matarasso A, Terino EO. Forehead-brow rhytidoplasty: reassessing the goals. Plast Reconstr Surg 1994; 93: 1378–1389, discussion 1390–1391

[5] Namazie AR, Keller GS. Current practices in endoscopic brow and temporal lifting. Facial Plast Surg Clin North Am 2001; 9: 439–451

[6] Peterson R. The role of the platysma muscle in cervical lifts. In: Symposium on Surgery of the Aging Face. St. Louis: CV Mosby; 1978:115

# 12　假体在充填眶部、额部、眉间、颞部、下颌和颏部的应用

*Oscar M. Ramirez*

## 12.1　引言

在过去的 20 年里，一种新的理念是强调通过增加面部容量的方法来使面部美化和年轻化。这些年来许多能够增强面部三维立体感的技术得到发展[1]，其中包括面部假体的应用。在全球范围内，面部假体充填方面的先驱之一是 Edward Terino[2]。对于要求增加面部容量的年轻患者，他单纯使用硅胶假体，不做软组织提升；对于要求年轻化的患者，他联合应用假体置入和骨膜下除皱的技术。到 20 世纪 80 年代后期，笔者逐渐意识到协调且坚固的骨骼支撑对于面部的美学来说至关重要，于是笔者开始在美容手术方面使用假体，后来也将其用于面部年轻化手术。在笔者早期工作的案例展示过程中，许多整形外科医生认为没有必要使用面部假体，因为这对患者面部外形的改变太大了。而在笔者看来，这些医生并没有认识到，面部骨骼的大小和形状决定了面部软组织的形态，骨骼的框架以及其外围的软组织共同决定了该面部是否美观。而这两者中，骨骼尤为重要。换句话说，如果一个人有对称协调且强壮骨感的面部骨骼作为支撑，那么面部就会非常美丽。而如果面部骨骼支持松垮或不协调，这样的面部就不会吸引人。用更通俗表达就是"美人在骨不在皮"，面部的美有赖于深部的骨骼。这是画家、雕塑家和摄影师的共识，整形外科医生也开始意识到骨骼的重要性。你看任意一本时尚杂志或者当你出入娱乐场所时，你会发现其中最美的人，无论性别、年龄或者种族，他们的共同特点在于都拥有前凸的额部，丰满凸出的眼眶、颧骨，骨感的颏部，以及完美的下颌曲线。

一个很重要的问题是：假体材料的选择。从化学结构和组成上看，最常用的两种假体是：硅橡胶假体（即我们熟知的硅胶假体）和多孔高分子聚丙烯假体（图 12.1）[如 Medpor（Stryker，Kalamazoo，MI，USA）或 Porex（Porex Suryical，Newnan，GA，USA）]，这些材料各有各的优缺点。比方说，硅胶假体和 Medpor 假体的区别就有：手术方式不同，组织对假体的反应不同，发生感染的概率不同，假体的价格和手术的总体花费也有很大的不同。

对于硅胶假体，整形外科医生需要剥离一个与它容量大小一致的腔穴，以免假体移位，但仍存在硅胶假体移位的可能。然而，多孔聚丙烯假体需要置入较大的腔穴，因此与硅胶假体相比手术剥离的范围更广，虽然这看似是一个缺点，但是从长远看，这种假体在软组织的重塑和重置方面比硅胶更有优势。多孔假体用螺钉固定，不容易移位，而且一般不会使其下方的骨骼被侵蚀或吸收[3]。组织对两种假体的反应性也有所不同，硅胶假体被一层纤维包膜所包裹，就像乳房假体外面的纤维包膜一样，包膜会随时间增厚、收缩，从而增加骨吸收、假体移位或者假体变形的可能，而且柔软的纤维包膜更易使光滑的硅胶假体

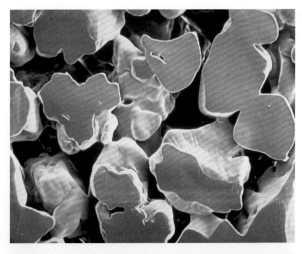

**图 12.1**　Medpor 假体具有全方位的多孔结构。孔的直径是 80～100 μm

移位。而多孔假体在置入之后，不会形成包膜，而人体的组织可以内向生长进入假体的孔隙中（图 12.2），从而增加了假体的血管分布，进一步加强了假体固定。假体中内向生长的血管使假体不易感染。在感染的情况下，抗生素也能穿透假体。两种假体均具有可塑性，但是硅胶更易被切割和雕刻，从而改变假体的外形，但这也削弱了假体的支撑结构，末端易于弯曲变形。硅胶本身柔韧性好，可以容易地被放置于狭窄的剥离腔穴中，但这也使得它更易受到包膜挛缩的影响。包膜的存在以及周围粘连少使得硅胶很容易被取出。然而，如果想剔除包膜，特别是当它与神经紧贴时，无疑需要冒巨大的风险。相反，取出Medpor 假体则相对困难，但取出后就没有需要处理的残留组织了。

## 12.2 适应证

笔者认为，使用面部假体的适应证包括如下几种。

1. 治疗面部老化。尽管传统上面部削骨术或面部假体置入是用来增强年轻患者的面部美观性的，但是现在，应用面部假体具有双重作用，既可以使面部美观又可以为衰老的面部提供骨骼支持[4]。原因在于我们发现筋骨强健的人"身体好且老得慢"。而对于那些面部骨骼支撑不好的人来说，

面部的软组织会松弛得更快、更严重。研究表明，面部的骨骼会随着年龄增长而出现骨质吸收[5-7]，因此面部假体或许能改善骨质吸收引起的骨骼变小。

2. 延缓面部衰老。虽然还没有明确的证据，但是笔者一直坚信，同样的年纪，面部骨骼强壮的人要比薄弱的人更显年轻。换言之，失去面部骨骼支撑的人会表现出面部松弛。因此，我们需要恢复这种骨骼支撑，从而延缓软组织的下垂，这样才能不显老。

3. 提升面部美感。有三种人群适合这种方法。第一种人群：存在面部轮廓缺陷而没有明显面部松弛的年轻人，这些人通常只有十几岁或二十多岁，单纯行假体置入可以大大改善面部。第二种人群：他们虽然有良好的骨骼支持，但是已经出现早期的软组织容量减少与下垂，年龄大概在 40 岁左右；通过小切口内镜除皱和（或）脂肪移植等手段可以重塑软组织的三维立体效果[8-10]；这一类人如果不想进一步强化面部骨骼，就不需要假体置入。第三种人群：则是综合了上述两种人群的问题，即骨骼支撑不足同时面部软组织下垂和（或）容量减少，这一类人需要结合面部假体置入和内镜除皱术提拉软组织，并选择性采用脂肪移植技术[1]。

在任何一个上述人群中，问题可能是区域性的，如存在于中面部或者下颌缘，亦或是一个全面部整体问题。同一面部，某些区域需要单一技术治疗，而某些则需要多种技术联合处理，因此对每个患者都需要制订个性化的诊疗方案。

## 12.3 不同型号成品、直接定制品、二次定制品的对比

对大多数患者而言，按不同型号制成的型号成品假体就可以满足需求。这些假体可以在手术

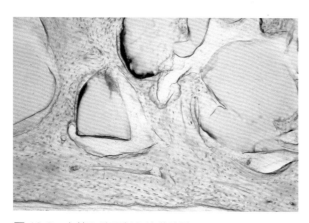

图 12.2 血管和胶原长入这些孔隙

过程中进行雕刻和修饰，以适应每一个患者解剖学及美学方面的不同需求。然而，疑难病例则需要更优化的方案：二次定制品或直接定制品。

### 12.3.1　二次定制品

二次定制是指用立体化的光刻方法在一个成形的假体上进行个性化的雕刻。这一过程需在术前完成。这种定制品适用于那些中等难度的病例或者面部存在不对称情况的患者，亦或是存在凸出度相关问题或者假体与面部骨骼吻合度问题的患者。

第一步是获得面部的计算机断层扫描（CT）图像。这张 CT 图像将被送到专门的实验室三维再造，并构建出一个立体的面部骨骼模型。模型被用于对预先成形假体的修改，使假体更符合患者骨骼需要的对称性和凸出度，让假体与面部骨骼的轮廓更吻合。这种定制需要在手术级别的无菌条件下进行，还要预先对面部骨骼模型进行气体灭菌。假体的内表面进行雕刻以适应骨骼模型

的不规则表面，而外表面则被雕刻成最适合患者的外形、凸出度和对称性的形态（图 12.3）。这种定制方法比单纯根据手术经验的术中即刻雕刻更易获得良好的效果。

### 12.3.2　直接定制品

直接定制的假体完全在工厂里制造，采取类似于二次定制品的制作方式，第一步先通过三维 CT 技术，立体打印出面部骨骼模型，然后根据模型制造假体。对于患者而言，这种假体与骨骼的贴合度无论在尺寸还是凸出度方面都更精准，更个性化。那些需要比现有成品容量更大的假体的患者更适用这种方法。它还适合那些既往有面部骨骼手术史（正颌外科截骨手术）或者有面部骨折史的患者（图 12.4）。骨骼的不规则使得成品假体的内表面与骨表面很难匹配。另一种适应证是存在明显的面部不对称或有既往假体置入史。

根据立体打印的模型可以用快速固化材料制

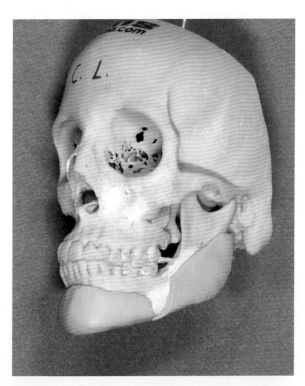

图 12.3　二次定制的下颌角和颏-下颌假体。借助立体光刻技术成形的模型可以使假体更贴合，并能获得满意的凸出度

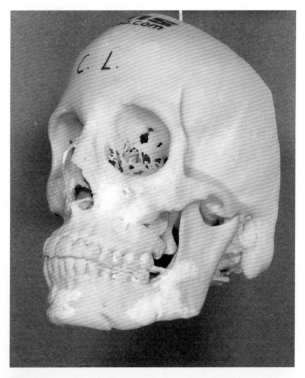

图 12.4　这个立体打印模型显示该患者曾行正颌手术，造成面部形态的不规则及不对称

造一个印模，这个印模需要根据患者及医生的美学预期以及患者骨骼模型的特征进行设计。印模和骨骼模型一起被送往假体制造工厂，制作成临时的非无菌假体。临时的假体和面部模型经过分析后进一步修饰调整，再送回制造工厂生产出最后的无菌假体（图 12.5）。

## 12.4 技术

阐述各解剖部位假体应用的适应证超出了本章节的范畴。对外科手术的描述更多是对技术的概述，而非学术研究。

## 12.5 额部和颞部

额部和颞部的软组织处理在进行面部容量手术时常被忽略，而针对这些区域的骨骼基础的调整尤其不足，通常认为可以用适当的发型（长发、刘海等）来掩盖这些地方。但是，在额部和颞部也会出现中面部和下面部同样的问题，因此，需要一种手术方案来更彻底地解决这个问题。笔者的方案就是设计合适的假体。

### 12.5.1 额部整体充填

市面上并没有能够使额部整体增大的假体，唯一的解决方法就是定制假体。定制假体的步骤在前边章节中已有所介绍。

### 12.5.2 眶上缘或上外侧眶缘假体

为了加强上外侧眶缘的轮廓，笔者已与乔治亚州纽南市的 Porex Surgical 公司一起设计了一种假体，可用于眶上缘凸出点与角膜平面的距离过短或者为负值的患者（图 12.6，图 12.7）。通常男性眶上缘在角膜平面前方 11 mm，女性是 9 mm[11]。如果眶上缘垂直平面与角膜平面之间距离是正常数值的一半，我们称之为负向矢量。如果它位于角膜平面或该平面的后方，则称之为极端负向矢量。目前，我们只治疗后一种情况

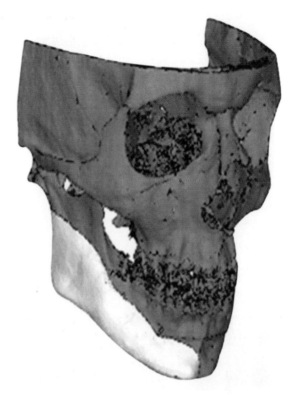

图 12.5　直接定制品用来满足有特殊要求的患者，以增加下颌角、下颌升支、下颌骨体（延伸到颏部）的容量

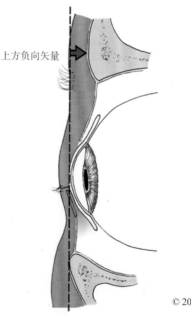

上方负向矢量

© 2001 Oscar Ramirez MD

图 12.6　眶上缘极端负向矢量的示意图

（图 12.8），这种情况多见于那些眉毛下垂或者眼球突出的患者。某些人种如亚洲人、非洲人、美洲原住民、西班牙裔和高加索人会出现这种问题。眶上的假体能够增强面部轮廓的整体美观

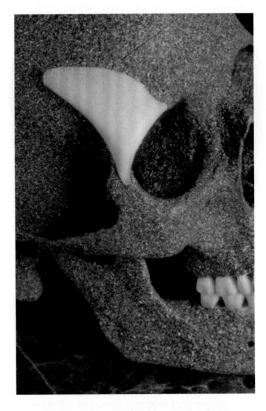

图 12.7　眶上缘假体能够改善眶上缘负向矢量,现在的假体只能矫正 4 mm 的负向矢量

性,可以支撑眉部,防止眉毛下垂,保护眼球。而对于那些没有较好的骨骼支撑的人来说,只能靠厚厚的皮肤和脂肪堆积来代偿,这也是机体保护眼球免受损伤或外界环境影响的一种方法。眶上缘假体是通过眼睑上方一个不超过 2 cm 的小切口置入的,这个部位是经典的上睑成形术的切

口部位。因为这只是一个单纯的切口,不切除皮肤,切口关闭后所遗留的瘢痕几乎看不到。这种假体的置入手术也可以与内镜下额部除皱术联合进行。如果这种手术没有联合内镜下额部提升术,那么假体几乎不需要固定,因为放置假体的骨膜下腔穴可使假体保持位置恒定。然而,如果内镜下额部提升术进行了广泛剥离,则假体需要用细小的钛钉固定在骨骼上。这种手术的恢复时间一般为一周,但皮肤的淤青和结膜的微小出血可能需要更长时间恢复。目前还没有出现与假体置入有关的并发症,不足之处就是一些皮肤菲薄的患者的假体能够让人看出来,显得不自然。如果假体的边缘能摸到或能看到,我们可以通过假体边缘的二次微颗粒脂肪注射来改善。

### 12.5.3　眉间假体

笔者和 Porex Surgical 公司还研发出一种精巧的前凸 3 mm 的眉间假体以及更为精巧的前凸 2 mm 的假体(图 12.9)。年轻漂亮的额部总是略隆起,但是随着年龄的增长,眉间处变得扁平、变成三角形(图 12.10)。一般是在做内镜下额部提升术时置入眉间假体,采用经皮缝合临时固定或者皮下螺钉永久固定。同样,皮肤菲薄的患者容易让人看出假体的边缘,可以使用二次微颗粒脂肪注射来修饰。

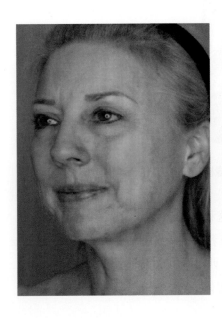
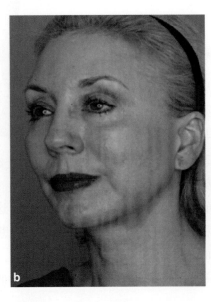

图 12.8　a. 极端负向矢量患者术前照片,由于眶上缘凸出不明显,导致眉部软组织松弛,并出现球型眼的倾向。b. 术后 3/4 侧位图,置入假体后眶缘的凸出以及眉毛处的软组织支撑明显改善

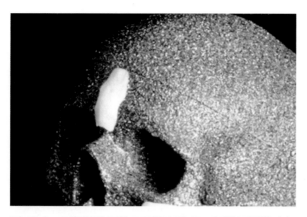

图 12.9  眉间假体再造了眉间部隆起，通常需要借助额部内镜入路进行放置

### 12.5.4  额部 – 眉间假体

这种假体可放置于额部和眉间都凹陷的区域。笔者已经设计出这种假体的模型，但没有投入生产，因为这种假体的应用不是很广泛，因此，额部-眉间假体属于直接定制品。

### 12.5.5  颞部假体

有些患者有一种先天的颞部区域不断凹陷的趋势，然而这通常与年龄增长和该部位的手术史相关，引起了颞部脂肪组织的萎缩。面瘫矫治手术时转移颞肌也常导致颞部凹陷。脂肪注射或其他填充剂能弥补小的缺损。但是，脂肪注射可能会引起局部不平整，并且脂肪注射不能与内镜下额部或颞部提升术同时进行，因为脂肪充填需要未经剥离的紧致空间，以便形成多隧道注射使脂肪易于存活。对于中重度颞部凹陷的患者，最适合的方法就是选择人工材料假体。但这里是笔者不喜欢用 Medpor 假体的部位之一，因为置入假体需要的切口太长，而且会引起软组织过度粘连，尤其在额支走行的位置。此外，这种假体会给人以坚硬的骨质感，而正常情况下，这个位置的组织应该是软组织。笔者认为最好选用一种低弹性指数的硅胶颞部假体来替代，不同型号的假体成品正在生产中（图 12.11，图 12.12）。

## 12.6  中面部

中面部包括眶下缘以下、上牙弓以上的区域。在这一区域，通常可以应用三种假体，它们分别是：眶下缘假体、颊部假体和鼻旁假体。

### 12.6.1  眶下缘假体

眶下缘假体有各种不同的型号，有些用于眶下缘外侧面，有些用于中部，有些用于内侧，有些则可广泛用于整个眶下缘，还有一些针对眶下缘和部分颧骨的假体。有这么多种假体型号，足以说明这一部位塑形的复杂性，而从另外一个角度来看，这也说明没有能够解决眶下缘所有问题的完美假体，所以置入前我们需要对假体进行反复雕琢。使用眶下缘假体的适应证包括：①严重的泪沟畸形；②下睑脂肪袋过度膨出且眶下缘边缘凸出；③眶下缘的负向矢量。正常情况下，眶下缘位于角膜平面后方 2 mm 处，若大于 2 mm，例如在角膜平面后方 5～10 mm，称为眶下缘的负向矢量。这种假体可经皮切口置入，可经结膜切口置入，可经鱼尾纹切口置入，亦可选用经结膜与鱼尾纹联合切口。当然还有一种方法，就是在中面部手术中，选用经口内的入路。

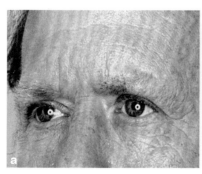
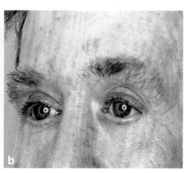

图 12.10  a. 眉间扁平的患者术前图，皱眉肌和降眉肌切除后凹陷会加重。b. 内镜下额部提升术联合眉间小假体植入的术后图

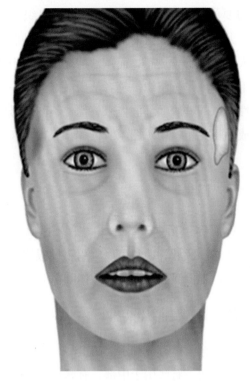

图 12.11　硅胶制成的颞部假体，可改善由于老化引起的重度颞部凹陷

选择哪种方法取决于需要同时联合何种术式以及医生的偏好和专长。这种假体常用一对小的钛螺钉固定在眼眶边缘。假体可以拉伸中面部起到颊部提升的效果。这是矫正泪沟畸形和下眶缘内陷的好方法（图 12.13，图 12.14）。

### 12.6.2　颊部假体

颊部是假体应用较多的部位，仅次于颏部。虽然硅胶假体有许多的种类和型号，但是笔者更钟爱 Medpor 假体。Porex Surgical 公司已经生产出好几种型号的假体，但笔者还是比较习惯用那些自行设计的、称为 RZ 的颧部（颊部）假体

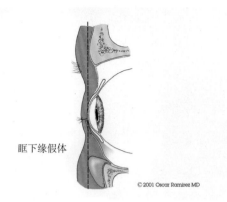

图 12.13　下眶缘假体可纠正负向矢量，为眼睑脂肪垫提供更大空间，矫正泪沟畸形，为眼轮匝肌下脂肪提供支撑

（图 12.15），当然，根据情况和适应证的不同，可考虑使用其他植入体。RZ 假体分为小型及超小型两款，厚度分别为 5 mm 和 3 mm。置入这种假体主要是为了增加颧上颌的凸度，改善中面部的轮廓曲线。在笔者的面部美学研究中，发现颧-上颌部是人体软组织的测量点[12]，这里是中面部轮廓曲线最凸出的部位。RZ 假体用途广泛，它可以放在偏内侧，居中，也可以偏外侧，这取决于美学要求。RZ 假体可以与中面部提升术相结合，通过颧脂肪垫的提升可以使颊部整体垫高（图 12.16）。是单独使用假体还是与软组织手术相结合取决于患者骨骼和软组织的特点，以及中面部下垂是否还需要进行进一步地提升。手术方式的选择需要基于不同性别的美学要求。男性患者通常需要假体置入和颊脂垫的去除；而对于女性患者，笔者通常保留颊脂垫并将它用作填充物。做假体手术时，是否同时联合软组织手术，对术后颊部形态的影响不同，故要与患者共同协商是否同时做软组织手术。

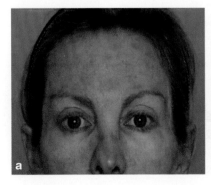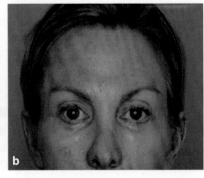

图 12.12　a. 术前正位图显示重度老化所致的颞部凹陷。b. 内镜下额部及中面部提升术联合颞部假体置入术后的正位图，假体中心的凸度为 3.5 mm

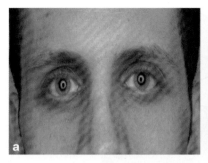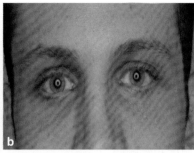

图 12.14 a. 术前正位图显示患者眶下缘存在负向矢量：眼球外凸、下睑脂肪垫疝出及泪沟畸形。b. 眶下缘假体置入术后的正位图显示负向矢量得以修复，负向矢量引起的其他问题也得以改善

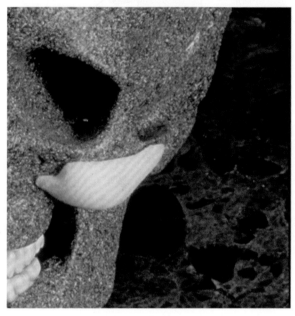

图 12.15 RZ 颧部假体（Porex Surgical），用途广泛，用于垫高颧骨前面、中间及外侧面

Kalamazoo，MI），则需要剥离更大的腔穴，并用螺钉或其他不可吸缝合线固定。这种假体的优点之一是它很稳固，能保持原位。而硅胶假体则相反，其周围的包膜挛缩会引起假体变形，或者包膜松弛变薄，硅胶假体会移位。并且，硅胶假体还有可能侵蚀骨质（前边章节中曾提及）。此外，硅胶假体会随着患者面部表情而移动，比如微笑。娱乐行业中的人常会出现做面部表情时假体在颊部凸起的情况，面部较瘦的人更为明显。相反，Medpor 假体固定在原位，组织在它周围移动，就不会出现微笑时假体的变形。

对于皮肤菲薄的女性患者，单纯进行 Medpor 假体置入是相对禁忌的。如果置入假体，可能会产生一种骨骼化的外观，为了修饰，必须同时将颊脂垫提升和（或）进行浅层的脂肪注射。可以对一些皮肤菲薄的患者采用硅胶假体置入，但也会出现上述面部表情运动时假体的移位，或者在牙龈线上方的黏膜处能触摸到假体，患者对这些情况比较反感。最常出现这种问题的是颧骨下方硅胶假体置入或颧骨/颧骨下联合假体置入。

颊部的假体通常是通过口腔内的切口置入，单独置入假体可能只需要 1~2 小时。置入硅胶假体的手术时间要少一半，因为置入硅胶假体所要剥离的范围小，形成的腔穴紧实，假体不用固定。但是，如果置入 Medpor 假体（Stryker，

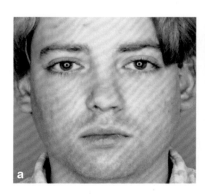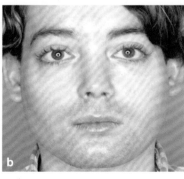

图 12.16 a. 患者术前颊部平坦，中面部软组织下垂。b. 置入小型（5 mm）小型 RZ 颧部假体（Porex Surgical），同时进行中面部提升术后，最大程度地增强了假体置入的效果

### 12.6.3　鼻旁假体

这种假体也被称为梨状孔假体,适用于中面部有缺陷的患者,他们的特征是有凸出的牙弓,鼻翼连接处凹陷,鼻唇角呈锐角(图12.17)。对于广泛中面部凹陷的患者来说,则需要置入多个假体,例如梨状孔假体、眶下缘假体和颧颊假体。梨状孔区局部凹陷只需要一种梨状孔假体即可,但如果还需要调整鼻唇角,则还需要单独的假体或软骨移植,可与鼻整形手术相结合或单独完成。鼻旁假体的型号和形状并不多(图12.18),需要进行术中的雕刻,才能与梨状孔受区完美匹配,根据男女性别不同选择对应的假体。左右各一个,均用钛钉固定,通常一侧用一个螺钉即可。

若患者中面部后缩并伴有咬合问题,即所谓的Angle Ⅲ型凹陷,那么需要根据具体情况和美学目标进行中面部或两侧上颌骨的前移来改善。如果患者需要对大范围的凹陷进行纠正,那么可以采用截骨手术联合定制假体置入。如果患者拒绝正颌手术,则可使用隐蔽切口进行定制假体置入。

### 12.6.4　下颌和颏部

下颌部是整个下面部的支撑,下颌部包括颏

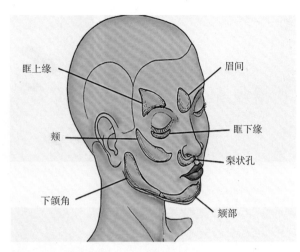

图12.18　鼻旁假体的形状和大小规格有限,需进行雕刻后才能获得合适的形状

部、下颌前部、下颌骨体、下颌角和下颌升支。市场上的颏部假体种类最多,说明颏部假体置入术应用广泛。在笔者看来,颏部是硅胶假体导致骨质吸收问题的主要部位。因此,笔者更倾向于使用Medpor假体,尤其是在下颌和颏部。通常选择颏下沟后方的1.5 cm处做一个3 cm的切口,因为软组织再造手术如果直接选用颏下沟处的切口会比较明显。

### 12.6.5　颏部假体

所有的Medpor假体都比硅胶假体更有三维立体感,因为Medpor假体需要从骨表面动员大

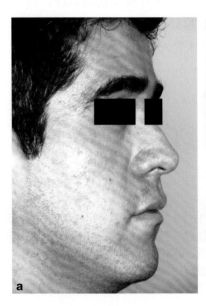
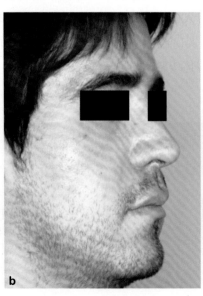

图12.17　a. 鼻旁凹陷患者术前照片。b. 进行梨状孔两侧定制假体植入术及鼻部整形术后照片

量的软组织，然后将假体周围的软组织重新覆盖在假体上。因此，这个部位的 Medpor 假体置入术不仅仅是像硅胶假体置入术那样放入假体，还同时结合了软组织的重塑。假体越大，需要动员的软组织越多，因为不同患者对于颏部的美学要求不同，笔者设计了不同大小和形状的假体，每一种都有其适应的情况和美学效果。

### 12.6.6 纽扣假体或颏前假体

这种假体用于矫正颏部最前端部分（图12.19）。有 4 mm、5.5 mm、7 mm 凸度的三种型号。假体的下端反折处很薄，用于紧扣颏部下缘以提高假体稳定性，又尽量不使面部延长。4 mm 型号假体适用于有完美下颌角和下颌轮廓的患者，他们的颏部尖端较圆钝，合并颏部脂肪垫下垂和局部凹陷。这种假体可以在纠正这些问题的同时支撑下垂的颏部。5.5 mm 和 7 mm 型号的假体则不仅能够垫高颏部，更能从侧面轻微垫高下颌前区，但侧面的垫高相对保守。三种假体均采用颏下切口，小型假体可以用一根螺钉中央固定，中型及大型假体则需要先将假体从中间劈开分成两半，然后置入假体，最后分别用一个螺钉固定其中的一半。每个假体都会根据患者下颌的不同形状进行雕刻以呈现一个完美的下颌轮

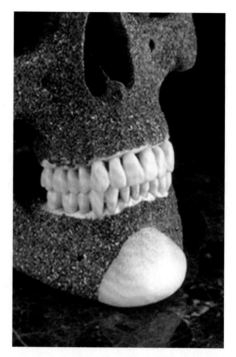

**图 12.19** 颏前（纽扣）假体置入改善颏部最前端外形

廓，这样才有可能使颏部美学延长更加精准和完美（图 12.20）。

### 12.6.7 RZ 颏-下颌假体

RZ 颏-下颌假体用于矫正颏部、下颌侧方区域的不足，可以从前方、下方及侧方三维立体性地增加局部高度（图 12.21，图 12.22）。假体

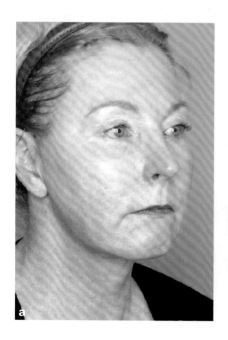

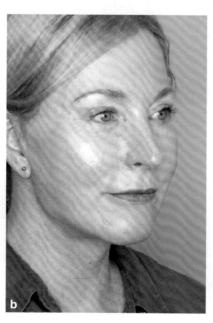

**图 12.20** a. 患者术前照片显示颏前区后缩。b. 置入小型纽扣假体后，可见精致而美丽的颏部

依据颏前部凸度分为 3 mm、5 mm、7 mm 三种型号。垂直高度可以延长 4 mm，而借助软组织的重塑，垂直高度可延长达 8 mm。颏-下颌假体使颏部整体呈现 U 型，假体的侧方部分可以雕刻以适应下颌侧方的形状，使下颌两侧的缺陷得以修复。这种假体分为圆形和方形两种，圆形的假体经过简单雕刻，就可以呈现比较自然的略显方形的颏部，而如果患者要求颏部有很明显的方形感，那么建议选择方形假体。换言之，圆形假体对于大多数患者而言已足够形成自然的方形颏部，方形的假体显得过于方宽，但有的人比较喜欢。这种假体都分为左、右两部分，如果颏部形态正常，假体的左、右两部分可以通过中间的连接对合成为一体。然而，如果两侧下颌体与颏部之间的角度不同，那么左右两部分假体难以通过中间连接对合成一体，需要分别用单独的钛钉将其固定在左、右两侧。可以根据颏部的形态对假体的中间区域进行垂直和斜行的雕刻，或者根据下颌骨外侧的形态和最终的美学目标雕刻假体

的尾端。

### 12.6.8 下颌前假体

下颌前假体是为了填补下颌和颏之间的凹陷而特殊设计的（图 12.23，图 12.24）。这种假体最高点凸度为 4 mm，然后向前、向后逐渐变薄。适用于没有颏部低平的下颌前区局部缺陷的患者。这种假体通过颏下小切口置入，可根据患者的面型雕刻并削减其凸度。假体左、右两侧各用一个钛钉固定，或在下颌边缘做一个小隧道采用永久缝合线固定假体。下颌前假体可与下颌角假体结合使用。

前文中提到的所有假体：纽扣假体、颏-下颌假体或下颌前假体，只要与下颌角假体相结

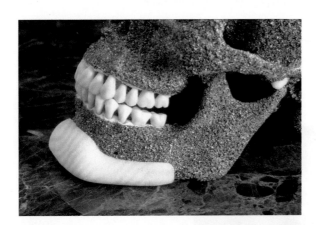

图 12.21 颏-下颌 RZ 假体可以三维立体性延长下颌及颏部

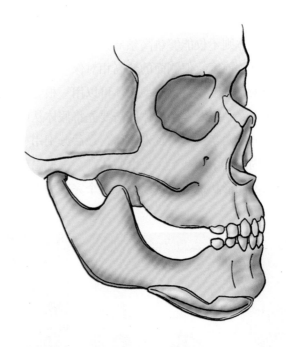

图 12.23 下颌前假体是专门垫高下颌前区凹陷的假体

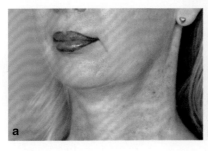
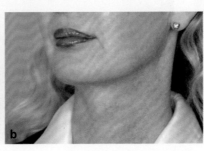

图 12.22 a. 小下颌患者术前照片。b. 置入凸度 5 mm RZ 颏-下颌假体术后照片，颏部及颏下区得到明显的重塑

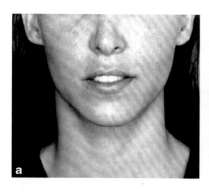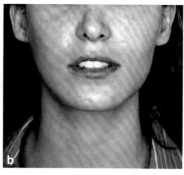

图 12.24　a. 术前可见下颌前部较窄。
b. 置入下颌前假体后的术后照片

合使用，均可称之为下颌成形假体（mandibular matrix implant）。

### 12.6.9　下颌角假体

下颌角是下颌水平支和升支的交角，这个角度呈现出面部外侧与颈部之间、下颌后方与侧颈部之间的低凹区，这个区域也将面部平面与颈部

平面分开。如果面部外侧垂直面和颈部外侧垂直面在同一平面上或接近同一平面，则需要增加下颌角的角度，并增加外侧后方的下颌骨宽度，来打破这一平面。下颌角假体便可达到这一目的（图 12.25，图 12.26）。如果下颌角假体和 RZ 下颌前假体联合置入，则可提升整个下颌部的线条、下颌角以及颏部，使颏下线条和下颌下线条更加清晰，并能矫正之前存在的凹陷。下颌角假体有 3 mm、7 mm、11 mm 三种型号，数字分别代表下颌角表面的不同凸度，这些假体可以削减以减小凸度。可通过口内磨牙后方切口或颏下切口置入，与颏部假体联合置入时最好选择颏下切口，因为这样可防止口腔内细菌的感染。然而，如果只需要置入下颌角假体，按照逻辑口内磨牙后切口更有效。下颌角假体可用钛钉固定或经下颌骨边缘的皮质通道进行缝合固定。

### 12.6.10　下颌成形假体

对整个下颌部的充填包括下颌升支、下颌

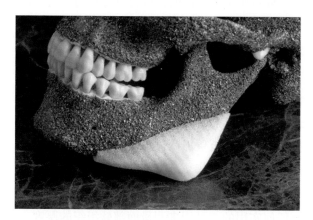

图 12.25　RZ 下颌角假体可以三维立体性地增加下颌角区域的容量，延长下颌升支的长度

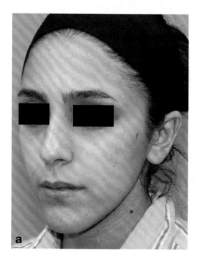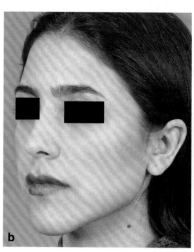

图 12.26　a. 术前患者下颌角缺失。
b. 术后下颌角区域容量增大，软组织塑形明显

角、下颌外侧支及颏部，需要采用笔者提出的全下颌成形假体[13]（图12.27，图12.28）。组合方式有以下几种：①下颌角假体+RZ颏-下颌假体；②下颌角假体+颏前假体；③下颌角假体+纽扣假体。组合①及组合②的U型效果类似于影星本·阿弗莱克的颏部，而组合③的效果则更像是布拉德·皮特的V型下颌。大多数男性患者喜欢V型下颌，而女性则更喜欢精致的U型。整个下颌成形假体的放置需要通过颏下软组织皱褶后方1~2 cm处做一个3 cm的切口完成。这个手术还可以与浅、深颈部成形术联合完成，对下面部和颈部做软组织的加减法以进行三维立体塑形。

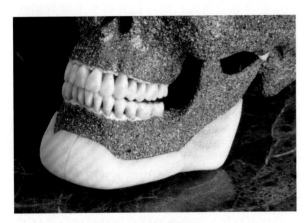

图12.27　下颌成形假体提升整个下颌

### 12.6.11　包扎、引流以及缝合

患者术后需要缝合术区、引流以及包扎，拆除的时间各有不同。通常在术后24小时，术区的绷带将会拆除，术后引流管可能要延迟至48~96小时，切口处拆线取决于手术缝合的部位，一般在术后4~5天。口腔内的切口通常使用可吸收线缝合。面部的塑形带或支撑带通常在术后5天左右拆除，并更换成更轻薄的塑形带或支撑带再包扎5天。较长时间特定面部包扎或面套支撑是用来控制术后的组织水肿的。

## 12.7　讨论

当你决定要进行面部假体置入手术时，你要了解面部的美学以及假体相关的软组织测量。面部美学可以通过面部不同部位之间的关系进行分析，基于骨骼基础和软组织凸度分析测量的面部一个部位与另一个部位的数值关系，称为"黄金比例"。对那些皮肤薄、脂肪少或者皮肤较松弛的患者，面部骨骼的测量应该十分接近于软组织的测量。但是皮肤及皮下组织较厚的患者，软组织测量与骨骼的测量则不一致。在临床实践中，整形外科医生对面部的构成比例分析与普通人评判面部的美观一样主要依靠对软组织的评估和测定，但良好的软组织凸度需要良好的骨骼支撑。为了增加骨骼容量、纠正面部的不对称，面部假体的使用越来越广泛，当然面部本身较瘦的人更适用。对于丰满圆胖面型的患者，不对称还可能持续存在，甚至更加明显，这部分患者则需要额外进行软组织修复，可与面部假体置入术联合进行亦或分期手术完成。但现在的问题是，我们没有任何实用的工具用来测量面部软组织的厚度。因此，圆胖面型的人一旦决定进行面部整形，就必须先在心理和经济方面做好准备。在我们设计手术、实施手术以及评价术后效果时都需要同时考虑骨骼和软组织两方面因素，尤其是对因年龄增大引起面部下垂的患者或者渐进性面部下垂的

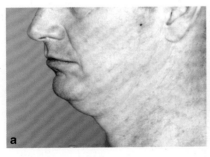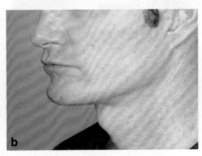

图12.28　a. 患者术前照片：小颏，下颌侧面和下颌角均小，颈部饱满，面部与颈部之间没有明显的界限。b. 术后照片显示整个下颌区域容量增大。最重要的改变是下面部和颈部形态重塑

患者。因此，我们至少要与患者进行两次术前谈话，至少有一次必须面对面交流。通过交流可以明确患者手术的目的，阐明手术的适应证和禁忌证，每种术式的局限性以及可能为患者带来的收益。尽管有细致的术前分析、充分的术前设计和完美的手术操作，患者仍会有不同程度的不满意。笔者做了所有的努力也不能确保每位患者对假体的尺寸、凸度和形状完全满意。在做了几百例这样的手术之后，笔者总结的经验是患者往往会选择偏大的假体，但是术后的效果会比预期的稍大一些。所以，笔者的经验告诉我，宁可保守一点，也不要过度。因为一个相对保守的骨骼容量增加的效果要好于凸度过大的假体置入后的效果。术后看上去完美的假体大小和术后看起来夸张不自然的假体大小其实相差并不太大。整个手术与其说是一门科学，不如说是一门艺术，最终的美学结果可能还会让患者觉得过度或者略显不足。因此，在整个假体手术过程中最难的是符合患者对自己面部形态的预期想法。通过对人体软组织测量的研究，医生们发现几个重要的美学标志对指导手术非常有帮助。同时，立体光刻技术减少了二次雕刻修饰，使外科手术能够更加迅速地完成。

虽然所有的外科手术都有风险和并发症，但是大多数美容外科手术的风险和并发症相对较少。出血、血肿和感染风险在所有外科手术中都存在。神经损伤和组织坏死也有报道，当然，发生的概率低。即便是出现了神经损伤，也是暂时的，患者可能还没有出现任何症状的时候就已经恢复了。出现并发症的危险因素包括吸烟、肥胖、既往病史等，有些风险可能是致命的，例如心脏问题、肺栓塞等。远途飞行的人（飞行时间超过 3、4 小时）需要警惕一种名叫"长途飞行综合征"的疾病，病因是在长期久坐数小时后，形成下肢深静脉血栓，血栓游走后造成致命的肺栓塞，这一情况常发生在飞行后 3~5 天，早则出现在飞行后 24 小时，晚则推迟至 2~3 周。长途旅行的患者应该常规进行下肢锻炼和下肢拉伸，在飞行过程中，每隔 1~2 小时就应该走动一次。同样，长时间的汽车旅行也需要每 2 个小时停下来做上述锻炼，以防止下肢静脉血栓的形成。虽然服用小剂量阿司匹林或者非甾体抗炎药（布洛芬等）可预防血栓，但这在择期手术中是禁忌的，所以，我们最好选择运动的方式预防。

一般来说，二次手术更困难一些，也更耗费时间。因为术后患者的术区软组织粘连、增厚，形成纤维包膜和瘢痕组织。这些部位更易肿胀、出血，发生神经损伤的可能性也更大。另外，手术效果也很难做到完美，常会有不对称、软组织提升或悬吊困难等。如果第一次手术和第二次手术的术者不同，则风险更大，因为第二位医生完全不熟悉之前手术的情况。而为自己的患者做二次手术就不一样了，笔者清楚地知道在患者身上做过什么操作，更清楚该患者存在的解剖学变异，笔者多年经验表明，自己施行的二次手术并发症出现的概率很低，且在可控范围内。另外，在笔者做假体置入手术的前十年中有 20% 的患者需要进行二次手术，而现在只有 5% 的患者有此需求，这 5% 的患者中，因美学认知不满意的占 60%，真正术后效果不满意的占 20%，感染占 10%，其他原因占 10%。

关于二次手术的时机问题，理想状态是患者可以等到术后 6~12 个月，这个时候，组织更柔软，瘢痕组织中的胶原重塑，术后 6 个月开始软化。但是许多患者因为社会或心理原因，无法接受长达半年的等待。从医学角度来讲，术后早期恢复时可以进行二次手术，但患者需要了解二次手术后神经损伤和瘢痕形成的相关风险会更高，尤其是在术后 3 周到 3 个月之间进行修复手术。另一个时间段是术后 2 周内，这个时间段由于组织肿胀，很难评价手术的最终结果。根据笔者的经验，对于所有要求行再次手术的患者而言，如果他们能够等到首次手术后 3 个月的时候，那么最后只有 30% 的人需要接受再次手术。

（赵穆欣　顾天一　韩雪峰　译）

## 参考文献

[1] Ramirez OM. Full face rejuvenation in three dimensions: a "face-lifting" for the new millennium. Aesthetic Plast Surg 2001; 25: 152–164

[2] Terino EO. Three-dimensional facial contouring: utilizing upper-midface suspension technology and alloplastic augmentation. Facial Plast Surg 2003; 19: 171–184

[3] Rubin JP, Yaremchuk MJ. Complications and toxicities of implantable biomaterials used in facial reconstructive and aesthetic surgery: a comprehensive review of the literature. Plast Reconstr Surg 1997; 100: 1336–1353

[4] Ramirez OM. High-tech facelift. Aesthetic Plast Surg 1998; 22: 318–328

[5] Pessa JE, Zadoo VP, Mutimer KL , et al. Relative maxillary retrusion as a natural consequence of aging: combining skeletal and soft-tissue changes into an integrated model of midfacial aging. Plast Reconstr Surg 1998; 102: 205–212

[6] Pessa JE , et al. Infraorbital rim position changes with age. Aesthetic Plast Surg 1999; 23: 337

[7] Pessa JE. An algorithm of facial aging: verification of Lambros's theory by three-dimensional stereolithography, with reference to the pathogenesis of midfacial aging, scleral show, and the lateral suborbital trough deformity. Plast Reconstr Surg 2000; 106: 479–488, discussion 489–490

[8] Ramirez OM. Three-dimensional endoscopic midface enhancement: a personal quest for the ideal cheek rejuvenation. Plast Reconstr Surg 2002; 109: 329–340, discussion 341–349

[9] Ramirez OM. The central oval of the face: tridimensional endoscopic rejuvenation. Facial Plast Surg 2000; 16: 283–298

[10] Ramirez OM. Endoscopic full facelift. Aesthetic Plast Surg 1994; 18: 363–371

[11] Farkas LG, Munro IR. Anthroprometric Facial Proportions in Medicine. Springfield, IL: Charles C. Thomas; 1987

[12] Ramirez OM, Volpe CR. Double ogee facial rejuvenation. In: Panfilov DE, ed. Aesthetic Surgery of the Facial Mosaic. New York: Springer; 2007:288–299

[13] Ramirez OM. Mandibular matrix implant system: a method to restore skeletal support to the lower face. Plast Reconstr Surg 2000; 106: 176–189

# 13 中面部充填

*John M. Mesa, Luis O. Vasconez, Jorge I. de la Torre*

## 13.1 摘要

中面部年轻化是面部年轻化的基础。虽然衰老会影响额部、颈部以及头面部的各个区域，但是由于中面部位于面部中央关键区域，所以该区域的改变往往是患者寻求面部年轻化的主要动机。中面部软组织容量、位置和组成的变化，以及其下方骨骼支撑的改变，均与中面部老化相关。多种非手术及手术技术，比如注射填充剂、面部假体置入、除皱术等，均可恢复老化中面部的容量和软组织位置。每种技术均有其适应证及局限性。上述任一技术均可达到中面部容量年轻化。然而，通过容量充填以达到中面部年轻化时，选择和运用上述技术要仔细考量如下相关因素：患者面部解剖、面部老化程度、患者的预期、效果可实现度、手术介入的程度和相关花费。

## 13.2 引言

中面部老化是人体衰老最显著的改变。患者寻求面部年轻化主要是因为观察到中面部的改变。颊部组织的容量减少和下垂，鼻唇沟的形成或加深，眶颧沟和泪沟的形成，皮肤变薄，皱纹和皮肤皱褶形成，这些变化与软组织和面部骨骼容量变化、重力导致的软组织下垂以及皮肤弹性下降相关。只有理解正常解剖结构和衰老变化，认识现有年轻化技术的适应证和局限性，整形外科医生才能使患者获得充分、持久的中面部年轻化效果。

## 13.3 中面部解剖

理解正常年轻中面部的解剖后才可实施中面部年轻化治疗。面部通常分为3个部分：上面部、中面部和下面部。上面部的分区与额部相关，即自前发际线至眉间或内眦水平线。中面部分区位于眉间和鼻翼基底水平线之间（图13.1）。下面部为鼻翼基底水平以下至下颌缘和颏下缘。然而，整形外科医生常常将中面部范围延伸到下颌骨下缘。颈部是指下颌下缘以下的区域。

中面部的软组织具有类似头皮分层的多层结构，面部其他区域亦如此[1]。中面部包括皮肤、皮下组织（含颊脂肪垫），包绕表情肌的浅表肌腱膜系统（superficial musculoaponeurotic system, SMAS），骨膜和骨[2,3]（图13.2）。

中面部不同区域的皮肤厚度不同。中面部皮肤在颧突处厚，在下睑则非常薄。颊脂肪垫是一团明显的纤维脂肪组织，位于皮肤和SMAS之间[4,5]。其形状似倒三角，自眶下缘延伸到口角外侧区域[3,6]（图13.3）。颊脂肪垫的基底位于眼轮匝肌下的深面。眼轮匝肌下脂肪（suborbicularis oculi fat, SOOF）同样位于眼轮匝肌下的深面，眶颧隔［译者按：由于颧丘（malar mound）解剖分类较为混乱，本章节笔者将该结

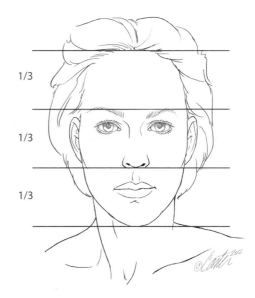

图13.1 面部可分为三部分：上面部、中面部和下面部

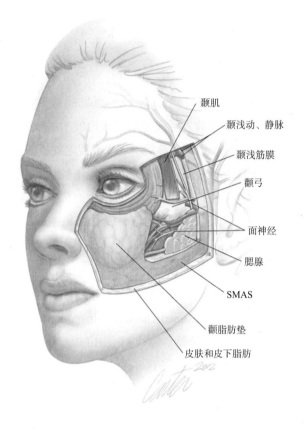

颞肌

颞浅动、静脉

颞浅筋膜

颧弓

面神经

腮腺

SMAS

颊脂肪垫

皮肤和皮下脂肪

图 13.2　中面部由皮肤、皮下组织（包括颊脂肪垫）、包绕表情肌的浅表肌腱膜系统（SMAS）、骨膜和骨构成

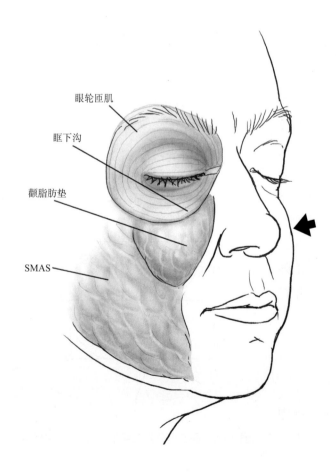

眼轮匝肌

眶下沟

颊脂肪垫

SMAS

图 13.3　颊脂肪垫呈倒三角形，范围从眶下缘延伸到口角外侧区域

构称为眶颧隔（orbitomalar septum），用来分隔 SOOF 和颧脂肪垫。Pessa 称之为 malar septum，即颧隔，分隔 SOOF 的深层和浅层。从解剖的定位来看为同样解剖结构〕将 SOOF 与颧脂肪垫分开。眶颧隔范围为自下睑下方延伸至眶下缘骨膜增厚区（称作弓状缘）[7]。颧脂肪垫的内侧缘位于鼻唇沟，其外侧缘与颊内侧脂肪室相融合[6]。

SMAS 包绕表情肌，位于皮下层和颧脂肪垫深面。在中面部，SMAS 覆盖了腮腺侧缘、咬肌和内侧面部骨骼。SMAS 有几处牢固的附着处，向面部骨骼和皮肤延伸，称为支持韧带。这些韧带包括：眶支持韧带，位于眶下缘外侧；颧韧带，位于颧骨；腮腺咬肌韧带，位于咬肌内侧缘。

下睑与上睑相连，下睑缘走行线路为：沿着杏仁形、水平方向的睑裂，自内眦到外眦呈现略上斜的坡度。下睑与上颊部紧密相关。在年轻患者中，下睑上缘到睑-颊联合处距离为 8～12 mm，下睑与颊部应柔和过渡，过渡区位于眶下缘。

中面部骨骼为中面部提供支持并维持其凸出度。中面部骨骼包括上颌骨、一对颧骨以及鼻骨。每块骨均有独特的解剖特点，并对中面部的软组织形态产生重要影响。

### 13.3.1 颧骨

颧骨结构复杂，由 1 个中央部和 4 个与面部其他骨骼相接的延伸部组成。中央部（有时即指颧突）位于面部上外侧，为颧部提供前向的凸出度。其延伸部在上方与额骨相接，在外侧以颧弓与颞骨相接，在内侧与上颌骨相接，在后方与蝶骨相接。颧骨的上界构成了眶下缘的下外侧部分。颧弓决定了中面部的宽度。

### 13.3.2 上颌骨

上颌骨位于面部骨骼和中面部的中央。它是中面部中央部分、鼻及上唇前凸的骨性基础。上颌骨在上方与额骨和鼻骨相连，侧接颧突，后接

筛骨与蝶骨。每半侧上颌骨的上内侧部参与形成眶下缘的内侧。上颌骨上的眶下孔有眶下神经（V2）穿出，支配中面部感觉。眶下孔位于眶下缘下方，瞳孔垂线处。上颌骨包含 1 个中央孔，称为梨状孔，它是鼻腔的中庭。上颌骨构成的梨状孔的形态极大地影响了鼻旁软组织的形态。前鼻嵴（anterior nasal spine，ANS）是梨状孔底部的骨性凸起，为鼻中隔提供支撑，对鼻-上唇关系有重要影响。上颌骨通过牙槽骨为上牙列提供支持。上颌与下颌齿间的关系决定了咬合类型，而基于颅底形态的颌骨关系对中面部美学有重要影响。

眶下缘和颧突的前后关系，以及与眼球的关系极大影响了颧部软组织位置和中面部形态。在年轻人中，眶下缘处的软组织在角膜平面垂线后 3 mm，颊部软组织凸出角膜平面垂线 2 mm，此称为正向矢量[8]。当颊部组织开始从角膜平面垂线向后方移位时（称为负向矢量），眶隔脂肪趋向于向前方移动，颧部软组织趋于下降，呈现扁平的中面部老化形态（图 13.4）。

了解中面部的解剖和不同人种"正常"的面部维度是非常重要的。此外，对中面部年轻态的定义还会受到社会环境和媒体的强烈影响。同时也需要注意，大部分"标准"的面部解剖数据都是以高加索人种为基础的。非高加索人种有不同于高加索人的特定中面部"正常"数据，这一点在手术中应该予以考虑，以避免让阳刚的男性中面部变得女性化，反之亦然。

## 13.4 中面部老化

中面部老化通常始于 40 多岁，此时皮肤开始松弛，接着颧脂肪垫下垂，鼻唇沟加深，眶颧沟加重和下降，下睑缘暴露，以及泪沟畸形形成[9,10]。眶下缘容量丢失使覆盖在眶下缘的下睑脂肪凸出变得明显，产生下睑存在多余脂肪的错觉。50 岁以后，"羊腮"开始出现，60 岁时出现明显的皱纹，外眦变得薄弱，并开始向下倾

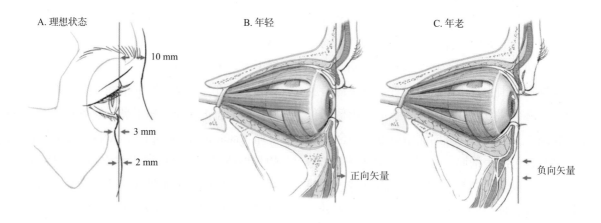

A. 理想状态　　　　　　　　B. 年轻　　　　　　　　C. 年老

10 mm

3 mm

2 mm

正向矢量　　　　　　　　　负向矢量

图 13.4　眼球、眶下缘、颧突之间的关系形成正向或负向的矢量

斜[9]。中面部老化改变同时伴随着皮肤和皮下组织整体的萎缩，颧脂肪垫容量下降，在 70 岁以后尤其明显。

中面部老化也伴随着中面部软组织脂肪室容量的显著减少。老年患者 CT 分析显示面部特定的脂肪室随年龄增长出现明显的容量下降，包括颊内侧深部脂肪和颊脂垫的颧突部分[11]。

许多研究均表明，不仅软组织会随着年龄变化，中面部骨骼也如此。随着年龄增加，颊部组织趋于向角膜平面垂线后方移位（负向矢量）[8]。眶下缘亦随年龄变化，向角膜平面垂线后方和眶上缘的下外侧移位，导致眶腔增大[12]。上颌骨也存在向后下方的旋转，导致其对中面部软组织的支撑下降[13]。由于上述中面部软组织和骨性支撑结构的变化均对面部老化产生重要影响，所以当实施中面部年轻化治疗时，应充分考虑上述因素[14]。

睑裂和睑-颊交界区随年龄增加发生着变化。由于外眦韧带松弛，睑裂形状从杏仁形变成了圆形。此外，外眦韧带松弛导致向外眦上斜的形态消失，令眼神看起来疲惫。

## 13.5　适应证

中面部年轻化治疗应该建立在仔细考量面部软组织和骨性结构的解剖、患者的预期、术后恢复期的预估，以及年轻化治疗的花费等因素的基础之上。理想情况下，容量充填的中面部年轻化应该包括如下 4 个部位。

1. 颧突
2. 泪沟 / 眶下缘
3. 颧下区
4. 鼻唇沟

整形外科医生有许多手术和非手术的方法实施中面部年轻化。每种方法可以着重解决中面部某几个关键部位的问题。明确每种治疗方法的适应证和局限性可以让整形外科医生恰当地选择或者联合几种治疗方法进行中面部年轻化治疗。

## 13.6　技术

通过容量充填进行中面部年轻化可分为如下几类。

- 手术方法
  - 中面部提升
  - 面部假体置入
- 非手术方法
  - 注射软组织填充剂
    - 商品化的组织填充剂，包括透明质酸、胶原、聚左旋乳酸（PLLA）和

羟基磷灰石

– 自体脂肪注射 / 移植

### 13.6.1 中面部年轻化的手术方法

#### 中面部提升

目前有多种手术技术用于中面部年轻化。其中面部提升技术包括以去除面部皱纹为主的经典或传统的面部皮肤提升；以 SMAS 为基础的面部提升，如 SMAS 折叠、SMAS 切除、小切口微创面部提升（MAC）、高位 SMAS 等；内镜中面部提升；经皮面部线性提升。在中面部年轻化的各种面部提升方法里，颧脂肪垫提升是中面部年轻化最有力的手段，该方法既能去除松弛的皮肤及皱纹，又可以重塑颧部的容量，从而有效达到年轻化形态[15]。此外，垂直悬吊下垂的颧脂肪垫可改善睑-颊交界区，改善眶颧沟和泪沟形态。

#### 颧脂肪垫上提的中面部年轻化手术

颧脂肪垫上提的中面部提升通过经典的皮下除皱术入路来暴露颧部脂肪。可采用全身麻醉或局部麻醉完成该手术。以含肾上腺素的局部麻醉药浸润皮下组织。在鬓角前方做发际前切口，与耳前及耳屏前线相延续，后沿耳垂周围走行，后在耳后向上延伸到耳屏水平，接着转向后方，向枕部含毛发的头皮延伸。皮下潜行分离范围为向内侧至外眦垂直线，向上至外侧眉毛水平并显露外侧眼轮匝肌。向内侧的解剖需暴露出颧脂肪垫的外侧面，无需达鼻唇沟处。向下解剖至平鼻基底水平并斜向下颌角处。因此，在过外眦的垂直线内侧，颧脂肪垫仍保留了与深面 SMAS 及表面皮肤的附着。然后，在颧骨尾侧钳夹住颧脂肪垫的外侧部并垂直提拉，以升高口角，柔化鼻唇沟，上提"羊腮"。将颧脂肪垫用 3-0 单乔缝线水平褥式缝合固定至颞浅筋膜（于外侧眉毛水平），将其向垂直方向悬吊。这些缝合均位于发际前，以防止损伤面神经额支。此外，在外眦水平收紧眼轮匝肌外侧面，以 3-0 单乔缝线从眼轮匝肌外侧区斜向水平褥式缝合至颞浅筋膜。而皮肤则被在垂直方向上提紧（非斜向），修剪并无张力缝合。

颧脂肪垫上提使下垂的软组织重新丰满，形成更年轻的外观。调整颧脂肪垫的位置至骨性颧突上即可重塑年轻的正向矢量（图 13.5），而无需使用颊部假体，从而减小了因放置假体进行骨膜下解剖带来的面部肿胀。颧脂肪垫上提引起的面部肿胀通常持续 2~3 周，这对那些需要最大的年轻化效果但不希望术后恢复期延长的患者来说非常有吸引力。此外，调整颧脂肪垫位置还可改善睑-颊交界区形态，减少下睑的垂直方向长度，并且由于眼轮匝肌在侧面被收紧了，患者不必再进行眼整形。

#### 置入假体的中面部年轻化手术

面部假体可塑造中面部的轮廓、恢复容量。许多已发表的文章显示硅胶和多孔聚乙烯假体均

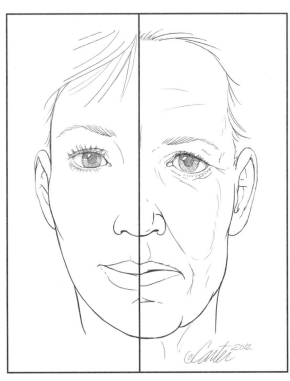

**图 13.5** 调整颧脂肪垫的位置至骨性颧突上可重塑年轻的正向矢量

可用于骨骼增容，使衰老的面部年轻化或矫正面部缺陷[16,17]。面部假体常用于充填颊部或颧部。随着年龄增长，颧突处软组织下垂使中面部凸出度不足，失去年轻的外观（负向矢量）[8,13]。此外，颧脂肪垫的下垂延长了睑-颊交界区，延长的下睑皮肤使眶下缘暴露增多，加深了睑-颊交界区，促进泪沟畸形的形成。

可通过隐蔽切口放置假体达到颧区年轻化的目的。Terino 的文章指出，颊部放置假体可获得明显的中面部充填和年轻化效果[18]。此外，Yaremchuk 研究显示，面部老化和先天性中面部发育不良的患者均可行假体置入手术，此种年轻化手术可采取经睑整形切口和（或）口内切口入路，在颧突（颊部假体）、眶下缘（眶下缘假体），以及鼻周区域（鼻旁假体）置入多孔聚乙烯假体[8,19,20]。Flowers 认为泪沟畸形也可以通过置入泪沟假体进行矫正[21]。

### 13.6.2 中面部年轻化的非手术方法

**软组织注射填充剂**

可通过软组织注射填充剂增容，达到中面部年轻化的效果。软组织注射填充剂适合那些希望通过非手术方法达到中面部年轻化的患者。此外，软组织填充剂还适合那些即将或已经实施面部年轻化手术，但需进一步改善的患者。软组织注射填充剂有几个优点：方便获取，在门诊即可实施治疗，副作用极小，通过表面麻醉或局部麻醉即可使用，术后恢复期极短。

商品化的软组织注射填充剂由生物相容性材料制成，组织相容性好。软组织注射填充剂可分为暂时性和永久性组织填充剂。最常见的暂时性组织填充剂是以透明质酸或胶原为基础材料的。永久性或半永久组织填充剂包括以甲基丙烯酸甲酯、羟基磷灰石、聚左旋乳酸（PLLA）为基础的材料。其他类型的软组织注射填充剂，如硅胶，可在美国以外的市场获得。软组织填充剂可分为惰性填充剂（如以透明质酸为基础的），以及需要

宿主炎症反应来诱导胶原形成、最终产生软组织填充效应的活性或反应性填充剂。软组织注射填充剂具有多种功能，且并发症少，易被患者群体接受。

**以透明质酸（HA）为基础的软组织填充剂**

以透明质酸（HA）为基础的软组织填充剂对于充填中面部不同区域被证实是可靠且有效的。HA 是一种细胞外基质成分，其化学结构在不同物种中均相同，因此使用后不会引起过敏反应。HA 通过在其基质中聚集水分产生容量充填的效果。HA 降解方式为等容水解。在其被完全水解前均可保持其最初的容量。HA 来源包括动物来源和细菌发酵来源。HA 的维持时间与其分子大小和交联程度有关。目前市场上有多种 HA 产品。最常见的品牌为 Juvederm（Allergan，Irvine，USA）、Restylane（Medicis，Scottsdale，AZ，USA）、Perlane（Medicis），以及 Hylaform（Allergan，Irvine，CA）。这些产品有不同的浓度、分子大小和交联程度，预装在注射器中。以 HA 为基础的软组织填充剂注射于真皮或真皮表皮-交界区时（译者按：此观点为早期观点，目前国际上公认的 HA 注射层次为骨膜上、皮下脂肪和真皮内，而不仅仅为接近真皮的层次），可显著改善鼻唇沟形态和泪沟畸形，修饰下睑过渡区（眶颧交界处），矫正中面部较深的皱褶和细小皱纹。现已生产出新配方透明质酸产品，可用于深层注射，在诸如颧部的区域更好地补充容量。根据产品类型，HA 效果维持在 4～9 个月。副作用常常和注射操作相关，包括注射时疼痛、淤青，以及过度矫正。极少数情况下，会发生炎症反应，特别是在过度注射时。

**以胶原为基础的软组织填充剂**

在以透明质酸为基础的软组织填充剂被引入前，以胶原为基础的软组织注射填充剂被认为是软组织填充剂的金标准。以胶原为基础的软组织填充剂以 I 型胶原为主，辅以少量Ⅲ型和Ⅳ型胶

原。其来源各异：牛来源（Zyderm，Allergan；Zyplast，Allergan），猪来源（Evolence，仅在欧洲有售），人尸体来源（Cymetra，Lifecell，Bridgewater，NJ，USA），以及通过生物工程修饰的细菌发酵培养产生的人胶原（Cosmoderm，Allergan；Cosmoplast，Allergan）。胶原通过酶解反应降解。胶原交联的程度越高，胶原分子在组织中维持的时间越长。与 HA 类似，不同交联程度的胶原产品预装在注射器中。由于以胶原为基础的填充剂可能导致宿主软组织过敏反应，应该在注射前 6 周和 2 周进行过敏试验。根据胶原产品的成分和交联度，将其注射至真皮乳头层浅层或真皮网状层。胶原容量充填效应的维持时间在 2~6 个月。以胶原为基础的软组织填充剂的适应证与以 HA 为基础者相似：矫正鼻唇沟、泪沟、眶颧沟、细纹以及更深的沟槽。胶原蛋白也可用于充填颞部及颞下区域等面部面积较大的区域。其副作用与注射操作及对胶原的过敏反应相关，包括局部肿胀、硬结、红疹，以及瘙痒。

### 聚左旋乳酸（PLLA）软组织填充剂

Sculptra（Valeant Aesthetics，Bridgewater，NJ，USA）是一种促进性的组织容量填充剂，可以恢复和增加中面部容量。Sculptra 由 PLLA 构成，是一种合成的、具有生物相容性、可生物降解的、低免疫原性的材料。其原理为引起非炎症性的成纤维反应，促进在注射部位的组织内沉积胶原，从而达到容量充填的目的。多项研究表明，Sculptra 可以安全有效地恢复、增加中面部容量和年轻化中面部，适用于老年患者和 HIV 相关的脂肪萎缩。许多病例报道显示其面部容量提升的效果可持续 2 年。与 HA 和胶原为基础的填充剂相比，Sculptra 较长的作用维持时间使其成为一种更有吸引力的长效软组织填充剂。Sculptra 的副作用很小。可通过少量多次注射和稀释浓度最大程度减少结节和丘疹的形成。Sculptra 是一种有效的、长效的刺激组织增容的组织填充剂，是整形外科医生的有力工具。

但是，Sculptra 需要多次注射才可以达到理想的容量改善，一般间隔 6 周实施 1 次，共 2~3 次（译者按：目前 Sculptra 尚未获得中国国家食品药品监督管理总局的批准，正规医院的医生缺乏使用的经验，临床上存在注射后组织过度增生的病例）。

### 以羟基磷灰石为基础的软组织填充剂（Radiesse）

以羟基磷灰石（CaHA）为基础的软组织填充剂来自人工合成的磷酸钙珍珠（生物陶瓷）。当注射到软组织中后，填充剂起到生物相容性支架的作用，使局部的成纤维细胞浸润，并沉积细胞外基质。Radiesse（Merz Aesthetics，san Mateo，CA，USA），一种 CaHA，可有效矫正鼻唇沟，改善眶颧沟，充填颞颊区和眶下区。通过在皮下深层组织交叉网格状注射，Radiesse 也可有效治疗严重的 HIV 相关面部脂肪萎缩。由于 Radiesse 的质地较坚硬，可能会影响面部动态表情，故不推荐用于改善鱼尾纹。与其他填充剂相比，CaHA 会在 X 线下显影，因此需告知患者这个特点以便在有需要的情况下进行面部放射检查时患者能理解。注射相关的并发症包括淤青、血肿形成，以及不对称。

### 永久性软组织填充剂

永久性软组织注射填充剂也可用于中面部容量充填和年轻化。Artefill（Suneva Medical，San Diego，CA，USA）被美国 FDA 批准为永久性的促进性填充剂，由聚甲基丙烯酸甲酯（PMMA）微球悬浮于变性牛胶原中构成。与 Sculptra 类似，Artefill 是一种促进性的填充剂，它通过引起 PMMA 微球周围的胶原沉积来达到容量效应。PMMA 微球是无法通过水解或者酶解进行降解的，也不能被巨噬细胞吞噬。因此，它们会在注射部位的组织中永久存在。Artefill 应该注射在真皮-皮下脂肪交界区，以获得最大的容量效应。Artefill 的适应证和以透明质酸及胶原为基础的软组织填充剂相似，可用于鼻唇沟年轻化，改善面部消瘦和颊部凹陷，充填颞部[22]。由于该填充剂为永久性的，故应避免矫枉过正。其并发症包括注射相关的淤青、血肿以及不适；过度矫正所致的不对称；牛胶原引起的过敏反应；肉芽肿形成（小于 0.02%）；以及毛细血管扩张。在使用 Artefill 之前，可先用一些非永久性的填充剂来确认是否能达到患者的期望，避免导致永久性的不满意效果。由于 Artefill 中含有牛胶原，需要在治疗前先进行过敏试验。其改善皱纹的效果可持续长达 12 个月。

## 13.7 自体脂肪注射 / 移植

由于 Coleman 的开创性工作，自体脂肪移植成为了整形外科医生通过容量充填进行中面部年轻化的有力武器[23]。许多发表的研究报告表明，面部老化不仅与皮肤松弛、皱纹形成及软组织松垂有关，还与中面部脂肪室容量显著降低有关。Gierloff 等的研究表明，面部特定的脂肪室，包括中面部深层脂肪室和颊脂垫颊延伸部等，其容量均随老化而显著减少[11]。许多发表的研究表明，自体脂肪移植也可以使中面部凹陷区域年轻化。鼻唇沟、泪沟、眶颧交界区、颧突、以及颧下区可通过自体脂肪注射 / 移植充填进行年轻化。

自体脂肪移植需自供区获取脂肪。脐周、侧腰和大腿是脂肪移植最常用的供区。供区通常要进行少量的局部浸润麻醉，用小的注射器（多为 10 mL）抽真空，通过细吸脂针获取脂肪。若使用常规的吸脂机会造成负压过大，使所获取脂肪细胞或脂肪团的活性显著下降。接着将获取的脂肪进行处理。已报道的处理方式从简单的静置沉淀到离心。获取的脂肪再被分装于小注射器中（1~3 mL），然后以锐针或钝针注射于目标软组织中。自体脂肪注射 / 移植可单独用于改善某些区域如鼻唇沟，也可与诸如中面部提升术等手术治疗联合进行。

## 13.8 联合治疗

中面部年轻化可通过多种手术或非手术方法实现。联合治疗方法的选择应基于面部年轻化的目标、患者的期望和术后预计的恢复期。可联合多种类型的软组织填充剂和化学去神经疗法（肉毒毒素）用于软组织充填、减少面部皱纹和皱褶，从而改善面部老化。许多已发表的研究表明，保妥适（Botox，Allergan）与 HA 为基础的软组织填充剂联合应用，可最大限度发挥软组织填充剂在中面部不同部位（如鼻唇沟）的作用[24]。Sculptra 也可与以 HA 为基础的软组织填充剂联合使用。Sculptra 主要作用为面部大范围组织增容，HA 或胶原为基础的软组织填充剂作用为改善皮肤皱纹，两者联合可更好地年轻化中面部。多种软组织填充剂与化学去神经疗法（如保妥适；Dysport, Ipsen Biopharmaceuticals, Basking Ridge，NJ，USA）联合使用费用较高。但是，其良好的即刻改善效果，极短（甚至没有）的恢复时间仍对某些患者具有吸引力。

## 13.9 讨论

通过容量充填进行中面部年轻化时，需仔细分析软组织和深层骨性支架的衰老变化，同时需要了解可用的手术和非手术方法以获得满意的美容效果。整形外科医生需要具备能够与患者充分沟通各种年轻化疗法的潜在风险和收益的能力，并根据患者的需求、预期和目前的治疗方法，提供最好的治疗方案。

对于初现衰老状况的患者，采用微创的中面部年轻化治疗，即可获得很好的效果。注射软组织填充剂通常被列为一线治疗选择。通过注射软组织填充剂或自体脂肪移植，充填鼻唇沟凹陷、泪沟、眶颧沟及颧部，可获得显著疗效而不会产生大的手术瘢痕，也避免了较长的术后恢复期。软组织注射填充剂，诸如以 HA 为基础的填充剂、CaHA 和 PLLA 等，可在注射室实施注射，甚至对第一次就诊患者也可进行，这对繁忙的专业人士以及日常活动丰富的患者很有吸引力。虽然以胶原为基础的软组织填充剂也可在注射室注射，但按照产品说明要求需在术前 6 周和 2 周进行过敏试验，使其与其他注射填充剂相比显得对患者不那么方便。

不是所有患者都适合用软组织填充剂获得年轻化。对于具有明显老化改变、过多松弛皮肤的患者，需要通过外科手术精确去除过多的皮肤，重新复位组织，获得年轻化的效果。在上述患者中，通过颧脂肪垫上提而提升中面部这项单一的手术，即可恢复中面部的年轻饱满状态，弱化鼻唇沟，改善睑颧沟和缩短下睑的纵向长度[15]。上述患者也可接受其他类型的中面部提升手术（骨膜下除皱、内镜手术）。

在中面部伴有软组织容量严重缺失的患者中，由于缺乏年轻面孔的饱满度，悬吊复位下垂的软组织并不能完全获得面部年轻化。对于严重面部容量缺失的患者，在实施中面部提升术后仍会显得"瘦骨嶙峋"。对于这些病例，可在中面部提升术前使用 Sculptra，或者在术中和术后用自体脂肪和（或）Sculptra 恢复面部容量的缺失。虽然也可以使用以 HA 和胶原为基础的软组织填充剂，但大量使用会显著增加接受手术患者的经济负担。虽然由于处理程序的差异，脂肪移植后的吸收率可达 30%~80%，但对通过容量充填寻求中面部年轻化的患者来说，其长期效果比商品化的组织填充剂显得更加经济。

通过置入假体进行中面部充填是一种持久的、性价比较高的面部年轻化手术[16]。假体已成功用于颊部[17]、眶下[8]、鼻旁[20]，以及泪沟[21]的充填和年轻化。置入假体需行骨膜下分离，这会延长术后恢复期。通过下睑做切口（下睑袋手术切口）可能导致睑外翻、睑内翻、瘢痕形成等并发症。通过注射软组织填充剂也可达到面部假体置入的容量效应。以胶原和 HA 为基础的软组织填充剂可用于矫正泪沟和眶颧沟。Sculptra 和 Radiesse 也可用来充填颧颊区域，

与颊部假体的效果类似[25,26]。虽然 Sculptra 和 Radiesse 每 1~2 年需要重复注射来维持充填效果，但对寻求中面部年轻化而又不愿进行手术（如置入面部假体）的患者来说算不上是缺点。

尽管注射软组织填充剂行中面部年轻化具有恢复期短的特点，对患者很有吸引力，但医生应与患者讨论不同方法的费用问题。虽然单次注射/移植自体脂肪、注射 Radiesse 与注射以 HA 及胶原为基础的组织填充剂在花费上相仿，但后者需要多次重复注射，总体性价比较低。据报道，注射自体脂肪和 Radiesse 的效果可维持 12 个月左右，脂肪移植最长可维持 24 个月[27]。以胶原和 HA 为基础的软组织填充剂增容效应可维持 4~6 个月。Kanchwala 等做的性价比分析报告显示，以胶原和 HA 为基础的软组织填充剂均需要多次注射才能够达到自体脂肪和 Radiesse 在注射后 1 年时的效果。长期来看，前者花费会更多，特别是用于鼻唇沟充填时[28]。

血管内注射和组织坏死是各种经皮注射的组织填充剂均存在的潜在并发症。有文献报道，注射软组织填充剂可导致眉间、鼻部和颊部的皮肤坏死[29,30]。因面动脉和眼动脉存在交通，也有眶周和眉间注射脂肪和甲基丙烯酸甲酯后发生灾难性失明的报道[31-34]。到目前为止，以 HA 为基础的填充剂、以胶原为基础的填充剂，以及 Sculptra 血管内注射后发生严重并发症的报道尚不多见。一篇提交给 FDA 的报告显示，一名患者在鼻唇沟区注射 Sculptra 后出现鼻尖全层皮肤坏死[29]。使用锐针注射填充剂更易发生血管内注射及继发组织坏死。医生在注射面部填充剂时应该回抽注射器，确认未进入血管再行注射。此外，使用钝针理论上可以避免刺破血管，最大化降低血管内注射的风险。

## 13.10 结论

进行中面部年轻化治疗前，需要清晰地了解衰老过程中中面部容量、软组织及深层骨性支架

的位置变化。成功的中面部容量年轻化可通过多种手术和非手术方法实现，包括注射软组织填充剂，面部假体置入和除皱术。每种方法均有其适应证和局限性。通过容量充填进行有效的中面部年轻化需要仔细分析患者解剖结构、老化程度、患者预期、可实现的效果、可承受的创伤和费用，在此基础上选择合适的治疗方法（译者按：目前关于软组织填充剂和脂肪移植的充填层次、剂量、注射方法等在理论上和实践上与本章作者所阐述观点相比均有所发展，读者若想了解最近进展，建议参考其他最新的文献和图书）。

（杜奉舟　狄文君　韩雪峰　译）

## 参考文献

[1] Stuzin JM, Baker TJ, Gordon HL. The relationship of the superficial and deep facial fascias: relevance to rhytidectomy and aging. Plast Reconstr Surg 1992; 89: 441–449, discussion 450–451

[2] Ruess W, Owsley JQ. The anatomy of the skin and fascial layers of the face in aesthetic surgery. Clin Plast Surg 1987; 14: 677–682

[3] de la Torre JI, Martin SA, Vásconez LO. Suture suspension of the malar fat pad. Aesthet Surg J 2002; 22: 446–450

[4] Owsley JQ, Fiala TG. Update: lifting the malar fat pad for correction of prominent nasolabial folds. Plast Reconstr Surg 1997; 100: 715–722

[5] Yousif NJ, Gosain A, Matloub HS, et al. The nasolabial fold: an anatomic and histologic reappraisal. Plast Reconstr Surg 1994; 93: 60–69

[6] Rohrich RJ, Pessa JE. The fat compartments of the face: anatomy and clinical implications for cosmetic surgery. Plast Reconstr Surg 2007; 119: 2219–2227, discussion 2228–2231

[7] Owsley JQ, Zweifler M. Midface lift of the malar fat pad: technical advances. Plast Reconstr Surg 2002; 110: 674–685, discussion 686–687

[8] Yaremchuk MJ. Infraorbital rim augmentation. Plast Reconstr Surg 2001; 107: 1585–1592, discussion 1593–1595

[9] DeFatta RJ, Williams EF. Evolution of midface rejuvenation. Arch Facial Plast Surg 2009; 11: 6–12

[10] Friedman O. Changes associated with the aging face. Facial Plast Surg Clin North Am 2005; 13: 371–380

[11] Gierloff M, Stöhring C, Buder T, et al. Aging changes of the midfacial fat compartments: a computed tomographic study. Plast Reconstr Surg 2012; 129: 263–273

[12] Shaw RB, Katzel EB, Koltz PF, et al. Aging of the facial skeleton: aesthetic implications and rejuvenation strategies. Plast Reconstr Surg 2011; 127: 374–383

[13] Pessa JE. An algorithm of facial aging: verification of Lambros's theory by three-dimensional stereolithography, with reference to the pathogenesis of midfacial aging, scleral show, and the lateral suborbital trough deformity. Plast Reconstr Surg 2000; 106: 479–488, discussion 489–490

[14] Downs BW, Wang TD. Current concepts in midfacial rejuvenation. Curr Opin Otolaryngol Head Neck Surg 2008; 16: 335–338

[15] De Cordier BC, de la Torre JI, Al-Hakeem MS, et al. Rejuvenation of the midface by elevating the malar fat pad: review of technique, cases, and complications. Plast Reconstr Surg 2002; 110: 1526–1536, discussion 1537–1540

[16] Yaremchuk MJ. Facial skeletal reconstruction using porous polyethylene implants. Plast Reconstr Surg 2003; 111: 1818–1827

[17] Terino EO. Alloplastic midface augmentation. Aesthet Surg J 2005; 25: 512–520

[18] Terino EO. Alloplastic facial contouring by zonal principles of skeletal anatomy. Clin Plast Surg 1992; 19: 487–510

[19] Yaremchuk MJ. Making concave faces convex. Aesthetic Plast Surg 2005; 29: 141–147, discussion 148

[20] Yaremchuk MJ, Israeli D. Paranasal implants for correction of midface concavity. Plast Reconstr Surg 1998; 102: 1676–1684, discussion 1685

[21] Flowers RS. Tear trough implants for correction of tear trough deformity. Clin Plast Surg 1993; 20: 403–415

[22] Lemperle G, de Fazio S, Nicolau P. ArteFill: a third-generation permanent dermal filler and tissue stimulator. Clin Plast Surg 2006; 33: 551–565

[23] Coleman SR. Long-term survival of fat transplants: controlled demonstrations. Aesthetic Plast Surg 1995; 19: 421–425

[24] Centeno RF. Combination volume rejuvenation therapy of the face: fat, fillers, and Botox. Aesthet Surg J 2006; 26: 460–464

[25] Humble G, Mest D. Soft tissue augmentation using sculptra. Facial Plast Surg 2004; 20: 157–163

[26] Jacovella PF. Calcium hydroxylapatite facial filler (Radiesse): indications, technique, and results. Clin Plast Surg 2006; 33: 511–523

[27] Har-Shai Y, Lindenbaum ES, Gamliel-Lazarovich A, et al. An integrated approach for increasing the survival

of autologous fat grafts in the treatment of contour defects. Plast Reconstr Surg 1999; 104: 945–954

[28] Kanchwala SK, Holloway L, Bucky LP. Reliable soft tissue augmentation: a clinical comparison of injectable soft-tissue fillers for facial-volume augmentation. Ann Plast Surg 2005; 55: 30–35, discussion 35

[29] (FDA.com), F., MAUDE Adverse Event Report, in Sanofiaventis U.S. Llc Sculptra Facial Filler 2010. http://www.accessdata.fda.gov/scripts/cdrh/cfdocs/cfmaude/detail.cfm?mdrfoi__id=2039194

[30] Bellman B. Complication following suspected intra-arterial injection of Restylane. Aesthet Surg J 2006; 26: 304–305

[31] Lee DH, Yang HN, Kim JC, et al. Sudden unilateral visual loss and brain infarction after autologous fat injection into nasolabial groove. Br J Ophthalmol 1996; 80: 1026–1027

[32] Shin H, Lemke BN, Stevens TS, et al. Posterior ciliary-artery occlusion after subcutaneous silicone-oil injection. Ann Ophthalmol 1988; 20: 342–344

[33] Silva MT, Curi AL. Blindness and total ophthalmoplegia after aesthetic polymethylmethacrylate injection: case report. Arq Neuropsiquiatr 2004; 62 3B: 873–874

[34] Lazzeri D, Agostini T, Figus M, Lazzeri S, et al. Blindness following cosmetic injections of the face. Plast Reconstr Surg 2012; 129: 995–1012

# 14　编织提升：一种微创的眉部、颈部和面部年轻化技术

*Berish Strauch, Jeremy S. Nikfarjam, Charles K. Herman*

## 14.1　摘要

针对部分患者希望可见瘢痕更少、术后恢复期更短的需求，面部年轻化技术取得了很大进展。最重要的是，整形外科医生对组织量随着年龄增长而发生的变化有了更清楚的认识。我们开发了一种被称为编织提升的缝线悬吊新技术，用于沿特定解剖学向量重新悬吊和重塑下垂的面部结构。通过特制的长针将单丝尼龙缝线经皮切口引入术区，然后将缝线"编织"到软组织中以使之牢固，避免其他缝线悬吊技术所谓"奶酪线"效应的缺陷。缝线沿着特定向量行进，可行眉部提升、中面部提升、下面部悬吊和颈部悬吊。与其他缝线悬吊材料的高成本相比，单丝尼龙缝线花费更低。与传统的面部提升技术相比，缝合编织技术也可避免前者常见的风险。该技术无需全身麻醉。编织提升手术平均只需 60 min 以内的时间。软组织结构被重新定位到更显年轻的位置。可根据需要联合进行补充容量的手术。术前、术中和术后的照片可显示手术过程和效果。术后随访证明效果可维持至 36 个月。编织提升技术将面部老化这一重要概念融合到微创技术中，为许多软组织下垂患者提供安全和有效的治疗。

## 14.2　引言

面部老化的发生包括皮肤弹性的改变、面部软组织下垂和面部软组织萎缩等。必须处理上述问题以恢复和改善面部美学，最终获得更年轻的面容。整形外科医生曾经注重通过标准的面部提升手术来收紧过多的面部皮肤和筋膜。然而，最近的文献更关注老化面部软组织结构中组织量的变化。研究表明，提升中面部组织可以显著改善组织量缺失的外观，中面部组织量增加可以维持

长期的效果[1]。与手术去除松弛皮肤和过量组织相比，提升下垂的面部软组织可能同等重要或更加重要，此观点尤其适用于中年初期的男女患者。随着寻求早期面部老化改善的 40~50 岁患者比例的增加，今后对上述观点的考量将会更为重要。

面部组织容量分析表明，面部软组织结构沿特定方向下垂，整体呈现老化面容。该特定方向称为老化向量，主要包括中面部向量，表现为中面部凹陷的"颧下三角"，其上边界为颧部凸出部位，内侧边界为鼻唇沟，外侧边界为咬肌[2]。原本显示年轻态的颧部凸出降低，由于下睑眶隔强度减弱和下眶隔脂肪垫假性疝出，形成"双凸"曲线[3]。眉弓外侧变得平坦，软组织沿下颌骨向前下方滑动，伴随发生颈部软组织的松弛（图 14.1a,b）。总之，可以分辨出在眉部、面部和颈部软组织下垂的具体向量。

近 10 年来，面部年轻化方面的进展包括在重新定位和塑造面部支持结构方面所做的努力。特别是 Little 的研究，证实了容量重塑的效果[4]。采用假体和自体来源材料（包括脂肪和真皮脂肪移植物）增容已变得越来越流行[5,6]。由 Coleman[7] 推广的脂肪移植已成为中面部提升[8,9]和缝线悬吊的中面部提升的辅助手段。既往研究中，SMAS（浅表肌腱膜系统）皮瓣在面部年轻化中起到至关重要的作用[10-12]。矫正颧部下垂的其他技术包括颧部软组织鳞状折叠术[4]和置入假体网片及其他植入体[3,10,13-15]。此外，还有多种缝线和悬吊提升的方法[16-28]。最近一项涉及 400 多名患者的研究表明，使用缝线悬吊提升颧脂肪垫可显著改善面部外观[29]。包括缝线悬吊[30,31]和帽状腱膜悬吊[32]的多种悬吊技术也可矫正眉下垂。颈部年轻化也采取了相似的理念，缝线悬吊颈阔肌整形技术已有十多年的应用历史[33]。

面部年轻化方法需要很好地解决上述复杂的面部变化，同时满足恢复期更短、手术时间更短和并发症发生率更低的要求。目前的研究表明，对于面部皮肤量增多不明显而软组织下垂显著的中年患者，经皮缝线悬吊对于面部软组织结构的年轻化和重塑具有显著效果。在过去的几年中，缝线悬吊技术已经变得越来越普遍，在面瘫[34]和美容案例中皆证实了其有效性。动物实验研究验证，不可吸收性单丝缝线的炎症反应最小[35]。而实际上使用的缝合材料多种多样，包括可吸收和不可吸收的材料，最常用的是聚四氟乙烯[36]、聚对二氧环己酮[17]、聚丙烯、聚丙烯倒刺线[19]、聚乙烯倒刺线[28]和单丝尼龙缝线。

## 14.3 技术要点

编织提升技术已在年龄 38～76 岁的患者中开展。所有患者均在简易手术室实施手术，麻醉采用 0.5% 利多卡因和 1 / 200 000 肾上腺素局部麻醉。部分患者术前 20 min 给予安定口服。提升向量如下。眉部提升自眉部中段至前发际线，自眉部外侧至前发际线。中面部提升自鼻唇沟最

高点下 2 cm 水平线和鼻唇沟外侧 1 cm 垂线交点起始，向发际线内走行，该走行路线经外眦外侧 0.5 cm 处，于发际内 2 cm 终止。下面部提升自下段鼻唇沟外侧 1 cm 垂线与口角下 1 cm 水平线交点起始，向耳屏下段与耳垂的交点横向延伸，至耳前沟处终止。颈部缝线自环状软骨水平的中线长约 8 mm 的切口起始（图 14.1a，b），缝合线沿着从中线向乳突方向的向量在皮下深层走行。当缝线的另一半通过时，两条缝线在中线处交织（图 14.1c）。

利多卡因的浸润范围包括提升向量走行路线、所有进出针点和耳前皮肤切开区。眉部提升缝合线应固定于帽状腱膜，中面部提升缝合线固定于颞深筋膜，下面部提升缝合线固定于腮腺表面的 SMAS，颈部提升缝合线固定于乳突骨膜。缝线层次如下：额部——帽状腱膜层次；中面部——穿过颊脂垫后，沿眼轮匝肌浅面至颞深筋膜；下面部——穿过 SMAS 并固定于耳前 SMAS；颈部——缝合线穿行于皮下深层，在乳突处出针并固定于乳突骨膜。

3-0 的透明尼龙缝线固定在 WEAVELIFT 克氏针的一端，该针为 15 cm 长克氏针（ASSI，

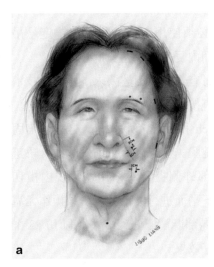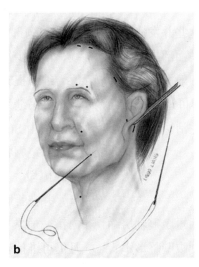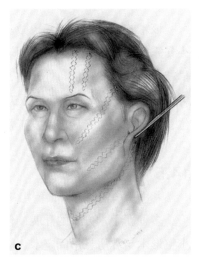

图 14.1　a. 显示面部衰老特征的患者图示。眉外侧已下垂；中面部颧区软组织斜向下降，鼻唇沟上部加深，下面部软组织向前滑动加深下部鼻唇沟，颈部皮肤松弛。紫色点标记为编织提升的穿刺点，紫色横线标记处为悬吊穿行路线。b. 术前的斜视图示显示包括颧突的扁平化在内的所有老化特点。由下耳前区出针，将 WEAVELIFT 克氏针（ASSI，Westbury，NY，USA）插入下面部组织内形成编织通道。手工穿针 3-0 透明尼龙缝线，然后将线尾手工穿针入另一根 WEAVELIFT 克氏针。c. 术后斜视图示显示矫正效果和缝线行程。颞部提升明显

Westbury，NY, USA）。于颊部内侧做穿刺入针点，将针刺入后，沿着提升方向（参考向量方向）向外侧及上方编织前行，于出口将针拉出。缝线另一端固定于第二根 WEAVELIFT 克氏针，将该针自相同入口穿入，编织穿过组织并自出口引出，然后移除长针并更换圆针，以便固定到相应组织上。缝线打结时，可见组织移位，应对称提升两侧组织。中面部提升的缝线有时会导致颊部皮肤凹坑。用力按摩进针区域可减轻该状况。缝线打结固定时，形成手风琴样波浪线，使多方位悬挂固定组织成为可能。

眉上部提升将改善上眼睑皮肤过量的症状。中面部提升会导致下眼睑皮肤堆积。这种组织移位通常会纠正泪沟畸形和下眼袋。切除外眦外侧窄条状皮肤。5-0 尼龙缝线固定外眦，6-0 尼龙缝线缝合皮肤。

对于年龄较大或有耳前皮肤过量的患者，需切除多余皮肤。分离和切除皮肤的宽度不超过 1～1.5 cm，并使用 5-0 或 6-0 的缝线缝合所有针口和皮肤切口。用轻便敷料覆盖切口，术后 5～7 天拆线。

## 14.4 并发症

该术式并发症少见且轻微。这些并发症与线头暴露有关。没有感染的病例。中面部提升术后早期持续存在的进针口处凹陷，一般术后 4 周即可恢复。1/3 患者在术后第 2 天即可返回工作岗位，所有患者 7 天后可恢复正常生活。

## 14.5 讨论

多种新手术方式的开展，包括短瘢痕乳房缩小整形术与乳房悬吊固定术、微创腹壁整形术、微小瘢痕除皱术，以及最新的面部缝线悬吊手术，满足了患者和医生希望手术时间缩短、恢复期缩短和瘢痕形成最小化的愿望。全球对微创手术的需求不断催生新型手术技术和改进现有技

术。最近，一篇系统性的回顾研究比较了面部提升手术的疗效和并发症发生率，并着重关注了患者安全性和满意度方面的可靠数据[37]。随着技术不断发展，这些手术的普及性和有效性也不断提高。笔者坚信，与组织填充剂相比，编织提升法可获得更好的效果，在成本和维持时间上也占有优势。

随着我们对面部老化的理解变得更加深入，创新的治疗方式也将不断涌现。以往的关注更多地集中在面部皮肤上，现在则更多关注衰老过程中潜在的结构和组织量的变化。在过去的十年，面部充填获得了显著成功，使得面部年轻化朝着组织容量补充[7]或转换的方向发展[38,39]。研究发现，无论外覆皮肤状态如何，改变面部软组织结构都可显著改善面部美学。SMAS 在面部整形方面的重要作用已经明确[10-12]。无需大的皮肤切口，即可改变面部支持组织的解剖结构。目前，缝线悬吊、短瘢痕 SMAS 除皱术和经皮穿刺技术相结合的多种组合技术被大量报道并应用于临床[40]。

为了对面部塑形有显著的改善，缝线悬吊技术必须重新矫正随着年龄增长而下垂的向量[4]。为获得最佳效果，必须联合治疗上、中、下面部。应特别注意矫正眉部、中面部、鼻唇沟、下颌区和颈部。必须使用牢靠的固定点锚定悬吊线，以减少短期内复发和维持长期效果。

编织提升可有效满足上述要求。用这种技术放置悬吊缝线直接改善了代表面部老化的向量。如之前由 Strauch 和 Baum 所述[32]，可通过牢固缝合固定帽状腱膜（切口隐藏于前发际线）矫正眉外侧段。眉部外侧提升术采用发际线内横切口，并在骨膜下平面进行钝性分离。该操作无需内镜，通常在局部麻醉下进行，平均随访 23 个月仍可维持较好效果。

中面部提升可与上面部提升联合进行，其提升向量为上外侧方向。中面部提升缝线固定于颞深筋膜（已证实该点为牢靠的固定点）[20,41]。通过缝线编织穿行于颈阔肌并缝合固定到耳后乳

突筋膜实现颈部再悬吊。Prado 等 [25] 最近一项术后随访 24 个月的研究认为，缝线悬吊与外侧 SMAS 切除术相比较，两者术后效果维持时间相当。同样，Del Campo 回顾了 9 年内 539 名患者，并得出结论，更加微创的面部提升术可降低并发症发生率，获得更持久的效果和更高的患者满意度 [42]。其他研究也支持该观点 [43]。

现有文献描述了多种增加软组织缝合稳定性的方法，包括使用 Aptos 线 [24]、倒刺线 [19,28,31]、和缝线打结锚定等 [22]。编织提升使用标准的单丝尼龙缝线，由专门设计的针引入（图 14.2），穿行编织于软组织中，增加了软组织和缝线的接触面积，并可多个方向锚定软组织。因此，该手术的材料成本显著低于那些需要其他特殊制造的悬吊线的手术。

编织提升可以非常有效地与其他微创术式结合。例如，联合外眦成形和窄条状皮肤切除眼睑

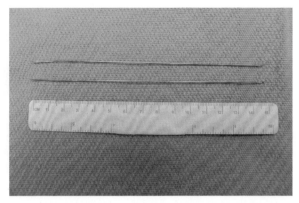

图 14.2 编织提升针的照片，图示 15 cm 克氏针（ASSI，Westbury，NY，USA）

整形术（"去皮"眼睑整形术）、耳前微小瘢痕除皱术、肉毒毒素（Allergan，Irvine，CA，USA）注射、脂肪移植和填充物增容等方法，完善编织悬吊未尽的效果。图 14.3~ 图 14.6 中所示患者接受了双侧下睑皮肤切除联合编织提升，眶周组织立体感得到明显加强。

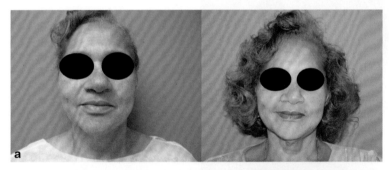

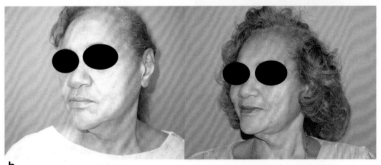

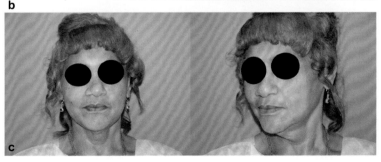

图 14.3 55 岁，女性，眉部、中面部和颈部提升术后 2 年。a. 术前和术后 2 年正位。b. 术前和术后 2 年斜位。c. 术后 3 年正位和斜位

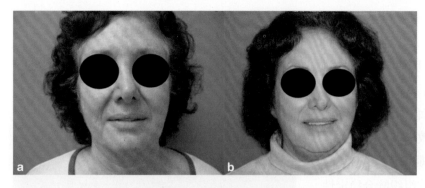

图 14.4　52 岁，女性，眉部、下睑和中面部组织提升后 2 年。a. 术前。b. 术后 2 年

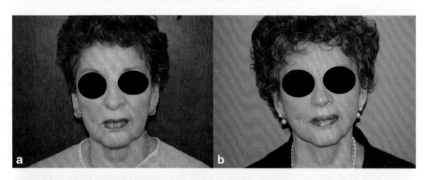

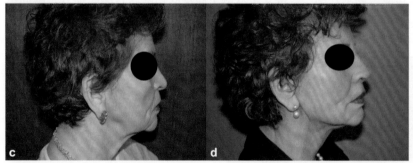

图 14.5　62 岁，女性，眉部、中面部和颈部组织提升后 1 年。a. 术前。b. 术后。c. 术前，侧位。d. 术后，侧位

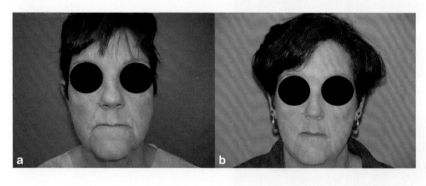

图 14.6　54 岁，女性，眉部、中面部、下面部和颈部提升 2 年。a. 术前。b. 术后 2 年

编织提升是一种安全的手术方式，并发症发生率很低。避免了传统除皱术中明显的血肿形成和神经损伤的并发症。而且，编织提升无需全身麻醉，在简易手术室和局部麻醉下即可实施。手术时间仅为 60 min，恢复时间短，几天内即可恢复工作。

我们的报道对患者随访了 3 年，是所有埋线悬吊相关文献中随访时间最长的报道之一。正如临床照片中显示，软组织的提升效果维持持久，只有少量的松弛。

## 14.6 结论

编织提升是一种安全有效的面部组织容量改善技术。上面部、眉部、中面部和颈部重要解剖结构的再悬吊可在局部麻醉下微创完成。对下垂的面部结构进行提升，可以使因时间流逝而失去年轻轮廓的面部区域变得饱满。编织提升可以与短瘢痕除皱、眼部年轻化、肉毒毒素注射、脂肪移植和填充物注射有效地结合，且长期维持良好的效果。

（毕见海 李斯磊 韩雪峰 译）

## 参考文献

[1] Swanson E. Malar augmentation assessed by magnetic resonance imaging in patients after face lift and fat injection. Plast Reconstr Surg 2011; 127: 2057–2065

[2] Flowers RS. Cosmetic blepharoplasty, state of the art. In: Advances in Plastic and Reconstructive Surgery. Vol 8. St. Louis, MO: Mosby Year Book; 1992:31

[3] Niamtu J. Essentials of cheek and midface implants. J Oral Maxillofac Surg 2010; 68: 1420–1429

[4] Little JW. Three-dimensional rejuvenation of the midface: volumetric resculpture by malar imbrication. Plast Reconstr Surg 2000; 105: 267–285, discussion 286–289

[5] Little JW. Applications of the classic dermal fat graft in primary and secondary facial rejuvenation. Plast Reconstr Surg 2002; 109: 788–804

[6] Strauch B, Baum T, Robbins N. Treaent of human immunodeficiency virusassociated lipodystrophy with dermafat graft transfer to the malar area. Plast Reconstr Surg 2004; 113: 363–370, discussion 371–372

[7] Coleman SR. Facial recontouring with lipostructure. Clin Plast Surg 1997; 24: 347–367

[8] Pontius AT, Williams EF. The evolution of midface rejuvenation: combining the midface-lift and fat transfer. Arch Facial Plast Surg 2006; 8: 300–305

[9] Warren RJ, Aston SJ, Mendelson BC. Face lift. Plast Reconstr Surg 2011; 128: 747e–764e

[10] Stuzin JM, Baker TJ, Baker . Refinements in face lifting: enhanced facial contour using Vicryl mesh incorporated into SMAS fixation. Plast Reconstr Surg 2000; 105: 290–301

[11] Baker D. Rhytidectomy with lateral SMASectomy. Facial Plast Surg 2000; 16: 209–213

[12] Stuzin JM, Baker TJ, Gordon HL. The relationship of the superficial and deep facial fascias: relevance to rhytidectomy and aging. Plast Reconstr Surg 1992; 89: 441–449, discussion 450–451

[13] Binder WJ. Facial rejuvenation and volumization using implants. Facial Plast Surg 2011; 27: 86–97

[14] Hopping SB, Joshi AS, Tanna N, et al. Volumetric facelift: evaluation of rhytidectomy with alloplastic augmentation. Ann Otol Rhinol Laryngol 2010; 119: 174–180

[15] Willemsen JC, Mulder KM, Stevens HP. Lipofilling with minimal access cranial suspension lifting for enhanced rejuvenation. Aesthet Surg J 2011; 31: 759–769

[16] Yousif NJ, Matloub M D And H, Summers AN. The midface sling: a new technique to rejuvenate the midface. Plast Reconstr Surg 2002; 110: 1541–1553, discussion 1554–1557

[17] Ramirez OM. Three-dimensional endoscopic midface enhancement: a personal quest for the ideal cheek rejuvenation. Plast Reconstr Surg 2002; 109: 329–340, discussion 341–349

[18] Laferriere KA, Castellano RD. Experience with percutaneous suspension of the malar fat pad for midface rejuvenation. Facial Plast Surg Clin North Am 2005; 13: 393–399

[19] Lee S, Isse N. Barbed polypropylene sutures for midface elevation: early results. Arch Facial Plast Surg 2005; 7: 55–61

[20] Tonnard P, Verpaele A, Monstrey S , et al. Minimal access cranial suspension lift: a modified S-lift. Plast Reconstr Surg 2002; 109: 2074–2086

[21] Sasaki GH, Cohen AT. Meloplication of the malar fat pads by percutaneous cable-suture technique for midface rejuvenation: outcome study (392 cases, 6 years' experience). Plast Reconstr Surg 2002; 110: 635–654, discussion 655–657

[22] Eremia S, Willoughby MA. Novel face-lift suspension suture and inserting instrument: use of large anchors knotted into a suture with attached needle and inserting device allowing for single entry point placement of suspension suture. Preliminary report of 20 cases with 6- to 12-month follow-up. Dermatol Surg 2006; 32: 335–345

[23] Noone RB. Suture suspension malarplasty with SMAS plication and modified SMASectomy: a simplified approach to midface lifting. Plast Reconstr Surg 2006; 117: 792–803

[24] Sulamanidze MA, Fournier PF, Paikidze TG, et al. Removal of facial soft tissue ptosis with special threads. Dermatol Surg 2002; 28: 367–371

[25] Prado A, Andrades P, Danilla S, et al. A clinical retrospective study comparing two short-scar face lifts: minimal access cranial suspension versus lateral SMASectomy. Plast Reconstr Surg 2006; 117: 1413–1425, discussion 1426–1427

[26] Yu CC, Tsai R, G , o , h RC, Tung TC. Endoscopically assisted triple-suture midface lift: a refined cable suture technique. Aesthetic Plast Surg 2011; 35: 674–676

[27] Sasaki GH, Cohen AT. Meloplication of the malar fat pads by percutaneous cable-suture technique for midface rejuvenation: outcome study (392 cases, 6 years' experience). Plast Reconstr Surg 2002; 110: 635–654, discussion 655–657

[28] Mulholland RS, Paul MD. Lifting and wound closure with barbed sutures. Clin Plast Surg 2011; 38: 521–535, viii

[29] de la Torre JI, Rosenberg LZ, De Cordier BC, et al. Clinical analysis of malar fat pad re-elevation. Ann Plast Surg 2003; 50: 244–248, discussion 248

[30] Erol OO, Sozer SO, Velidedeoglu HV. Brow suspension, a minimally invasive technique in facial rejuvenation. Plast Reconstr Surg 2002; 109: 2521–2532, discussion 2533

[31] Paul MD. Barbed sutures for aesthetic facial plastic surgery: indications and techniques. Clin Plast Surg 2008; 35: 451–461

[32] Strauch B, Baum T. Correction of lateral brow ptosis: a nonendoscopic subgaleal approach. Plast Reconstr Surg 2002; 109: 1164–1167, discussion 1168–1169

[33] Giampapa V, Bitzos I, Ramirez O, et al. Long-term results of suture suspension platysmaplasty for neck rejuvenation: a 13-year follow-up evaluation. Aesthetic Plast Surg 2005; 29: 332–340

[34] Alex JC, Nguyen DB. Multivectored suture suspension: a minimally invasive technique for reanimation of the paralyzed face. Arch Facial Plast Surg 2004; 6: 197–201

[35] Setzen G, Williams EF. Tissue response to suture materials implanted subcutaneously in a rabbit model. Plast Reconstr Surg 1997; 100: 1788–1795

[36] Lewis RP, Schweitzer J, Odum BC, et al. Sheets, 3-D strands, trimensional (3-D) shapes, and sutures of either reinforced or nonreinforced expanded polytetrafluoroethylene for facial soft-tissue suspension, augmentation, and reconstruction. J Long Term Eff Med Implants 1998; 8: 19–42

[37] Chang S, Pusic A, Rohrich RJ. A systematic review of comparison of efficacy and complication rates among face-lift techniques. Plast Reconstr Surg 2011; 127: 423–433

[38] Owsley JQ, Fiala TG. Update: lifting the malar fat pad for correction of prominent nasolabial folds. Plast Reconstr Surg 1997; 100: 715–722

[39] Little JW. Three-dimensional rejuvenation of the midface: volumetric resculpture by malar imbrication. Plast Reconstr Surg 2000; 105: 267–285, discussion 286–289

[40] Jacono AA, Parikh SS. The minimal access deep plane extended vertical facelift. Aesthet Surg J 2011; 31: 874–890

[41] de la Torre JI. Techniques to address the malar fat pad. Aesthet Surg J 2005; 25: 66–68

[42] del Campo AF. Update on minimally invasive face lift technique. Aesthet Surg J 2008; 28: 51–61, discussion 62

[43] ZagerWH, DyerWK.Minimal incision facelift. Facial Plast Surg 2005; 21: 21–27

# 15 美容除皱手术中自体脂肪移植的应用

*Jose Guerreosantos*

## 15.1 摘要

面部老化的特征包括：皮肤和软组织萎缩、下垂，面部容量减少以及组织支撑力下降。因此，面部年轻化手术要同时解决皮肤下垂和软组织容量减少的问题。既往实践中，我们将自体脂肪移植与除皱术有效结合，形成一种综合性的面部年轻化手术方法。在某些病例中，我们还通过假体置入进一步增加容量。除皱术包括各种方式的组织折叠和面部深层组织［浅表肌腱膜系统（SMAS）、颧脂肪垫和颈阔肌］的悬吊。经长期随访证明，该联合方法具有安全、满意和持久的特点。

## 15.2 引言

自体脂肪移植是一种治疗软组织凹陷和增加软组织容量的有效方法。皮下脂肪、肌肉、筋膜等软组织老化时会变薄，同时也变得松弛。因此，要想在面部年轻化手术中获得最佳效果，就要有效地悬吊松弛组织，同时增加面部某些部位的容量，重塑轮廓。在过去20年的实践中，我们将除皱术（SMAS、颈阔肌折叠）和萎缩软组织内自体脂肪移植（面颈部肌肉层或筋膜下层注射）相结合，进行面部年轻化治疗。手术成功率非常高，并发症极少。正确的诊断、患者的选择和优良的手术技术保证了可预期的、满意的术后效果。同时，我们对4000例实施该联合治疗方法的患者进行了为期27年（1985年至2012年）的随访，并做了回顾性研究。

## 15.3 适应证

年轻面容呈现迷人轮廓的原因是脂肪、软组织和骨骼的合理容量分布。各面部特征间的和谐

关系使得面部形象自然而年轻（图15.1）。面部下垂前，各解剖结构固定于正确的生理位置。同时，年轻的面庞上总有一个界限明确的下颌缘，清晰地显示了面部和颈部的分区（图15.2）。

老化的过程伴随皮肤、软组织的变薄，重力导致上述结构不可避免地发生组织学改变。骨容量缺失也起到作用（图15.3）。

多种因素决定了不同个体之间面颈部老化的表现也有所不同，例如生活方式、基础疾病、遗传因素和环境影响（如日光照射）等。随着皮肤变薄，皮下脂肪也会拉伸变薄，导致皮肤更接近骨膜。

整形外科医生都清楚，单一的外科手术方法不能解决严重老化导致的复杂的美学问题。除皱术是一种提升下垂的面颈部软组织的经典方法，

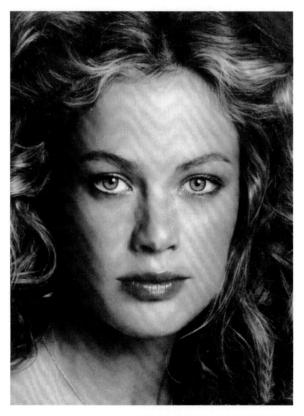

图15.1 年轻面容的特点是各亚单元间呈现和谐的平衡

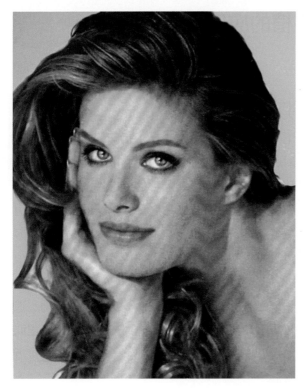

**图 15.2**　清晰的下颌缘是年轻面容的重要组成部分

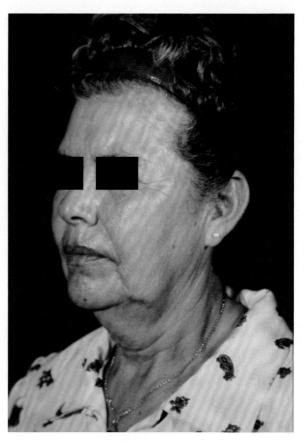

**图 15.3**　老化过程与皮肤软组织的变薄、下垂及骨支撑的减弱有关

通过术中处理筋膜和肌肉（如 SMAS 瓣和颈阔肌折叠），可实现容量再分配。将传统的面部提升术与颗粒脂肪移植联合，可获得极好的组织提升和容量增加的效果[1]。

在实践中，我们更喜欢在颈阔肌上或 SMAS 的层次行各种悬吊折叠。另外，我们建议在局部麻醉前注射颗粒脂肪，这样更利于精确塑造轮廓。当然，除皱术后进行脂肪注射也是很有效的方式。

## 15.4　手术方法

通过参考一系列的术前照片，确定手术方案。首先标记需增加容量、丰满轮廓的部位，该部位为脂肪移植区域。同样也要标记需吸脂塑形的部位。

我们建议脂肪注射的层次尽可能深，如 SMAS 下、肌肉内甚至骨膜上。为避免损伤重要的解剖结构（如面动、静脉，神经及腮腺导管等），我们建议脂肪移植针呈水平方向注射（图 15.4）。

进针后，首先回抽以确保移植针未进入血管。这样一个简单的操作有利于防止脂肪栓塞。然后，以均一模式将颗粒脂肪注射为均匀的一

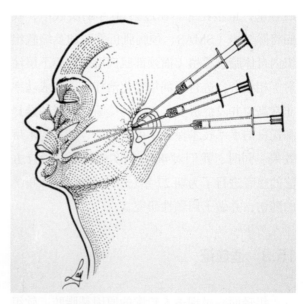

**图 15.4**　面部脂肪注射时，脂肪移植针走行路径应呈水平，并于面部深层平面注射

层，使移植的脂肪获得更多的血供。注射过程中，一只手推注注射器，同时另一只手按摩塑形移植的脂肪（图 15.5）。过大脂肪团块的中心位置血供不足，会导致脂肪坏死，并易于发生脓肿。

测量需注射区域的厚度至关重要。测量方法是：将锐针垂直刺至骨面，在针与表皮接触处做标记，拔出针后测量针尖至标记处长度。通常需测量的区域为颏部正中（老年患者该处通常为 1 cm 厚）（图 15.6）、颏部两侧凹陷（图 15.6 a）、下颌角及颧部。用上述颏部正中测量方法测量颏

部两侧凹陷处、下颌角和颧部厚度，颏两侧凹陷处通常为 0.5 cm 厚（图 15.7），下颌角处约 1 cm 厚（图 15.8），颧部一般为 1.5 cm 厚（图 15.9）。

脂肪注射量因每例患者的独特解剖特征而有所不同，半侧面部平均注射 42 mL 脂肪。

在修复再造手术中采用了自体脂肪移植技术 2 年，并且进行了几项实验研究之后，在 1984 年我们决定将该技术应用于美容手术。我们在下述情况应用脂肪移植：（1）联合除皱术，进一步修饰面部轮廓；（2）淡化面部瘢痕，包括痤疮瘢痕；（3）形体雕塑，特别是在臀部。

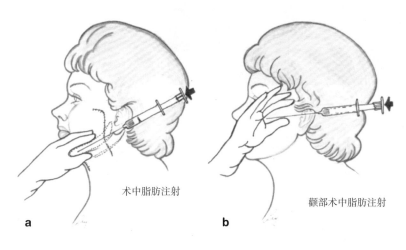

术中脂肪注射

颧部术中脂肪注射

图 15.5　注射面部脂肪时，一只手持注射器，另一只手同时按摩注入的脂肪使之均匀分散。a. 术中脂肪注射技术。b. 颧部术中脂肪注射

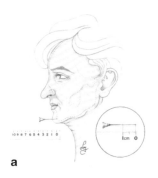

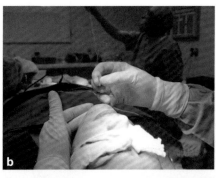

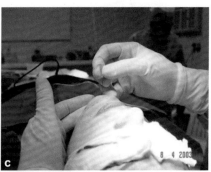

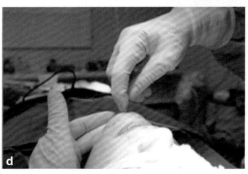

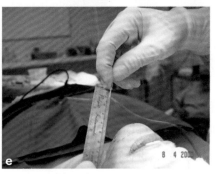

图 15.6　颏部正中软组织厚度测量，通常为 1 cm。a. 测量组织厚度的示意图。b-d. 锐针垂直刺至骨面。e. 测量针扎至骨面的深度

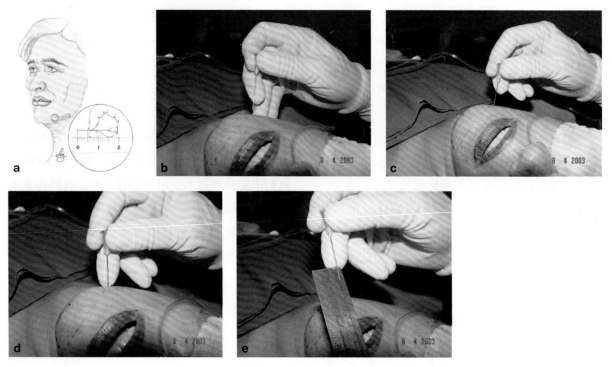

**图 15.7**　颏部两侧软组织厚度测量，通常为 0.5 cm。a. 测量组织厚度的示意图。b–d. 将锐针垂直刺至骨面。e. 测量针至骨面的深度

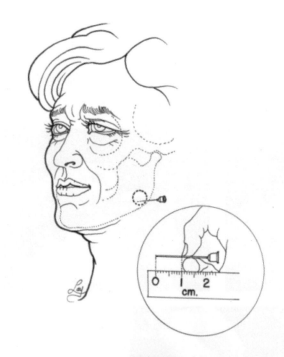

**图 15.8**　下颌角处软组织厚度测量，通常为 1 cm

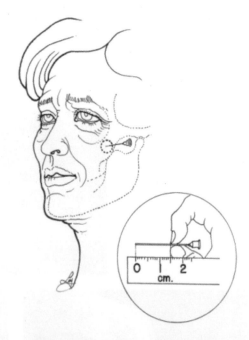

**图 15.9**　颧部软组织厚度测量，通常为 1.5 cm

在除皱术和脂肪移植联合的术前设计中，应认真参考术前的系列照片。首先标记在轮廓及容量上需进一步提升的面颈区域，再标出需要吸脂减容的部位。图 15.10 中所示患者：标记了面部轮廓、需要增加容量的颧部和鼻唇区域，以及需吸脂治疗的"羊腮"和下颌缘。

在脂肪充填时，我们需时刻牢记面部解剖，轻柔操作，保持移植针水平方向移动（图 15.11）。

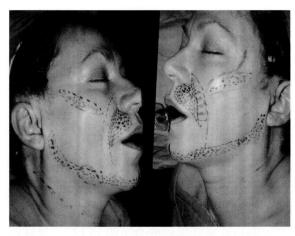

图 15.10  面部标记区为注射充填的部位（颧部及鼻唇区域）及吸脂的部位（"羊腮"及下颌缘）

### 15.4.1  悬吊折叠缝合式面颈部提升术

如前所述，现代除皱术将传统的组织提升技术与软组织增容、轮廓雕塑结合起来，获得了更好的美学效果。在颊部，我们采用悬吊折叠缝合技术，即"O"型缝合 SMAS 肌肉。此方法也可用来提升颧脂肪垫。

在颈部，用电刀切割模式对颈阔肌行数条水平切开，然后沿着正中线对两侧颈阔肌行"束身衣式"拉拢缝合。进一步的处理是，将颈阔肌向乳突处折叠缝合，类似拉缰绳一样向后方牵拉颈阔肌，再次悬吊颈部。我们通常增加一处颏下切

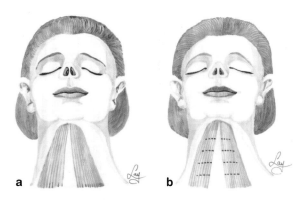

图 15.12  a. 颈部脂肪切除后评估颈阔肌的解剖结构。b. 标记手术计划的颈阔肌切口，用以减轻颈部条索

口，并沿此切口在皮下进行广泛游离。如果有多余脂肪，可沿颏下对颈阔肌前侧和（或）后侧进行吸脂。

脂肪去除后，我们需要对颈阔肌进行重新评估，重点检查颈阔肌条索、肌肥大的情况。在颈阔肌的中心部位做 3~4 个水平切口有助于预防挛缩。图 15.12 显示切除或吸除脂肪后的颈阔肌（图 15.12a）及颈阔肌切开标记（图 15.12b）。

为了精确地横行切开颈阔肌纤维，我们使用了一种特制穿刺针，中间部分外套橡胶，两端裸露，一端为尖端，一端为钝端。将穿刺针尖端经颏下切口插至颈阔肌切开位置，裸露于创面外的钝端接触电刀（设为 40 W），电流传递至尖端，将颈阔肌电切离断（图 15.13，图 15.14）。

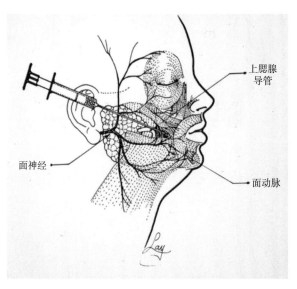

图 15.11  脂肪注射时务必注意避免损伤上腮腺导管、面神经及面动脉

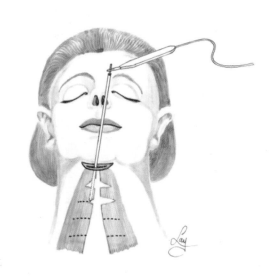

图 15.13  经颏下切口插入的特制针刀，用于切开颈阔肌

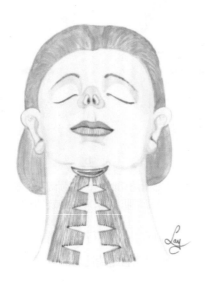

图 15.14　横行切开离断颈阔肌纤维

1990 年 Feldman[2] 首先提出了"束身衣式"缝合法。我们对该技术做了改进，用"W 成形术"代替传统的直线垂直缝合。我们发现改进后的缝合更牢固，中线处的对合也更加平整。图 15.15 显示了颈阔肌切开后，于颈阔肌中线行"束身衣式"缝合。

1972 年，Guerrerosantos 首次报道了将"W 成形术"与"缰绳式悬吊"折叠缝合相结合的术式 [3,4]。最近，Fuente del Campo[5] 和 Giampapa[6] 也报道与笔者类似的技术，同样将颈部软组织向外上方牵拉。另一种"缰绳式悬吊"折叠缝合方式为沿颈部 SMAS 多次穿刺缝合固定。自乳突区起始行颈部折叠缝合（图 15.16）后，沿下颌缘下方继续向中线处缝合（图 15.17），在到达正中线之前（即下颌下腺所在区域）行缝合固定，再向乳突区返回缝合（图 15.18）。缝线路径最终返回到乳突区（图 15.19a），并在乳突区行牢固固定，最终获得确切提升颈部软组织的效果（图 15.19 b）。

"缰绳式悬吊"折叠缝合术有以下优点。

（1）获得清晰的下颌线条。

（2）可充分提升下颌下腺。

（3）脂肪切除术联合"束身衣式"折叠缝合，可获得清晰的颌颈角。

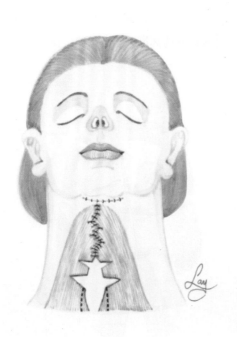

图 15.15　通过 W 成形术和颈阔肌折叠缝合悬吊颈阔肌

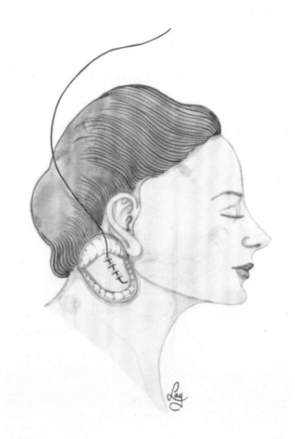

图 15.16　颈部悬吊可以通过起始于乳突筋膜的缝线来实现

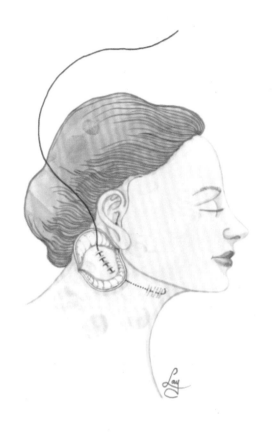

图 15.17　缝线从乳突区起始，继续于下颌缘下方穿行

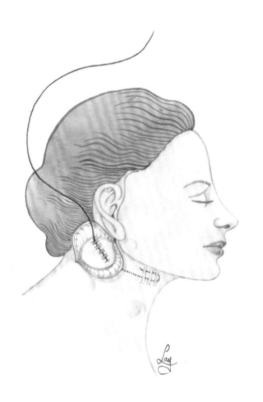

图 15.18　缝线沿下颌缘下方走行，在正中线外侧缝合固定，之后向乳突区返回缝合

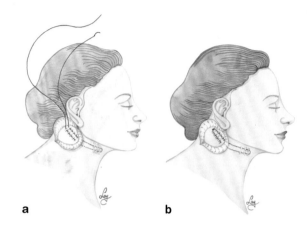

图 15.19　a. 缝合再次经过乳突筋膜。b. 结扎缝合，固定至乳突区，以提升颈部的软组织

颈部折叠缝合完成后，切开耳前和耳后切口。然后经此切口继续于 SMAS 上层对颊 – 侧颈部进行广泛游离。充分游离后，我们采用折叠方式适当提升面颈部深层组织。

经耳前和耳后切口，我们还可上提颊部皮瓣。在彻底止血后，根据手术设计，使用 "O" 型缝合法将颊部软组织复合体及 "羊腮" 固定于下颌骨边缘，获得良好手术效果。自 20 世纪 80 年代早期起，笔者观摩了 Aufricht 的演示手术之后[7]，笔者的整形外科诊所就一直使用折叠缝合方法。基于发表于 1998 年的 Sayland 法[8] 及发表于 2002 年的 Tonnard 法[9]，我们进一步改进了折叠术式。2010 年 Strauch 和 Herman 报道了类似的最新术式[10]。

缝合折叠从颞区开始，将缝针多次穿透颊部 SMAS，使缝线编织于 SMAS 内（图 15.20）。折叠缝线下界为下颌骨的上缘。注意勿损伤面神经下颌缘支。缝合至下颌骨的上缘处时，水平缝合 2 cm，之后向上返折缝合（图 15.21）。

缝合轨迹为一个两边基本平行的椭圆，至颞筋膜处与缝线尾端打结（图 15.21，图 15.22）。

线结紧紧固定在颞深筋膜，达到提升颊部软组织复合体、减轻 "羊腮"、使下颌缘更加清晰的效果（图 15.23）。

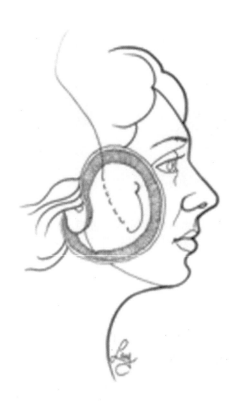

图 15.20　中面部提升第 1 针固定至颞深筋膜

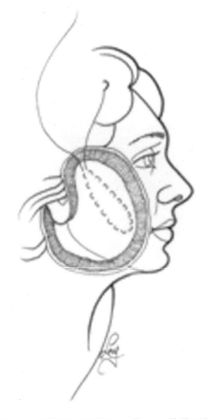

图 15.22　水平地经过下颌骨上缘后，缝线返折缝合到乳突区

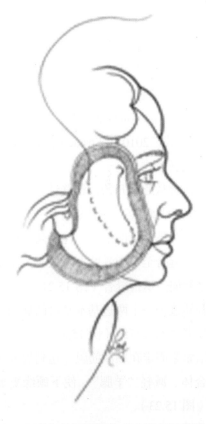

图 15.21　呈编织状折叠缝合 SMAS 至下颌骨上缘

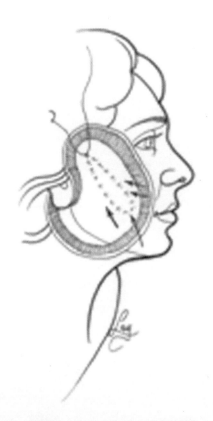

图 15.23　将缝线牢固缝合固定至颞深筋膜，可提升中面部及"羊腮"

### 15.4.2　颧脂肪垫的提升

采用同样的缝合方法在颧脂肪垫处缝合 2 针以提升颧脂肪垫（图 15.24），最终亦缝合固定至颞深筋膜（图 15.25），可起到向后上方提升颧脂肪垫的作用（图 15.26）。许多论著皆阐述了提升颧脂肪垫的重要性[11-13]。

当除皱术联合悬吊折叠时，可获得高质量、

持久、稳定的组织提升效果。该术式可提升"羊腮"、颧脂肪垫和颊颈部软组织结构，同时可减轻鼻唇沟，使面容更年轻、更具有三维的美学轮廓。此外，该术式与传统的除皱术相比，具有手术恢复期大大缩短，并发症风险低，尤其是神经分支损伤（该损伤在更深层次的提升中更为常见）的风险小等优点。

## 15.5　讨论

现描述几个典型病例。这些病例意在说明如何把握手术适应证，选择手术技术，以及脂肪移植联合 / 不联合除皱术的手术效果。

### 15.5.1　典型病例

**病例 1**

53 岁女性患者，身材瘦削，面颈部松弛，

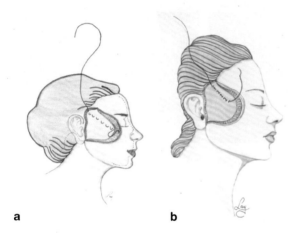

图 15.24　a. 提升颧脂肪垫的首针缝至颞深筋膜。b. 然后于颧脂肪垫内缝合

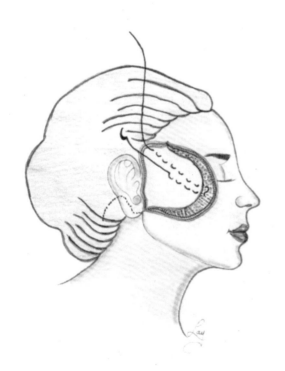

图 15.25　最后返回缝至颞深筋膜，结扎固定，完成颧脂肪垫提升

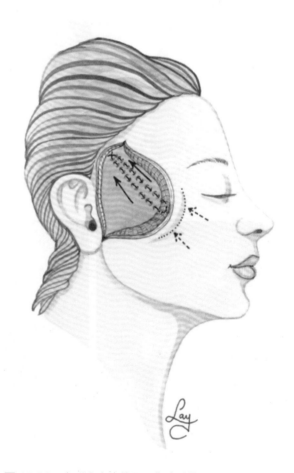

图 15.26　向后上方牵拉悬吊颧脂肪垫

面部组织变薄（图 15.27）。该患者实施了面颈部提升，颏部、下颌缘、上下唇、鼻唇沟和颧部微粒脂肪注射（图 15.28）。1 年后随访，可见提升效果显著，面部容量及轮廓亦显著改善（图 15.29）。

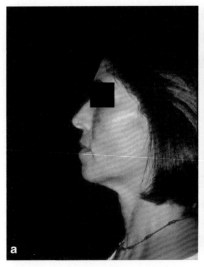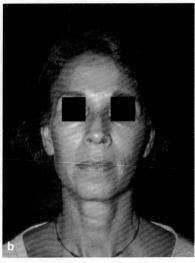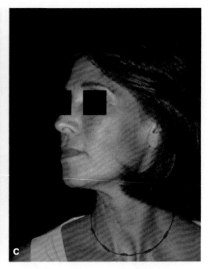

图 15.27　53 岁女性术前照片。a. 侧位。b. 正位。c. 斜位

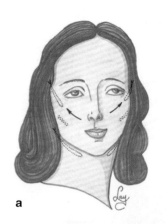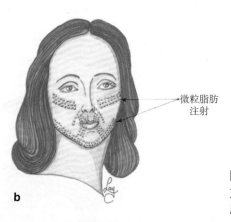

微粒脂肪注射

图 15.28　图 15.27 中所示患者的手术方案：a. 面部提升。b. 下颌缘、上下唇、鼻唇沟以及颧部脂肪移植

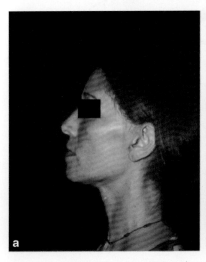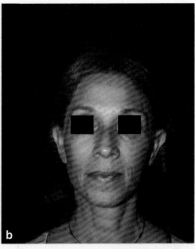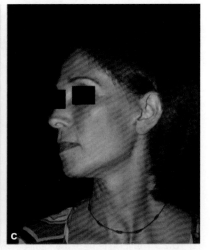

图 15.29　图 15.27 中所示患者术后 1 年。a. 侧位。b. 正位。c. 斜位

**病例 2**

59 岁女性患者，面颈部皮肤松弛、变薄，伴有不规则色素沉着、斑点及面部容量减少（图15.30）。对该患者实施了全颜面除皱术和双侧眼睑重整术，以及全面部共 60 mL 的微粒脂肪注射，包括如下区域：额部、眼睑、颧区、鼻唇沟、鼻旁区、下颌缘和颏部两侧凹陷区。

在 2 年的随访中，可见手术效果显著：总体软组织提升，面部轮廓改善，肤质改善（图15.31）。皮肤的改善可能与移植的微粒脂肪和其固有的脂肪干细胞有关。

**病例 3**

58 岁女性患者，面颈部松弛，颏部下垂，颏部双侧凹陷，下颌缘不清晰，颏颈角圆钝（图15.32）。

该患者手术方案包括：除皱术，颏下成形术，颏部及其两侧凹陷处、下颌缘、下睑和鼻唇沟处脂肪注射（共注射约 60 mL 脂肪）。用

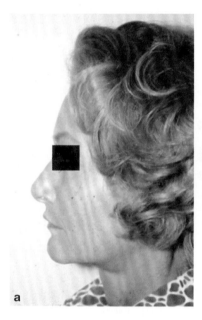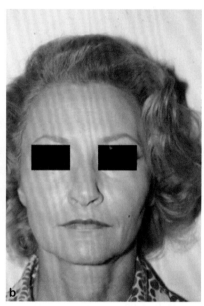

图 15.30　59 岁女性术前照片。a. 侧位。b. 正位

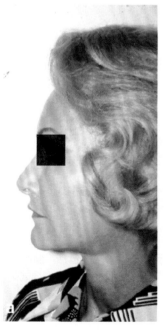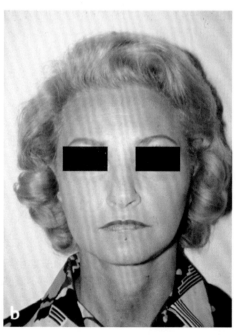

图 15.31　图 15.30 中所示患者术后2 年随访照片

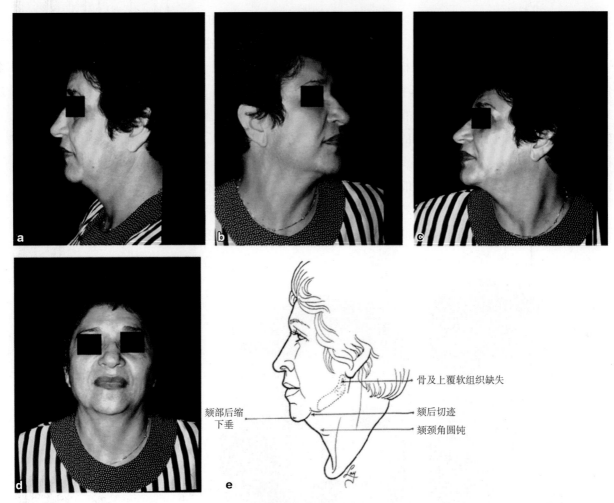

图 15.32　a-d. 58 岁女性术前照片。e. 显示其面部明显的畸形

Guyuron 描述的方法[14] 矫正圆钝的颏颈角（图 15.33）。

　　18 个月后随访，可见美观的颏部和清晰的下颌缘，面部其他部位的轮廓亦明显改善（图 15.34）。

**病例 4**

　　52 岁的女性患者，面颈部松弛、颈部脂肪堆积、颏部后缩、"羊腮"畸形以及下颌缘不清晰（图 15.35）。

　　该患者接受了颈部吸脂术、全颜面除皱术、SMAS 悬吊折叠以及鼻唇沟、颏部和下颌缘脂肪注射，共注射约 59 mL 脂肪（图 15.36）。

　　术后 2 年，以下部位可见明显美学改善：

（1）颏部轮廓；（2）下颌缘清晰度；（3）额部、眼睑和颊部（图 15.37）。

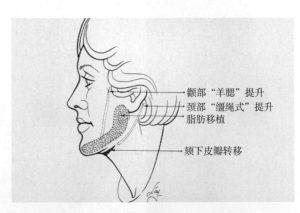

图 15.33　图 15.32 中所示患者手术方案包括：脂肪移植、颏下皮瓣转移、颧部"羊腮"提升及颈部"缰绳式"提升

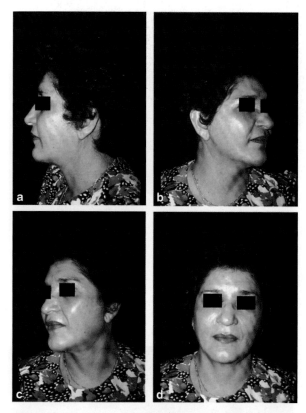

图 15.34　图 15.32 中所示患者术后 18 个月随访照片

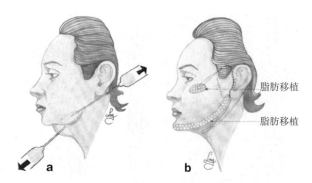

图 15.36　图 15.35 中所示患者外科手术方案，包括面部提升术、颈部吸脂、SMAS 折叠、脂肪移植。a. 颈部吸脂。b. 脂肪移植

### 病例 5

59 岁的女性患者，面颈部松弛，皮肤较薄，面部轮廓欠佳，伴明显上睑凹陷（图 15.38 a）。整体的治疗方案包括了以下外科手术：（1）额部除皱术；（2）全睑部整形；（3）颊部和颈部提升；（4）微粒脂肪面部注射。上睑充填了 2 层脂肪（图 15.38 b）。

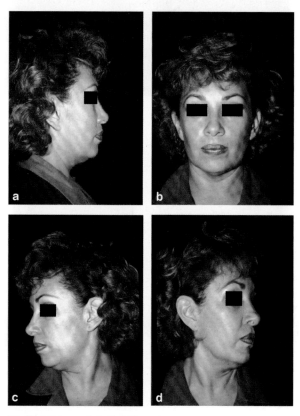

图 15.35　52 岁女性术前照片

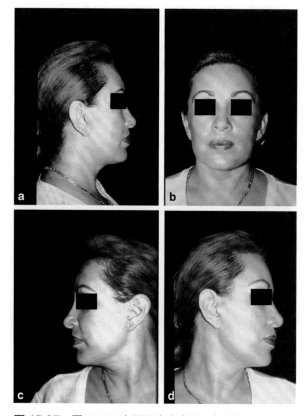

图 15.37　图 15.35 中所示患者术后 2 年照片

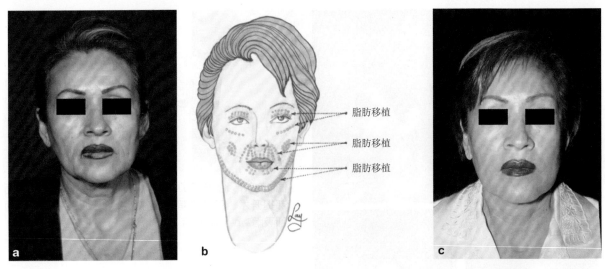

图 15.38　a. 59 岁女性术前照片。b. 手术方案包括面颈部提升，上、下睑整形，上睑、颊部、鼻唇部、颧突、下颌缘脂肪充填。c. 术后 2 年照片

2 年后随访，该患者在整体美学及上睑轮廓方面都显示明显改善（图 15.38 c）。

**病例 6**

30 岁的男性患者，由于皮肤下垂，面部容量减少和轮廓欠佳，所以看起来比实际年龄要大得多（图 15.39）。

该患者就诊后要求行面部除皱术。在对该患者的情况全面分析后，我们决定改做容量充填治疗：颞部和颏部置入硅胶假体，面部多个解剖部位及颊脂垫行脂肪注射充填（图 15.40）。

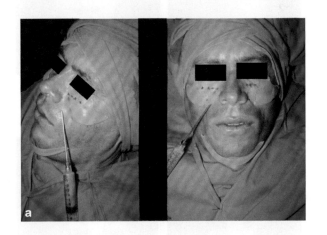

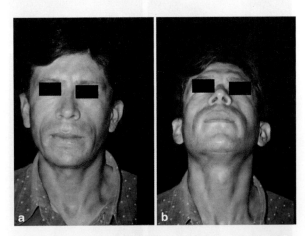

图 15.39　1 名 30 岁男性患者术前照片，他看上去比实际年龄大很多

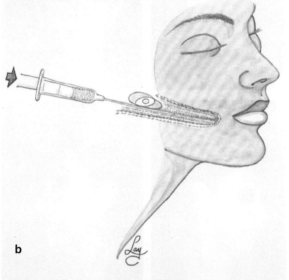

图 15.40　图 15.39 中所示患者的手术方案包括：颞部及颏部置入硅胶假体，颊部、鼻唇沟和颊脂垫脂肪充填

短期、中期和长期的随访均能观察到显著的美学改善：术后 6 个月（图 15.41），术后 9 个月（图 15.42），术后 12 个月（图 15.43），术后 3.5 年（图 15.44），术后 7 年（图 15.45）。

病例 7

54 岁女性患者，表现如下：面颈部松弛、

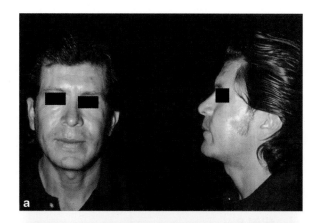

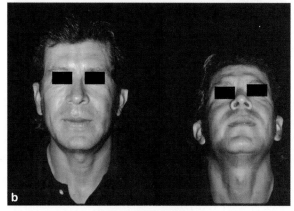

图 15.44　图 15.39 中所示患者术后 3.5 年照片

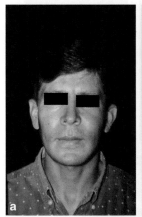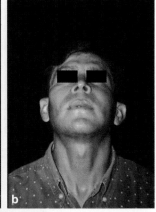

图 15.41　图 15.39 中所示患者术后 6 个月照片

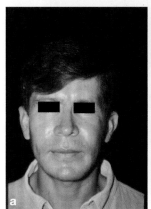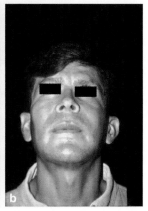

图 15.42　图 15.39 中所示患者术后 9 个月照片

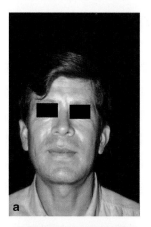

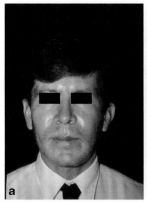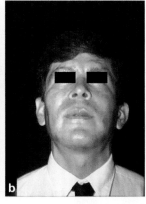

图 15.43　图 15.39 中所示患者术后 12 个月照片

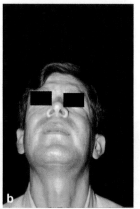

图 15.45　图 15.39 中所示患者术后 7 年照片

颈部脂肪堆积、睑部皮肤松弛、额部及上睑下垂、鼻头肥大、颏后缩（图15.46）。

该患者接受了以下治疗：颞部悬吊折叠，颏部假体置入，鼻唇沟、上下唇、下颌缘及颏部假体周围脂肪充填。假体周围脂肪充填的目的是掩盖假体边缘（图15.47）。

首次手术后2个月，该患者接受了鼻整形手术，以进一步平衡面部特征（图15.48）。

**病例8**

67岁的男性患者，面颈部松弛，皮肤萎缩明显，颏部后缩，下颌缘不清晰（图15.49）。

手术包括：（1）全面部和颈部提升；（2）70 mL微粒脂肪注射到额肌、颞肌、口轮匝肌、颊肌、咬肌和颈阔肌；（3）硅胶假体隆颏（图15.50）。

在2年的随访中，可见患者皮肤厚度改善，呈现年轻皮肤状态，颏部轮廓形态佳，颈阔肌力量改善（图15.51）。

## 15.6　并发症

脂肪注射时，必须时刻注意可能出现的并发症。眉间和眶周区域注射时更要小心，避免出现眼部和脑部的栓塞。Feinendegen[15]等报道，注射脂肪操作时粗暴、高压力、快速注射，更易导致脂肪栓塞。目前尚无脂肪移植对颈外动脉及其分支供养区的微循环产生不良影响的报道。

对于肥胖患者，必须避免在面部移植大量脂肪，应在有限的特定区域进行少量脂肪移植。该类患者在面部脂肪充填后，一旦体重增加，由于移植的脂肪同时生长导致容量和轮廓过度变化，

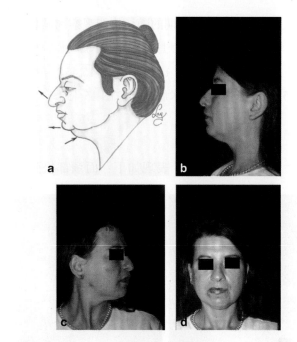

图15.46　54岁女性患者术前照片

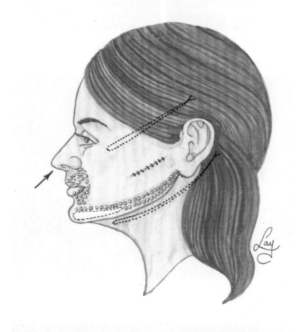

图15.47　图15.46中所示患者的手术方案包括：颞部悬吊折叠，颏部假体置入，鼻唇沟、上下唇、下颌缘及颏部假体周围脂肪充填，面部提升术

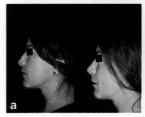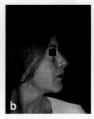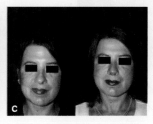

图15.48　图15.46中所示患者鼻整形术后照片

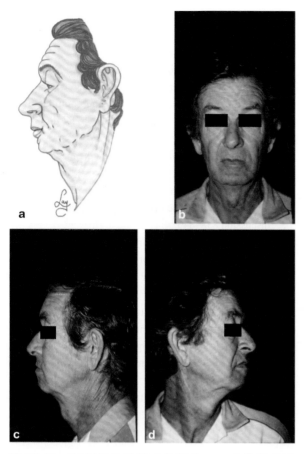

图 15.49  67 岁男性患者术前照片。a. 术前患者速写。b. 正位。c. 左侧位。d. 右侧位

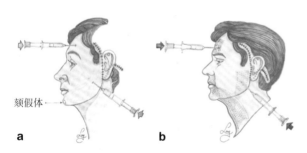

图 15.50  手术方案。a. 全面部和颈部提升术，颏部假体置入。b. 额肌、颞肌、颊肌、口轮匝肌、咬肌、颈阔肌脂肪充填

可能会逐渐发生某种面部畸形。

在我们的 4000 多例病例中，无临床上明显的脂肪坏死、感染、失明和脑血管栓塞。我们曾评估过其他整形外科医生的出现上述问题的患者[16,17]。

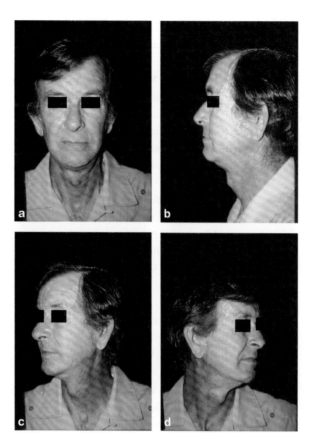

图 15.51  图 15.49 中所示患者术后 2 年照片。a. 术后正位。b. 术后左侧位。c. 术后斜位。d. 术后右侧位

## 15.7  结论

结合除皱术和脂肪充填对衰老患者进行年轻化手术是一种非常有效的手术方法。根据我们 27 年的经验，对于皮肤松弛、软组织较薄和骨容量缺失的患者，我们建议采用上述联合治疗方法。该方法具有诸多优点，长期效果好。

（陈树秀  顾天一  韩雪峰  译）

### 参考文献

[1] Guerrerosantos J. Autologous fat grafting for body contouring. Clin Plast Surg 1996; 23: 619–631

[2] Feldman JJ. Corset platysmaplasty. Plast Reconstr Surg 1990; 85: 333–343

[3] Guerrero-Santos J. The role of the platysma muscle in rhytidoplasty. Clin Plast Surg 1978; 5: 29–49

[4] Guerrerosantos J. Neck lift: simplified surgical technique, refinements, and clinical classification. Clin Plast Surg 1983; 10: 379–404

[5] Fuente del Campo A. Midline platysma muscular overlap for neck restoration. Plast Reconstr Surg 1998; 102: 1710–1714, discussion 1715

[6] Giampapa VC, Di Bernardo BE. Neck recontouring with suture suspension and liposuction: an alternative for the early rhytidectomy candidate. Aesthetic Plast Surg 1995; 19: 217–223

[7] Aufricht G. Surgery for excess skin of the face and neck. In: Wallace AB, ed. Transactions of the International Society of Plastic Surgeons. Londond: D & S Livingstone; 1960: 495

[8] Saylan , Z. The S-lift: less is more. Aesthet Surg J 1999; 19; (5): 406

[9] Tonnard P, Verpaele A, Monstrey S, et al. Minimal access cranial suspension lift: a modified S-lift. Plast Reconstr Surg 2002; 109: 2074–2086

[10] Strauch B, Herman CK. Weave lift facial suspension. In: Strauch B, Herman CK, eds. Encyclopedia of Body Sculpting after Massive Weight Loss. New York, NY: Thieme Medical Publishing; 2010:287–294

[11] Collawn SS, Vasconez LO, Gamboa M, et al. Subcutaneous approach for elevation of the malar fat pad through a prehairline incision. Plast Reconstr Surg 1996; 97: 836–841

[12] De Cordier BC, de la Torre JI, Al-Hakeem MS, et al. Rejuvenation of the midface by elevating the malar fat pad: review of technique, cases, and complications. Plast Reconstr Surg 2002; 110: 1526–1536, discussion 1537–1540

[13] de la Torre JI. Techniques to address the malar fat pad. Aesthet Surg J 2005; 25: 66–68

[14] Guyuron B. Problem neck, hyoid bone, and submental myotomy. Plast Reconstr Surg 1992; 90: 830–837, discussion 838–840

[15] Feinendegen DL, Baumgartner RW, Vuadens P, et al. Autologous fat injection for soft tissue augmentation in the face: a safe procedure? Aesthetic Plast Surg 1998; 22: 163–167

[16] Guerrerosantos J. Simultaneous rhytidoplasty and lipoinjection: a comprehensive aesthetic surgical strategy. Plast Reconstr Surg 1998; 102: 191–199

[17] Guerrerosantos J. Long-term outcome of autologous fat transplantation in aesthetic facial recontouring: sixteen years of experience with 1936 cases. Clin Plast Surg 2000; 27: 515–543

# 16 颊内侧深层脂肪（DMCF）充填

*Rod J. Rohrich, Joel E. Pessa*

## 16.1 摘要

衰老与颊部脂肪容量减少有关。颊部脂肪位于不同的解剖单元（脂肪室）里。颊内侧深层脂肪位于其中一个脂肪室内，已证实这些脂肪会随衰老而表现出显著的容量减少，导致中面部出现面容老化的特征性表现。无论是单独应用颊内侧深层脂肪室充填，还是将其与面部其他脂肪室的脂肪充填或面部整形术结合，该方法均为一种有效的面部年轻化方法。本章阐述了颊部脂肪室的解剖以及在该部位所采用的充填技术。

## 16.2 引言

颧部深层脂肪充填是一项丰满和前凸颊部的技术。通过讨论该技术的概念、适应证、效果和潜在并发症，可明确其适用范围和应用方式。以下介绍性评论有助于阐明颊内侧深层脂肪室的解剖、作用和增容的潜在价值。

虽然"颧部深层脂肪"和"颊内侧深层脂肪"两个术语可以互换，但是"颧部深层脂肪"所指更宽泛，我们更倾向使用"颊内侧深层脂肪"[1]。原因是"颊内侧深层脂肪"是解剖学名词，而"颧部深层脂肪"具有主观性。该区分有助于提升评估和治疗面部老化的精确程度。

鉴于面部脂肪组织容量随着衰老而逐渐减少的客观情况，本文采用了"颧脂肪垫"这个术语[2]。采用浅筋膜瓣将面部向头侧复位可使面部年轻化，因此该方法被认为是面部轮廓年轻化的首选方法。基础研究表明，该浅表脂肪层实际上由多个独立的不同区域组成[3]。例如，颧脂肪垫被认为包含着浅层及深层脂肪。尽管颧丘通常呈现为一个单独的、清晰的区间，但是颧部给人的初步印象却像一团融合的脂肪组织

（图 16.1）。

颊部浅层脂肪包括鼻唇部脂肪、颊内侧脂肪，以及颊中部脂肪（图 16.2）。该解剖结构表明，调整上述任何一个特定的脂肪室，都会对其上覆软组织造成不同的影响。一个极端的例子是充填颧脂肪垫中的鼻唇部脂肪室（图 16.2）会加深鼻唇沟、鼻唇沟伴发的皱褶和唇 - 颊皱褶，该结果与面部年轻化的目标相悖。颊内侧浅层脂肪充填则会增加颊部凸度，淡化鼻唇沟和唇 - 颊皱褶，获得期望的面部美学效果。

这一概念同样适用于面部深层脂肪组织。颧部深层脂肪包括眼轮匝肌下脂肪和颊内侧深层脂肪[4]。颧部深层脂肪的概念宽泛模糊：它只简单

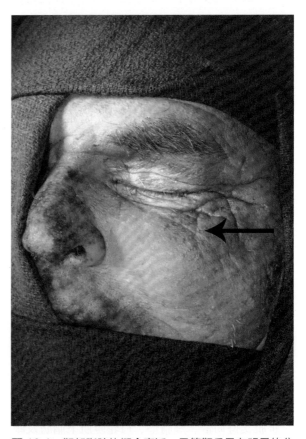

图 16.1　颧部脂肪垫概念宽泛。尽管颧丘具有明显的分区（箭头），但是颧部脂肪垫给人的初步印象是一团融合的脂肪

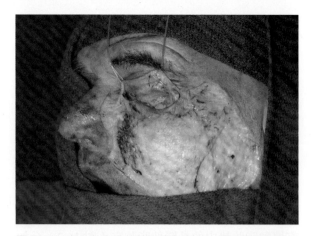

图 16.2　鼻唇部脂肪的简易染色证实，某些特定区域起到凸出颊部的作用。鼻唇部脂肪室饱满使颊部和唇部之间产生重叠，形成皱褶。而位于鼻唇脂肪室外侧的脂肪室饱满才起到凸出颊部的作用

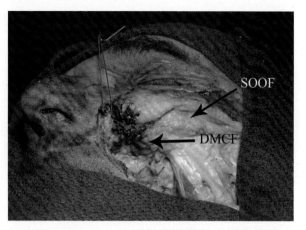

图 16.3　DMCF 充填具有特定作用：加强颊部前凸效果（DMCF- 红色染色）。该结果说明了前颊部饱满的重要性。该解剖平面也可显示出眼轮匝肌下脂肪（SOOF）。充填 SOOF 可使睑颊交界呈现高亮，造成颧骨更凸的视觉效果。本张解剖图佐证以下观点：任何单项技术均不能够完全恢复解剖结构，过度依赖某项单一技术会导致面部轮廓变形。应注意局部浅层脂肪的厚度存在差异：鼻唇部＞颊内侧区＞颊中间区

描述了肌肉下或筋膜下脂肪组织为相互融合的一片区域。颧部深层脂肪可分为不同的区域，其中的一个区域就是颊内侧深层脂肪（DMCF）。

　　DMCF 充填对于恢复老化颊部的年轻化轮廓具有重要作用，但需认识到 DMCF 充填术只是改善面部容量不足的许多技术中的一项。DMCF 技术的绝大多数并发症的发生，是由于过度依赖单用该项技术充填颊部，即只过度充填一个脂肪室会造成面部畸形。面部老化是一个整体过程，就像皮肤松弛是多种因素导致的一样，随着年龄增长，多个脂肪室的脂肪容量都会减少[5]。

　　确定容量减少的原因也很重要，尤其是它是否与衰老相关，或者它是否继发于脂肪萎缩。上述过程对脂肪组织的影响各不相同[6]。衰老导致浅层和深层脂肪轻度流失；全身性脂肪营养不良症导致严重的浅层脂肪萎缩和近乎全部的深层脂肪流失。不同个体容量充填的操作各不相同，因此，关键性的诊断步骤决定了手术能否成功。牢记上述注意事项，能够更好地理解 DMCF 充填。

　　DMCF 位于面部浅筋膜以深的脂肪室（图16.3）。该脂肪室具有明确的解剖界限，包括眼轮匝肌支持韧带、颊脂垫、口轮匝肌下脂肪及眼轮匝肌下脂肪[1-4]。由于 DMCF 层次为颊内侧最深的脂肪层，故被命名为颊内侧深层脂肪。其功

能可能是为神经、静脉、动脉提供衬垫与支撑，并利于位于其中的提口角肌滑动顺畅。从美学角度看，DMCF 最主要的功能是凸出前颊部。

　　DMCF 充填阐明了一个重要观点：深部脂肪室的容量会随着衰老而减少。尽管基础研究仍需完善，但是临床观察和实践均表明深层脂肪极可能随衰老而减少。

　　对鼻唇沟形成原因的分析经历了改变和演化，这是一个独特的例子。在面部脂肪分为浅层和深层脂肪室的概念提出之前，人们就已经针对鼻唇沟形成原因来改善鼻唇沟形态。基于皮肤下垂是鼻唇沟形成的主要原因这一观念，人们最初的尝试是通过提升皮肤淡化鼻唇沟。之后，技术演化为提升皮肤和脂肪组织，通过提升浅表肌腱膜系统（SMAS）提升脂肪组织层，该技术是基于浅层脂肪由于失去支撑而向下滑动的理论。基于皮肤松弛的观念，对于常见于男性的难处理的鼻唇沟，可采取直接切除的方式。直接切除的做法沿用至今，在适合的个体上会获得很好的效果[7]。

　　上述理论说明皮肤下垂、脂肪组织下滑和皮

肤松弛这三个原因都对鼻唇沟的形成起到了一定的作用。最近对鼻唇沟的产生原因出现了新的理论，即容量减少理论。鼻唇沟的加深是被覆的皮肤、支持脂肪组织容量以及肌肉活动之间动态作用的结果。脂肪的减少降低了被覆皮肤的支撑力，结果是表面积与容量之比增加，皮肤明显过量。这很可能是导致鼻唇沟加深的原因，因此可通过皮肤切除治疗常见于男性的难处理的特殊类型鼻唇沟。回顾以往文献可知，皮肤切除术减少了相对于容量而言过多的皮肤表面积，所以在过去和现在都是可行的选择。

基于容量减少的理论，我们提出不同的解决方案。增加脂肪会降低表面积（被覆皮肤）与支持容量之比，因此皮肤得到支撑，皱褶减轻。

容量减少理论也可以解释深层脂肪是如何影响表面形态的。既往的技术着眼于复位随衰老而下降的深层脂肪组织。诚然，深层脂肪组织可能会随衰老而下降，但其并非是导致表面形态改变的唯一因素。早期的骨膜下除皱手术的核心目标之一就是向头侧方向复位眼轮匝肌下脂肪[8]。经仔细研究发现，眼轮匝肌下脂肪与 DMCF 相似，在年轻时保持不变，但是在年龄增长后减少。年轻面容的睑板下皱褶与睑颊皱褶之间的区域通常是丰满的，该区域恰恰处于眼轮匝肌下脂肪的位置之上。在衰老面容中，该区域并不丰满，可能是眼轮匝肌下脂肪减少导致的。

上述眼轮匝肌下脂肪减少的理论提示，中面部衰老也可能存在同样的机制。面容衰老的特征之一是前颊部凸起程度降低。此变化在前斜位或后斜位视角表现最为明显[9]。通过眼轮匝肌下脂肪影响睑板下方区域的丰满程度这一事实可以推断，深层脂肪会影响颊部的形态。在初步解剖研究之前，无人描述过该脂肪区域。我们的最终结果是确认了一个中央深部脂肪室，该脂肪室为独立单元，与眼轮匝肌下脂肪、颊脂垫相区分。脂肪组织由区分开的、独立的区域构成是全球的共识。

我们已经明确了相关的解剖学问题。显而易见，面部的解剖区域分布存在规律，即被浅部和深部边界分割为独立的区域。例如，颊部相对于睑部、鼻部、颈部和侧颞区是个独立的区域。区分上述区域至关重要，只有这样，才能在临床上行 DMCF 充填时准确定位 DMCF。

颊部固有 2 个深层脂肪室：DMCF 和颊脂垫，行 DMCF 充填前必须理解它们之间的关系。横断面解剖可明确显示上述解剖结构（图 16.4）。DMCF 位于提上唇肌深层，包绕提口角肌，其内侧边界为鼻部梨状孔隔膜，深层的外侧边界是颊脂垫和其包囊。理解颊部深层脂肪与颊脂垫之间的界限至关重要，因为如果误充填颊脂垫，会加重"羊腮"[10]。笔者的观点是，为避免出现上述潜在的并发症，最可靠的做法是触诊找到上颌骨的骨性平面扭转点，DMCF 通常位于该关键标志性区域的内侧。

该解剖横截面亦可显示浅层脂肪室，当行组织增容时，浅层脂肪室的作用不容忽视。深浅脂肪室的解剖分类简单明了。DMCF 位于面部浅筋膜深侧，骨膜浅侧，即骨膜的上方和浅筋膜的下方。浅层脂肪室则位于浅筋膜浅侧。笔者的观点是，所有的或至少是面部的脂肪室，均可被定义归属为深层或浅层脂肪室，唯一的例外是颊脂

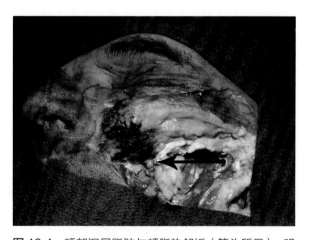

图 16.4 颊部深层脂肪与颊脂垫邻近（箭头所示）。明确上述两者之间的关系至关重要，如在充填颊部深层脂肪时误入颊脂垫，则会加重"羊腮"，后者极难纠正。为最大限度保证注射安全，可参照图中标出的位置，或通过触诊确定上颌骨由水平方向移行为垂直方向的区域，上述参考区域即为两者交界区

垫（又称 Bichat 脂肪垫）。

## 16.3　适应证

决定是否适合充填 DMCF 要基于术前检查。通过颊倾斜试验，可以将是否需要进行 DMCF 充填的患者分类。再次强调，前颊部凸起程度降低主要受 DMCF 减少的影响，也受颊内侧浅层脂肪（SMCF）减少的影响，只是后者影响程度较小。我们需要明确的问题是，DMCF 是相对性（部分）减少还是完全减少？可通过颊倾斜试验将患者分为 3 类。

有些患者不适合 DMCF 充填。例如检查一名年轻患者，嘱其取仰卧位，颏部轻度上抬（译者按：即轻度仰头），前颊部凸起程度并无降低。该类患者为 1 型前颊部凸起，即 DMCF 容量充足。除非该患者欲强调前颊部凸出，否则此型患者不适合充填 DMCF。对于此型患者，DMCF 充填不能作为改善容量丢失的面部年轻化手段。更重要的是，若对 1 型前颊部凸起的患者充填 DMCF，常会导致斜位观呈夸张状态。

DMCF 相对减少的患者会有不同的情况。患者坐位时，前颊部凸起轻度降低，通常伴随负向量[11]。然而，当患者仰卧位且颏部轻度上抬时，前颊部凸起恢复正常形态。该类患者为 2 型前颊部凸起，即 DMCF 相对减少。该型的患者适合少量充填 DMCF，可选择是否与面部除皱术联合。

DMCF 完全减少的患者呈现完全不同的情况。该类患者无论是在坐位还是在仰卧位，前颊部凸起均会消失，此为 3 型前颊部凸起的典型表现。由于 3 型患者总是伴随颊内侧浅层脂肪（SMCF）的减少，因此应进一步仔细查体。该型患者适合充分充填 DMCF 和 SMCF。

## 16.4　外科技术

谈及外科技术，最简易的方式是讨论如何避免非预期的结果。该手术存在 2 种主要的并发

症，其中 1 种并发症如前所述，即 1 型或 2 型患者 DMCF 充填过度。再次强调，衰老导致的脂肪减少是整体性的，若过度依赖于充填某一区域来恢复整体形态，则会导致面部轮廓不协调。根据笔者的经验，无论是使用自体脂肪还是生物合成材料，在正确的位置注入 2 mL 的量即可准确增加前颊部凸度。如需多充填几毫升，可选择在 DMCF 外侧或下方充填。

充填至正确位置最值得信赖的指征之一是开始注射充填 DMCF 时就可见颊部容量即刻获得补充。前颊部凸度改善的效果即刻可见。此征象是实施 DMCF 充填的重要标志。如果前颊部凸度不是即刻出现变化，则必须重新评估移植针的位置。

第 2 种令人更为困扰的手术并发症是误充填入颊脂垫内（图 16.4）。笔者接诊过出现此并发症的数例患者。笔者认为，该并发症很难甚至是不可能修复如初，因此预防是关键。

颊脂垫位于 DMCF 的外侧和深层。上颌骨转折处是颊脂垫和 DMCF 两者的交界区。应反复强调上述两者的毗邻关系。如在充填时出现任何程度的"羊腮"加重，应立即终止手术。此时术者需拔出移植针，重新评估注射位置并谨慎考虑是否继续充填。除非是治疗重度凹陷或全身脂肪营养不良症患者，否则无需充填颊脂垫。复位颊脂垫常常是有效的治疗措施，而不是充填颊脂垫[8]。一般来说，无论是充填还是减少颊脂垫的手术，都应提高警惕以防止出现并发症。即便是改善"羊腮"外观的颊脂垫切除术，远期也会导致皮肤出现皱纹，该并发症即使可以修复，也很难完全复原。

为了在进行 DMCF 充填时找到正确的充填位置，必须实施如下 3 种操作：触诊眶缘（其下方 2～3 mm 为眼轮匝肌支持韧带附着部，是眶内外的分界）；定位瞳孔中线；触诊上颌骨转折处。上颌骨骨性平面扭转处的内侧，沿瞳孔中线的区域是安全的，也是 DMCF 充填的正确位置（图 16.4）。

## 16.5 讨论

脂肪组织分区分布的特点决定了脂肪充填的位置和美学目标。DMCF通常与其他独立脂肪分区充填相结合，例如联合充填口轮匝肌下脂肪或眼轮匝肌下脂肪。与单一区域过量充填相比，在适当位置小剂量充填就会获得更好的结果。

脂肪区域化的概念也可指导临床医生如何合理分配填充物。本文常常提及移植技术。关于移植技术有不同的观点，包括线性、交叉移植，滴状或微滴状移植。应根据充填区域选择不同的充填技术：明确解剖，使选择哪种技术变得简单。面部脂肪组织存在于独立且分散的区域或单元内。这些脂肪室内包含着血管和神经。我们将这种包含血管神经的皮下脂肪室称为解剖亚单位[12]。

解剖亚单位的概念极为重要，因为它强调了皮下组织不仅包含脂肪组织这一观点[12]，神经与血管也穿行并存在于这些脂肪室内。每个解剖亚单位均具有独特的解剖结构，例如眼轮匝肌下亚单位。

眼轮匝肌下亚单位位于眶缘下方，包含至少2个独立的区域。颧面神经常常穿行在眼轮匝肌外侧区域。如在此解剖亚单位内采用交叉充填技术，则有可能离断颧面神经，导致出血和（或）麻木。充填该解剖亚单位的安全方式是：尽量减少移植时穿刺次数，甚至采用单点注射方法。

当充填颊内侧浅层脂肪和颊中部脂肪时，采用线性和交叉充填方法会获得好的效果。因为主要神经支并不从上述解剖亚单位中穿行，所以羽毛状注射方式是安全且有效的方法，而且有利于充填均匀。然而，由于DMCF是独特的、高度分隔的脂肪室，因此该区域的充填无需采用线性填充方法。除此之外，应注意眶下动脉和眶下神经或者穿行于眼轮匝肌下亚单位的内侧，或者穿行于DMCF亚单位。多次穿刺移植针可能导致神经损伤和出血。有限穿刺次数的移植是安全有效的。

## 16.6 结论

综上所述，DMCF充填是一项实用技术。就临床技术而言，DMCF充填应被视为一种治疗容量丢失非常有效的方法。DMCF充填是针对特定部位的一种方法：用于处理特定的区域，获得特定的效果。应将DMCF视为一个解剖亚单位，有助于强调深层脂肪组织中穿行有重要结构，并能从解剖上确保DMCF充填技术既安全又有效。在注入填充物时，应观察充填的效果，可以反映移植针是否处于正确位置。上述操作可降低误将填充物注入颊脂垫的概率，避免"羊腮"加重。当诊断正确、技术实施得当、对预期美学目标和潜在并发症认识充分时，DMCF充填术可以最大限度地实现面部美学年轻化。

（李斯磊　刘　冰　韩雪峰　译）

## 参考文献

[1] Hidalgo D. Discussion. Malar augmentation assessed by magnetic resonance imaging in patients after face lift and fat injection. Plast Reconstr Surg 2011; 127: 2066–2067

[2] Chia CY, Almeida MW, Ritter PD, et al. Malar fat pad repositioning in facelifting: a simple technique of suspension and fixation. Aesthet Surg J 2010; 30: 790–797

[3] Rohrich RJ, Pessa JE. The fat compartments of the face: anatomy and clinical implications for cosmetic surgery. Plast Reconstr Surg 2007; 119: 2219–2227, discussion 2228–2231

[4] Rohrich RJ, Arbique GM, Wong C, et al. The anatomy of suborbicularis fat: implications for periorbital rejuvenation. Plast Reconstr Surg 2009; 124: 946–951

[5] Rohrich RJ, Pessa JE, Ristow B. The youthful cheek and the deep medial fat compartment. Plast Reconstr Surg 2008; 121: 2107–2112

[6] Coleman S, Saboeiro A, Sengelmann R. A comparison of lipoatrophy and aging: volume deficits in the face. Aesthetic Plast Surg 2009; 33: 14–21

[7] Sen C, Cek DI, Reis M. Direct skin excision fat reshaping and repositioning for correction of prominent nasolabial fold. Aesthetic Plast Surg 2004; 28: 307–311

[8] Ramirez OM. Buccal fat pad pedicle flap for midface augmentation. Ann Plast Surg 1999; 43: 109–118

[9] Tapia A, Ruiz-de-Erenchun R, Rengifo M. Combined approach for facial contour restoration: treatment of malar and cheek areas during rhytidectomy. Plast Reconstr Surg 2006; 118: 491–497, discussion 498–501

[10] Matarasso A. Managing the buccal fat pad. Aesthet Surg J 2006; 26: 330–336

[11] Serra-Renom JM, Serra-Mestre JM. Periorbital rejuvenation to improve the negative vector with blepharoplasty and fat grafting in the malar area. Ophthal Plast Reconstr Surg 2011; 27: 442–446

[12] Pessa JE, Rohrich RJ. Facial Topography. St. Louis, MO: Quality Medical Publishing; 2011

# 17　颧部真皮脂肪组织移植面部年轻化

*Jeremy S. Nikfarjam, Berish Strauch, Charles K. Herman*

## 17.1　摘要

面部老化的过程以软组织支持系统萎缩和骨量减少为主要特征。这些面部变化包括：颞部凹陷，颧部和颧下区域饱满度下降，鼻唇沟加深，下颌缘松垂。面部年轻化的焦点已由单一的软组织悬吊转变为软组织容量立体再造。笔者描述了使用真皮脂肪组织移植再造颧部组织容量的技术。供区包括下腹部，未见明显并发症。真皮脂肪组织由口内入路移植入颧部，支撑于皮肤之下。笔者经过数月随访后报道，接受移植的患者经过 3~5 个月后组织存活量为 50%，并维持在这一水平。笔者得出结论：使用真皮脂肪组织移植对于通过组织量再造实现颧部年轻化是一种安全、可靠、有效的方法。

## 17.2　引言

在面部，软组织和骨组织的萎缩通常是一系列最终导致面部软组织松垂的变化的起始因素。皮下脂肪组织容量的减少和眼眶容量的改变[1,2]使维持面部美观的软组织支持系统功能减弱。这一过程的临床表现包括：颞部凹陷、眉外侧下垂和下颌前缘松垂。显著的变化发生在颧下三角区（"苹果肌"区），该三角区上方以颧骨为界，内侧以鼻唇沟为界，外侧以咬肌为界[3]。这一区域凸出度的降低通常由下睑眶隔的薄弱和下眶脂肪垫（译者按：眶隔内脂肪）假性疝出造成[4]。这些生物力学的改变导致颧部及颧下区域饱满度的降低和面部整体外观吸引力的下降。

传统上，整形外科医生着眼于通过再次悬吊中面部软组织结构和切除下垂组织的方法，矫正这些可预知的变化。通常通过各种面部提升手术来达到矫正目的，包括使用含有浅表肌腱膜系统

（SMAS）和皮肤的皮瓣[5-12]。之后，中面部提升年轻化转变为微创的颅骨悬吊技术[13,14]。

近期，中面部年轻化的策略转向加强使面部老化的萎缩、无弹性软组织及皮肤。医生们广泛应用各种填充物进行中面部年轻化，获得明显的即刻效果。与流行观点不同，填充物可因明显肿胀而暂时失去美容效果。患者常常主诉局部疼痛及肿胀，可持续数周。填充物持续时间短，需频繁注射，这同样增加了维持面部理想外观的难度。

自体组织移植，尤其是结构性脂肪移植，可以增加面部组织容量，达到年轻化的目的。脂肪抽吸具有简单高效、符合患者要求的特点，促进了脂肪移植的广泛应用。如手术得当，移植脂肪可与局部软组织融合，与局部生物学特性相同，而且供区并发症极少，瘢痕细小并隐蔽。

目前存在两种不同的脂肪移植方式。微粒脂肪移植物通过脂肪抽吸获取，经过静置和纯化过程得到脂肪细胞及脂肪前体细胞。将液状微粒脂肪装入注射器，通过钝针呈微滴状分散注射于自体皮下组织内，以利于移植物存活[15]。此种方法称为科尔曼（Coleman）脂肪注射技术[16]，本书其他章节对它另有描述，它被全球整形外科医生广泛应用于美容及再造手术。

真皮脂肪移植，手术步骤包括整块采取真皮及脂肪组织并缝合于血运良好的受区。有几处瘢痕隐蔽、并发症少的供区可供选择。报道显示，该技术用于鼻唇沟充填[17-19]、丰唇[20]及鼻轮廓整形[21,22]，获得了可靠的长期结果。颧部真皮脂肪组织移植存活率高，在中面部年轻化领域显示出了良好前景[23]。

## 17.3　适应证

适合进行颧部充填的主要是需要改善中面部

软组织萎缩及支持结构下垂的患者。因眶隔强度减弱导致眶周凸出过度及颧部脂肪垫下降的患者也适合充填手术。上述变化可能归因于软组织老化萎缩、面部脂肪营养不良、颧上颌复合体发育不良。除中面部改变之外，患者必须有充足的供区以获得真皮脂肪移植物。

## 17.4 方法

女性患者通常选择耻骨上区作为供区，此供区可提供足够的真皮及脂肪组织且瘢痕位置隐蔽。男性患者往往选择下腹部。术中用无菌皮肤标记笔标记颧部待填充区范围。充填区范围自鼻侧壁外 1 cm 向外延伸至颧弓与颧骨连接处（距离约 5 cm）。纵向高度 2.5 cm。内侧缘垂直，外侧缘缩小成 V 型。

然后用透明塑料模板将所需形态描画至供区，描画时，将左侧面部与右侧面部所需形态在中间处连成一体。原位切除表皮，由深筋膜浅层切取移植物。去除多余脂肪，剩余真皮下 1.0 ~ 1.5 cm 厚脂肪。用生理盐水纱布包裹移植物，供区分层缝合浅筋膜组织、真皮及皮肤。之后手术重点移至口内部分。设计切口位于距龈颊沟 1 cm 处。用 0.5% 利多卡因及 1：200 000 肾上腺素局部浸润，减少出血。切口由侧切牙水平起，向外止于腮腺导管前。切开口内切口，钝性分离至颧骨骨膜表面。辨识并保护眶下神经。当腔隙与模板匹配时，即完成分离。

备用的真皮脂肪组织于中线处一分为二，4-0 铬线缝于移植物真皮层各边缘。每根缝线的 2 个线端分别连接于 2 根长克氏针。针由腔隙内经外侧边界向外穿出皮肤，穿出点位于腔隙外约 1 cm 处。牵拉移植物入腔隙，真皮面向下贴于骨膜上。缝线系于干仿卷（Kendall Healthcare，Boston，MA，USA）上，确保移植物内、外侧的固定（图 17.1）。4-0 铬线间断紧密缝合肌层和黏膜层。4-0 铬线第二次连续缝合加固，获得防水效果。

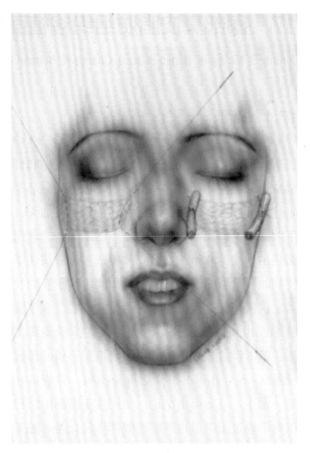

图 17.1 真皮脂肪组织移植物植入技术

术前即刻静脉注射头孢唑林，术后口服头孢氨苄 5 天。术后 3 ~ 5 天拆除干仿卷。充填的容量应采用过度矫正的量，2 倍于预期增量。术后 3 ~ 5 个月达到最终组织量（最初填充量的 50%）。之后组织量不会再丢失。术后随访显示，正常的面部轮廓和年轻化的外观可维持长达 5 年。

## 17.5 讨论

脂肪移植充填面部可追溯至 19 世纪晚期，Neuber 报道了应用脂肪移植治疗骨结核后畸形[24]。Leowe 于 1913 年报道了真皮移植的经验[25]。过去的 70 多年间，真皮脂肪组织有效应用于面部充填再造[26,27]。资深专家（本章作者之一 B. Strauch）报道了系列病例，5 位 HIV 相关脂肪营养不良患者接受了颧部真皮脂肪组织移植的治疗[23]。真皮脂肪组织取自下腹部，经口内入路置入颧部。充填的组织容量需采用过度矫正量，即 2 倍于预期增量，术后

3~5个月达到最终效果。经14~30个月随访，患者面部轮廓维持稳定。自此研究之后，5年的随访显示，术后效果仍可维持（图17.2~图17.4）。

真皮脂肪组织同样被应用于其他面部美容年轻化充填。Guyuron 和 Michelow 等最早的一批研究者，描述了真皮脂肪组织移植用于充填鼻唇沟，作为除皱术的补充[19]。近期的改良技术包括在亚洲患者中开展的用除皱术所切除的皮肤中的真皮脂肪组织充填鼻唇沟[17]。真皮脂肪组织同样被应用于丰唇[20]和小颏患者的颏部组织容量再造[28]。上述报道证实了真皮脂肪组织的存活能力及改善面部美学的长期效果。

在面部年轻化中，真皮脂肪组织移植可以应用于三个方面。第一，修饰性移植，从切除组织中获取真皮脂肪组织，用于辅助矫正面部轮廓缺陷。该移植物在矫正除皱术颞部叠瓦塑形所导致的凹凸不平中起重要作用。第二，转移性移植，真皮脂肪组织移植物不是来源于面颈部，而是通常来源于下腹部，可以用于全部软组织萎缩的填充。这些移植物可应用于咬合平面的过渡区域，不适合应用于下面部凹陷区域。第三，二次修复性移植，应用于矫正失败的面部提升或面部创伤所造成的继发畸形。这些病例中，真皮脂肪组织取自下腹部，大块修复应用于过度切除部位或面部不美观区域的组织容量再造。

真皮脂肪组织移植相关并发症较为少见。最

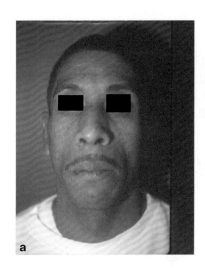
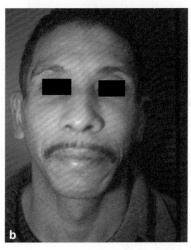

图17.2　a. 47 岁男性患者，术前照片显示中面部消瘦、萎缩。b. 双侧颧部真皮脂肪组织植入术后 17 个月

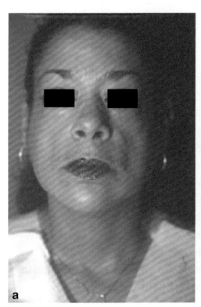
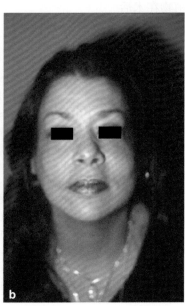

图17.3　a. 47 岁女性患者，术前照片显示中面部萎缩。b. 双侧颧部真皮脂肪组织植入术后 15 个月

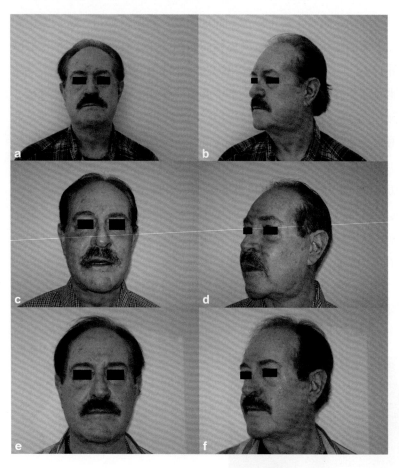

图 17.4　a, b. 59 岁男性患者，术前正面及斜位照片。c, d. 颧部真皮脂肪组织植入术后 1 个月。e, f. 颧部真皮脂肪组织植入术后 3 个月

常见并发症是真皮囊肿形成，文献报道发生率约为 1.5%[29]。真皮囊肿往往无需手术治疗，可慢慢吸收。患者可很好地耐受供区疼痛和不适。资深专家（B.Strauch 和 C.K.Herman）的经验是，颧部真皮脂肪组织移植未见到感染、真皮囊肿或供区的并发症。Sawhney 团队证实移植物在术后最初的 3 ~ 5 个月减少了 50% 的脂肪量[30]。资深专家也观察到同样的现象。虽然结构性脂肪移植可作为修复面部轮廓缺陷的方法之一，但是接受过真皮脂肪移植的患者均无需通过结构性脂肪移植再次修复。

## 17.6　结论

真皮脂肪组织面部移植是增加面部组织容量、实现面部年轻化的有效而可靠手段。供区并发症少，患者耐受度高。通常需要术中过度矫正，通过长期随访几乎所有病例均观察到移植物

的长期存活。总体来说，真皮脂肪移植应用起来安全、方便、高效，是整形外科医生的有力工具。

（马　宁　狄文君　韩雪峰　译）

## 参考文献

[1] Pessa JE, Desvigne LD, Lambros VS, Nimerick J, Sugunan B., Zadoo VP. Changes in ocular globe-to-orbital rim position with age: implications for aesthetic blepharoplasty of the lower eyelids. Aesthetic Plast Surg 1999;23(5):337–342

[2] Pessa JE, Chen Y. Curve analysis of the aging orbital aperture. Plast Reconstr Surg 2002; 109: 751–755, discussion 756–760

[3] Flowers RS. Cosmetic blepharoplasty, state of the art. In: Advances in Plastic and Reconstructive Surgery. Vol 8. St. Louis, MO: Mosby Year Book; 1992:31

[4] Niamtu J. Essentials of cheek and midface implants. J Oral Maxillofac Surg 2010; 68: 1420–1429

[5] Little JW. Three-dimensional rejuvenation of the midface: volumetric resculpture by malar imbrication. Plast Reconstr Surg 2000; 105: 267–285, discussion 286–289

[6] Stuzin JM, Baker TJ, Baker TM. Refinements in face lifting: enhanced facial contour using vicryl mesh incorporated into SMAS fixation. Plast Reconstr Surg 2000; 105: 290–301

[7] Baker D. Rhytidectomy with lateral SMASectomy. Facial Plast Surg 2000; 16: 209–213

[8] Stuzin JM, Baker TJ, Gordon HL. The relationship of the superficial and deep facial fascias: relevance to rhytidectomy and aging. Plast Reconstr Surg 1992; 89: 441–449, discussion 450–451

[9] Baker DC. Lateral SMASectomy. Plast Reconstr Surg 1997; 100: 509–513

[10] Heinrichs HL, Kaidi AA. Subperiosteal face lift: a 200-case, 4-year review. Plast Reconstr Surg 1998; 102: 843–855

[11] Hester TR, Codner MA, McCord CD, Nahai F, Giann-opoulos A. Evolution of technique of the direct transblepharoplasty approach for the correction of lower lid and midfacial aging: maximizing results and minimizing complications in a 5-year experience. Plast Reconstr Surg 2000; 105: 393–406, discussion 407–408

[12] Hamra ST. Composite rhytidectomy. Plast Reconstr Surg 1992; 90: 1–13

[13] Tonnard PL, Verpaele A, Gaia S. Optimising results from minimal access cranial suspension lifting (MACS-lift). Aesthetic Plast Surg 2005; 29: 213–220, discussion 221

[14] Strauch B, Herman CK. Weave lift facial suspension. In: Encyclopedia of Body Sculpting after Massive Weight Loss. Ed. Strauch B, Herman CK. New York: Thieme Medical Publishers; 2011. p.287–294

[15] Coleman SR. Facial augmentation with structural fat grafting. Clin Plast Surg 2006; 33: 567–577

[16] Coleman SR. Facial recontouring with lipostructure. Clin Plast Surg 1997; 24: 347–367

[17] Hwang K, Han JY, Kim DJ. Dermofat graft in deep nasolabial fold and facial rhytidectomy. Aesthetic Plast Surg 2003; 27: 254–257

[18] Guyuron B. The armamentarium to battle the recalcitrant nasolabial fold. Clin Plast Surg 1995; 22: 253–264

[19] Guyuron B, Michelow B. The nasolabial fold: a challenge, a solution. Plast Reconstr Surg 1994; 93: 522–529, discussion 530–532

[20] Kesselring UK. Rejuvenation of the lips. Ann Plast Surg 1986; 16: 480–486

[21] Lexer E. Free transplantation. Ann Surg 1914; 60: 166–194

[22] Straatsma CR. Use of dermal graft in repair of small saddle defects of the nose. Arch Otolaryngol 1932; 16: 506

[23] Strauch B, Baum T, Robbins N. Treatment of human immunodeficiency virusassociated lipodystrophy with dermafat graft transfer to the malar area. Plast Reconstr Surg 2004; 113: 363–370, discussion 371–372

[24] Neuber F. Fettransplantation. Bericht uber die Verhandlungen der Deutschen Gesellschaft fur Chirurgie. Zentralbl Chir 1893; 22: 66

[25] Loewe O. Uber Hautimplantation an Stelle der Freien. Faszieenplastik. Munch MedWochenschr 1913; 60: 118

[26] Kazanjian VH, Sturgis SH. Surgical treatment of hemiatrophy of the face. JAMA 1940; 115: 348

[27] Peer LA. Transplantation of fat. In: Converse JM, ed. Reconstructive Plastic Surgery. Vol 1. 2nd ed. Philadelphia: Saunders; 1977

[28] Goldemberg B. Dermofat graft for profileplasty. Aesthetic Plast Surg 1986; 10: 41–44

[29] Little JW. Applications of the classic dermal fat graft in primary and secondary facial rejuvenation. Plast Reconstr Surg 2002; 109: 788–804

[30] Sawhney CP, Banerjee TN, Chakravarti RN. Behaviour of dermal fat transplants. Br J Plast Surg 1969; 22: 169–176

# 18　骨移植在增容性鼻整形术中的应用

*Oren M. Tepper, Oscar J. Manrique*

## 18.1　摘要

自体骨移植是鼻再造与鼻美容整形术的有效手段,尤其适用于需要较大容量移植物的病例。供区包括髂骨、肋骨和颅骨。移植物通常的作用是重塑支撑结构和提供容量,尤其是在鼻背及鼻小柱区域。因供区不同,并发症各异。使用此项技术时需考虑移植骨随时间吸收的问题,可以通过如下手段限制骨吸收:稳定固定移植物、用血运丰富的软组织覆盖移植物,通过用软组织包裹移植物避免张力作用于移植物。

## 18.2　引言

纵观鼻整形历史,尽管许多基本原则保持不变,但是随着我们对鼻解剖及面部平衡的不断深入理解,手术技术也在持续更新[1-8]。近些年来,鼻整形逐渐由鼻缩小术向增容性鼻整形术过渡。尽管鼻部增容的方法多种多样,其主旨是通过移植物或假体增加鼻锥体容量和(或)加强鼻部各个结构之间的完整性。

既往,医生曾将不同材料应用于鼻部增容手术,但很多材料存在争议[9]。用于鼻再造或隆鼻术的移植物或假体可以大致分为三种类型:①自体移植(取自患者组织,如软骨、骨、筋膜和真皮);②同种异体移植(取自同种组织,如辐射后软骨、脱细胞真皮);③组织代用品(合成假体,如生物相容聚合物)。组织代用品材料无供区并发症,简单可靠,但存在排异及感染的潜在风险。

尽管存在争议,笔者仍相信自体材料是鼻整形术的首选移植材料。如果移植物需要量少,应首选软骨移植。但是,当遇到需要大量充填及考虑结构整体性的临床病例时,骨移植是理想治疗方案。尽管已有多种骨供区被选用的报道,但目前鼻再造最常用的供区包括髂嵴、颅骨和肋骨(表18.1)。本章将对手术原则、移植骨采取方法、适应证及植骨在增容性鼻整形术中的临床应用进行综述。

## 18.3　历史

20世纪出现了多种将自体移植物应用于鼻部的技术。1913年,David首次在动物实验中成功地应用了自体软骨移植。此后,几位整形外科医生分别将软骨应用于鼻部并做了报道,包括漂浮移植[10]、盾牌移植[11]、锚定移植[12]和帽状移植[13]。随即,又出现了骨移植替代软骨移植的报道。1982年,Wheeler等综合报道了骨移植修复42例患者先天性或创伤后鼻缺损[14]。该报道中医生使用了胫骨和髂嵴等作为悬臂或L型支柱,81%患者对效果满意。20世纪80年代,Tessier提出颅骨移植概念和方法[15]。自从Tessier报道后,其他整形外科医生也发表了应用颅骨移植做增容性鼻整形的经验,且无明显的感染或供区并发症[16,17]。Lee等近期发表了关于鼻背增容的鼻整形术的综述,在其中指出植骨隆鼻术是中重度鼻背缺损修复的有效方法[9]。表18.2显示了Lee在综述中强调总结的重点。

**表 18.1　移植骨供区**

| 骨 | 胚胎起源 | 骨类型 | 优点 | 缺点 |
|---|---|---|---|---|
| 肋骨 | 软骨成骨 | 骨皮质 | 易切取,再生潜力,易劈开/塑形 | 疼痛,气胸风险 |
| 颅骨 | 膜内成骨 | 骨皮质 | 易切取,吸收少 | 外形不规则,硬脑膜破裂风险,出血 |
| 髂骨 | 软骨成骨 | 骨皮质及骨松质 | 易切取,瘢痕隐蔽 | 外形不规则,神经损伤风险(股外侧皮神经),术后不适 |

**表 18.2 鼻背充填隆鼻术[9]**

| 作者 / 发表年份 | 研究类型 | 证据等级 | 患者数量 | 方法 | 结果 | 并发症 |
|---|---|---|---|---|---|---|
| Goodman/1985[1] | 回顾性 | IV | 60 | 自体骨 | 少量吸收 | 全部吸收、血清肿、移位 |
| Cheney/1995[2] | 回顾性 | IV | 35 | 颅骨移植 | 97% 形态良好 | 脱发、血肿、感染 |
| Jackson/1998[3] | 回顾性 | IV | 363 | 颅骨板 | 满意 | 移动、排异、感染 |
| Celik/2004[4] | 回顾性 | IV | 67 | 骨碎片 | 满意，持久 | 无 |
| Stupak/2007[5] | 前瞻性 | II | 5 | 羟磷灰石钙凝胶 | 满意率 75%，优秀 | 红斑 |
| Jang/2009[6] | 回顾性 | IV | 115 | Tutoplast (Bard, Warwick, RI) 和软骨 | 满意率 85% | 翻修 |
| Garcia/2009[7] | 回顾性 | IV | 14 | 胫骨骨皮质 | 外观满意 | 无 |
| Clark/2009[8] | 前瞻性 | II | 20 | 冻干异体骨 | 鼻尖凸出度保持 87% | 感染 |

## 18.4 适应证

本章讨论的每一种植骨材料都存在独有的优缺点，因此医生如何选择移植物种类、大小及形状对于矫正鼻畸形至关重要。如前文所述，骨移植尤适用于需要明显增容和（或）结构支撑的病例。基于此，恰当的诊断对于骨移植的病例选择至关重要。

植骨鼻再造可适用于 3 种情况：先天性、获得性，以及创伤后 / 术后畸形。需要植骨的先天性鼻畸形包括 Binder 综合征、上颌骨鼻发育不良，或其他先天性畸形（如唇裂鼻畸形）[18-20]。导致继发性鼻畸形的情况包括：慢性感染（如梅毒、韦格纳肉芽肿病、多发性软骨炎）或持续性药物滥用（如可卡因），上述原因都可导致鼻中隔或鼻支架的缺失和鞍鼻畸形[21]。创伤后 / 术后畸形多见于严重的鼻创伤、肿瘤切除术后缺损，或鼻整形后畸形病例如鼻背切除过多[22]。不论是鼻支架的缺失，还是大量软组织损伤所致瘢痕挛缩，鼻部植骨对于鼻稳定性及组织容量增加都是优选的手术方式。对于大块缺损或严重组织破坏，植骨被认为是保持鼻尖高度和使气道梗阻最小化的理想自体组织移植方法。

## 18.5 手术方法

### 18.5.1 髂嵴

**解剖**

骨盆由 3 个独立的骨性结构带组成：居于中线的骶骨和成对的髋骨。骶髂关节将骶骨和髋骨分开，2 块髋骨又在耻骨联合处分开。每块髋骨由 3 块骨组成：髂骨、坐骨和耻骨（图 18.1）。

因为髂嵴在体表易于触及，所以该部位手术相对简单、安全。髂嵴由不同厚度的骨皮质和大量骨松质构成。虽然髂嵴可以提供大量的骨皮质和骨松质，但是对于隆鼻来说，常使用其外板或内板的骨皮质。髂嵴最厚的部位通常位于髂前上

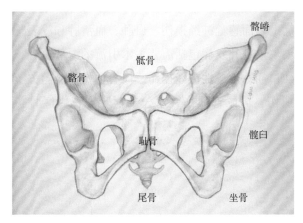

**图 18.1 骨盆及其组成**

嵴和髂结节的前 1/3。该区域向后延伸部分的髂嵴和髂骨翼逐渐变薄，直到髂后上嵴。骨厚度较薄区域也可作为供区，但不是优选。

髂骨取骨有损伤股部股外侧皮神经的风险。在骨盆处，股外侧皮神经位于腹膜后，走行于髂肌深面。该神经出骨盆的位置各异，通常位于髂前上嵴的深面，但有时也会穿过韧带，甚至跨越髂嵴本身。因此，在此区域取骨有神经损伤风险，一旦发生损伤，将发生股外侧感觉异常或感觉减弱。

### 手术方法

自臀或髂结节区（位于髂前上嵴后约 4 ～ 5 cm）获取前方髂嵴。为避免损伤股外侧皮神经，切口应起始于髂前上嵴后约 3 cm 并平行于髂嵴。许多医生喜欢把髂嵴处皮肤向内侧牵拉后再标记切口，当牵拉的皮肤放松后处于自然状态时，切口就会下降至髂嵴下方（图 18.2）。

术中暴露时，需于腹外斜肌下方骨膜下平面操作，同时注意保护髂腹股沟及髂腹下神经。如需继续暴露，可以从髂骨内板侧分离髂肌。应小心分离、保护组织平面以利于闭合切口。如前述，如果需大量植骨，则可自髂嵴后方采取。

### 18.5.2　经验与教训

虽然髂嵴是采取移植骨相对明确的供区，但仍应关注并发症。轻度并发症包括供区持续疼痛、表面感觉神经损伤、血肿、血清肿和浅表感染。重度并发症包括需要手术引流的深部血肿、切口疝、永久性神经损伤、血管损伤、骶髂关节损伤、输尿管损伤、永久摇摆步态、供区骨折

和深部感染[23-26]。一些关于髂骨取骨相关并发症的报道指出，轻度和重度并发症发生率分别为 7% ～ 40% 和 2% ～ 10% 不等（表 18.3）[26-28]。

当自髂嵴取骨时，医生应注意保护髂骨外板，因为与全层取骨对比，只取内板的患者术后早期行走不适和行走困难的发生率更低。另外，由于全部或部分髂前上嵴全层取骨易导致明显的外形不规则，所以应尽量避免。如果手术显著降低了臀肌和阔筋膜张肌附着点的力量，患者会有所谓的臀肌步态，或持久性拖拽跛行。因此，如果需广泛暴露创面，应注意在腹部及臀部肌肉起始处，重新将阔筋膜与骨膜边缘确切对合。

由于骨松质易出血，骨与分离的肌肉之间可形成死腔，所以在髂骨取骨时血肿形成并不少见。标准的血肿处理方法包括使用明胶海绵、凝血酶溶液、骨蜡，同时术后引流。通常，大部分医生认为早期活动有助于减少术后不适及恢复运动能力。

## 18.6　肋骨

### 18.6.1　解剖

肋骨是具有弹性的弧形骨骼，构成胸部骨架。一般情况下，人体半侧具有 12 根肋骨，但可因副肋或腰肋的出现而有所变化。上 7 根肋骨于后方与椎体连接，前方通过肋软骨与胸骨相连。下 5 根肋骨，或称为"假肋"，其中上方 3 根肋骨通过肋软骨于中线处相互连接，下方 2 根肋骨于中线处不相连（浮肋）。上 7 根肋骨（自第 1 肋到第 7 肋）长度逐渐增加，下 5 根肋骨（自第 8 肋到第 12 肋）长度则逐渐减少（图 18.3）。

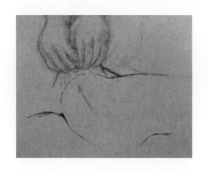
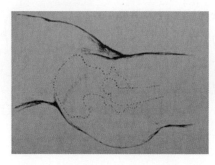

图 18.2　髂骨采取方法。左侧示意图显示向内侧牵拉髋部皮肤。向内侧牵拉皮肤后再画线标记切口的设计方法，能够使切口瘢痕位于髂嵴凸出下方，可被衣物遮盖

表 18.3 髂嵴取骨并发症

| 研究名称 | 轻微并发症 | 轻微并发症发生率 | 严重并发症 | 严重并发症发生率 |
|---|---|---|---|---|
| Arrington（414 例） | | | | |
| | 血肿 / 血清肿 | 8.60% | 深部血肿 | 1% |
| | 感染 | 1.40% | 切口疝 | 0.50% |
| | | | 神经损伤 | 1.40% |
| | | | 血管损伤 | 0.70% |
| | | | 髂翼骨折 | 0.50% |
| | | | 深部感染 | 1.70% |
| Younger（239 例） | | | | |
| | 移植部位疼痛 | 23.50% | 深部血肿 | 3.70% |
| | | | 深部感染 | 2.50% |
| Goulet（170 例） | | | | |
| | 供区疼痛 | 16.40% | 深部感染 | 2.40% |
| | 浅表神经损伤 | 0.60% | | |
| | 浅表感染 | 3.60% | | |

引自 Myeroff C., Archdeacon M., et al. Autogenous bone graft: donor sites and techniques. J Bone Joint Surg Am 2011;7;93(23):2227–2236。

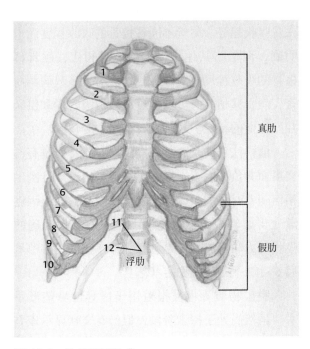

图 18.3 肋骨及其组成

胸主动脉背侧通常发出 9 对肋间后动脉。每一动脉分成前后分支，前支沿相应肋间隙走行，至所走行肋间隙的上方肋骨转角处继续向斜向上方走行，而后沿肋沟走行。肋间后动脉起始部分位于胸膜及后肋间膜之间，之后穿出肋间膜在肋间外肌及肋间内肌之间走行。每一支动脉伴行一根静脉和神经，静脉位于动脉上方，神经位于动脉下方。

## 18.6.2 手术方法

标准手术方法：患者须取仰卧位，切口位于第 7 肋前部之上。如果需要大量取骨，可采用第 7 肋上方后外侧胸廓成形术入路，便于暴露，可以分离更长的 3 根或 4 根肋骨。采取多根毗邻肋骨可造成胸腔畸形，所以应间隔采取肋骨。

分离时应注意避免气胸。如发生气胸，正压通气鼓肺，将红塑胶导管置入水封瓶内，之后缝合修补。术后必须进行胸部 X 线检查。因为肋骨缺损有再生倾向，所以关闭切口时应该重新对合骨膜。

## 18.6.3 经验与教训

待移植的肋骨通常被纵向劈开，然后塑形以便应用。劈开肋骨不仅增加骨皮质的表面积有利于再造，并且通过将骨松质边缘暴露于受区软组织促进了血管长入。

除了气胸、疼痛及瘢痕，肋骨取骨的相关问题极少。胸膜损伤的处理方法如前述。关闭切口前可行肋间封闭以减少疼痛。因此，肋骨可提供大量骨皮质，而供区畸形在可接受范围内。

## 18.7　颅骨

### 18.7.1　解剖

颅骨由额骨、枕骨、颞骨及顶骨等组成。颅骨内板主要分布着脑膜中动脉系统的穿支，外板分布着来源于骨膜的血管穿支。成人颅骨平均厚度为 7 mm，因采取部位不同，厚度 3 ~ 12 mm 明显不等。Pensler 和 McCarthy 通过测评 200 个成人头骨，指出颅骨最厚的部位位于冠状缝后部的顶区[29]。

### 18.7.2　手术方法

目前存在多种不同的颅骨移植骨采取方法。最常见的方法是颅骨劈开后采取移植骨，即在顶部劈开颅骨，分离内外侧骨皮质。外侧骨皮质用于移植，内侧保持完整，以保护大脑。

当所需植骨量相对较少时，颅骨原位劈开是理想方案。该方法为用电钻在预采取骨边缘钻出凹槽，而后用骨凿反复插入板障间隙以获取移植骨。然后打磨供区的骨边缘，避免过重的台阶感，改善颅骨外形。应避免切取全层骨，否则会不慎导致硬脑膜撕裂和颅内损伤。在取骨过程中，因为反复使用骨凿插入板障区，移植骨中心位置发生全层损伤的风险是最大的。最后，应该避免采取矢状窦上方骨质，因为此操作若不谨慎则容易导致难以控制的静脉窦出血。

当需稍大片状移植骨时，实施正规开颅术是简便、安全的方式。该方法可安全地移除全层骨，之后再在手术台上用机械锯或骨凿劈开骨质。分离内外板后，内侧骨皮质原位回植覆盖供区，外层骨皮质用于移植。

### 18.7.3　经验与教训

颅骨取骨移植的优点包括：供区并发症少，瘢痕隐蔽，可以在同一切口进行面部再造。另外，与髂骨或肋骨取骨相比，通常患者更易耐受颅骨取骨。

需要指出的是，因为婴幼儿颅骨非常薄，通常不存在板障结构，所以并不适合颅骨原位劈开取骨的方法。1995 年 Innoue 等不建议把此种方法用于 7 岁以下儿童，因为该年龄段的颅骨内外板之间的板障结构正处于发育阶段[30]。

一些医生报道了对幼儿采用开颅术获取全层颅骨，成功劈开颅骨的病例[31]。Barone 和 Jimenez 证明了应用高速细钻和超薄骨凿可以劈开颅骨的最小厚度是 0.7 mm[32]。基于我们和其他学者的经验，该技术可体外劈开小于 12 月龄婴儿的颅骨[33]。

## 18.8　讨论

### 18.8.1　骨吸收

所有非血管化的骨移植都具有共同特征：存在骨吸收趋势。尽管不同移植骨的吸收程度尚未明确，但是与其他供区采取的骨相比，颅骨移植骨的吸收程度相对较低[34,35]。对大多数病例而言，颅骨移植具有力学强度良好、吸收少和供区并发症低的特点。

值得注意的是，某些医生把吸收看作是有益之事而非负面因素。对于鼻整形来说，部分医生相信随着时间增长，骨吸收会使隆起的软组织逐渐变得柔软平滑[36]。尽管我们没有掌握明确的吸收动力学机制，但是骨量和形态往往在移植术后 6 ~ 12 个月达到稳定状态。

脱矿物质骨也被报道用于增容性鼻整形手术。虽然尚处于探索阶段，但已有文献显示该方法相对于固体骨移植物吸收率明显增高，可高达 80%，故其临床价值不大[37]。

尽管有些方法并未获得证实，但是采用这些方法可能会降低吸收风险[38,39]。这些方法包括：①合适的鼻骨膜上皮下组织腔隙；②坚实的固定；③保留骨膜；④鼻部石膏最大程度制动。虽然很难准确预测，但对于手术医生而言，在鼻部植骨时考量随时间增长发生的骨量吸收和畸形复发至关重要。

## 18.9 鼻部植骨技术

当应用此种方法时，手术医生应考量几个关键因素。除供区方面，鼻背植骨成功的关键因素包括：①移植骨形态／轮廓；②固定方法；③术中暴露；④软组织覆盖。

当雕刻鼻部移植骨时，术后的立体效果需体现在移植骨的形态上。例如，移植骨的厚度应取决于需增容的程度。移植骨厚度可以在全长保持一致，或因鼻不同部位而有所变化。为避免可见或可触及的畸形，边缘的光滑也很重要。通常，根据鼻部美学要求，移植骨在鼻根处最窄，鼻尖处较宽，当然这也要根据特定的畸形来决定。

鼻部植骨存在几种切口和入路。如果因其他原因需行冠状切口时，可行广泛剥离，暴露鼻背。如果无需冠状切口，则采用其他鼻部切口，包括传统开放鼻整形术，即通过提起软组织暴露、分离鼻背骨膜下腔隙。通常同时需要纵行或水平的眉间附加切口。鼻根部或鼻侧壁直接切口，具有瘢痕小且隐蔽的特点，并有助于术中暴露及稳定固定移植骨。

分离植骨腔隙时，手术医生应努力把握平衡，即腔隙不能太大也不能太小。腔隙要足够大是为了容纳移植骨并且使张力最小，但是同时应注意软组织腔隙过大易发生移植骨移位。图18.4显示了需充填鼻背的先天性鼻畸形患者。此类病例的特点是鼻短缩严重，外被皮肤张力大，因此尤其应关注软组织缺血和（或）植入体外露的问题。该患者于鼻背处实施了广泛的分离，范围直至颏部，保证了在最小张力下植骨。

大部分手术医生认为应固定植入骨，以尽量减少骨吸收，防止移植骨向下倾斜移位。传统固定方法为用不锈钢丝缝合移植骨和既存的鼻骨。不幸的是，缝合于骨间的钢丝发生渐进性张力切割，导致临近骨的吸收，使问题复杂化。并且，此种方法通常不能提供初级骨愈合所需的真正的制动。如果大多数手术医生掌握了钛板和钛钉技

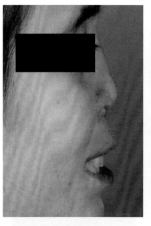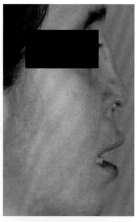

图18.4　因先天性鼻畸形而需要鼻背植骨隆鼻的患者（S. Warren 医生供图）

术，笔者认为最佳的固定方法是在鼻背使用微型钛钉和钛板（1.5 mm）。扁平微型钉板固定坚固，并可降低固定材料可见或可触及的风险。移植骨与鼻背的坚固固定使手术医生重塑额鼻角不再完全依赖额鼻角处的原有解剖结构。

在某些利用骨移植物行再造性鼻整形的病例中，术后较易发生移植骨向下倾斜移位。例如，部分患者可能同时进行软组织再造（如额正中皮瓣或游离皮瓣），这些软组织给移植骨带来了额外的重量和压力。对于这些患者，放置鼻小柱支撑可能起到辅助作用。Posnick 等报道了他们关于鼻背植骨联合鼻小柱支撑避免向下倾斜移位的经验[17]。虽然他们意识到鼻小柱支撑通常会逐渐吸收，但是在移植骨与鼻骨完全融合前，鼻小柱支撑增加了再造的稳定性。图18.5 显示了一位可卡因致鼻畸形的患者，通过额部旁正中皮瓣及双侧鼻唇沟皮瓣进行软组织再造。考虑到软组织再造所增加的容量和重量，故实施了悬臂形鼻背植骨附加鼻小柱支撑以稳定结构、充填鼻背。

严重的面部创伤通常导致鼻基底损伤和鼻尖凸出度下降。例如，鼻筛眶骨折合并鼻部"望远镜"畸形，导致视觉上的鼻短缩外观[40]。图18.6 显示了一位全面部损伤的患者，应用颅骨劈开植骨隆鼻及支撑。采用冠状切口矫正面部骨折同时在鼻部植骨。

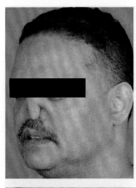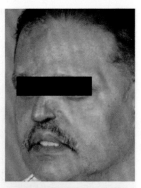
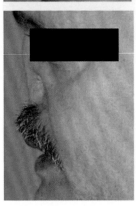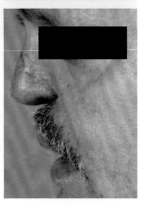

图18.5　可卡因致鼻畸形患者，通过额部旁正中皮瓣和双侧鼻唇沟皮瓣进行软组织再造，使用髂骨移植骨行悬臂形鼻背植骨和鼻小柱支撑（P. Saadeh 医生供图）

## 18.10　鼻受区并发症

鼻植骨相关并发症包括鼻形状和轮廓不规则、移植物外露、金属固定物外露、移植物不稳和感染。迄今 Jackson 等报道了最大规模的关于植骨隆鼻的研究，363 例鼻畸形患者包括先天畸形（38%）、创伤后畸形（36%）、肿瘤（5%）、鼻整形术后畸形（17%）和感染后鼻畸形（3%）等患者[41]。受区并发症包括鼻尖外露（6.3%）、残余瘢痕（1.4%）、鼻腔内分泌物（2%）、移植骨变形（6.8%）和移植骨不稳（2%）。

对于外被软组织缺乏（如短鼻畸形）的患者，鼻尖移植骨外露是最棘手的问题。如前所述，再次强调，此类患者应分离出足够大的软组织腔隙，通常需向鼻侧分离至颊部。一些学者主张在植骨前使用预制或预扩张的方法准备腔隙。例如早期使用硅胶假体轻度扩张腔隙，然后用移植骨代替硅胶[20]。先天性鼻畸形的患者，儿童期可以使用组织代用材料，直到骨成熟后，可进行供区取骨及永久性鼻整形手术。

## 18.11　结论

鼻部植骨已经出现数年，当需大量充填和支撑时，此种方法是理想的治疗选择。目前已有多种移植骨材料供区，最常见的部位包括髂嵴、颅骨和肋骨。每种方法对于增容性鼻整形术来说都是安全、可靠、高效的。但是，为了提高成功率，需要反复强调考量移植骨形态、固定方法和软组织覆盖的问题。

（马　宁　张之璐　韩雪峰　译）

## 参考文献

[1] Goodman WS, Gilbert RW. J Otolaryngology 1985; 14: 107–112

[2] Cheney ML, Gliklich RE. Arch of Otolaryngol Head Neck Surgery 1995; 121: 643–648

[3] Jackson IT et al. Plast Reconstr Surgery 1998; 102: 1869–1873

[4] Celik M et al. Aesthetic Pl Surg 2004; 28: 8–12

[5] Stupak HD et al. Arch of Facial Pl Surg 2007; 9: 130–136

[6] Jang YJ et al. Laryngoscope 2009; 119: 1088–1092

[7] Garcia-Diaz E et al. J Plastic Recons Aesthetic Surgery 2009; 62: 740–754

[8] Clark RP et al. Plast Reconstr Surg 2009; 124: 1312–

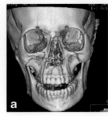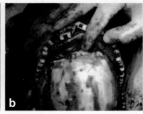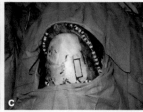

图18.6　冠状入路取骨隆鼻。a. CT 成像显示典型的鼻筛眶骨折致鼻复合体"望远镜"畸形。b. 经冠状入路沿鼻额连接处分离，轻松到达鼻背。c. 标记颅骨劈开采取位置（位于右顶骨），悬臂形骨移植物植入鼻背形成支架

1325

[9] Lee MR, Unger JG, Rohrich RJ. Management of the nasal dorsum in rhinoplasty: a systematic review of the literature regarding technique, outcomes, and complications. Plast Reconstr Surg 2011; 128: 538e–550e

[10] Goldman RB. New technique for corrective surgery of nasal tip. AMA Arch Otolaryngol 1953; 58: 183–187

[11] Sheen JH. Achieving more nasal tip projection by the use of a small autogenous vomer or septal cartilage graft. A preliminary report. Plast Reconstr Surg 1975; 56: 35–40

[12] Juri J, Juri C, Elías JC. Ear cartilage grafts to the nose. Plast Reconstr Surg 1979; 63: 377–382

[13] Peck GC. The onlay graft for nasal tip projection. Plast Reconstr Surg 1983; 71: 27–39

[14] Wheeler ES, Kawamoto HK, Zarem HA. Bone grafts for nasal reconstruction. Plast Reconstr Surg 1982; 69: 9–18

[15] Tessier P. Autogenous bone grafts taken from the calvarium for facial and cranial applications. Clin Plast Surg 1982; 9: 531–538

[16] Jackson IT, Smith J, Mixter RC. Nasal bone grafting using split skull grafts. Ann Plast Surg 1983; 11: 533–540

[17] Posnick JC, Seagle MB, Armstrong D. Nasal reconstruction with full-thickness cranial bone grafts and rigid internal skeleton fixation through a coronal incision. Plast Reconstr Surg 1990; 86: 894–902, discussion 903–904

[18] Holmström H. Surgical correction of the nose and midface in maxillonasal dysplasia (Binder's syndrome). Plast Reconstr Surg 1986; 78: 568–580

[19] Guereschi P, Boudana D, Wolber A, Pellerin P. Maxillonasal osteochondral complex repair in maxillonasal dysplasia. J Craniofac Surg 2011; 22: 2375–2381

[20] Holmes AD, Lee SJ, Greensmith A, Heggie A, Meara JG. Nasal reconstruction for maxillonasal dysplasia. J Craniofac Surg 2010; 21: 543–551

[21] Thomassin JM, Paris J, Richard-Vitton T. Management and aesthetic results of support grafts in saddle nose surgery. Aesthetic Plast Surg 2001; 25: 332–337

[22] Petroff MA, Burgess LP, Anonsen CK, Lau P, Goode RL. Cranial bone grafts for post-traumatic facial defects. Laryngoscope 1987; 97: 1249–1253

[23] Ebraheim NA, Elgafy H, Xu R. Bone-graft harvesting from iliac and fibular donor sites: techniques and complications. J Am Acad Orthop Surg 2001; 9: 210–218

[24] Arrington ED, Smith WJ, Chambers HG, Bucknell AL, Davino NA. Complications of iliac crest bone graft harvesting. Clin Orthop Relat Res 1996: 300–309

[25] Younger EM, Chapman MW. Morbidity at bone graft donor sites. J Orthop Trauma 1989; 3: 192–195

[26] Goulet JA, Senunas LE, DeSilva GL, Greenfield ML. Autogenous iliac crest bone graft: complications and functional assessment. Clin Orthop Relat Res 1997: 76–81

[27] Banwart JC, Asher MA, Hassanein RS. Iliac crest bone graft harvest donor site morbidity: a statistical evaluation. Spine 1995; 20: 1055–1060

[28] Westrich GH, Geller DS, O'Malley MJ, Deland JT, Helfet DL. Anterior iliac crest bone graft harvesting using the corticocancellous reamer system. J Orthop Trauma 2001; 15: 500–506

[29] Pensler J, McCarthy JG. The calvarial donor site: an anatomic study in cadavers. Plast Reconstr Surg 1985; 75: 648–651

[30] Inoue A, Satoh S, Sekiguchi K et al. Cranioplasty with split-thickness calvarial bone. Neurol Med Chir (Tokyo) 1995; 35: 804–807

[31] Goodrich JT, Argamaso R, Hall CD. Split-thickness bone grafts in complex craniofacial reconstructions. Pediatr Neurosurg 1992; 18: 195–201

[32] Barone CM, Jimenez DF. Split-thickness calvarial grafts in young children. J Craniofac Surg 1997; 8: 43–47

[33] Steinbok P, Seal SK, Courtemanche DJ. Split calvarial bone grafting in patients less than 1 year of age: technical note and use in craniofacial surgery for craniosynostosis. Childs Nerv Syst 2011; 27: 1149–1152

[34] Schuller DE. Onlay bone grafts in head and neck reconstruction. Am J Otolaryngol 1980; 1: 344–351

[35] Hardesty RA, Marsh JL. Craniofacial onlay bone grafting: a prospective evaluation of graft morphology, orientation, and embryonic origin. Plast Reconstr Surg 1990; 85: 5–14, discussion 15

[36] Sarukawa S, Sugawara Y, Harii K. Cephalometric long-term follow-up of nasal augmentation using iliac bone graft. J Craniomaxillofac Surg 2004; 32: 233–235

[37] Toriumi DM, Larrabee WF, Walike JW, Millay DJ, Eisele DW. Demineralized bone. Implant resorption with long-term follow-up. Arch Otolaryngol Head Neck Surg 1990; 116: 676–680

[38] Zins JE, Kusiak JF, Whitaker LA, Enlow DH. The influence of the recipient site on bone grafts to the face. Plast Reconstr Surg 1984; 73: 371–381

[39] Phillips JH, Rahn BA. Fixation effects on membranous and endochondral onlay bone-graft resorption. Plast Reconstr Surg 1988; 82: 872–877

[40] Converse JM. Surgical elongation of the traumatically foreshortened nose: the perinasal osteotomy. Plast Reconstr Surg 1971; 47: 539–546

[41] Jackson IT, Choi HY, Clay R et al. Long-term follow-up of cranial bone graft in dorsal nasal augmentation. Plast Reconstr Surg 1998; 102: 1869–1873

# 19 自体软骨增容性鼻整形术

*Ronald P. Gruber, Sina Bari, Ario Barzin, Kyle A. Belek*

## 19.1 摘要

自体软骨增容性鼻整形术是一种理想的增容性鼻整形方法。本章回顾了软骨移植的基本原则，探讨了绝大多数病例获得自然、持久的效果且无并发症的原因。本章讨论了如何进行软骨切片和将切片雕刻成再造鼻部所需形状的方法。本章还描述、回顾和讨论了过去数年间大多数增容性鼻整形术的方法，包括鼻尖移植、鼻背增容和短鼻延长。根据我们的临床经验，自体软骨移植术后鼻部外观自然、结构稳定，是增容性鼻整形术中的最佳方法。

## 19.2 引言

### 19.2.1 基本原则

不同于异体移植和人工材料置入，自体软骨移植是获得增容性鼻整形最佳效果的金标准[1-6]。非自体材料的组织相容性均次于人体自身组织。组织相容性对增容性鼻整形尤为重要，因鼻部外被的皮肤和黏膜较薄，与身体其他部位相比，鼻部耐受非自体材料的能力较弱。并且，软骨的存活率特别高，吸收率不足1%[7]。

### 19.2.2 软骨的种类

鼻中隔软骨薄而强韧，是增容性鼻整形术的理想选择[8]（图19.1）。除存在鼻中隔穿孔的可能外，供区无明显并发症。但是，鼻中隔软骨的量常常不足以获得理想的增容效果。耳软骨是鼻中隔软骨良好的替代物，但其缺点是软骨形态有曲度，因此几乎均需对耳软骨供体行"平直化"处理。事实上，缝合是获得理想效果的关键因素[9-12]。数年前，医生只能使用手术刀改变软骨移植物的形状，例如从凸到凹或从凹到凸。随着缝合技术的进步（图19.2，图19.3），不仅软骨形状可通过缝合改进，软骨强度也得到极大提高。仅缝合一针即可将一条0.5 mm厚的软骨条强度提升35%（图19.4）。如果是使用手术刀划痕来达到相同的拉直效果，软骨会丧失近50%

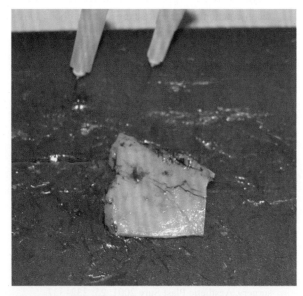

图19.1 获取的鼻中隔软骨，置于硅胶雕刻板上。鼻中隔软骨薄而强韧，是增容性鼻整形术的理想材料

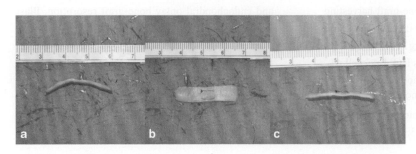

图19.2 a. 在弯曲软骨的凸面行水平褥式缝合可将其拉直。b. 对于0.5 mm厚的软骨，理想的缝合间距为6~8 mm。c. 移植物可被拉直

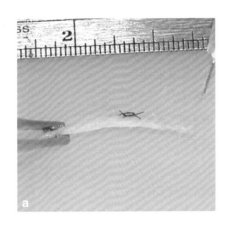
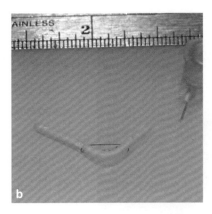

图 19.3 适当的缝合间距可避免矫正不足。a. 当缝合间距过小或弯曲时。b. 当缝合间距过大时。理想的缝合间距应根据软骨的厚度和类型而定

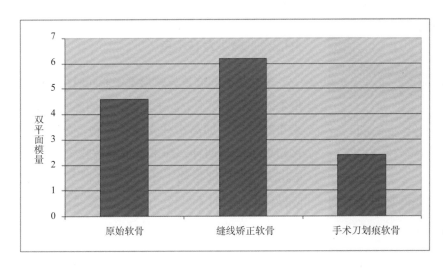

图 19.4 将取出的原始软骨、缝线矫正软骨和手术刀划痕软骨做对比，试验检测双平面模量（刚度）。结果显示，缝合可增强软骨刚度而划痕会减弱其刚度

的强度[13]。最典型的例子是使用缝合拉直耳软骨（耳甲艇）来构建鼻小柱支撑。如果是从耳前入路切取软骨，则供区可能出现增生性瘢痕的问题。相反，耳后入路易于操作（图 19.5），可获取多种形状移植物（图 19.6）。然而，耳后入路会导致暂时性的或偶尔长期性的感觉异常。在所有耳软骨移植案例中，颅耳角的角度可能会不同程度地减小。在少数病例中，耳形状可能会有轻微变形。然而总体而言，耳软骨是易被广大患者接受的供区。

肋软骨强韧且取材丰富（图 19.7）。然而，雕刻肋软骨并不容易，特别是年龄较大的受术者肋软骨可能有钙化。虽然肋软骨有可能会弯曲变形，但可通过下列方法避免：①使用克氏针[14]；②使用髓质（轴心部）肋软骨，而不是皮质（偏心部）肋软骨[15]；③术中等待其弯曲变形，并将弯曲的凹面削平；④多层薄片软骨叠加[16]。

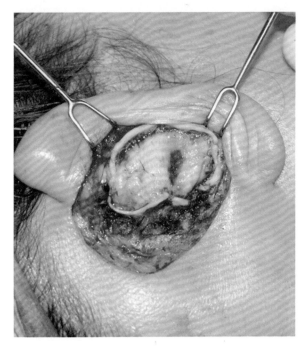

图 19.5 当无法获取鼻中隔软骨时，通过耳后入路可获得足够的耳软骨，该入路的供区并发症可被术者和患者所接受

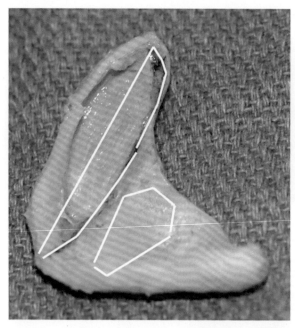

图 19.6　从耳甲艇和耳甲腔取耳软骨可制备多种移植物，在增容性鼻整形术中用于结构支撑和轮廓塑形。耳甲艇的软骨适用于轮廓支撑，耳甲腔的软骨适用于鼻尖

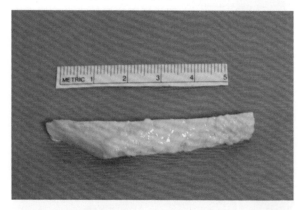

图 19.7　肋软骨质地强韧、来源丰富。取肋软骨时，可只取其前 2/3，将后 1/3 留于原位

肋软骨是提供大量增容性移植物的最佳来源，也是实现稳定结构支撑的最佳供体。当然，肋软骨供区也可能出现并发症，如受术者经常主诉术后疼痛。若适当分层缝合切口，且术中使用布比卡因，则在一定程度上可缓解疼痛。如果尽量减小切口并减少组织剥离，可进一步减轻疼痛。

### 19.2.3　适应证

自体软骨移植用途广泛，在鼻整形术中可用于鼻部需要充填或结构支撑的任何部位。先天缺

陷或后天原因（如既往鼻整形术或创伤引起的畸形）导致的鼻部畸形可通过自体软骨移植矫正。软骨移植最常见的适应证如下。

1. 鼻尖发育不良。
2. 鼻背组织不足。
3. 鼻翼组织不足。
4. 短鼻畸形。
5. 上颌骨前部发育不良。

## 19.3　手术技巧和讨论

### 19.3.1　鼻尖发育不良

多数初次和修复鼻整形术中需同时行鼻尖整形术。一般情况下，应采用不显形的鼻尖移植物来重塑鼻尖，如鼻小柱支撑移植物。鼻尖部的移植物可分为两种，即不显形移植物（invisible graft）和显形移植物（visible graft）[17,18]。但实际操作中则有时不可行，此时就需要采用显形的移植物。在亚洲人的初次鼻整形术中，鼻尖发育不良很常见且较严重，仅依靠鼻小柱支撑物往往达不到理想的鼻尖凸出度。在某些初次接受鼻整形术的高加索人中，则可能出现"张力尖"，即鼻尖几乎悬吊在鼻中隔尾侧缘。此种情况下，应尽量抬高鼻尖，否则可能会出现鼻尖上区畸形[19]。如插入鼻小柱支撑物后，鼻尖凸出度仍然不足，就应加用合适的鼻尖移植物[20-22]。

通过患者基底位视图，术者可评估如何使用鼻小柱支撑物、鼻尖移植物或两者结合，以获得合适的鼻尖凸出度（图 19.8）。如鼻尖下小叶短于整个三角形鼻尖复合体的 1/3，为达到理想的鼻尖凸出度，则应考虑充填鼻尖。然而，如鼻小柱较短，则最好选择鼻小柱支撑物行鼻尖增容[17]。对于某些患者，特别是亚洲人及近似种族的患者，为获得足够的增容效果和鼻尖凸出度，则既需鼻尖移植也需鼻小柱支撑。

尽管有许多用于鼻尖增容的实用技术，但我们首选的技术是硅胶板（模板）技术（图 19.9）[21]。通常采用中号的模板，将模板置于软骨移植物

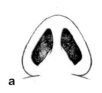
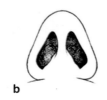
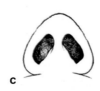

图 19.8 基底位视图最利于评估鼻尖凸出度的缺陷。b. 正常鼻尖，鼻尖下小叶小于整个复合体长度的 1/3。a. 鼻尖下小叶短小需鼻尖移植增容。c. 鼻小柱短小需鼻小柱支撑移植物改善形态

上（如鼻中隔软骨或耳甲腔软骨），后按模板形状雕刻软骨移植物（类似于切饼干的方法）（图 19.10）。将完成雕刻的软骨移植物置于下外侧软骨中间脚尾侧表面（在开放入路手术中），用锐针将移植物和其后方的组织贯穿以稳定移植物，然后在移植物中段水平，用 5-0 的聚二氧六环酮（PDS）线缝合固定移植物两侧。然而，在多数案例中，1 块鼻尖移植物往往达不到理想效果，因此需将 1 到 3 个"支撑"移植物置于模板鼻尖移植物下方，"支撑"移植物无需雕刻成同样尺寸和形状。事实上，上述"支撑"移植物来源于废弃边角料的小块软骨。当将这些软骨像"堆硬币"样缝合起来时，与单个鼻尖移植物相比，可获得 2~3 倍的增容效果。无论是在开放还是闭合鼻整形术中，运用 Sheen 提出的支撑移植物理念[23]，均可获得好的效果。案例如图 19.11。

使用鼻小柱支撑移植物[17] 是一种主要的鼻尖复合体增容的方法，在开放入路手术中，其操作相对简单易行。用双爪拉钩向前牵拉鼻尖，并用剪刀在下外侧软骨双侧内侧脚之间分离出一个腔隙。将移植物置入腔隙，后用 25G 和 27G 针头横行穿过内侧脚和支撑移植物（图 19.12）。可通过调整双齿拉钩牵拉张力来调整鼻尖凸出度和抬高量。撤除针头前，使用 5-0 的 PDS 线将支撑移植物固定到内侧脚上。

### 19.3.2 鼻背缺陷

鼻背（特别是接近鼻根的区域）常需增容。当鼻背只需增容 1~2 mm 的高度且可获取鼻中隔软骨时，则首选鼻中隔软骨作为供区。按照记号笔标记的理想软骨宽度雕刻软骨，然后可直接将软骨置于鼻背（图 19.13）。用手术刀将软骨

移植物的边缘雕刻成斜面，其尾侧的斜面也应与鼻背的连接平滑过渡，由于鼻根部的皮肤较厚，且移植物头侧在此处接近额骨，所以无需将头侧

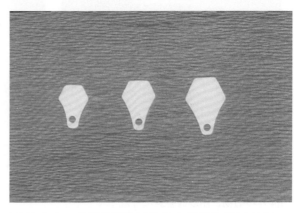

图 19.9 可反复使用的硅胶鼻尖移植物模具 (Miltex; Black & Black)，作为雕塑鼻尖增容软骨移植物的模板

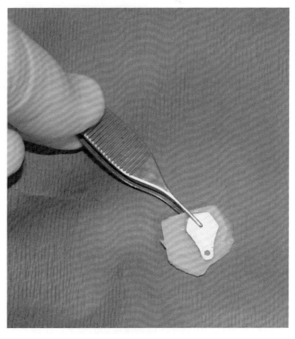

图 19.10 将模板置于软骨移植物上，可简化软骨雕刻过程。把鼻尖移植物置于下外侧软骨中间脚尾侧表面，并用锐针固定。其他支撑移植物可置于鼻尖移植物的深面（下方）以增强增容效果

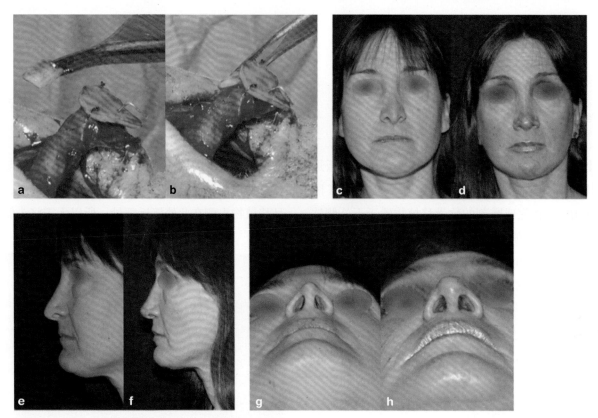

图 19.11　a, b. 在鼻尖移植物后置入支撑移植物。c‐h. 该患者鼻尖发育不良，实施了鼻尖移植及其他手术，包括使用撑开移植物，用以改善鼻部外观

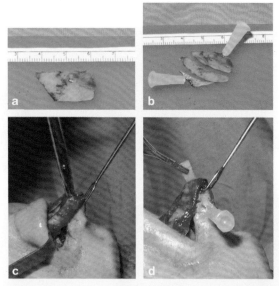

图 19.12　a, b. 鼻中隔软骨直而薄，是鼻小柱支撑物的理想供区。c. 在开放性手术中，用剪刀在下外侧软骨内侧 / 中间脚分离腔隙后，可以轻松地将移植物放入其中。d. 可用双爪拉钩牵拉以调整理想的鼻尖凸出度。可以使用 25 G 或 27 G 针头穿过内侧脚和鼻小柱支撑物以临时固定。该受术者鼻尖组织不足，采用鼻小柱支撑移植物改善缺陷。还进行了其他手术，包括鼻尖缝合成形术和鼻背降低术

雕刻成斜面。在能获取足够的鼻中隔软骨时，双层鼻中隔软骨移植（如需使用双层移植物）可获得极佳的效果。应将质量较好的移植物置于顶层。使用鼻中隔软骨移植物一般不会导致鼻背凹凸不平。

当需增容的高度大于 2 mm 时，特别是无法取得鼻中隔软骨时，我们倾向于使用自体筋膜包裹的颗粒软骨（diced cartilage in fascia, DCIF）。我们最初的技术是将耳软骨以类似串联的方式充填于筋膜囊内，可获得充分的增容 [24]。然而，多年后我们发现，当鼻背皮肤菲薄时，采用耳软骨串联方式会导致鼻背凹凸不平，给患者造成困扰，并且很难做到精细矫正。修复手术中对凹凸不平的软骨进行磨锉可能会破坏部分移植软骨。因此，在新的 DCIF 技术出现后，我们放弃了这项旧技术 [25]。

Erol[26] 首先提出用 Surgicel（译者按：速即纱，一种可吸收的止血纱布）包绕颗粒软骨

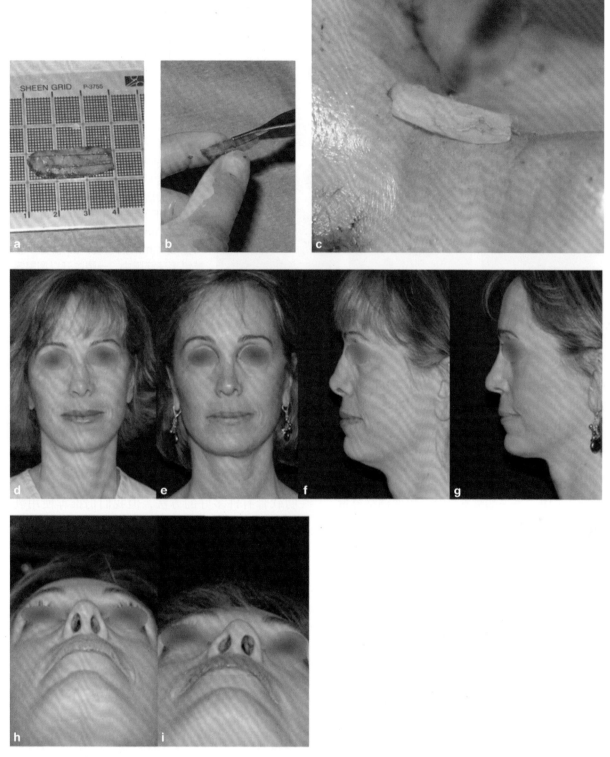

图 19.13　a. 若鼻背需增容 1~2 mm 高度，可使用鼻中隔软骨移植物。b. 将移植物雕刻成合适的尺寸。c. 将移植物直接放置在受术者鼻背可简单评估其所需宽度。d–i. 移植前后效果对比

用于增容的概念，随后 Daniel[25]、Calvert[27]、Guerrerosantos[28] 和 Gerbault[29] 在此基础上进行改良，使用筋膜包绕颗粒软骨（图 19.14）。多

位专家均证实了使用 DCIF 可获得良好效果。由于多项研究均表明使用筋膜包裹颗粒肋软骨时，肋软骨的吸收率较低，因此，我们倾向于使用筋

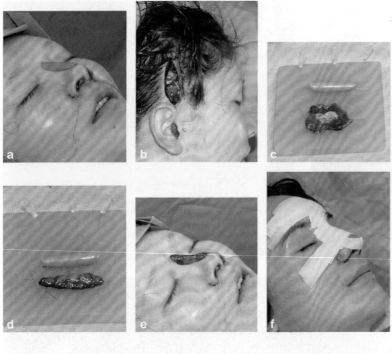

图 19.14　a. 预制的可重复使用的鼻背硅胶测量模具可作为构建鼻背增容移植物的模板。b. 从颞部获取筋膜。被颞顶筋膜套袖样包裹的颗粒软骨（DCIF）用于鼻背增容，可获得增高 2 mm 以上的效果。c. 软骨被切割成 1 mm 的小粒。d. 软骨小粒被包裹在筋膜中，一端敞开以调整容量。e. DCIF 移植物可用来增容鼻背。f. DCIF 移植物在 6 天后移除石膏夹板时仍可进行调整

膜移植物[30]。将耳软骨或肋软骨切割成大小不超过 1 mm 的软骨小颗粒。小于 1 mm 的软骨小颗粒是理想的移植材料，制作过程使用手术刀或大刀片，比较单调、繁琐。将颗粒肋软骨置于筋膜上，再将其卷起来（类似制作鸡蛋卷），5-0 Dexon 或 Vicryl 缝线沿其边缘缝合并将其一端缝合关闭。另一端暂不缝合，以便调整容量。为便于操作，整个制备过程可于硅胶板上进行。采用鼻背硅胶测量模具测定移植物长度和直径。根据硅胶模具测得的大小来制备 DCIF 移植物。当将移植物置入剥离的腔隙中后，如 DCIF 移植物植入鼻背的外观满意，则可缝合关闭 DCIF 预留的开放端。由于移植物可能发生移位（尤其是当剥离腔隙的头侧过于宽大时），所以需确保移植物位于鼻背。将 DCIF 移植物尾端缝合固定在鼻背鼻中隔处。可在头侧（鼻根部）贯穿缝合一针作为临时的外固定。用夹板（笔者倾向于用石膏）固定。术后 6 天，拆除石膏夹板，此时应嘱受术者注意移植物有无移位并指导其用手指调整移植物，或者让患者返院由术者调整。DCIF 移植物的最大优势是可调整性强，手指轻柔按压即可对其行细微调整。DCIF 移植物植入鼻背即刻，患者或术者即可通过手指按压将其调整至理

想形态。然而，手术 10 ~ 14 天后，则不再容易调整。对于鼻背需增容较多且不接受结构性支撑材料的鼻整形患者，DCIF 移植物是理想的移植材料。

不同于 DCIF，肋软骨移植可提供结构支撑，因此是鼻背增容的金标准[14,31-35]。虽然获取肋软骨有许多好的方法，但我们仍推荐使用乳房下皱襞入路法（图 19.15）。女性不反感该部位的瘢痕，而男性通常也不介意位于此处的胸部瘢痕。用布比卡因局部麻醉药进行超量的浸润麻醉后，于乳房下皱襞处做一至少 2.5 cm，有时甚至 5 cm 长的切口。垂直切开至胸壁，通常暴露的是第 5 肋，沿着肋骨表面进行分离，内侧至胸骨，外侧至骨-软骨连接处。手术刀切取肋软骨前方的软骨膜（通常较厚），作为再造材料备用。垂直于软骨长轴的方向分别切开软骨内侧端和外侧端，切开肋软骨时，前 1/3 使用手术刀，中 1/3 使用鼻中隔刀。用 Freer 剥离子或鼻中隔刀游离上下方的软骨膜，以分离肋软骨的前 1/2 ~ 2/3。此种剥离可暴露整个肋软骨的前 1/2 ~ 2/3。使用鼻中隔刀（而不是手术刀或骨凿）切取所需的软骨（图 19.16）。通常只需采取肋软骨的前 1/2 ~ 2/3，留下后 1/3 ~ 1/2。此种方法即

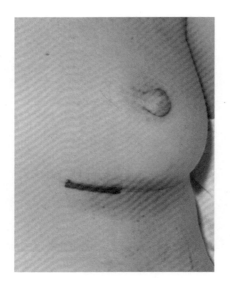

图 19.15 通过切口隐蔽的乳房下皱襞切口获取肋软骨

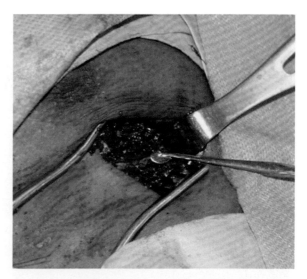

图 19.16 用鼻中隔刀获取肋软骨远离胸膜的部分，减小气胸发生的风险

可获取足量的肋软骨。这种技术可减小发生气胸的潜在风险。为了最大程度地防止肋软骨卷曲，需移除肋软骨的皮质部分，保留不易卷曲的髓质部分用来雕刻支架。然后按理想的长度和宽度，雕刻用于结构支撑的鼻背移植物。移植物可在生理盐水中放置 30 分钟，在此期间进行鼻整形术的其他操作。如在观察期间发现肋软骨移植物发生卷曲，则需修剪移植物的凹面以助于其挺直。需要指出的是，不要试图制作一个完美的肋软骨片。将鼻背移植物植入受区，通过榫槽式嵌合方式[33] 或用缝线将其与相对较厚的肋软骨鼻小柱支撑物固定（图 19.17）。为获得更好的美学效果，可用颞筋膜或 DCIF 进一步增容鼻背。通常会从获取的肋软骨主体上裁取一块单独的软骨片用于鼻小柱支撑。在上述病例中，常需在鼻背移植物和鼻小柱支撑移植物的交界处放置鼻尖移植物以进一步增加鼻尖容量。

### 19.3.3 鼻翼缘缺陷

过去，常常通过大量切除下外侧软骨外侧脚以缩小肥大的圆球状鼻尖或轮廓模糊的鼻尖。不幸的是，过多的切除导致很多受术者都出现鼻尖组织缺损，如鼻翼缘塌陷、鼻尖夹捏畸形和外鼻阀通气障碍。问题的根源是鼻翼缘结构的破坏和

组织的丢失。鼻翼缘移植物手术可以解决这些问题，Troell[36] 发明了该手术方法，Guyuron[37] 和 Rohrich[38] 分别在闭合性和开放性手术中率先使用了这种手术。

如果单独行鼻翼缘移植手术，则先在鼻翼缘后侧做小切口并沿鼻翼缘分离隧道，然后插入约火柴棍大小的移植物（图 19.18，图 19.19）。在开放性手术中，可以将移植物插入由皮瓣前端进行分离而形成的隧道中[38]。我们注意到在开放性手术中，移植物被从前至后插入以后，并不总是固定在原位，即使使用 5-0 的缝线间断缝合将其固定在鼻翼缘上也达不到效果。因此，可采用另一种方法，即与闭合性手术一样在鼻翼缘后侧做一个 4 mm 的切口（该切口与鼻翼缘平行），然后从后向前分离隧道。图 19.20 中的患者即为如此操作。

### 19.3.4 短鼻

短鼻延长手术是最具挑战性的鼻整形术之一。完成该手术要求医生掌握软骨移植的所有要点和原则。更重要的是，需充分游离软组织。若游离不充分，不仅短鼻延长受限，还会导致复发这一严重并发症。我们现在使用的术式（图 19.21）已经使用多年而没有明显的变

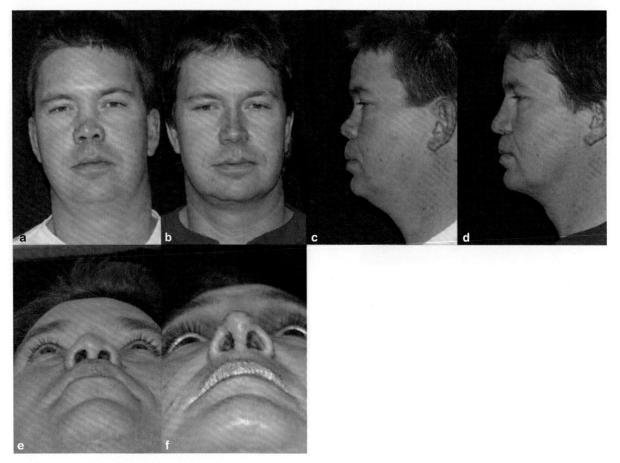

图 19.17　a - f. 该受术者鼻短小、鼻背高度不足、鼻尖高度不足，用肋软骨移植物增容鼻背和鼻其他区域，效果良好

化[39]。Byrd 等人[40] 使用的术式与我们相似。采用开放性手术行短鼻延长是十分必要的，尽管闭合性手术也可以完成此术式，但是在某种程度上难度极大。手术开始前，用局部麻醉药在上外侧软骨（upper lateral cartilages，ULC）和下外侧软骨（lower lateral cartilages，LLC）之间的鼻前庭皮肤以及鼻中隔的黏膜行超量的浸润麻醉。

从背侧鼻中隔的两侧游离 ULC，然后分离鼻中隔两侧的黏膜。从鼻中隔尾侧端开始游离，从而使鼻尖复合体易于向尾侧移动。当首次使用该术式时[41,42]，笔者建议有必要增加减张切口。然而，由于目前常规充分游离 LLC 与 ULC（下文详述），所以不需要增加交错的减张切口。整个鼻尖复合体向尾侧移位后，可插入鼻中隔延伸移植物。有两种鼻中隔延伸移植物：延长的撑开

移植物[40] 和固定于鼻中隔尾侧端的矩形或三角形板状移植物[41,42]。无论哪种移植物均可获得很好的效果。

在上外侧软骨和下外侧软骨间做减张切口。用剪刀分离出一个 3 ~ 10 mm 的间隙，以使外侧脚向尾侧移位。如果不做此项操作，而是仅延长鼻中隔，会有短鼻延长的效果，但会引起鼻翼退缩。可用 5-0 缝线间断缝合小空洞。将移植物插入 ULC 和 LLC 之间的空隙。至少应加强外侧脚，如果使用软骨间移植物则会获得更好的效果[43]。该技术包括在外侧脚头侧缘深面分离 1 毫米，将移植物植入外侧脚头侧缘深面，并用 5-0 的 PDS 缝线将移植物的头侧和 ULC 尾侧端 – 端缝合。此处软骨移植物的最佳选择是薄的鼻中隔的软骨片，也可以选择经水平褥式缝合拉直的耳甲艇软骨作为软骨间移植物。但缝合的耳

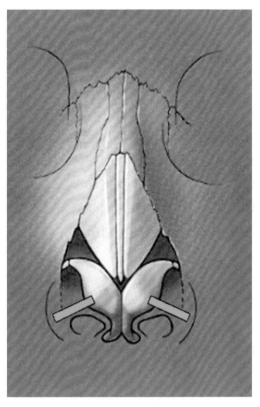

图 19.18 Gunter 示意图显示鼻翼缘移植物的位置（正面观）

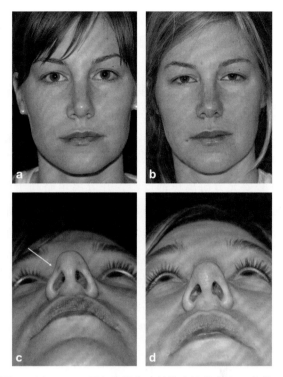

图 19.20 a, b. 需行鼻翼缘移植物充填的患者，术前和术后的正面观。c, d. 该患者术前和术后的基底位观

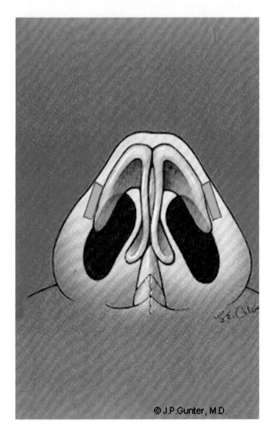

图 19.19 Gunter 示意图显示鼻翼缘移植物的位置（基底位观）

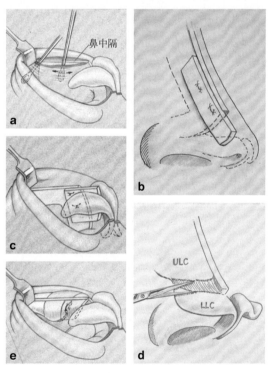

图 19.21 a. 短鼻的矫正可通过先游离上外侧软骨（ULC）和双侧黏膜软骨膜，使鼻尖向尾侧移位。b. 鼻中隔的延伸可通过将板状移植物缝合于鼻中隔尾侧实现 c. 也可使用延长的撑开移植物。d. 钝性分开 ULC 和 LLC，以防止鼻翼退缩。e. 可通过软骨间移植物将 ULC 和 LLC 固定

甲艇软骨可能导致鼻侧壁轻度增厚，肋软骨也有同样的问题，除非将其雕刻至接近外侧脚的自然厚度，即不超过 0.5～1 mm 厚。因此，如需做上述治疗，则在手术初期应尽可能保留鼻中隔软骨备用，勿将其浪费在鼻部其他位置。

缝合皮瓣通常不会有困难。对于特别严重的短鼻，为了缝合鼻小柱时不至于张力过大，有必要充分游离鼻部皮瓣，并分离至略高于鼻根的位置。即使鼻中隔延伸板状移植物发挥最大的延长作用，也可能需要其他延长方法。如前所述，可使用鼻尖移植物和支撑移植物。值得注意的是，需密切观察移植物对鼻尖皮肤的压力。勿使用过多的移植物，以免影响血供。图 19.22 展示的是一位严重短鼻伴鼻尖上旋的受术者。

### 19.3.5 上颌骨前部发育不良

在要求行鼻整形术的患者中，有少数表现为上颌骨前部发育不良。通常可使用异体材料如 Gor-Tex（W.L. Gore and Associates, Netwark DE, USA）进行充填[44,45]。但是，当肋软骨作为供体且有足够软骨量时，使用肋软骨充填该区域也是合理的选择。采用皮肤贯穿切口或沿着唇系带做切口，在鼻翼深面和稍外侧分离腔隙（图 19.23）。为避免术后移植物移动引起患者不满意，需完全游离腔隙内的骨膜。移植物通常为青豆大小。我们常将该移植物分别置于两侧，而不是将其雕刻成一个横跨鼻小柱基底的移植物。由于多数患者都有鼻小柱支撑物充填鼻小柱底部，所以无需于鼻小柱处增加充填。此

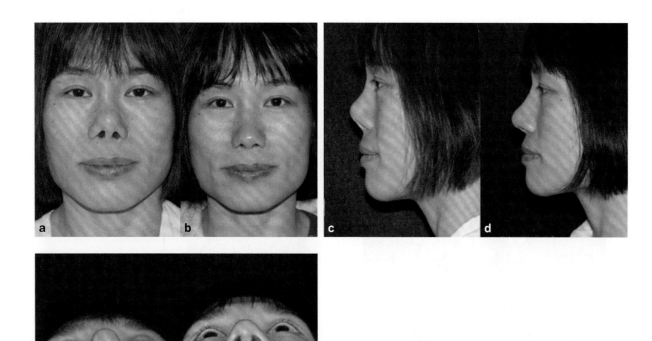

**图 19.22** 重度短鼻、鼻尖上旋患者术前和术后观。用鼻中隔延伸移植物和软骨间移植物来矫正短鼻并下旋鼻尖

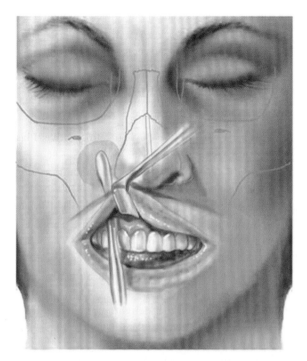

图19.23　可以通过将自体软骨置入两侧鼻翼外侧的深部腔隙来矫正上颌骨前部发育不良

外，雕刻并放置两个独立的小移植物比安放一个较大的上颌骨前部移植物的操作更加简单（图19.24）。

## 19.4　结论

自体软骨移植物在重塑鼻形态方面有独特优势。其供区包括鼻中隔、耳和肋软骨。软骨也可被切成颗粒并被包裹在筋膜里，作为抬高鼻背的极佳材料。软骨移植物可用于鼻尖、鼻背和鼻翼缘的增容，也可用于鼻延长和治疗上颌骨前部发育不良。可通过如下措施减少术后并发症（如移植物卷曲）的发生：选择合适的软骨供区，通过在软骨表面做划痕和缝合调整软骨形态，以及将移植物稳定固定于周围支撑结构等。

（田　怡　赵久丽　韩雪峰　译）

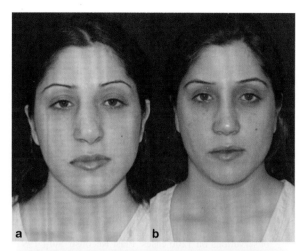

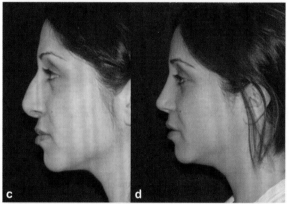

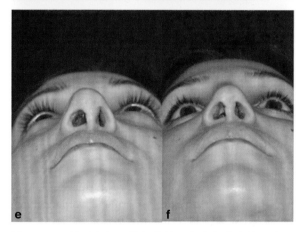

图19.24　接受上颌骨前部充填手术患者的术前和术后照片

## 参考文献

[1] Gunter JP, Rohrich RJ. Augmentation rhinoplasty: dorsal onlay grafting using shaped autogenous septal cartilage. Plast Reconstr Surg 1990; 86: 39–45

[2] Gunter JP, Friedman RM. Lateral crural strut graft: technique and clinical applications in rhinoplasty. Plast Reconstr Surg 1997; 99: 943–952, discussion 953–955

[3] Becker DG, Pastorek NJ. The radix graft in cosmetic rhinoplasty. Arch Facial Plast Surg 2001; 3: 115–119

[4] Mowlavi A, Pham S, Wilhelmi B, Masouem S, Guyuron B. Anatomical characteristics of the conchal cartilage with suggested clinical applications in rhinoplasty surgery. Aesthet Surg J 2010; 30: 522–526

[5] Bottini DJ, Gentile P, Donfrancesco A, Fiumara L, Cervelli V. Augmentation rhinoplasty with autologous grafts. Aesthetic Plast Surg 2008; 32: 136–142

[6] Endo T, Nakayama Y, Ito Y. Augmentation rhinoplasty: observations on 1200 cases. Plast Reconstr Surg 1991; 87: 54–59

[7] Sheen JH. Rhinoplasty: personal evolution and milestones. Plast Reconstr Surg 2000; 105: 1820–1852, discussion 1853

[8] Cerkes N. The crooked nose: principles of treatment. Aesthet Surg J 2011; 31: 241–257

[9] Gruber RP, Chang E, Buchanan E. Suture techniques in rhinoplasty. Clin Plast Surg 2010; 37: 231–243

[10] Neu BR. Suture correction of nasal tip cartilage concavities. Plast Reconstr Surg 1996; 98: 971–979

[11] Guyuron B, Behmand RA. Nasal tip sutures part II: the interplays. Plast Reconstr Surg 2003; 112: 1130–1145, discussion 1146–1149

[12] Daniel RK. Rhinoplasty: a simplified, three-stitch, open tip suture technique, I: Primary rhinoplasty. Plast Reconstr Surg 1999; 103: 1491–1502

[13] Gruber RP, Nahai F, Bogdan MA, Friedman GD. Changing the convexity and concavity of nasal cartilages and cartilage grafts with horizontal mattress sutures, I: Experimental results. Plast Reconstr Surg 2005; 115: 589–594

[14] Gunter JP, Clark CP, Friedman RM. Internal stabilization of autogenous rib cartilage grafts in rhinoplasty: a barrier to cartilage warping. Plast Reconstr Surg 1997; 100: 161–169

[15] Kim DW, Shah AR, Toriumi DM. Concentric and eccentric carved costal cartilage: a comparison of warping. Arch Facial Plast Surg 2006; 8: 42–46

[16] Swanepoel PF, Fysh R. Laminated dorsal beam graft to eliminate postoperative twisting complications. Arch Facial Plast Surg 2007; 9: 285–289

[17] Gunter JP, Rohrich RJ, Friedman RM. Classification and correction of alar-columellar discrepancies in rhinoplasty. Plast Reconstr Surg 1996; 97: 643–648

[18] Rohrich RJ, Liu JH. The dorsal columellar strut: innovative use of dorsal hump removal for a columellar strut. Aesthet Surg J 2010; 30: 30–35

[19] Guyuron B, DeLuca L, Lash R. Supratip deformity: a closer look. Plast Reconstr Surg 2000; 105: 1140–1151, discussion 1152–1153

[20] Peck GC. The onlay graft for nasal tip projection. Plast Reconstr Surg 1983; 71: 27–39

[21] Gruber RP, Grover S. The anatomic tip graft for nasal augmentation. Plast Reconstr Surg 1999; 103: 1744–1753, discussion 1754–1758

[22] Sheen JH. Tip graft: a 20-year retrospective. Plast Reconstr Surg 1993; 91: 48–63

[23] Sheen J. Adjunctive Techniques: Maxillary Augmentation. St. Louis, MO: Mosby; 1978

[24] Gruber RP, Pardun J, Wall S. Grafting the nasal dorsum with tandem ear cartilage. Plast Reconstr Surg 2003; 112: 1110–1122, discussion 1123–1124

[25] Daniel RK, Calvert JW. Diced cartilage grafts in rhinoplasty surgery. Plast Reconstr Surg 2004; 113: 2156–2171

[26] Erol OO. The Turkish delight: a pliable graft for rhinoplasty. Plast Reconstr Surg 2000; 105: 2229–2241, discussion 2242–2243

[27] Calvert JW, Brenner K, DaCosta-Iyer M, Evans GR, Daniel RK. Histological analysis of human diced cartilage grafts. Plast Reconstr Surg 2006; 118: 230–236

[28] Guerrerosantos J, Trabanino C, Guerrerosantos F. Multifragmented cartilage wrapped with fascia in augmentation rhinoplasty. Plast Reconstr Surg 2006; 117: 804–812, discussion 813–816

[29] Gerbault O, Aiache G. Diced cartilage rapped in deep temporalis aponeurosis (DC-F): a new technique in augmentation rhinoplasty. Aesthetic Plast Surg 2008; 32: 136

[30] Kim YH, Kim JT. Nasal reconstruction with double-layer tensor fascia latawrapped diced rib cartilage in a patient with severe dorsal collapse. J Craniofac Surg 2011; 22: 628–630

[31] Constantian MB. Indications and use of composite grafts in 100 consecutive secondary and tertiary rhinoplasty patients: introduction of the axial orientation. Plast Reconstr Surg 2002; 110: 1116–1133

[32] Watson D, Toriumi DM. Structural grafting in secondary rhinoplasty. In: Gunther, JP, Rohrich, RJ, Adams, WP. Dallas Rhinoplasty: Nasal Surgery by the Masters. St. Louis, MO: Quality Medical Publishing; 2002:705

[33] Guyuron B, Varghai A. Lengthening the nose with a tongue-and-groove technique. Plast Reconstr Surg 2003; 111: 1533–1539, discussion 1540–1541

[34] Toriumi DM, Swartout B. Asian rhinoplasty. Facial Plast Surg Clin North Am 2007; 15: 293–307, v

[35] Cochran CS, Gunter JP. Secondary rhinoplasty and the use of autogenous rib cartilage grafts. Clin Plast Surg

2010; 37: 371–382

[36] Troell RJ, Powell NB, Riley RW, Li KK. Evaluation of a new procedure for nasal alar rim and valve collapse: nasal alar rim reconstruction. Otolaryngol Head Neck Surg 2000; 122: 204–211

[37] Guyuron B, Behmand RA. Alar base abnormalities. Classification and correction. Clin Plast Surg 1996; 23: 263–270

[38] Rohrich RJ, Raniere J, Ha RY. The alar contour graft: correction and prevention of alar rim deformities in rhinoplasty. Plast Reconstr Surg 2002; 109: 2495–2505, discussion 2506–2508

[39] Gruber RP. The short nose. Clin Plast Surg 1996; 23: 297–313

[40] Byrd HS, Andochick S, Copit S, Walton KG. Septal extension grafts: a method of controlling tip projection shape. Plast Reconstr Surg 1997; 100: 999–1010

[41] Gruber RP. Surgical correction of the short nose. Aesthetic Plast Surg 2002; 26 Suppl 1: S6

[42] Gunter JP, Rohrich RJ. Lengthening the aesthetically short nose. Plast Reconstr Surg 1989; 83: 793–800

[43] Gruber RP, Kryger G, Chang D. The intercartilaginous graft for actual and potential alar retraction. Plast Reconstr Surg 2008; 121: 288e–296e

[44] Pessa JE, Peterson ML, Thompson JW, Cohran CS, Garza JR. Pyriform augmentation as an ancillary procedure in facial rejuvenation surgery. Plast Reconstr Surg 1999; 103: 683–686

[45] Sheen J. Aesthetic Rhinoplasty. St. Louis: Mosby, 1978

# 20　鼻背应用"土耳其软糖"移植物

*Onur O. Erol, Galip Agaoglu*

## 20.1　摘要

在鼻部手术中，应用雕刻过或者压碎的软骨作为移植物有一些弊端，主要是组织完全消肿后（译者按：原文为 tissue resolution，直译为"组织分辨率"，译者根据上下文认为作者在此处应想表达组织消肿的含义）的移植物显形问题。为了克服这些问题并使表面更加光滑，医生们开始使用 Surgicel（速即纱，一种可吸收止血纱布）包裹颗粒软骨。该手术方法的要点为将获取的软骨（鼻中隔、鼻翼、耳甲腔软骨，有时候应用肋软骨）切成 0.5 ~ 1 mm 的小碎块。用一层速即纱包裹细小的软骨团块，抗生素溶液浸润，然后将其塑形为圆柱形并置于鼻背皮肤下方。移植物可以在鼻背部从外部进行塑形，就像塑形黏土那样。在轻度至中度低鼻患者中，使用鼻中隔软骨和耳甲腔软骨充填鼻背可以获取持续有效的结果。在缺陷更加严重的鼻部，需要使用肋软骨同时延长鼻长度和增加鼻尖凸出度。并发症包括术后早期较重的肿胀，过度矫正以及吸收。这类移植物非常容易应用，因为它可以使用手指进行塑形、表面光滑、可以达到理想的外观并且效果持久。

## 20.2　引言

尽管软骨移植物不可避免会出现并发症，但其仍是初次鼻整形、修复鼻整形和鼻部再造手术的基本方法。术后 1 ~ 2 年组织水肿消退后，雕刻或者压碎的软骨可能会透过鼻背皮肤而显形。为了解决这些问题并使表面更加光滑，资深专家（本章作者 O.O.Erol）从 1989 年开始使用速即纱包裹的切得细碎的颗粒软骨。应用这种方法的原因在于需要一种可以塑形的软骨移植物团块以适

应其周围的组织，与周围组织延续性更好，且经纤维软骨间的连接与周围组织融合在一起 [1-9]。

## 20.3　适应证

该项技术已经成功应用于初次和修复鼻整形手术。该技术能有效矫正鼻背轮廓不平、延长鼻背、增加鼻尖凸出度以及进行鼻尖移植。

### 20.3.1　初次鼻整形

将初次鼻整形中所有切下的软骨收集到一个小碗中。没有必要从鼻部获取更多的软骨移植物。将一层薄的速即纱包裹的颗粒软骨放置在鼻背皮肤下能够得到令人满意的平滑、笔直且合适的轮廓。在去除驼峰时若不慎去除过多，我们通过插入一层稍厚的速即纱包裹的颗粒软骨团块（3 ~ 8 mm）进行矫正。对于鼻中隔整形术后持续中度或者重度鼻中隔偏曲患者，适当过量切除鼻中隔背部并置入速即纱包裹的颗粒软骨，这是一种成功的用于预防外部偏曲复发的修饰方法（图 20.1 ~ 图 20.3）。

在一些应用软骨支撑物进行鼻小柱支撑的病例中，在鼻尖皮肤下放置一小团速即纱包裹的颗粒软骨可预防后期软骨在皮肤下显形并且能够改善鼻尖形态。对于一些鼻尖只需要少量充填的患者，不必使用鼻小柱支撑物，速即纱包裹的颗粒软骨就足够了。

### 20.3.2　修复鼻整形

速即纱包裹的颗粒软骨最初用于纠正轻微的术后缺陷，包括移植物显形、凹陷以及表面不规则。早期对于这些问题的成功处理经验让我们将它应用于更加严重的病例中，包括滑雪跳台样畸形、鞍鼻、短鼻，以及鼻部再造。

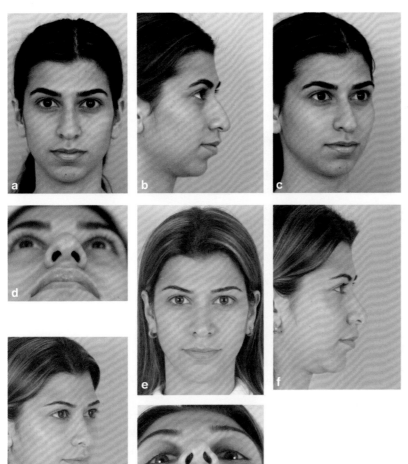

图20.1 a-d. 患者术前的正位、侧位、斜位和基底位照片，可以看出鼻尖大而下垂、鼻背驼峰明显。e-h. 同一个患者接受功能性鼻缩小整形术术后3.5年照片。术后鼻背轮廓光滑、鼻尖高度增加

在需要雕刻肋软骨来进行修复的严重鼻部畸形中，移植物周围可应用速即纱包裹的颗粒软骨进行修饰。这可以改善手术效果，使表面平滑且术后远期软骨不会显形。存在瘢痕组织以及短鼻的鼻部畸形二期修复中，可使用即刻扩张[3-7]和速即纱包裹的颗粒软骨，或者速即纱包裹的颗粒软骨和雕刻后的软骨移植物。鉴于在修复病例中使用速即纱包裹的颗粒软骨效果可靠，且表面光滑，我们将其常规应用于所有类型的鼻整形手术中，包括初次鼻整形。

## 20.4 手术技巧

在闭合式和开放式鼻整形手术中均可使用该方法。在我们的病例里，该方法主要使用在闭合式鼻整形手术中。从鼻中隔、鼻翼、耳甲腔采

取软骨，或者在有些修复鼻整形病例中采取肋软骨，用11号手术刀片将其切成0.5~1 mm大小。抽取1 mL外周血并逐渐加入肋软骨团块中以提高黏性。所需软骨量应仔细估算，并且应该从使用少量软骨开始。在切碎的颗粒软骨中加入软骨片可增加颗粒软骨的体积。这些细小的软骨被包裹在速即纱中形成圆柱形并浸润在抗生素（利福霉素）溶液中。用手将速即纱包裹的颗粒软骨进行塑形并将其植入到鼻背皮肤下、鼻尖或者外侧壁。这时，应稍微过度矫正。在植入塑形好的软骨团块时，必须小心保持它的完整性。在植入颗粒软骨并缝合黏膜后，可以从外部像捏塑黏土一样进行"土耳其软糖"的塑形，具体方法我们已在别处描述[1,2]。然后将鼻部像平常一样固定。在术后7天去除石膏鼻夹板，如果需要的话，可用手轻松地对移植物进行塑形。术后21

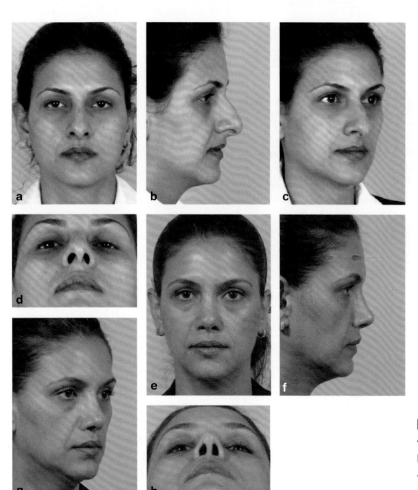

图 20.2 a-d. 患者术前正位、侧位、斜位和基底位照片，可看出驼峰明显、鼻尖轮廓不清晰。e-h. 同一个患者经过鼻整形手术术后 3 年照片，其鼻尖形态改善，鼻背驼峰降低

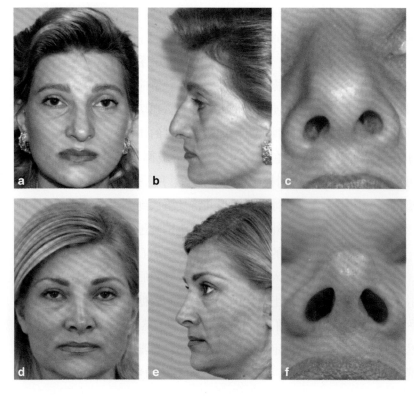

图 20.3 a-c. 患者术前正位、侧位和基底位照片，可看出鼻背驼峰明显、鼻尖大且轮廓不清晰。d-f. 同一个患者经过鼻中隔鼻整形手术后 10 年照片，鼻背驼峰降低，鼻背平滑，鼻尖轮廓清晰

天内都可以这样塑形，只是难度逐渐提高。为了达到需要的厚度，每个病例所用的速即纱包裹的颗粒软骨量可能有所不同。为了覆盖笔直的鼻背，使用 1 mm 厚的软骨团就足够了。为了充填较低的鼻背，则需要 2 ~ 8 mm 厚的软骨团块。术者需要评估速即纱所增加的临时厚度，因为速即纱 48 小时后就会被吸收。

在一些病例中，大片的软骨保存下来，用于：①当需要延长鼻部支架结构或短鼻延长时置于小柱处；②为鼻小柱前移提供支撑；③控制外侧脚形状及轮廓；④鼻阀功能不全时用作支撑移植物；⑤储存备用。在修复鼻整形中，如果我们必须延长鼻部，可以使用经过雕刻的肋软骨。在这种情况下，为了防止晚期出现移植物显形，可将速即纱包裹的颗粒软骨放置在雕刻的肋软骨周围及外侧壁。

## 20.5 评估

在术后第一年内每 3 个月以及之后每年，通过视诊、触诊以及拍照记录对我们的患者进行临床评估。有 16 位患者于手术后 3 ~ 12 个月进行修复手术并从鼻背去除多余的软骨薄片，并对这些薄片进行组织学检测。术后 1 年计算鼻背多余软骨的比率，如果需移除多余的软骨，要进行小的修补手术。为了确定吸收率，在术后 1 年时再次评估患者，并且使用储存的备用软骨制备速即纱包裹的颗粒软骨进行修补手术。这之后，计算多余软骨的比率，并在接下来数年中持续随访患者。

## 20.6 讨论

软骨移植物被广泛用于改善鼻部外形，包括鼻背[10-16]、外侧壁[17,18]和鼻尖[19-22]，并被用来扩大内鼻阀[23]。它们也被推荐用作前背侧鼻中隔的修饰性覆盖物来改善鼻部不对称[24-28]。

鼻背和鼻尖移植物也可以相对或绝对地改变鼻长度[24]。但是，所有移植物都可能出现远

期显形、变形和吸收的问题[29-34]。McKinney 等[33]认为去除鼻部驼峰会将平滑、融合的鼻部帽状结构（译者按：原文为 nasal cap）变为 5 个分离的部分。这可能会显露鼻中隔的扭曲，暴露尖锐的不规则边缘，产生开放的顶板畸形，或者按照 Sheen 所讲的，由于移除了有着撑开效应的驼峰而导致鼻中部 1/3 出现夹捏畸形[23]。据报道很多技术可用来避免出现这些后果并预防出现不自然的外观。在调整形态之后，Skoog[34] 开创了去除驼峰的其他替代方法。为了预防鼻整形术后出现鼻背不平整，其他一些医生采用了薇乔网片[35]、颞顶筋膜移植物和真皮移植物[36,37]。鼻中隔软骨移植物的持久性多年来已经确证。McKinney 等人[33]描述了将经 Bovie 磨削板打磨削薄的软骨（小于 1 mm）放置在鼻背移植物上，可以在术后长达 5 年时间防止远期移植物显形。许多有经验的医生[32,33,36,38-40] 相继指出，术后远期软骨显形是各种软骨移植物均可能出现的并发症。在我们的临床经验中，曾在多种操作及多次治疗后使用软骨移植物（包括压碎的软骨）。初次和修复鼻整形术后出现鼻背、侧壁或者鼻尖术后远期软骨显形加速了我们的探索，并最终促使我们使用速即纱包裹的颗粒软骨。

颗粒软骨的存活率最初是由 Coster 和 Galbraith[41] 试验并由其他人证实[42]。使用速即纱包裹小块的骨头用于修饰颅骨的经验提示可以使用其包裹切碎的颗粒软骨移植物，形成一种可以用手指塑形的用于鼻整形的柔软的复合物。速即纱[43,44] 作为一种有效的局部止血材料由两部分组成：①糖醛酸，在移植后 18 小时后消失；②纤维残留，在移植 48 小时后通过巨噬细胞清除。在初次及修复鼻整形手术使用"土耳其软糖"（速即纱包裹的颗粒软骨）技术均可获得早期及晚期满意的效果[1-9]，引发了人们进行对比研究的兴趣。Yilmaz 等人[45] 对兔耳软骨移植物的实验研究发现：在所有（三个）实验组中软骨移植物（完整的、切碎的和压碎的）均存

活。速即纱包裹的移植物没有显现出软骨增生，而是胶原显著增加。然而存活的软骨细胞增生受到了抑制。在我们的临床工作中，术后 3~12 个月对切除的软骨移植物进行组织学研究发现相似的现象，即马赛克式纤维软骨排列。这种结构使晚期软骨移植物不易显形，皮肤下呈现出半柔软、光滑的表面。速即纱包裹的颗粒软骨不但可以使鼻背、侧壁和鼻尖光滑平整，也可在初次、修复鼻整形及鼻中隔手术中作为补救措施，用于修复外形和掩盖不规则的地方。在我们应用肋软骨进行鼻再造手术时，使用速即纱包裹的颗粒软骨包绕肋软骨用来防止移植物晚期显形。这种移植物另一优势在于可塑性，即在术后 3 周内可用手从外部进行塑形，这一特性使其得名"土耳其软糖"[2]。当然，所有移植物的成活与受区质量直接相关，受区必须提供一个封闭的腔隙。在有瘢痕、皮肤黏膜不充足以及短鼻的二期手术患者中，可以通过速即纱包裹的颗粒软骨包绕雕刻的肋软骨进行即刻扩张。

## 20.7　并发症

过度矫正后出现的过矫形态和（或）术后纤维化（0.7%），可以通过简单的磨削或者在修复手术中切除薄层纤维软骨组织得以修饰。部分软骨吸收（0.5%）导致矫正不足。超过 0.25% 的病例出现术后早期肿胀。

## 20.8　结论

速即纱包裹的颗粒软骨优点有：①改善鼻部形态，包括鼻背、侧壁以及鼻尖；②通过修饰覆盖矫正前背侧鼻中隔的不对称；③作为重塑形态和修饰不规则形态的补救措施；④修饰雕刻的软骨移植物，包括鼻中隔软骨及肋软骨；⑤显现鼻尖的轮廓并对其进行塑形；⑥防止鼻尖处鼻小柱支撑物后期显形。这种移植物另一显著的优势是

其可塑性，即在术后 3 周内可用手从外部进行塑形的特性。

（梁雪冰　狄文君　韩雪峰　译）

## 参考文献

[1] Erol ÖO. Chopped cartilage graft wrapped with Surgicel in nose surgery (Plasticine-like graft). XI. Presented at the Biennial Congress of the International Society for Aesthetic and Plastic Surgeons; Guadalajara, Mexico; February 29 through March 4, 1992

[2] Erol ÖO. Chopped cartilage graft wrapped with Surgicel in nose surgery (Plasticine-like graft). III. Presented at the European Association of Plastic Surgeons Meeting; Pisa, Italy; May 14 through 16, 1992

[3] Erol ÖO. New approach in secondary rhinoplasty for short nose immediate expansion and cartilage graft. IV. Presented at the European Association of Plastic Surgeons Meeting; Strasbourg, France; April 29 through May 1, 1993

[4] Erol ÖO. New approach in secondary rhinoplasty for short nose immediate expansion and cartilage graft. Presented at the American Association of Plastic Surgeons Annual Meeting; Philadelphia; May 9 through 12, 1993

[5] Erol ÖO. Chopped cartilage graft wrapped with Surgicel in nose surgery. VII. Presented at the Congress of the European Section of the International Confederation for Plastic and Reconstructive Surgery; Berlin, Germany; June 2 through 6, 1993

[6] Erol ÖO. New approach in secondary rhinoplasty for short nose immediate expansion and cartilage graft. XII. Presented at the International Congress of the International Society for Aesthetic and Plastic Surgeons; Paris, France; September 7 through 11, 1993

[7] Erol ÖO. Utilization of immediate expansion and cartilage graft in secondary rhinoplasty. XIII. Presented at the Congress of the International Society for Aesthetic and Plastic Surgeons; New York; September 29 through October 1, 1995

[8] Erol ÖO. Turkish Delight, technique in rhinoplasty. Presented at the 8th Congress of the European Section of the International Confederation for Plastic and Reconstructive Surgery; Lisbon, Portugal; June 22 through 25, 1997

[9] Erol OO. The Turkish delight: a pliable graft for

rhinoplasty. Plast Reconstr Surg 2000; 105: 2229–2241, discussion 2242–2243

[10] Juri J, Juri C, Elías JC. Ear cartilage grafts to the nose. Plast Reconstr Surg 1979; 63: 377–382

[11] Conley J. Intranasal composite grafts for dorsal support. Arch Otolaryngol 1985; 111: 241–243

[12] Gunter JP, Rohrich RJ. External approach for secondary rhinoplasty. Plast Reconstr Surg 1987; 80: 161–174

[13] Ortiz Monasterio F, Michelena J. The use of augmentation rhinoplasty techniques for the correction of the non-caucasian nose. Clin Plast Surg 1988; 15: 57–72

[14] Gunter JP, Rohrich RJ. Augmentation rhinoplasty: dorsal onlay grafting using shaped autogenous septal cartilage. Plast Reconstr Surg 1990; 86: 39–45

[15] Peck GC. Upper lateral cartilage defects. In: Peck GC, ed. Techniques in Aesthetic Rhinoplasty. Philadelphia: Lippincott; 1990:126–127

[16] Endo T, Nakayama Y, Ito Y. Augmentation rhinoplasty: observations on 1200 cases. Plast Reconstr Surg 1991; 87: 54–59

[17] Sheen JH, Sheen AP. Aesthetic Rhinoplasty. St. Louis: Mosby; 1987:366–371

[18] Peck GC. Upper lateral cartilage defects. In: Peck GC, ed. Techniques in Aesthetic Rhinoplasty. Philadelphia: Lippincott; 1990:126–127

[19] Falces E, Gorney M. Use of ear cartilage grafts for nasal tip reconstruction. Plast Reconstr Surg 1972; 50: 147–152

[20] Sheen JH. Achieving more nasal tip projection by the use of a small autogenous vomer or septal cartilage graft. A preliminary report. Plast Reconstr Surg 1975; 56: 35–40

[21] McKinney P. Nasal tip cartilage grafts. Ann Plast Surg 1978; 1: 177–183

[22] Peck GC. The onlay graft for nasal tip projection. Plast Reconstr Surg 1983; 71: 27–39

[23] Sheen JH. Spreader graft: a method of reconstructing the roof of the middle nasal vault following rhinoplasty. Plast Reconstr Surg 1984; 73: 230–239

[24] McKinney P, Shively R. Straightening the twisted nose. Plast Reconstr Surg 1979; 64: 176–179

[25] Mann DG, Pillsbury HC. Correction of the "right hooked" nose. Laryngoscope 1981; 91: 1562–1564

[26] Sheen JH, Sheen AP. Aesthetic Rhinoplasty. 2nd ed. St. Louis: Mosby; 1987: 898–919

[27] Constantian MB. An algorithm for correcting the asymmetrical nose. Plast Reconstr Surg 1989; 83: 801–811

[28] Constantian MB. Distant effects of dorsal and tip grafting in rhinoplasty. Plast Reconstr Surg 1992; 90: 405–418, discussion 419–420

[29] Ortiz-Monasterio F, Olmedo A, Oscoy LO. The use of cartilage grafts in primary aesthetic rhinoplasty. Plast Reconstr Surg 1981; 67: 597–605

[30] Horton CE, Matthews MS. Nasal reconstruction with autologous rib cartilage: a 43-year follow-up. Plast Reconstr Surg 1992; 89: 131–135

[31] Daniel RK. Rhinoplasty and rib grafts: evolving a flexible operative technique. Plast Reconstr Surg 1994; 94: 597–609, discussion 610–611

[32] Peck GC, Michelson L, Segal J, Peck GC. An 18-year experience with the umbrella graft in rhinoplasty. Plast Reconstr Surg 1998; 102: 2158–2165, discussion 2166–2168

[33] McKinney P, Loomis MG, Wiedrich TA. Reconstruction of the nasal cap with a thin septal graft. Plast Reconstr Surg 1993; 92: 346–351

[34] Skoog T. A method of hump reduction in rhinoplasty. A technique for preservation of the nasal roof. Arch Otolaryngol 1966; 83: 283–287

[35] Gilmore J. Use of Vicryl mesh in prevention of postrhinoplasty dorsal irregularities. Ann Plast Surg 1989; 22: 105–107

[36] Baker TM, Courtiss EH. Temporalis fascia grafts in open secondary rhinoplasty. Plast Reconstr Surg 1994; 93: 802–810

[37] Reich J. The application of dermis grafts in deformities of the nose. Plast Reconstr Surg 1983; 71: 772–782

[38] Peer AL. Diced cartilage grafts. Arch Otolaryngol 1943; 38: 156

[39] Guerrerosantos J. Temporoparietal free fascia grafts in rhinoplasty. Plast Reconstr Surg 1984; 74: 465–475

[40] Sheen JH. Tip graft: a 20-year retrospective. Plast Reconstr Surg 1993; 91: 48–63

[41] Coster DJ, Galbraith JE. Diced cartilage grafts to correct enophthalmos. Br J Ophthalmol 1980; 64: 135–136

[42] Wilflingseder P. Cranioplasties by means of diced cartilage and split rib grafts. Minerva Chir 1983; 38: 837–843

[43] Lebendiger A, Gitlitz GF, Hurwitt ES, Lord GH, Henderson J. Laboratory and clinical evaluation of a new absorbable hemostatic material prepared from oxidized regenerated cellulose. Surg Forum 1960; 10: 440–443

[44] Pierce AM, Wiebkin OW, Wilson DF. Surgicel: its fate following implantation. J Oral Pathol 1984; 13: 661–670

[45] Yilmaz S, Erçöçen AR, Can Z, Yenidünya S, Edali N, Yormuk E. Viability of diced, crushed cartilage grafts and the effects of Surgicel (oxidized regenerated cellulose) on cartilage grafts. Plast Reconstr Surg 2001; 108: 1054–1060, discussion 1061–1062

# 21　经辐射处理的软骨移植物在鼻整形中的应用

*Angela K. Sturm-O'Brien, Russell W.H. Kridel*

## 21.1　摘要

随着鼻整形的理念由减容转变为增容，移植物材料与移植技术变得日渐重要。异体移植物和各种生物材料都是可用的，它们各有独特的优缺点。尽管自体鼻中隔软骨常常是便捷的软骨来源，但是那些经受过复杂的鼻中隔成形手术、感染、使用移植物的鼻整形手术或严重创伤的患者，无法获取鼻中隔软骨。因此我们经常将组织库（tissue bank）中的肋软骨经辐射处理后作为移植的来源，从而减少由于切取患者自体肋软骨而造成的供区损伤。恰当的手术技巧、抗生素的使用以及合理雕刻并放置肋软骨减少了弯曲、吸收、感染以及外露等并发症。经辐射处理的同种肋软骨（irradiated homograft costal cartilage，IHCC）移植物已经成功应用于大量患者，且长期随访的并发症率较低。这些移植物可作为对切取患者自体肋软骨的一个受欢迎的替代选择。

## 21.2　引言

随着鼻整形技术在本质上从减容模式转化为增容模式，选择移植物材料已经成为鼻整形手术中一个关键点。随着该领域的不断发展，关于最佳移植物或者移植材料的讨论也更加热烈[1]。已有多种技术和移植材料被引进来修复曾经的手术、感染或者创伤所造成的组织结构不完整和容量的丢失。理想的移植物应该可以轻松地获取，而不需对供区进行较大的或者痛苦的操作；受区能够较好地耐受；当移植物放置在切口附近，即使经常有小的创伤，也不易于穿出皮肤或者黏膜；没有变形或者晚期吸收的趋势[2]。

## 21.3　移植物来源

潜在的移植物来源包括异体材料和生物材料。异体材料使用简便，不需要获取，不会造成供区损伤，并且不易被吸收。但是，与其相关的并发症包括：缺乏移动性、外露、感染以及异物反应，从而令医生和患者失望[3]。鼻整形手术中一些早期的移植物包括牛骨或牛软骨，这些可能导致异物反应以及吸收率高[4]。自体移植物包括手术中从患者身上获取的软骨、骨、筋膜或者真皮，使用自体移植物可减少许多应用异体材料或来源于其他物种的生物材料时出现的并发症。脱钙骨已经被用于修复颅面缺损；然而，由于固有的高代谢性和血供要求，当它用于鼻部手术时会有难以接受的高吸收率[5]。此外，对于下 2/3 的鼻部而言，骨缺乏必要的弹性。软骨在鼻部再造中具备能够提供支撑和具有足够弹性的优点。自体移植物，特别是鼻中隔软骨，由于其生物相容性好，易于塑形，感染与外露的风险低，得到了很多鼻整形医生的青睐[4]。

### 21.3.1　鼻中隔软骨

鼻中隔软骨在鼻整形手术中比较容易获取且通常坚韧而有弹性，使得其适用于移植。然而，其供应量和质量可能具有潜在的局限性，并且可能有不同程度的吸收[1,4]。对于不同的患者，鼻中隔软骨的硬度和质地是不一致的。因此，有的患者可能需要大量的移植物用于鼻背移植或鼻尖支撑，但是鼻中隔软骨有可能强度不足或质地松散，不能提供所需的结构。尤其是对于曾经接受过鼻整形和鼻中隔手术的患者，由于大部分的软骨已经被采取，剩余鼻中隔软骨的量可能不足以修复前次鼻整形手术遗留下来的各种缺陷[4]。

### 21.3.2　自体肋软骨和耳软骨

自体软骨（autologous cartilage，AC）其他可能的来源包括患者的耳部及肋骨。二者皆需要单独的术区来获取。耳软骨具备内在的曲率，可以用来当作盖板移植物或者板条移植物，但对于像鼻背充填移植物、鼻中隔尾端替代移植物或鼻小柱支撑移植物等需要笔直型移植物的地方不太适用。

自体肋软骨能够提供相对较笔直的软骨用于移植。能够使用的软骨量会受到钙化的限制，钙化的程度随年龄增长而增加。尽管医生会从术前评估中了解患者大致的软骨需要量，但是精确的使用量只有等到术中才能获知。如果在鼻整形手术开始前采取肋软骨，就需要根据估算的需要量来采取。在鼻整形手术中采取肋软骨，可以准确确定所需移植物的量，从而选择最合适的IHCC。此外，获取自体软骨不是没有风险的。采取耳软骨和肋软骨均可导致供区瘢痕疙瘩或增生性瘢痕。尤其是采取肋软骨，可能存在很严重的风险，比如胸膜损伤、气胸、血胸以及胸廓畸形[6-10]。许多患者描述供区采骨要比鼻整形手术本身更疼痛，问题更多。一些计划进行鼻整形修复手术的患者，尽管具备典型的症状，也会由于惧怕再次切取肋软骨带来的痛苦而犹豫。并且，采取软骨的过程增加了手术及麻醉的时间和花费[4]。

### 21.3.3　同种移植物

同种移植物是从同一物种但不是患者本人所提供的组织中提取的。Straith 和 Slaughter 在1941年将同种软骨移植物用于面部轮廓手术，普及了这种应用[11]。在1948年由 Brown 和 DeMere 引入的软骨库（cartilage bank）促进了同种移植物的应用[12]。同种移植物有着自体组织的许多优点，且没有供区损伤。

## 21.4　适应证

对于很多接受鼻整形手术的患者而言，

IHCC 是一种很好的移植物。经历过复杂的鼻中隔手术或鼻整形手术、创伤或感染的患者可能会需要进行使用移植物的鼻整形手术。比如说，鼻中隔切除过多可能导致鞍鼻畸形，鼻尖失去支撑，鼻小柱回缩。这些患者需要较大的、笔直的、强壮的软骨来再造鼻背及鼻中隔尾侧端。上外侧鼻软骨和下外侧鼻软骨也可能被切除过多，导致内鼻阀和外鼻阀塌陷，鼻翼挛缩，功能不良及外形不美观[13-15]。移植物可个体化治疗每个患者的功能和美学问题，来纠正过度切除、修饰不规则外观和（或）修复气道受阻[1]。

IHCC 具备许多优点，它是从小于 25 岁的供者身上切取的，从而使得钙化的概率微乎其微。供体的血液样本需检测乙型肝炎（HB）表面抗原、乙型肝炎核心抗体、丙型肝炎病毒（HCV）抗体、丙型肝炎病毒核酸试验（NAT）、HIV-1 和 HIV-2 抗体、HIV-1 核酸试验、性病研究实验室试验（VDRL test）、人体 T 淋巴细胞病毒 I / II 型，以及西尼罗河病毒核酸试验等项目，并且这些指标需要在切取肋软骨前经过检测为阴性。供体也会接受系统疾病、局部感染、转移性肿瘤和静脉吸毒的筛查[4]。IHCC 容易获取，方便存储，易于雕塑，相对比较便宜。它可以提供足够的容量以及支撑，且发生感染、外露、变形、吸收和弯曲的概率较低[4]。由于有多个样本可供选择，可以轻松地选出合适量的软骨而不用担心增加供区损伤。研究表明：与化学存储的软骨相比，生理盐水中的软骨经放射处理可以增加软骨强度并减少吸收，这使得放射处理成为比较受欢迎的存储方式[16,17]。软骨块存储于生理盐水中并接受钴 60 来源的 30000 至 50000 Gy 的伽马射线处理[15]。伽马射线可消除决定抗原性的 II 类抗原，同时去除软骨膜可进一步降低抗原含量及降低吸收可能性[18-20]。临床上，这些因素共同使得 IHCC 成为一种安全的、可靠的移植材料。Kridel 等人在最大的患者群体（在 357 名患者中使用 1 025 块移植物）使用 IHCC 移植物后研究显示其并发症发生率仅为 3.25%，且远期效果良好（图 21.1）。在这项研究中，弯曲是最常见的并发症（1.06%），然后是感染（0.87%）、非感染性吸收（0.53%）、感染性吸收（0.48%），以及移动（0.31%）。没有出现外露的病例（表 22.1）[4]。

## 21.5 手术技巧

### 21.5.1 入路

手术效果受到选择的移植物类型和外科技术的影响。需要采取措施减少移植物与细菌的接触，以免增加感染性吸收。应该尽量减小鼻内切口，并且放置的 IHCC 尽可能远离切口[21,22]。出于这个原因及便于精确放置移植物的考虑，开放式鼻整形更受欢迎[21]。

### 21.5.2 移植物选择

由于 IHCC 具备多种型号，与使用自体肋软骨相比，使用 IHCC 更易于选择移植所需的最佳软骨量。整形外科医生应该通过对患者的术前评估预估软骨需要量。然而，只有等到手术的时候才能够确定准确的软骨用量。如果在开始鼻整形手术之前切取肋软骨，切取的软骨量取决于对所需量的预估，而不是在精准了解其解剖及需要的

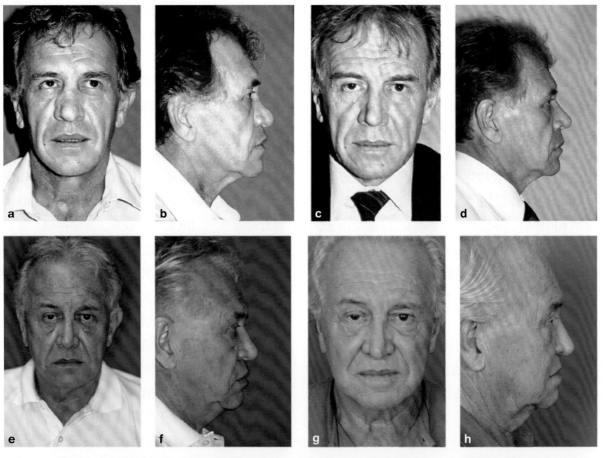

图 21.1 鼻整形术中应用经辐射处理的软骨 20 年随访。这是一名 49 岁男性患者，车祸后表现为鼻部阻塞和畸形，以及其他部位的闭合性骨折。a,b. 术前照片。这个患者在鼻整形手术中使用了经辐射处理的同种肋软骨 (IHCC) 作为鼻背盖板、鼻中隔尾侧端替代物和外侧盖板移植物，并使用了尼龙网布充填移植物。该患者于术后 1 年 8 个月、12 年和 20 年随访。c, d. 术后 1 年 8 个月照片。e,f. 术后 12 年照片。g,h. 术后 20 年照片。忽略可能因年龄增长造成的鼻尖轻微下垂，IHCC 移植物保持在原来的位置且没有吸收的迹象。患者对于鼻部呼吸和鼻外观是满意的 [ Kridel RWH, Ashoori F, Liu E, Hart C. Long-term use and follow-up of irradiated homologous costal cartilage grafts in the nose. Arch Facial Plast Surg 2009;11,(6):378 - 394. Copyright © (2009) American Medical Association. 经授权使用，所有权利保留 ]

表 22.1　使用经辐射处理的同种肋软骨 (IHCC) 的鼻整形术后并发症

| 并发症 | 第一次手术发生例数 | 第二次手术发生例数 | 第三次手术发生例数 | 并发症总例数和发生率（%） |
|---|---|---|---|---|
| 弯曲 | 9 | 1 | 0 | 941 例可触及 IHCC 移植物中有 10 例（1.06） |
| 感染 | 5 | 4 | 0 | 全部 1 025 例 IHCC 移植物中有 9 例（0.87） |
| 非感染性吸收 | 5 | 0 | 0 | 941 例可触及 IHCC 移植物中有 5 例（0.53） |
| 感染性吸收 | 3 | 2 | 0 | 全部 1 025 例 IHCC 移植物中有 5 例（0.48） |
| 移动 | 3 | 0 | 0 | 941 例可触及 IHCC 移植物中有 3 例（0.31） |
| 外露 | 0 | 0 | 0 | 0 |
| 总计 | 25 | 7 | 0 | 平均概率为 3.25 |

Kridel RWH, Ashoori F, Liu E, Hart C. Long-term use and follow-up of irradiated homologous costal cartilage grafts in the nose. Arch Facial Plast Surg 2009;11,(6):378–394. Copyright © (2009) American Medical Association. 经授权使用，所有权利保留。

移植物类型后决定切取量。根据对患者的初步评估，可以将几片 IHCC 带入手术室。一旦打开鼻部且能准确确定所需的移植物，就可以选择最佳的 IHCC（图 21.2a）。而且，随着年龄增长自体肋软骨会钙化，这会使得能用于雕刻的移植物量受限 [4]。

肋软骨的形态对于提供移植所需的最佳软骨移植物也是至关重要的。鼻背充填移植物需要一条从鼻根到鼻尖上区连续的移植物，用以形成视觉上及触觉上都很平滑的鼻背。使用多个小片软骨会产生一种"突然下降"或不平坦的外观及感觉。医生可以使用棉签的杆部来测量鼻根到鼻尖

的距离（图 21.2b），然后使用尺子测量这个距离大小（图 21.2c）。对于大多数患者，鼻背移植物需要有 4 cm 长。因此，医生应该首先获得长臂至少为 5 cm 的"l"形软骨以提供额外的长度进行雕刻（图 21.2d）。同时，鼻尖移植物最好是从带有较明显膝状弯曲部分的肋骨获取，"l"形软骨的短臂适用于板条移植物、鼻小柱支撑移植物或者鼻中隔替代移植物。为更好地满足患者的需求，IHCC 有一系列的形状和尺寸，从小与 2cm 到大于 5cm，医生在手术时可进行选择。相比较而言，一旦选择使用自体肋软骨，切取的部分就是医生所能使用的全部，它不能够像 IHCC 这样"从货架上

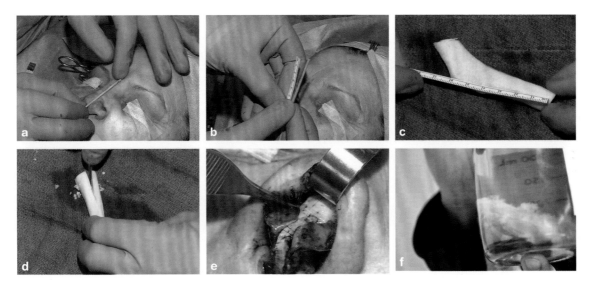

图 21.2　应用经辐射处理的同种肋软骨（IHCC）的方法。将肋软骨膜和外层皮质锐性去除，选择软骨中央部位作为移植物。a, b. 检查移植物，确定最佳的方向和位置来放置移植物。c, d. 沿着纵轴将软骨切开形成 2 片相似的移植物，这样当第一片出现问题的时候可以有第二片备用。e. IHCC 最常用的位置按照降序排列是鼻小柱支撑、鼻背盖板、鼻尖、鼻中隔支撑／尾侧端、鼻翼缘切迹、撑开移植物、鼻阀、鼻翼板条、外侧盖板、充填移植物，以及鼻中隔移植物。f. 对于移植物容量的评估，可以通过装有盐水的无菌注射器进行液体容量替代测量（经 Russell Kridel 授权使用）

选择一个"[4]。

### 21.5.3　手术方法

在手术过程中，以无菌的方式从盐水中取出选择的软骨。确保盐水没有细菌污染。首先，将 IHCC 移植物放置在盐水浴中冲洗掉所有残留。然后将 IHCC 移植物转移至第二个水浴中（500 mL 盐水和 80 mg 硫酸庆大霉素）。使用 10 号手术刀片将软骨膜去除，并去除所有可能导致移植物弯曲的细胞成分或者"软骨膜记忆"成分。另外，使用 10 号手术刀片或者牙钻将外层皮质去除掉。与外层皮质相比，软骨中央部分相对不容易弯曲。然后重新检查这片 IHCC，确定放置移植物的最佳方向和位置。沿着纵轴将软骨切开形成 2 片相似的移植物，这样当第一片出现问题的时候可以有第二片备用（图 21.2e）[4]。从软骨中心区域开始雕刻需要的移植物。最常用的 IHCC 移植物按照降序排列依次为鼻小柱支撑移植物、鼻背盖板移植物、鼻尖移植物、鼻中隔支撑/尾侧端移植物、鼻翼缘切迹移植物、撑开移植物、鼻阀移植物、鼻翼板条移植物、外侧盖板移植物、充填移植物，以及鼻中隔移植物

（表 22.2）[4]。

有报道称弯曲发生在雕刻后 15 分钟内[23,24]。因此，将移植物放置于盐水中 20 分钟以观察是否发生弯曲[23]。如果注意到有弯曲，应该选择备用的第二片软骨，而不是对第一片再次塑形。尽管将移植物浸泡于盐水中一段时间可能降低移植物发生弯曲的概率，但是并不能够完全消除这个现象[23]。Kridel 等人的研究表明，在 943 例可触及的 IHCC 移植物中，有 10 例在术后 21 天、22 天、1 个月、1.6 个月、6.6 个月、7 个月、8 个月和 3.66 年发生弯曲[4]。

将移植物放于适当但不过大的精准的腔穴中，并且缝合至适当的位置可减少移动（图 21.2f）。使用 6-0 聚二氧六环酮（PDS）线在周边缝合 2～4 针以精确放置鼻背填充移植物，以保证移植物牢固地附在软骨性鼻背上，防止其扭转或移位。缝线应紧实打结，在移植物上形成凹痕来保障稳定性[4]。

### 21.5.4　关闭切口

应在无张力条件下关闭鼻小柱切口。应分层缝合以减小皮肤张力。先用 6-0 PDS 缝线在鼻小

**表 22.2　经辐射处理的同种肋软骨（IHCC）移植物的类型与数量**

| IHCC 移植物类型（n=1 025） | 第一次手术 | 第二次手术 | 第三次手术 | 总数 (%)[a] |
|---|---|---|---|---|
| 鼻小柱支撑[b] | 204 | 5 | 3 | 212（20.68） |
| 鼻背盖板[b] | 189 | 12 | 0 | 201（19.60） |
| 鼻尖[b] | 177 | 9 | 4 | 190（18.53） |
| 鼻中隔支撑/尾侧端[b] | 93 | 4 | 0 | 97（0.46） |
| 鼻翼缘切迹[b] | 78 | 0 | 0 | 78（7.60） |
| 撑开移植物[b] | 75 | 0 | 0 | 75（7.31） |
| 鼻阀[b] | 75 | 4 | 0 | 79（7.70） |
| 鼻翼板条[b] | 40 | 5 | 0 | 45（4.39） |
| 外侧盖板[b] | 38 | 0 | 1 | 39（3.80） |
| 充填移植物[c] | 6 | 0 | 1 | 7（0.68） |
| 鼻中隔[c] | 2 | 0 | 0 | 2（0.19） |
| 总计 | 977 | 39 | 9 | 1 025 |

[a] 比例是建立在相应移植物总数基础上的。
[b] 可触及的 IHCC 移植物（n=941 移植物）。
[c] 不可触及的 IHCC 移植物（n=84）。

Kridel RWH, Ashoori F, Liu E, Hart C. Long-term use and follow-up of irradiated homologous costal cartilage grafts in the nose. Arch Facial Plast Surg 2009;11,(6):378–394. Copyright © (2009) American Medical Association. 经授权使用，所有权利保留。

柱中线做深层间断缝合，再用聚丙烯缝线间断缝合和6-0快速吸收肠线连续锁边缝合。凸出度的增加可能导致切口张力增加。如果皮肤苍白说明存在血运障碍，应减小移植物尺寸。应使用5-0的普通肠线缝合关闭边缘切口。然后将浸渍过庆大霉素软膏的不粘内置敷料放入双侧鼻腔中，并在术后第一天去除敷料。使用标准外部鼻夹固定。所有患者从术前12小时至术后1周口服抗生素（每天头孢羟氨苄500 mg），并在手术开始的1小时内静脉使用抗生素（头孢唑林钠1 g）。对于头孢菌素过敏的患者可以使用盐酸克林霉素[4]。

## 21.6  讨论

IHCC发生弯曲、感染、吸收和外露的概率较低，这使其成为可靠的、安全的以及现成可用的移植材料。使用IHCC的鼻整形手术效果的影响因素包括IHCC的处理方式、移植位置、患者健康状况、鼻部畸形情况、随访时间、手术技巧以及术后护理[4]。

### 21.6.1  弯曲

IHCC应用于鼻整形手术最常出现的并发症是弯曲，Kridel和Konior的研究报道941例可触及的移植物中出现弯曲的概率是1.06%[18]。因为肋软骨具有内在的弧度，所以越长的软骨片越容易弯曲。因此，长的、容易被看见和触及的鼻背填充移植物经常出现弯曲。弯曲与偶然发生的创伤或者移动造成的微小创伤有关。有一种理论认为创伤造成移植物破裂和变形。另一种理论认为创伤释放了移植物颗粒，引发炎症反应，导致肿瘤坏死因子（TNF）和白介素1（IL-1）表达增加，软骨溶解和细胞凋亡增多，从而导致不对称的吸收和弯曲[25,26]。除了Fry，Gibson和Davis也认为软骨中的"连锁压力"导致了弯曲，这可以通过雕刻软骨以使其朝向完整表面形成弯曲来矫正[27,28]。

尽管弯曲是最常出现的并发症，但其实际发生率也相对较低。除了Kridel等人的研究，Dingman和Grabb发现30例患者随访7个月至3.5年未出现弯曲[29]。在1972年，他们将患者群体扩展到600人并发现几乎没有出现卷曲、弯曲或者扭曲的迹象[30]。Schuller等对145名使用IHCC移植物的患者进行了36个月的术后随访，也没有发现弯曲[31]。在取出外露的异体移植物后即刻使用IHCC进行再造的病例中，Clark和Cook没有发现即刻并发症[32]。只有1名患者在术后6个月时出现弯曲。这个病例通过使用另一个IHCC移植物进行替换得到了满意的结果[4,32]。值得注意的是，弯曲可以是一个即刻现象，也可以在数年后出现。Kridel等的研究显示，弯曲可发生在术后20~30天、6~8个月、3~4年，这凸显了长期术后随访的重要性[4]。此外，自体肋软骨也被报道会发生弯曲。Gibson和Davis对91例患者进行为期2年的回顾性研究，91例自体肋软骨移植物中有61例（67%）出现不同程度的弯曲[27]。

### 21.6.2  软骨雕刻

软骨如何雕刻以及使用哪个部分会影响弯曲发生的可能性。在雕刻前去掉软骨膜，以去掉细胞成分并减少引起弯曲的"软骨膜记忆"。在动物和人类尸体上进行的数项研究表明，软骨的外周部分比中央部分更容易弯曲（即皮质比髓质更容易弯曲）[33]。具体来说，Adams等从两具尸体捐赠者身上切下了软骨块，他们发现经辐射处理及未经辐射处理的软骨都会出现弯曲，相比周围部位软骨切块而言，中央部位软骨切块弯曲更少[24]。

**辐射可降低弯曲发生的概率**

辐射可使软骨中的胶原蛋白交叉连接，使得移植物强度更大且不容易吸收。Donald等研究了这种假设：在增加辐射剂量后测量马的胸骨软骨中的弹性模量。有趣的是，使用的剂量是4、6、8和10 Mrad，相当于40000、60000、80000和100000 Gy。最低剂量（4 Mrad）的辐射降低了 50% 弹性模量，增加了移植物的强度。更高剂量的辐射可以进一步降低弹性模量。比如，最高剂量（10 Mrad）降低了 90% 的弹性模量。在多个研究中，所述的钴 60 放射剂量从 20000 至 50000 Gy 不等，放射时长从 1.5 小时到 15 小时不等[34]。Kridel 等对 357 名患者 24 年的随访做了回顾性分析，验证了使用 15～24000 Gy 的放射剂量辐射 1.5～2 小时后弯曲概率仅为 1.06%。这个范围的辐射剂量能够使胶原蛋白交叉连接最优化，同时又可以保持适当的弹性模量以减少吸收[4,34]。

## 21.6.3 感染

尽管感染是第二位的并发症，但它发生的概率仍然比较低，尤其是围手术期使用了抗生素之后。Kridel 等进行了更大患者群体和更长随访时间的研究。他们发现，感染率从 117 例患者中出现 4 例（3.41%）[18] 降至 1 025 例患者中出现 9 例（0.87%）[4]。这 9 例患者都有先期因素，比如之前接受过鼻部手术，使用了编织的、不可吸收的缝合线，反复的鼻窦感染，鼻中隔穿孔，或者鼻部创伤。其中 4 例患者出现感染但是没有软骨吸收，IHCC 在这 4 例患者身上被应用于鼻尖、鼻小柱支撑、鼻翼缘切迹、鼻背盖板、鼻中隔支撑移植物，以及鼻中隔尾侧端替代物、鼻翼板条和外侧盖板移植物。2 例鼻尖移植物、2 例鼻背盖板移植物，以及 1 例鼻中隔支撑 / 尾侧端替代移植物出现了感染引起的吸收。不同研究报道的感染发生率差别很大，同种异体保存软骨和自体软骨间差异不显著[4]。

## 21.6.4 吸收

关于 IHCC 最常讨论的担忧之一就是吸收的可能性。无证据支持的观点认为不应该使用 IHCC。应该强调的是，文献并不支持吸收是 IHCC 的一个主要并发症。在 1961 年发表的第一项关于头颈部使用 IHCC 的研究中，Dingman 和 Grabb 阐述在耳再造病例长达 3.5 年

的随访中，30 例 IHCC 移植物中只有 2 例出现吸收[29]。同一个研究小组进行了一项更大的随访研究，他们对超过 600 名患者进行了 15 年以上的随访，发现移植物有很好的相容性且易于雕刻，几乎没有弯曲或吸收[30]。Schuller 等报道应用 IHCC 移植物的 145 例患者（60 例应用于鼻部），经过长达 36 个月的随访，吸收率为 1.4%[31]。Murakami 等在 1991 年的研究中有相似的发现，没有发生感染、外露或者吸收[35]。Clark 和 Cook 发现在 18 例患者中只有 1 例弯曲，没有外露，吸收或感染很轻微[32]。第 2 年，Strauch 和 Wallach 报道了 51 例患者使用 130 个移植物的 7 年随访研究，仅出现 1 例部分吸收并且没有发生弯曲或者感染[3]。

临床决策应该建立在设计完善、临床有效的研究基础上。1993 年 Kridel 和 Konior 的初步报道中描述非感染性吸收的概率为 0.53%[18]。接下来，该小组发表了在此方面最大样本量的研究结果，在 943 例可触及的 IHCC 移植物中非感染性吸收只有 5 例，证实了其概率为 0.53%[4]。应对报道高吸收率的研究进行批判性分析，因为数据可能被一些因素影响。在动物模型中使用经辐射的软骨，软骨经化学处理，以及移植区域不在鼻部都与高吸收率有关，其吸收率高于鼻部使用 IHCC 的吸收率。

## 21.6.5 动物实验

在动物模型上得到的结论和临床数据并不完全契合。Donald 发现在羊和狗中吸收率很高（87.7%）[36]，并且 Babin 等在猫模型中也发现了同样的现象[37]。Ustundag 等在兔子的声门旁间隙放置 IHCC 移植物，发现其吸收率为 50%。然而，由于移植物放置在一个经常活动的地方，且应用于动物模型，所以这些结果值得商榷[38]。

## 21.6.6 移植部位的变化

放置 IHCC 的位置对于吸收率有显著的影响[36]。能够影响吸收的局部因素包括受区基底

的血供，上方覆盖的压力，或者由经常性肌肉运动导致的微创伤[21,36,39]。在耳再造中，Burke 等证实了一种假设：即上方覆盖的压力会导致显著的吸收（71%）[20]。在 14 例应用喉部移植物的小型动物模型实验中，咽喉近乎恒定的运动导致 50% 的高吸收率，而鼻部并不具有这样的运动功能[38]。因此，由耳再造或者喉成形术所得出的结论不能应用于鼻整形的术后结果。Donald 也指出了 IHCC 吸收率的移植部位差异。他发现鼻背移植物和颧隆突移植物与面部其他部位移植物相比吸收率最小[36]。Kridel 等将 IHCC 用于各种位置：鼻小柱支撑、鼻背盖板、鼻尖、鼻中隔支撑 / 尾侧端、鼻翼缘切迹、撑开移植物、鼻阀、鼻翼板条、外侧盖板、充填移植物，以及鼻中隔替代移植物，且他们发现在 941 例可触及的 IHCC 移植物中只有 5 例发生非感染性吸收（0.53%），吸收率非常低。每名患者发生吸收的移植物类型不同，移植物类型和吸收之间不存在关联。然而，吸收与之前存在的危险因素存在关联。鼻部创伤、鼻窦感染、多次鼻整形手术以及鼻中隔穿孔与移植物吸收相关联[4]。

此外，应该对与吸收相关的报道进行临床关联性的分析。只有吸收出现症状的时候才会真正对患者产生影响。移植物功能的丧失源于纤维性瘢痕组织取代了原来的移植物，它会导致移植物强度减弱和失去支持作用[12,22,36,39]。有临床关联性的吸收导致容量减少和（或）支持功能丧失。

### 21.6.7 软骨处理

Menger 和 Nolst Trenité 的研究也表明在辐射之前对软骨的不同处理方法会影响手术效果。他们评估了在鼻部 9 个位置的 177 例 Tutoplast 移植物（Tutogen Medical, GmBH, Neunkirchen, Germany），即化学处理过的经辐射的同种异体肋软骨。Tutoplast 是一种经过处理的人类同种异体移植物，它先经过去离子水和生理盐水交替水浴，然后经过氧化氢和丙酮处理，最后受 1 780 krad 辐射。这种处理方法在分子水平改变了

软骨，使得它比未经过化学处理的经辐射的软骨更易吸收。有 1 例移植物发生了完全吸收，在 31% 的盾牌移植物中观察到了中度吸收和对临床效果的负面影响[22]。这些数据与 Kridel 等的研究形成鲜明对比，Kridel 等的研究中软骨并不进行化学处理，其吸收率明显更低，只有 0.53%[4]。另外，在 Donal 和 Col 的调研中，相比于任何其他保存方法，辐射有助于减少吸收[40]。

### 21.6.8 经辐射处理的同种异体肋软骨的免疫原性

由于缺少软骨中的细胞成分，这些移植物不具备免疫原性并且易于耐受。然而，患者的状况仍能影响移植物的稳定性。就本质而言，有着进行性自身免疫疾病的患者会经历自体肋软骨和 IHCC 被侵蚀的过程。相反地，自身免疫失调得到很好控制的患者能够耐受 IHCC 移植物而不出现并发症[4]。

## 21.7 结论

理想的鼻部移植物应该容易大量获取，不容易感染与吸收，能够融入宿主组织，并且易于定型、塑形或者雕刻。经辐射处理的软骨是一种安全的、可靠的移植材料，能够用于几乎所有鼻整形手术。经辐射处理的肋软骨已经被报道用于再造鼻中隔尾侧端、鼻背充填矫正鞍鼻畸形，以及鼻翼缘再造[12,18,39,41,42]。需要大量移植物的鼻整形患者可能有多种需求，最好使用多种类型的移植物。将 IHCC 与自体软骨或者同种异体软骨移植物相结合能够为每个目标提供最合适的软骨，从而提升治疗效果。经辐射处理的同种肋软骨移植物可以与来自鼻中隔或者耳甲腔的自体软骨移植物相结合使用而获得极佳的结果[18,43]。

中等剂量的辐射产生了惰性移植物，胶原交联使得移植物强度增加，并降低了吸收风险，同时保留了鼻部所需的弹性。正如文献中所证实的

那样，IHCC 有着较低的感染率、吸收率、弯曲率，以及外露率，并且容易雕刻。另外，手术医生可以根据患者的初期评估，将多种尺寸的经辐射处理的同种肋软骨移植物带入手术室。医生可以在评估软骨并确定所需的移植物之后再决定最终使用哪片软骨。手术医生能够从现成的移植物中选取最好的来用，而不是只能应用截取的软骨。

（梁雪冰　顾天一　韩雪峰　译）

## 参考文献

[1] Sajjadian A, Rubinstein R, Naghshineh N. Current status of grafts and implants in rhinoplasty: part I. Autologous grafts. Plast Reconstr Surg 2010; 125: 40e–49e

[2] North JF. The use of preserved bovine cartilage in plastic surgery. Plast Reconstr Surg (1946) 1953; 11: 261–274

[3] Strauch B, Wallach SG. Reconstruction with irradiated homograft costal cartilage. Plast Reconstr Surg 2003; 111: 2405–2411, discussion 2412–2413

[4] Kridel RWH, Ashoori F, Liu ES, Hart CG. Long-term use and follow-up of irradiated homologous costal cartilage grafts in the nose. Arch Facial Plast Surg 2009; 11: 378–394

[5] Toriumi DM, Larrabee WF, Walike JW, Millay DJ, Eisele DW. Demineralized bone. Implant resorption with long-term follow-up. Arch Otolaryngol Head Neck Surg 1990; 116: 676–680

[6] Skouteris CA, Sotereanos GC. Donor site morbidity following harvesting of autogenous rib grafts. J Oral Maxillofac Surg 1989; 47: 808–812

[7] Thomson HG, Kim TY, Ein SH. Residual problems in chest donor sites after microtia reconstruction: a long-term study. Plast Reconstr Surg 1995; 95: 961–968

[8] Grobbelaar AO, Matti BA, Nicolle FV. Donor site morbidity post-conchal cartilage grafting. Aesthetic Plast Surg 1997; 21: 90–92

[9] Bateman N, Jones NS. Retrospective review of augmentation rhinoplasties using autologous cartilage grafts. J Laryngol Otol 2000; 114: 514–518

[10] Constantian MB. Indications and use of composite grafts in 100 consecutive secondary and tertiary rhinoplasty patients: introduction of the axial orientation. Plast Reconstr Surg 2002; 110: 1116–1133

[11] Straith CL, Slaughter WB. Grafts of preserved cartilage in restorations of facial contour. JAMA 1941; 116: 2008–2013

[12] Brown JB, DeMere M. Establishing a preserved cartilage bank. Plast Reconstr Surg (1946) 1948; 3: 283–293

[13] Sheen JH. Spreader graft: a method of reconstructing the roof of the middle nasal vault following rhinoplasty. Plast Reconstr Surg 1984; 73: 230–239

[14] Constantian MB. Functional effects of alar cartilage malposition. Ann Plast Surg 1993; 30: 487–499

[15] Kridel RW, Kraus WM. Grafts and implants in revision rhinoplasty. Facial Plast Surg Clin North Am 1995; 3: 473–486

[16] O'Connor GB, Pierce GW. Refrigerated cartilage isografts. Surg Gynecol Obstet 1938; 67: 796–798

[17] Peer LA. Transplantation of Tissues. Vol 1. Baltimore, MD: William and Wilkins; 1955

[18] Kridel RW, Konior RJ. Irradiated cartilage grafts in the nose: a preliminary report. Arch Otolaryngol Head Neck Surg 1993; 119: 24–30, discussion 30–31

[19] Demirkan F, Arslan E, Unal S, Aksoy A. Irradiated homologous costal cartilage: versatile grafting material for rhinoplasty. Aesthetic Plast Surg 2003; 27: 213–220

[20] Burke AJ, Wang TD, Cook TA. Irradiated homograft rib cartilage in facial reconstruction. Arch Facial Plast Surg 2004; 6: 334–341

[21] Wang TD. [Nasal dorsal augmentation] HNO 2010; 58: 907–911

[22] Menger DJ, Nolst Trenité GJ. Irradiated homologous rib grafts in nasal reconstruction. Arch Facial Plast Surg 2010; 12: 114–118

[23] Gunter JP, Clark CP, Friedman RM. Internal stabilization of autogenous rib cartilage grafts in rhinoplasty: a barrier to cartilage warping. Plast Reconstr Surg 1997; 100: 161–169

[24] Adams WP, Rohrich RJ, Gunter JP, Clark CP, Robinson JB. The rate of warping in irradiated and nonirradiated homograft rib cartilage: a controlled comparison and clinical implications. Plast Reconstr Surg 1999; 103: 265–270

[25] Hallab NJ, Cunningham BW, Jacobs JJ. Spinal implant debris-induced osteolysis. Spine 2003; 28: S125–S138

[26] Görür K, Polat G, Ozcan C et al. The role of apoptosis in traumatic versus nontraumatic nasal septal cartilage. Plast Reconstr Surg 2007; 119: 1773–1776, discussion 1777–1778

[27] Gibson T, Davis WB. The long term survival of cartilage homografts in man. Br J Plast Surg 1959; 11: 177–187

[28] Fry HJH. Interlocked stresses in human nasal septal cartilage. Br J Plast Surg 1966; 19: 276–278

[29] Dingman RO, Grabb WC. Costal cartilage homografts preserved by radiation. Plast Reconstr Surg Transplant Bull 1961; 28: 562–567

[30] Dingman RO, Grabb WC. [Follow-up clinic] Costal cartilage homografts preserved by radiation. Plast Reconstr Surg 1972; 50: 516–517

[31] Schuller DE, Bardach J, Krause CJ. Irradiated homologous costal cartilate for facial contour restoration. Arch Otolaryngol 1977; 103: 12–15

[32] Clark JM, Cook TA. Immediate reconstruction of extruded alloplastic nasal implants with irradiated homograft costal cartilage. Laryngoscope 2002; 112: 968–974

[33] Harris S, Pan Y, Peterson R, Stal S, Spira M. Cartilage warping: an experimental model. Plast Reconstr Surg 1993; 92: 912–915

[34] Donald PJ, Deckard-Janatpour K, Sharkey N, Lagunas-Solar M. The effects of irradiation dose on the stiffness of cartilage grafts. Ann Plast Surg 1996; 36: 297–303

[35] Murakami CS, Cook TA, Guida RA. Nasal reconstruction with articulated irradiated rib cartilage. Arch Otolaryngol Head Neck Surg 1991; 117: 327–330, discussion 331

[36] Donald PJ. Cartilage grafting in facial reconstruction with special consideration of irradiated grafts. Laryngoscope 1986; 96: 786–807

[37] Babin RW, Ryu JH, Gantz BJ, Maynard JA. Survival of implanted irradiated cartilage. Otolaryngol Head Neck Surg 1982; 90: 75–80

[38] Ustundag E, Boyaci Z, Keskin G, Kaur A, Ozkarakas H. Soft tissue response of the larynx to silicone, Gore-Tex, and irradiated cartilage implants. Laryngoscope 2005; 115: 1009–1014

[39] Welling DB, Maves MD, Schuller DE, Bardach J. Irradiated homologous cartilage grafts. Long-term results. Arch Otolaryngol Head Neck Surg 1988; 114: 291–295

[40] Donald PJ, Col A. Cartilage implantation in head and neck surgery: report of a national survey. Otolaryngol Head Neck Surg 1982; 90: 85–89

[41] Lefkovits G. Irradiated homologous costal cartilage for augmentation rhinoplasty. Ann Plast Surg 1990; 25: 317–327

[42] Krause CJ. Augmentation rhinoplasty. Otolaryngol Clin North Am 1975; 8: 743–752

[43] Razmpa E, Saedi B, Mahbobi F. Augmentation rhinoplasty with combined use of Medpor graft and irradiated homograft rib cartilage in saddle nose deformity. Arch Iran Med 2012; 15: 235–238

# 22 用于矫正鼻部轮廓缺陷的填充剂

*Frederic Braccini, Alessio Redaelli*

## 22.1 摘要

鼻整形术是最常见的整形手术之一。虽然鼻整形术仍是一种有创手术，但是随着医学美容新领域的发展，其原理得以革新、技术方法得到了改进。鼻部手术是整个面部年轻化的重要组成部分，因为鼻部是面部的视觉焦点。许多受术者要求改善鼻部形态而无法接受传统鼻整形术后的恢复期以及停工期。采用充填这种非手术方法对鼻部轮廓进行矫正是新的流行趋势。无论是否联用肉毒毒素，填充材料都可以矫正鼻外形的缺陷。对鼻的结构进行充填可被看作是一种雕塑。由于这些非手术的治疗方法，非手术鼻整形的概念应运而生。非手术鼻整形给鼻部带来的改变，相比于面部其他部位，效果更加令人惊喜而且稳定性更好。由于患者在术后即刻就能见到改善的效果，而且很快便可回到工作和日常生活中，因此患者的满意度也得到了极大的提升。

## 22.2 引言

鼻部的非手术治疗，或称为"非手术鼻整形"，在面部整形美容中已经非常普遍[1,2]。鼻部没有与鼻锥体支撑结构稳定性相关的不利力学限制因素，这使得鼻部填充材料的注入拥有良好的基础。由于这些有利的解剖条件，鼻部填充材料的维持时间比面部其他部位更持久[3,4]。非手术鼻整形最初用于矫正术后的小缺陷，但是现在其适应证已经放宽了许多[5-8]。在很多案例中，鼻填充材料可以作为一线治疗方案用于矫正美学缺陷，当受术者肌肉过度活跃时，可与肉毒毒素联合使用[9,10]。这些非手术治疗技术与手术联合应用具有非常重要的意义。

总体而言，鼻整形术仍然以手术治疗为主。

使用鼻填充材料和肉毒毒素的适应证与手术明显不同。使用鼻填充材料治疗时，其目标从只注重鼻部美学转变为对"鼻部和整个面部"进行综合美学分析。基于 500 例非手术鼻整形的经验，我们对其适应证、材料和方法的新进展以及增强操作安全性和改善治疗效果的技巧方面的改进进行了讨论[11]。

## 22.3 适应证

不是所有的鼻畸形都可以通过充填得到有效的矫正。在行非手术鼻整形前，需要对鼻部进行美学分析，包括对鼻部各亚单位及其之间的平衡进行分析[12]。需着重分析两点：鼻的容量分析和面部的整体平衡。

手术调整要点如下。

● 鼻整体形态和每个亚单位的容量分析。
● 鼻与整个面部的平衡关系，需特别注意鼻面角和鼻唇角。

区分治疗的两种基本适应证时应注意以下几点。

1. 美学：适用于初次治疗和二期治疗。
2. 依据早期经验，适应证主要为对前次鼻整形术后出现凹凸不平等并发症的矫正，如鞍鼻畸形、不对称畸形及歪鼻。在这些案例中，鼻填充材料的适应证与软骨移植物的适应证相似。
3. 随着经验累积，鼻填充材料一般适用于鼻充填和修饰骨软骨的凹凸不平。进一步的应用包括矫正鼻与面部的夹角，特别是鼻唇角和鼻额角。
4. 功能性。
5. 在许多案例中，特别是在术后的案例中，内鼻阀的功能障碍可能会给受术者带来痛苦。在吸气过程中，三角软骨（即鼻上外侧软骨）会向鼻中隔软骨塌陷。对这种病例的治疗是以改善鼻中隔—上外侧软骨角为目的（图22.1）。对这些患者进行治疗是可吸收鼻填充材料有效的代表性临床用途，具有即刻拥有良好的美学外观和功能的效果。

## 22.4 操作技巧

### 22.4.1 解剖基础

熟悉鼻部解剖对于理解鼻部注射治疗原理和潜在风险是十分重要的。鼻占面部的1/3，呈中空三角锥形的骨软骨结构，头侧是鼻根，底部为鼻孔开口。在这个骨软骨结构上覆盖有软骨膜和骨膜、肌层，表层是皮肤（图22.2）。鼻是决定容貌和面部平衡的重要解剖结构[13]。

对鼻部解剖形态的描述如下。

- 固定的部分由额切迹、鼻骨、与上颌骨交界部、上外侧软骨（三角软骨）和鼻中隔组成。
- 可移动的部分主要包括下外侧软骨（鼻翼软骨）和上外侧软骨的下部，其对鼻阀功能有非常重要的作用。

鼻固定部分和可移动部分之间的关系是鼻整形术的美学分析和手术设计的基础。从对两者的相互关系的分析中产生了动态解剖学的概念。因此，应用填充材料行非手术鼻整形之前必须理解鼻部骨架的解剖结构。

鼻软骨表面的皮肤厚度随亚单位的不同而变化（图22.3）。鼻部皮肤在头侧很薄，向鼻尖方向逐渐增厚。在骨表面的皮肤活动度更大，而在软骨区域的皮肤与其下方组织连接更加紧密。这种紧密连接在鼻小叶、下外侧软骨和鼻小柱尤为明显。

由面神经支配的肌肉由浅表肌腱膜系统(superficial musculoaponeurotic system，SMAS)包绕，有提肌和降肌，以及鼻孔缩肌和张肌。除了鼻中隔的降肌（降鼻中隔肌），其他肌肉在功能上受到很大程度的限制。肉毒毒素注射可以对

这些肌肉产生影响。深层包膜由围绕鼻锥体支架结构的软骨膜和骨膜纤维组成。只要填充剂注射方法正确，血管和神经损伤的风险不大。鼻部的血供十分丰富。血供主要来自颈内动脉（眼动脉）和颈外动脉（面动脉）的分支（图22.4），静脉回流至内眦静脉和面静脉。支配运动的神经来源于面神经。支配感觉的神经由三叉神经通过鼻外侧神经、眶下神经和鼻腭神经发出。

### 22.4.2 用于改善鼻轮廓不足的材料

我们使用各种各样的材料来雕塑鼻部。由于表面覆盖的皮肤会暴露深面凹凸不平的轮廓，注

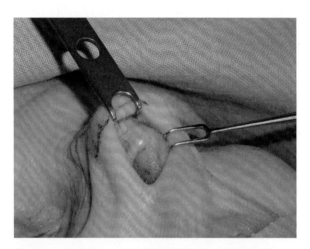

图22.1 鼻中隔－上外侧软骨角决定内鼻阀的功能

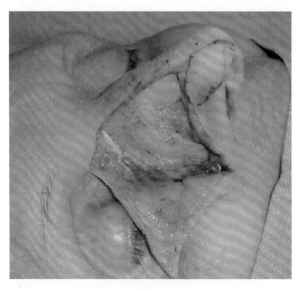

图22.2 鼻解剖结构包含骨软骨框架，其上被覆软骨膜和骨膜，然后是肌层和最表浅的皮肤。这些结构组成了完整的软组织覆盖

射材料要在其均质性和均匀扩散到待填充空间的能力（扩散性）之间达到平衡，而且必须为生物惰性且安全。我们从未使用过永久的填充材料。在市场上众多可供选择的填充材料中，我们的选择逐渐转向透明质酸，因它可以在所有区域安全地注射。它既可以沿着鼻的固定部注射，也可以在鼻尖注射，在鼻尖注射时皮肤张力特别重要而且产品的组织耐受性必须要好。透明质酸是真皮内的一种天然多聚糖成分。通过分子合成的方式进行商业生产。透明质酸是一种组织耐受性良好的产品，同时也有很好的粘弹性，完全适用于鼻部注射和面部充填。产品必须高度交联以延长作用时间。必须要使用耐受性和安全性已得到验证的产品如 Juvederm（Allergan, Irvine, CA, USA）。

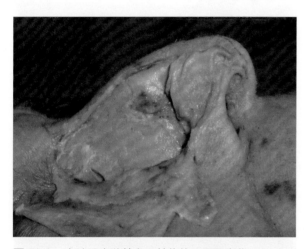

图 22.3　皮肤厚度随着鼻亚单位的不同而变化

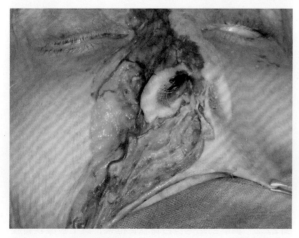

图 22.4　鼻的血供丰富，由来自颈内动脉（眼动脉）和颈外动脉（面动脉）的分支组成

## 22.5　手术步骤

理想情况下，治疗前应使用麻醉药（外用药膏）。当然，也可以在不麻醉的情况下进行。鼻尖注射是治疗最关键的步骤。必须在注射前设计好治疗方案。如果注射量过大，由于鼻尖皮肤张力较大，填充材料可能会被挤出。

### 22.5.1　充填鼻背

针头倾斜 45° 进针直至鼻背骨膜。手术医生应用优势手持握注射器。非优势手的拇指和示指压住鼻骨侧壁以防止填充材料向外侧扩散。若产品意外发生扩散，可扩散至眶周及泪沟，必须防止这种情况的发生。有时医生需要从侧方进针来完成鼻额角区域的最后一步填充。注射透明质酸后，可以小心按摩成形。

### 22.5.2　鼻尖塑形

如前所述，要避免从多个注射点注射。因此一般使用 1 个或 2 个注射点即可。所有注射填充材料可以通过仅有的几个注射点全部注入。注射时控制注射压力是很重要的一点。缓慢注射十分重要，可避免皮肤损伤及可能导致的皮肤坏死。

### 22.5.3　鼻小柱的治疗和鼻唇角的增大

填充治疗不与肉毒毒素注射同时进行。深层注射填充材料，使其与鼻棘接触，以增大鼻唇角。鼻小柱的线条均匀地向表面凸出。

## 22.6　讨论

以下案例展示非手术鼻整形的适应证和手术效果。

### 22.6.1　临床病例

**案例 1**

受术者，女，56 岁，接受非手术鼻整形。

该案例使用了透明质酸进行鼻额角和鼻尖凸出度的填充。除此之外，还进行了肉毒毒素注射降鼻中隔肌（图 22.5）。

### 案例 2

受术者，女，38 岁，鼻尖畸形和歪斜，准备接受二期非手术鼻整形。该案例包括全鼻填充以调整鼻部与额部的协调性，以及鼻额角充填（图 22.6）。

### 案例 3

受术者，男，42 岁，要求行非手术鼻整形。手术步骤包括鼻额角的充填和鼻尖注射以增加鼻尖凸出度（图 22.7）。

### 案例 4

受术者，女，39 岁，要求行修复鼻整形术。手术步骤包括了使用透明质酸充填来调整和修饰鼻部轮廓（图 22.8）。

## 22.7 禁忌证和并发症

禁忌证与使用的产品有关，因此应重视产品制造商所提供的所有相关技术信息。笔者从不使用永久性的填充物而且避免使用非透明质酸类的产品。除此之外，术者必须要遵守透明质酸一些特殊的禁忌证，比如皮肤感染的风险、妊娠期间避免使用。

必须重视鼻部形态改变给受术者带来的心理变化。禁忌证与受术者的心理状态和术前美学分析直接相关。医生心中应时刻牢记非手术鼻整形的局限性。对于一些特殊的案例，只有正式的鼻整形手术才能达到理想效果，特别是鼻减容整形术。

## 22.8 结论

非手术鼻整形为矫正鼻部各种畸形提供了一系列的新方案。所有美容治疗的收益与风险的比

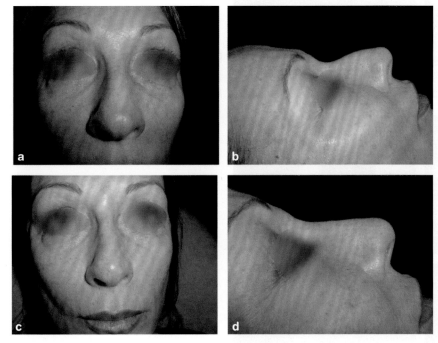

图 22.5  a. 注射前正面观。b. 注射前侧面观。c. 鼻额角和鼻尖注射透明质酸，降鼻中隔肌注射肉毒毒素后的正面观。d. 注射后侧面观

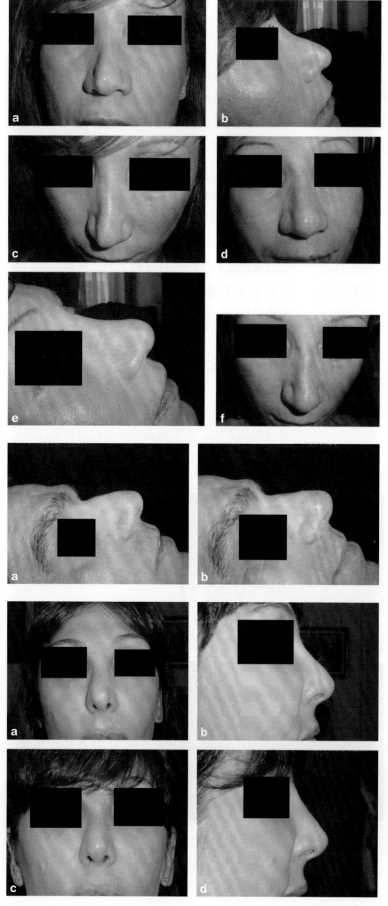

图 22.6　受术者曾接受鼻整形术，出现明显鼻尖畸形和歪斜。a. 正面观。b. 侧面观。c. 俯视位。该受术者应用填充材料进行全鼻充填和鼻额角充填。d. 充填后正面观。e. 充填后侧面观。f. 充填后俯视位

图 22.7　a. 42 岁男性受术者注射前的侧面观。b. 鼻额角充填和增加鼻尖凸出度后的侧面观

图 22.8　要求行注射鼻整形的 39 岁女性受术者。a. 正面观。b. 侧面观。c. 用注射填充材料调整鼻轮廓后正面观。d. 充填后侧面观

值一定要高，即在取得最好效果的前提下使用最简单、创伤最小、风险最低的治疗。受术者的期望值也要考虑在内。因此，只要受术者选择适当，这种新的鼻整形术可以实现他们的愿望。

（田　怡　狄文君　韩雪峰　译）

## 参考文献

[1] Braccini F, Porta P, Thomassin JM. "Mini-rhinoplasty" [in French] Rev Laryngol Otol Rhinol (Bord) 2006; 127: 23–28

[2] Redaelli A, Braccini F. Medical Rhinoplasty: Basic Principles and Clinical Practice. Firenze: Officina editoriale Oltrarno; 2010

[3] Braccini F, Dohan Ehrenfest DM. Medical rhinoplasty: rationale for atraumatic nasal modeling using botulinum toxin and fillers [in French]. Rev Laryngol Otol Rhinol (Bord) 2008; 129: 233–238

[4] Redaelli A. Medical rhinoplasty with hyaluronic acid and botulinum toxin A: a very simple and quite effective technique. J Cosmet Dermatol 2008; 7: 210–220

[5] Carruthers J, Cohen SR, Joseph JH, Narins RS, Rubin M. The science and art of dermal fillers for soft-tissue augmentation. J Drugs Dermatol 2009; 8: 335–350

[6] Humphrey CD, Arkins JP, Dayan SH. Soft tissue fillers in the nose. Aesthet Surg J 2009; 29: 477–484

[7] Dastoor SF, Misch CE, Wang HL. Dermal fillers for facial soft tissue augmentation. J Oral Implantol 2007; 33: 191–204

[8] Beer KR. Nasal reconstruction using 20 mg/ml cross-linked hyaluronic acid. J Drugs Dermatol 2006; 5: 465–466

[9] Braccini F, Berros P, Belhaouari L. Botulinum toxin, description and clinical applications in the treatment of the face wrinkles [in French] Rev Laryngol Otol Rhinol (Bord) 2006; 127: 105–111

[10] Braccini F, Dohan Ehrenfest DM. Advantages of combined therapies in cosmetic medicine for the treatment of face aging: botulinum toxin, fillers and mesotherapy [in French] Rev Laryngol Otol Rhinol (Bord) 2010; 131: 89–95

[11] Braccini F. New trends in rhinoplasty Rev Laryngol Otol Rhinol (Bord) 2011; 132: 415–421

[12] Park SS. Fundamental principles in aesthetic rhinoplasty. Clin Exp Otorhinolaryngol 2011; 4: 55–66

[13] Braccini F, Saban Y. Surgical anatomy of the nose [in French] Rev Laryngol Otol Rhinol (Bord) 2006; 127: 9–13

# 第三部分
## 乳房

# 23　应用假体及生物移植物的隆乳术

*George Patrick Maxwell, Allen Gabriel*

## 23.1　摘要

尽管隆乳术存在需要再次手术的风险，但它仍是美国最流行的美容手术。在乳房修复手术后能够减少复发的方法包括使用脱细胞真皮基质材料（acellular dermal matrices，ADM），改变假体腔隙的层次，调整乳房形态，降低假体的可见性及可触及性，以及降低包膜挛缩的风险。使用ADM可以改善乳房下极的假体覆盖，稳定假体的位置，降低假体的可见性及可触及性，以及减少包膜挛缩。对假体腔隙的处理包括改变腔隙的层次及挛缩包膜切除术，结合该处理方法并使用脱细胞真皮基质材料在再造及美容的病例中均证实了其安全性及有效性。

## 23.2　引言

据估算，2009年美国完成了超过30万例初次隆乳手术。目前在美国累计有超过300万的女性接受了隆乳手术[1-3]。根据目前的数据，这些女性中15%～30%将会在她们初次手术后的5年内再次手术[1-3]。不幸的是，对于既往有隆乳修复手术史的患者，这个比例攀升至35%[4]。鉴于手术本身性质变得越发复杂及手术量增长，为提高患者长期的预后，进行此类挑战性手术的医生需要获取新的技术及方法。

包膜挛缩一直以来都是美容及再造乳房手术最常见的并发症，并且仍然是大多数修复手术最主要的原因[2,3,5,6]。尽管越来越多的数据表明，在初次隆乳术中注意一些技术细节能够降低包膜挛缩的风险，例如准确、无创、不出血地分离腔隙，适当的抗生素乳房创腔冲洗，以及术中尽可能降低污染的可能[4,7]，但治疗已经形成的包膜挛缩比单独应用这些技术要更具挑战性。

随着20世纪90年代初期美国食品和药物管理局（FDA）强制限制硅胶假体的应用，美国整形外科医生改为使用盐水假体[1]。在1992年暂停使用硅胶假体指令之前，大部分的硅胶假体被放置于乳腺后间隙，此后的盐水假体开始被放置于胸大肌后间隙，以掩盖这些假体造成的轮廓不规则[8]。由于有些假体的容量非常大，无论假体是在乳腺后还是胸大肌后，许多患者都经历了乳腺腺体及表面覆盖的软组织变薄。变薄的软组织，又会导致远期并发症，如假体可触及、表面出现波纹、假体外露、"双泡"畸形、Snoopy畸形（假体位置过高）、融合乳房、乳房假性下垂及假体错位[1,8,9]。

此后，假体错位以及下垂或皮肤牵拉相关的问题，成了继包膜挛缩之后，美容类修复手术的第二常见原因。这些通常与容量较大的盐水假体有关，但也可能是手术方案、手术技巧、时间效应及硅胶假体的重力作用造成的。在过去，我们修复并改善这些问题的方法包括用硅胶假体替换盐水假体、包膜缝合术、应用包膜瓣，或改变手术层次。在20世纪80年代中期有文献描述了改变手术层次的原则，它是指全部或部分包膜切除术，并将替换的假体放置于不同的剥离腔隙内（通常是乳腺后改为胸大肌后）[10]。尽管改变手术层次的手术非常成功，上述的修复方案仍不能单独彻底解决之前所述的问题。

对于乳房修复的患者，改变、创新才能改善临床效果，因此需要继续应用和开发更新的技巧和技术。以我们的经验来看，大部分乳房修复手术需要将假体置于新的腔隙内。因为许多患者已经在多个腔隙中放置过假体，并且如今接受乳房修复的大部分患者的假体已经在胸大肌后的层次，所以在1991年我们提出了"新的胸大肌后腔隙"的概念，即在"胸大肌后-包膜前间隙"创造一个新的腔隙[11]。最初这是为了矫正"双泡"畸形（下极位置异常）而开展的，我们也将其应用于融合乳房（内侧位置异常）、包膜挛缩、乳房下垂及从圆形假体更换为解剖型假体，创造一个舒适且大小匹配、紧密贴合的腔隙。剥离新的胸大肌后腔隙的具体操作技术在先前的文章中已有所描述[8]。对于就诊时假体位于乳腺后间隙的患者，通常采用胸大肌后的层次进行修复手术。

尽管改变手术层次的概念非常重要，但在我们的治疗方法中最重要的补充是应用ADM作为再生材料，有助于解决具有挑战性的临床问题[12]。据报道，ADM已成功应用于很多临床领域，包括腹壁修复、疝修复、面部及眼睑手术、腭裂修复、软组织充填、肌腱修复、溃疡修复、阴道悬吊修复，以及乳房再造[13-23]。尽管ADM的应用在乳房再造的扩张器和假体手术中已经成为一种标准治疗方法，其在乳房美容类修复手术中的发展却非常慢[24,25]，仅在最近才获得广泛应用。

## 23.3 术前评估及设计

在对需要修复的乳房进行诊断和治疗并评估美容手术的潜在问题时，有现行的临床标准可依据，ADM是这一临床标准的补充。临床数据显示乳房修复手术的4个主要适应证为包膜挛缩、假体位置异常、乳房下垂、假体可见或可触及[24,25]。应仔细评估每位患者，如关注点、目标、之前的手术情况及假体信息，并且仔细进行乳房查体，包括乳房大小、软组织覆盖的质与量，以及瘢痕。其中对瘢痕形成的评估，对手术设计及保留必要的血运以塑形乳房是尤为重要的。一般而言，选择恰当的患者对于获得满意的手术效果是非常重要的，不鼓励高危人群［例如，吸烟者及身高体重指数（BMI）超过35 kg/m$^2$的患者］进行手术。

尽管某些具体的临床病例具有明显的复杂性，但有5个基本的层次可能是造成问题的潜在原因或诱因：皮肤、软组织、包膜、假体及胸

壁。对这几个层次的潜在因素必须仔细而系统地进行由内而外或由外至内的检查，直到评估完所有的相关层次。在评估这5个层次时，应始终牢记之前提过的导致修复手术的主要因素。笔者从乳房修复手术和再造手术的经验中认识到，除了使用ADM之外，还可能需要调整这5个因素及层次中的1个或多个。相关的手术操作包括皮肤软组织罩缩小、脂肪注射、分层剥离、挛缩包膜切除、挛缩包膜松解及更换乳房假体的层次位置。医生应遵循基本的原则来设计手术方案。

对于原假体在乳腺后的患者，通常更换假体层次到胸大肌后，并用ADM覆盖乳房下极。对于原假体在胸大肌后的患者，通常分离一个新的胸大肌后腔隙并应用ADM。对于有足够的乳房组织的患者，可采用筋膜下腔隙，并以ADM覆盖或支撑。

## 23.4 适应证

根据基本的临床表现，ADM的适应证被分为4大类：①覆盖假体下极（通常是修复性乳房上提术），②固定假体（通常用于纠正假体位置异常），③加厚组织（通常是上内侧或下方），④治疗包膜挛缩（技术上与下极覆盖或上内侧加厚类似）（图23.1）。

## 23.5 手术技巧

### 23.5.1 覆盖乳房下极

这个重要的概念和技术是笔者最常应用的ADM放置技术，通常应用在修复手术需要调整软组织及皮肤软组织罩时，例如同期隆乳的修复性乳房上提术。因为许多之前接受假体隆乳的患者随时间的推移会出现松弛、下垂或软组织变薄，所以需要在置换乳房假体的同时行乳房上提术或修复性乳房上提术，以达到较美观的乳房形态。如果现有假体位于乳腺后，在处理包膜后需要剥离一个胸大肌后（胸大肌筋膜后）的腔隙，

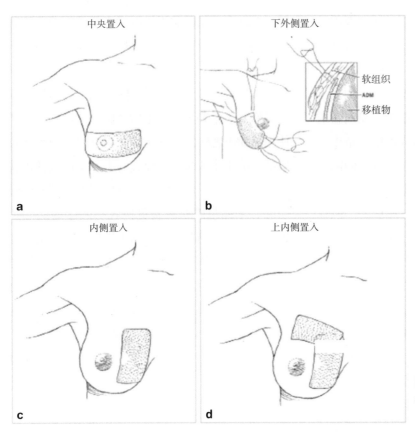

中央置入

下外侧置入

软组织
ADM
移植物

内侧置入

上内侧置入

a

b

c

d

图 23.1 脱细胞真皮基质材料（ADM）在修复手术中放置的不同的解剖部位

将新的假体放置于新剥离的胸大肌后腔隙，并以 ADM 覆盖假体下极。这样可安全地进行垂直切口法或"倒 T"法乳房悬吊，原因是 ADM 将假体与皮肤切口间隔开了。如果现有假体位于胸大肌后腔隙，需要更换到一个新的胸大肌后腔隙，ADM 的应用基本同上。如果之前在乳腺后及胸大肌后均放置过假体，可能需要行分层剥离术（图 23.2）。这包含剥离胸大肌的表面及深面的瘢痕粘连。ADM 可用作假体的外层覆盖（假体被紧贴放置于下方），并进行缝合固定。因此，ADM 的上方可被固定于胸大肌的下缘，其下方可被固定于乳房下皱襞（inframammary fold, IMF）水平的 scarpa 筋膜或深筋膜。有时会应用降落伞式拉出缝合来重置 ADM。当存在层状瘢痕，需行分层剥离术时，剩余的胸大肌可能会在腔隙上方挛缩，形成"窗帘征"，需要在松解瘢痕后将肌肉下部向下牵拉。下极覆盖最好的方法是沿着胸大肌下极的整个边界缝合 ADM，并覆盖整个假体下部，固定于乳房下皱襞或其附近

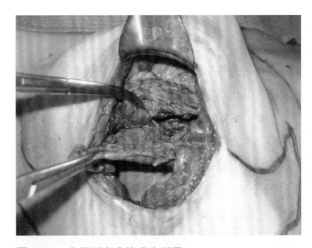

图 23.2 分层剥离术的术中所见

组织。这种方法与"胸大肌延伸"的修复再造模式类似（图 23.3）。在所有的情况下和适当的环境中，使用 ADM 覆盖未被肌肉覆盖的假体下极，可在乳房上提术中将皮肤软组织罩安全地掀起及悬吊提紧。当然，这要求重置的组织血运良好并遵循合理的外科原则（图 23.4~ 图 23.6）。

考虑到 ADM 的生物力学特性，快速血管化

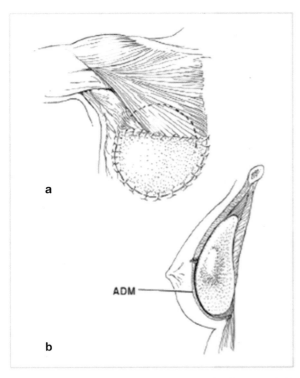

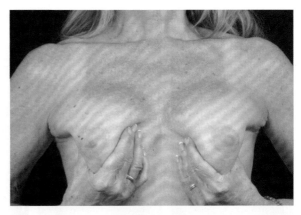

图 23.5    图 23.4 中的患者展示其包膜挛缩及乳房下垂矫正术后 32 个月假体的柔软度

图 23.3    在假体与皮肤覆盖组织切口之间放置可再生基质。这类似于"修复再造"的模式。ADM，脱细胞真皮基质。a. 假体在胸壁的位置。b. 假体与胸大肌、脱细胞真皮基质和胸壁的关系

是 ADM 在假体表面重置并覆盖假体表面所必需的。如果患者有包膜挛缩，则需要一个顺应性更强的材料。如果患者有松弛或牵拉畸形，则更倾向于使用韧性高的材料。

### 23.5.2    固定假体

使用 ADM 能够更好地在新剥离的腔隙内维持假体位置，或是用于假体位置异常矫正术行包膜囊缝合后加强固定。下极位置异常（"双泡"

畸形），内侧位置异常（融合乳房、双乳间沟贯通），或外侧位置异常一般可通过包膜囊缝合术或改变层次进行矫正。在一定比例的患者中，软组织张力较强，仅通过更换新的腔隙及恰当的缝合固定就能够较好地支撑固定假体。然而，有些患者的软组织较薄，之前有瘢痕形成，或骨性轮廓存在问题，对此种情况就强烈推荐用 ADM 加强更换层次后的张力（更换层次是指闭合旧的腔隙，以及在恰当的位置重新剥离一个新的胸大肌后腔隙），以强化或维持被矫正的假体位置（图 23.6~图 23.8）。这些材料被缝合固定于恰当的位置以提供足够的支撑。ADM 应用于这项适应证的生物力学特性是其强度及韧性以维持假体的稳定性。

### 23.5.3    软组织加厚

这一概念是二期乳房再造的延伸。在二期

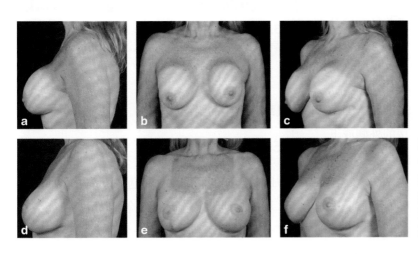

图 23.4    a~c. 曾行隆乳术的 37 岁女性的术前照。d~f. 乳房悬吊（"倒 T"法）及隆乳修复术后 32 个月，手术包括重新剥离一个新的胸大肌后腔隙，用 ADM 覆盖乳房下极，替换假体为形态稳定的高黏度解剖型硅胶假体

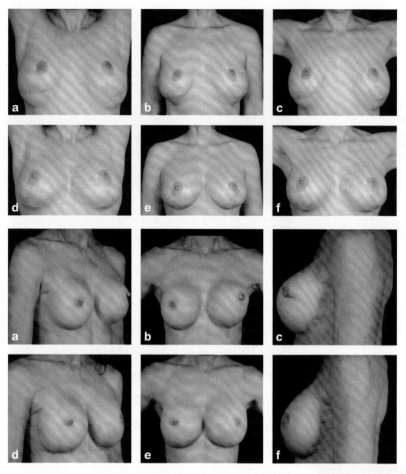

图 23.6　a-c. 术前照，49 岁女性曾行隆乳乳房悬吊术。d-f. 乳房悬吊（"倒 T"法）及隆乳修复术后 30 个月，手术包括重新剥离一个新的胸大肌后腔隙，覆盖下极，并且用 ADM 加强乳房下极及外侧壁，替换假体为形态稳定的高黏度解剖型硅胶假体。该手术成功地纠正了乳房下极及外侧的位置异常

图 23.7　a-c. 术前照，38 岁女性曾多次行隆乳修复术。d-f. 经乳房下皱襞切口行隆乳修复术后 26 个月，手术包括重新剥离一个新的胸大肌后腔隙，分层剥离，用 ADM 覆盖乳房下极，用毛面硅胶假体替换原来的假体

乳房再造术中将扩张器更换为假体，在乳房上内侧放置加厚的 ADM，以增加假体的软组织覆盖，并使胸部至乳房过渡区域的形态及触感更佳[26]。在美容修复术中，ADM 经常应用在乳房的上极（上内侧区域）以加厚软组织覆盖，减少牵拉波纹，柔化假体的边缘并加强乳沟。通常会用一个加厚的异体材料并进行适当的修整。ADM 覆盖于假体上方，紧贴于已存在的包膜或新腔隙的浅面。以克氏针穿入 2-0 普里灵缝合线在 ADM 的边角行降落伞式缝合，并在内侧间断缝合以利于固定与重置。缝线的末端在无张力条件下于外部与自身打结，用美皮贴敷料（Tegaderm，3M Corporation，St.Paul, MN）覆盖 7 ~ 10 天。有时也被应用于乳房的外侧或下外侧，掩盖假体可见或可触及的情况，或者置于下极以"增厚"菲薄的皮肤覆盖（图 23.7，图 23.8）。该操作成功的关键是调整的腔隙要适当、使用加厚的 ADM、提供组织量大且有血管

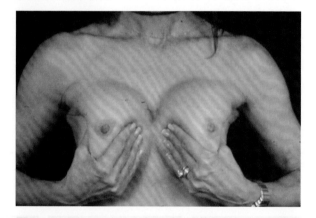

图 23.8　图 23.7 中的患者展示其假体的柔软度。行假体位置异常、层状瘢痕及软组织覆盖过薄矫正术后 26 个月

化及细胞再生的组织覆盖。

### 23.5.4　包膜挛缩的治疗

　　即使凸显的问题可能是包膜挛缩，但如前所述，从皮肤到胸壁进行详细检查以后，可能会发现其他的畸形。包括覆盖在假体包膜外的软组

织变薄、假体位置异常、牵拉畸形、Snoopy 畸形，或假体包膜外的乳腺组织下垂。如果包膜位于乳腺后层次，通常行彻底的包膜切除术，并更换假体至胸大肌后层次。如果包膜位于胸大肌后层次，通常切除部分前方的包膜并剥离一个新的胸大肌后腔隙，闭塞残余的包膜，或行全部或部分包膜切除术。在这些病例中选用 ADM 是因为其具备快速的再血管化能力，并且与假体的顺应性以及本身性能良好。该技术与下极覆盖的概念类似，但根据凸显的问题不同而更接近于"内侧组织增厚"或"假体位置异常的稳定强化"（图 23.9，图 23.10）。有越来越多的文献证实联合应用 ADM 与假体，将进一步降低包膜挛缩的发生率[12]。如果包膜挛缩是唯一的临床诊断，那么我们推荐在下极或中央放置 ADM。

外科技术的应用是基于术前检查及前述的适应证。ADM 应与假体外表面紧密贴合在一起，就像手放在手套中一样。分离出适当的腔隙，无论是新的胸大肌后腔隙，还是旧式胸大肌后腔隙或筋膜下腔隙[8,11]。在皮肤和 ADM 之间行 3 ~ 5 针半褥式稳定的降落伞式缝合，以帮助将组织固定于理想的位置。ADM 的尺寸可选范围主要是（6 ~ 8）cm ×（10 ~ 16）cm，具体则取决于假体的大小，选择正方形或特定形状均可，术中可能需要修剪。在所有的乳房修复术中都应尽量避免血清肿，以便于 ADM 的再血管化及细胞再生，

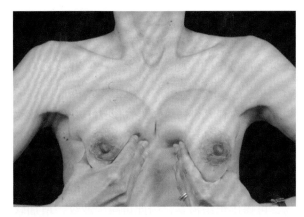

图 23.10　图 23.9 中的患者展示其包膜挛缩矫治术后 22 个月假体的柔软度

因此通常建议放置引流管。

## 23.6　讨论

隆乳术是美国及许多国家最常见的美容类手术。作为整形外科医生，我们努力奋斗以求达到完美的效果，并持续不断地提高手术技术以获得完美的乳房形态。尽管在假体技术及手术技巧方面取得了很多进展，但仍然会遇到结果不满意的情况，这时需要进行修复手术。在准备隆乳修复术时，医生必须了解患者的目标与期望，并评估可行性及收益风险比。一旦决定继续进行手术，需要明确目标，并实施最精准有效的手术方案。为了达到目标，医生需了解其中的问题及变量，寻找新的解决方法。

在过去，我们被限于利用自身周围组织来解

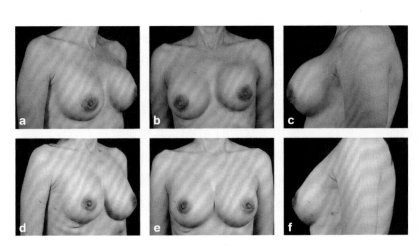

图 23.9　a-c. 术前照，45 岁女性曾多次行包膜挛缩矫治术。d-f. 经乳房下皱襞切口行隆乳修复术后 22 个月，手术包括重新剥离一个新的胸大肌后腔隙，用 ADM 覆盖乳房下极，替换假体为凸出度更高、容量更小的毛面硅胶假体

决这些问题。随着 ADM 的出现，矫正继发乳房畸形的适应证及疾病谱均有拓展。ADM 在乳房及腹壁再造中的应用均很广泛 [13-23]。在修复再造的病例中，ADM 被用来替换组织，延伸已有的组织或作为补充材料。在美容修复手术中，ADM 作为覆盖假体外层、顺应性好、可再生的必要组织层，被用于矫正假体波纹、移位、下垂及包膜挛缩 [24,25,27]。ADM 被用作其他自体组织的替代物，可提供组织覆盖，因此可减少波纹，增加软组织厚度 [28]。除了上述的适应证之外，我们还将 ADM 用于包膜挛缩的治疗。乳房包膜挛缩与眼睑层状瘢痕类似。在细胞水平，包膜挛缩很可能是由引起过度炎症反应的过程导致的，这又导致了在假体周围的腔隙中产生了有害的细胞因子。因此，除了已描述的许多治疗及预防包膜挛缩的方法外 [4,5,8,29-35]，我们认为加用 ADM 是另外一种对抗包膜形成的方法。ADM 可通过在假体与自身组织之间提供一层再生组织，来阻碍炎症进程，促进组织长入，并且调整腔隙的接触面。

随着 ADM 使用的需求增加，以及在乳房再造中呈现的良好效果，其在乳房美容类手术中的应用激起了医生的极大兴趣。在过去，修复手术通常是行完全包膜切除术，将假体从乳腺后层次取出，在胸大肌后层次放置新的假体 [5,8,10]。这是一个相对简单的手术，涉及更换假体层次，从肌肉上方更换为肌肉下方。近来，在容量严重缺失或严重瘢痕的乳房上进行修复手术的需求增加。在矫正这些畸形时，如在之前适应证相关内容中所述，ADM 能够在需要修复的部位提供额外的覆盖。

最近一篇文章报道了一系列连续 78 例采用 ADM 进行乳房悬吊及隆乳修复术的患者，是至今报道 ADM 用于美容类乳房修复手术最大的研究之一 [12]。在 78 例患者中，56 例的原有假体位于胸大肌后层次，22 例的假体位于乳腺后层次。并发症包括 2 例（2.5%）患者需要再次手术，其中 1 例发生血肿，另一例为假体位置异常（表 23.1）。症状及体征列于表 23.2，进行的手术

**表 23.1 并发症**

| 并发症 | 患者人数 |
| --- | --- |
| 血肿 | 1 |
| 血清肿 | 0 |
| 假体位置异常 | 1 |
| 假体破裂 | 0 |
| 感染 | 0 |
| 合计 | 2 |

**表 23.2 症状及体征**

| 症状及体征 | 患者人数 |
| --- | --- |
| 包膜挛缩 | 56 |
| 假体外露 | 2 |
| 假体波纹 | 7 |
| 假体位置异常 | 5 |
| 乳房下极膨出 | 4 |
| 融合乳房 | 4 |
| 合计 | 78 |

**表 23.3 隆乳术与乳房悬吊隆乳术**

| 手术种类 | 患者人数 |
| --- | --- |
| 隆乳术 | 49 |
| 隆乳术 / 乳房悬吊术 | 29 |
| 合计 | 78 |

**表 23.4 患者术前及术后 Baker 分级**

| 级别 | 患者人数（%） | |
| --- | --- | --- |
| | 术前 | 术后 |
| Baker Ⅰ | 6.4 | 97.4 |
| Baker Ⅱ | 20.5 | 2.6 |
| Baker Ⅲ | 64.1 | 0 |
| Baker Ⅳ | 9.0 | 0 |

种类列于表 23.3。正如所料，大多数患者的主诉是"假体变硬"。在 78 例患者中，77 例（99%）在最后一次随诊中被评估为假体较软，包膜挛缩程度为 Baker Ⅰ 级，1 例患者（1%）的包膜挛缩为 Baker Ⅱ 级。没有患者在术后出现 Baker Ⅲ 级或 Baker Ⅳ 级包膜挛缩（表 23.4）。

在我们的病例中，有 1 例血清肿形成是由于使用了双层的 ADM，其他血清肿（<2%）是由于早期拔除引流管所致。几例轻微的感染在合理应用抗生素后好转。我们的病例中没有需要取出假体的情况。迄今为止，已有 200 多名患者得到了成功的治疗。因医生及患者对效果均感到满

意，我们继续探索新的方法和技术来改善术后效果，降低风险，保证患者安全，提高效率及减少花费。我们目前在结果评估中发现存在产品差异化。为此，我们正在仔细地记录这些研究结果，以便发表在同行评议的文章中。

我们在美容修复手术中仍面临的一个挑战是这些产品的花费。另一方面，如果预计的手术方案失败，需要另外的手术进行修复，也同样会产生巨大的花费。因此，随着我们不断地报道在美容类乳房修复手术中应用 ADM 的效果及数据，并将其与没有使用 ADM 的病例比较，可能会出现新的愿景。毋庸置疑的是未来的几年我们会基于患者的利益，通过循证医学不断地明确临床问题并推动科技发展。

## 23.7 结论

在隆乳术后相当一部分患者会出现近期及远期的并发症。处理假体腔隙或剥离一个新的腔隙，并联合应用脱细胞真皮基质（ADM），有助于防止再次出现问题，包括可见与可触及假体、假体位置异常，以及包膜挛缩。随着我们对于造成这些并发症的原因的进一步了解，以及我们对 ADM 的深入认识，我们将更有效地预防及治疗这些问题，进一步提高乳房假体手术的收益风险比。

（李　芯　李浩然　刘春军　译）

## 参考文献

[1] Maxwell GP, Gabriel A. The evolution of breast implants. Clin Plast Surg 2009; 36: 1–13, v

[2] Spear SL, Murphy DK, Slicton A, Walker PS Inamed Silicone Breast Implant U. S. Study Group. Inamed silicone breast implant core study results at 6 years. Plast Reconstr Surg 2007; 120 Suppl 1: 8S–16S, discussion 17S–18S

[3] Cunningham B, McCue J. Safety and effectiveness of Mentor's MemoryGel implants at 6 years. Aesthetic Plast Surg 2009; 33: 440–444

[4] Adams WP, Rios JL, Smith SJ. Enhancing patient outcomes in aesthetic and reconstructive breast surgery using triple antibiotic breast irrigation: six-year prospective clinical study. Plast Reconstr Surg 2006; 117: 30–36

[5] Spear SL, Carter ME, Ganz JC. The correction of capsular contracture by conversion to "dual-plane" positioning: technique and outcomes. Plast Reconstr Surg 2006; 118 Suppl: 103S–113S, discussion 114S

[6] Cunningham B. The Mentor Core Study on Silicone MemoryGel Breast Implants. Plast Reconstr Surg 2007; 120 Suppl 1: 19S–29S, discussion 30S–32S

[7] Adams WP. Capsular contracture: what is it? What causes it? How can it be prevented and managed? Clin Plast Surg 2009; 36: 119–126, vii

[8] Maxwell GP, Gabriel A. The neopectoral pocket in revisionary breast surgery. Aesthet Surg J 2008; 28: 463–467

[9] Maxwell GP, Gabriel A. Possible future development of implants and breast augmentation. Clin Plast Surg 2009; 36: 167–172, viii

[10] Maxwell GP, Tebbetts JB, Hester TR. Site change in breast surgery.. Presented at American Association of Plastic Surgeons, St. Louis, MO; May 1,1994

[11] Maxwell GP, Birchenough SA, Gabriel A. Efficacy of neopectoral pocket in revisionary breast surgery. Aesthet Surg J 2009; 29: 379–385

[12] Maxwell GP, Gabriel A. Use of the acellular dermal matrix in revisionary aesthetic breast surgery. Aesthet Surg J 2009; 29: 485–493

[13] Bindingnavele V, Gaon M, Ota KS, Kulber DA, Lee DJ. Use of acellular cadaveric dermis and tissue expansion in postmastectomy breast reconstruction. J Plast Reconstr Aesthet Surg 2007; 60: 1214–1218

[14] Breuing KH, Warren SM. Immediate bilateral breast reconstruction with implants and inferolateral AlloDerm slings. Ann Plast Surg 2005; 55: 232–239

[15] Breuing KH, Colwell AS. Inferolateral AlloDerm hammock for implant coverage in breast reconstruction. Ann Plast Surg 2007; 59: 250–255

[16] Cothren CC, Gallego K, Anderson ED, Schmidt D. Chest wall reconstruction with acellular dermal matrix (AlloDerm) and a latissimus muscle flap. Plast Reconstr Surg 2004; 114: 1015–1017

[17] Garramone CE, Lam B. Use of AlloDerm in primary nipple reconstruction to improve long-term nipple projection. Plast Reconstr Surg 2007; 119: 1663–1668

[18] Glasberg SB, D'Amico RA. Use of regenerative human acellular tissue (Allo-Derm) to reconstruct the abdominal wall following pedicle TRAM flap breast reconstruction surgery. Plast Reconstr Surg 2006; 118:

8–15

[19] Kim H, Bruen K, Vargo D. Acellular dermal matrix in the management of high-risk abdominal wall defects. Am J Surg 2006; 192: 705–709

[20] Nahabedian MY. Secondary nipple reconstruction using local flaps and Allo-Derm. Plast Reconstr Surg 2005; 115: 2056–2061

[21] Patton JH, Berry S, Kralovich KA. Use of human acellular dermal matrix in complex and contaminated abdominal wall reconstructions. Am J Surg 2007; 193: 360–363, discussion 363

[22] Salzberg CA. Nonexpansive immediate breast reconstruction using human acellular tissue matrix graft (AlloDerm). Ann Plast Surg 2006; 57: 1–5

[23] Spear SL, Parikh PM, Reisin E, Menon NG. Acellular dermis-assisted breast reconstruction. Aesthetic Plast Surg 2008; 32: 418–425

[24] Duncan DI. Correction of implant rippling using allograft dermis. Aesthet Surg J 2001; 21: 81–84

[25] Baxter RA. Intracapsular allogenic dermal grafts for breast implant-related problems. Plast Reconstr Surg 2003; 112: 1692–1696, discussion 1697–1698

[26] Maxwell GP. ADM in revisionary breast surgery. American Society of Plastic Surgeons Annual Meeting 2009, Seattle, WA

[27] Colwell AS, Breuing KH. Improving shape and symmetry in mastopexy with autologous or cadaveric dermal slings. Ann Plast Surg 2008; 61: 138–142

[28] Gamboa-Bobadilla GM. Implant breast reconstruction using acellular dermal matrix. Ann Plast Surg 2006; 56: 22–25

[29] Gancedo M, Ruiz-Corro L, Salazar-Montes A, Rincón AR, Armendáriz-Borunda J. Pirfenidone prevents capsular contracture after mammary implantation. Aesthetic Plast Surg 2008; 32: 32–40

[30] Ma SL, Gao WC. Capsular contracture in breast augmentation with textured versus smooth mammary implants: a systematic review [in Chinese] Zhonghua Zheng XingWai Ke Za Zhi 2008; 24: 71–74

[31] Scuderi N, Mazzocchi M, Rubino C. Effects of zafirlukast on capsular contracture: controlled study measuring the mammary compliance. Int J Immunopathol Pharmacol 2007; 20: 577–584

[32] Weintraub JL, Kahn DM. The timing of implant exchange in the development of capsular contracture after breast reconstruction. Eplasty 2008; 8: e31

[33] Wiener TC. Relationship of incision choice to capsular contracture. Aesthetic Plast Surg 2008; 32: 303–306

[34] Wong CH, Samuel M, Tan BK, Song C. Capsular contracture in subglandular breast augmentation with textured versus smooth breast implants: a systematic review. Plast Reconstr Surg 2006; 118: 1224–1236

[35] Zimman OA, Toblli J, Stella I, Ferder M, Ferder L, Inserra F. The effects of angiotensin-converting-enzyme inhibitors on the fibrous envelope around mammary implants. Plast Reconstr Surg 2007; 120: 2025–2033

# 24 假体隆乳术：材料及技术

*Ari S. Hoschander, Samantha Arzillo, Charles K. Herman*

## 24.1 摘要

本章描述了隆乳术及假体材料的历史，以及目前应用的假体及手术技术。我们阐述了不同的假体腔隙与切口的组合，以及运用这些方法进行隆乳术所需的技术。另外，介绍了每个腔隙与切口的优缺点及各型假体的特点。本章的目的是使手术医生在术前根据这些可变因素决定手术方案，同时深入了解乳房假体的历史发展。

## 24.2 引言

整形外科领域近年来对社会生活产生了重大影响。该领域中最令人感兴趣的一个方面就是开发安全有效的隆乳材料。多年来，这项手术越来越流行，已成为当今最常见的美容手术之一。本章描述了假体材料的详细历史，以及每种材料相关的风险，并且讨论了隆乳术中不同的手术切口，以及假体放置的不同层次。本章还包括初次隆乳术相关并发症发生率的总结。

## 24.3 自体组织移植乳房整形术

在 19 世纪末，Vincenz Czerny 为一名女性进行了乳腺纤维腺瘤切除术，并注意到术后出现局部软组织凹陷。为了使乳房看上去更美观，Czerny 从患者的背部切除了一个脂肪瘤，并将其移植到她畸形的乳房中。这个看起来很简单的手术 [1] 正是后来发展出的隆乳术的开端。早期的结果显示在这种隆乳及乳房再造中移植的脂肪一半以上都被吸收，故而提出新的设想以保持更加长久的效果。在 1944 年，Morton Berson 提出应用真皮-脂肪及真皮-筋膜-脂肪移植物能够降低脂肪吸收的速度 [2]。在 *Breast Deformities and Their Repair* 一书中，Jacques Maliniac 指出了恰当的基于皮瓣的手术技术能减少脂肪吸收 [3]。因为自体组织隆乳难以满足所有人的预期，于是在接下来的几十年中，人们用不同的材料进行实验，以寻找理想的异体乳房假体。

## 24.4 石蜡注射法

1899 年，Robert Gersuny 开始尝试使用石蜡注射法。Gersuny 希望使用一种能够在加热后融化，而在人体内凝固的物质。他选择石蜡是因为其熔点较高，并且能够在软组织内保持稳定 [4]。其想法是融化石蜡使其能够被注射，理想状态下，该物质能够在体内凝固变硬，并且保持在身体特定的部位。他的第一位患者是一名男性，因结核病切除了双侧睾丸 [5]。该男性希望能够通过入伍体检，因此 Gersuny 向其阴囊内注射了石蜡。该患者的效果是满意的，副作用被认为是"可接受的"。不幸的是，当这项技术被用于女性乳房再造或增加乳房容量时，产生了灾难性的后果。

刚开始，许多接受石蜡注射的患者乳房出现一些类似于乳腺癌的硬结，最终发展为油性肉芽肿性小叶性乳腺炎（oleogranulomatous mastitis），也称为石蜡瘤 [6]。原因是乳房在石蜡周围形成纤维组织，导致形成了包裹着液态石蜡的硬结 [7]。在这些患者中经常观察到腋窝淋巴结变大、皮肤坏死及出现瘘管。不幸的是，唯一成功的对症治疗方法是双侧乳房切除。使用石蜡注射时同样值得关注的是如果石蜡在体内扩散到其他部位所产生的后果，如胸壁或腹腔。在这些患者出现了很多严重的并发症，包括剧烈的疼痛，产生窦道，失明，甚至是致死的肺栓塞及脑栓塞 [8]。石蜡注射的应用大概持续了 15 年

（1899～1914 年），主要停用原因是接受石蜡隆乳术的患者许多年后才开始出现复杂且严重的副作用。

## 24.5 多样的假体材料

在石蜡注射法失败后，20 世纪中期进入了一段将不同材料用于隆乳术的探索时期。有些医生非法尝试一些可注射的材料，例如凡士林、蜂蜡、虫胶、环氧树脂、玻璃油灰及硅胶[9]。在这段时间，医生们也使用不可注射材料，例如象牙、玻璃球、涤纶羊毛、胶粉、聚乙烯胶带（聚乙烯胶带缠裹成球形），甚至牛的软骨[10]。几乎所有这些尝试均以慢性炎症及感染收场，严重者导致其他一些灾难性的后果包括毁容甚至死亡。

### 24.5.1 海绵

同一时期，在隆乳术中更常用的材料是由 Ivalon 泡沫海绵（聚乙烯醇）、聚酯纤维（聚氨酯泡沫海绵）、Etheron 海绵（聚醚泡沫海绵）以及聚四氟乙烯制成的海绵[11]。Ivalon 泡沫海绵于 1949 年由 Grindlay 和 Clagett 引入，在 20 世纪 50～60 年代广泛应用。为制造这种产品，需要使用聚乙烯醇，80% 的羟基基团在硫酸条件下与甲醛结合。然后引入空气，再将酸洗脱，就形成了能够被塑形成所需形状的多孔物质。该过程的最后一步是将材料在盐水中浸泡 24 小时，以获得与橡胶海绵具有同样硬度的最终产品[12]。

将海绵置入后，经过一定时间它将会收缩，并导致乳房结节及乳房扭曲。而且这种材料粗糙的表面会使组织向其内生长。为了解决该问题，Ivalon 泡沫海绵被包裹在聚乙烯囊内。与 Ivalon 泡沫海绵及聚乙烯囊[13]相关的严重并发症是双侧的血清肿，合并置入部位组织纤维化，导致严重的畸形及感染。因为患者通常有疼痛反应，所以许多患者接受了假体取出手术。有报道称这种假体会在隆乳后 3 个月内变得相当僵硬，在 1 年左右就变得和木板一样硬。这是由于海绵周围致密的纤维包膜使其变硬且失去弹性。然而，如果在包膜上做一切口，会观察到海绵仍然保持其完整性，并且仍然柔软、无菌，呈浅棕色或棕褐色[14]。自从明确这种材料在人体内并不稳定后，它就在隆乳术中停用了[15]。其他种类的海绵也都存在类似的问题，因而相继停止应用。

### 24.5.2 硅胶注射

在早期，尝试创造一个完美的乳房假体的产品均失败了，或因脂肪吸收（见自体乳房整形术相关内容），或因假体变硬引发疼痛，最终导致双侧乳房切除（见石蜡注射及海绵置入相关内容）。这些并发症促使医生寻找不引起严重并发症，并能获得满意效果的假体材料。第一个发现的材料是交联的聚二甲基硅氧烷在聚二甲基溶剂中膨胀后的产物，俗称硅胶[16]。在 20 世纪 50 年代，在医用级硅胶假体出现之前，曾使用普通硅胶注射，结果产生了类似于石蜡注射的有害结果。患者出现乳房肿块、乳房变形、硅胶诱导的肉芽肿、增生性瘢痕、溃疡、窦道、伤口感染，及乳房内分枝杆菌感染。常见硅胶在体内移位至不想让其出现的位置。硅胶注射比石蜡注射具有更多有害的并发症，因为这种工业产品含有许多杂质及添加剂，可能引发乳腺癌及其他病理学改变[5,17]。硅胶注射被认为与自身免疫病相关，例如高丙种球蛋白血症、关节痛、结缔组织病，统称为人类佐剂病。

### 24.5.3 硅胶假体

#### 第一代

自从 20 世纪 60 年代 Thomas Cronin 和 Frank Gerow 引入了医用级硅胶假体，硅胶假体种类越来越多。1963 年，Dow-Corning 公司推出了第一个光滑、密封、硅胶充填的乳房假体。一般来说，假体由一个弹性硅胶包膜构成，它是由硅橡胶与无定形硅石混合制成，罩内充填了硅胶。根据假体的生产时间，主要有五代硅胶乳房假体，其中，第一代硅胶假体是 1963~1972 年间生产的，因许多患者出现包膜挛缩而失败[18]。包膜挛缩是一个病理过程，是假体周围组织对假体产生的反应，会造成疼痛、变硬，最终出现乳房变形[19]。第一代硅胶假体在后表面有涤纶片（聚对苯二甲酸乙二酯），该设计是为了防止假体在体内旋转。不规则钙化及包膜内结缔组织的软骨化生被认为与涤纶片的应用有关，然而，化生反应被看作对假体的罕见反应[20]。1974 年左右，假体外膜被制作得很薄，约 0.25 mm，企图降低包膜挛缩的发生率；这些 Silistic 0 假体仍被看作第一代假体，最终未实现控制包膜挛缩的目标[13]。

## 第二代

为了改善第一代硅胶假体出现的不良结果，第二代，即 Silastic Ⅰ 假体（1973 ~ 1985 年）由更薄的外膜及黏性较小的填充物构成；外膜的厚度平均为 0.13 mm。不幸的是，接受这些假体的女性仍然出现包膜挛缩、假体破裂及假体渗漏；假体渗漏是指硅胶中低分子量的物质透过完整的外膜漏出。第二代硅胶假体与其他代假体相比，假体破裂、渗漏及包膜挛缩的发生率最高。这些具有争议的不良反应最终直接导致了 1992 年 1 月美国食品和药物管理局（FDA）中止了硅胶假体的使用；直到 2006 年 11 月才重新恢复使用，但仍需要对所有患者进行详细记录[21]。在 2000 年进行了一项涵盖了 20 个不同研究结果的荟萃分析。所有结果均没有证据显示此类硅胶假体会显著增高结缔组织病、风湿病，或其他自身免疫病的发病率[22]。

第二代假体进行过一些改进。第一个变体是 Franklin 引入的聚氨酯涂层[23]。该假体是 1968 年使用的，旨在使乳房更自然更柔软，效果更持久[17]。这类假体成功地减少了包膜挛缩，其原因可能是某些组织长入。甚至发现这类假体能够降低先前已经由光面硅胶假体造成包膜挛缩的复发。使用聚氨酯的缺点是所产生的降解产物中有一种叫作 2,4- 甲苯二胺（TDA）的化合物，是

一种动物的致癌物质，但没有证明会引起人体出现癌症。也有一些病例发现聚氨酯涂层在体内几年后与假体外膜分离。涂层的假体不会引起健康问题，事实上，取出假体涉及的风险更高[13]。有研究通过检测聚氨酯的产物，尤其是 2, 4-TDA 来评估聚氨酯的水平，方法是留取接受这种毛面假体的女性的尿液化验。研究证实大部分的 2, 4-TDA 维持非活性形式，并从尿液中排出。活性化合物的量非常低（0.5 ~ 4.5 pg/mg），因此认为由聚氨酯假体造成癌症的概率约为 1/100 万，非常罕见。尽管聚氨酯有许多正面的作用，其降解产物 2, 4-TDA 为一种动物致癌物却是事实，这导致了其需求下降，并最终在 1991 年自愿退出美国市场；但这些假体在欧洲仍在使用。

第二代硅胶假体的第二个变体是双腔乳房假体，内层腔由硅胶构成，外层腔由盐水组成。这类假体最初是为乳房再造的患者设计的，能够随着时间延长慢慢增加容量。典型的双腔乳房假体是 1984 年的 Becker 可扩张假体。

## 第三代

因第二代硅胶假体效果不满意，在 1986 年引入了第三代假体，并再次选用厚外膜，以减少假体破裂及渗漏的发生。这代假体背后的新技术是增加了一个内部屏障，创造了高性能的弹性体外膜，最终改变了外膜的溶解度，并防止硅胶扩散到胸壁。尽管也有许多其他生物力学修饰来改变第二代假体的特性，但是增加内部屏障却有最深远的影响。例如 Intrashiel 假体（1979 年推出。McGhan Medical, Santa Barbara, CA, USA.）及 SLC 假体（1986 年由 Surgitek 生产的坚固外膜、低渗漏、黏性硅胶假体）具有联苯硅胶共聚体屏障层，而 Silastic Ⅱ（1981 年推出。Dow-Corning, Midland, MI, USA）具有氟硅橡胶共聚体屏障[24]。在 1988 年 Intrashiel 假体最终被外膜更厚、超高性能的假体取代。通过增加与硅橡胶的交联，能够增强并加厚乳房假体的外壁，因而成功降低渗漏及破裂的风险。

研究者对 Dow-Corning 生产的 Silastic Ⅱ 硅胶乳房假体做过一些检测来确定其生物稳定性。检测包括 $^1H$ 磁共振（NMR）成像弛豫时间测量，以及其他更敏感的测试，例如高分辨率、低温、交叉极化魔角自旋（CPMAS）Si 磁共振光谱分析。这两项检查都是在两个 Silastic Ⅱ 假体上进行的，一个是置入后 32 年取出的，一个是 13 年后取出的。然后和匹配的未置入的假体对照进行比较，发现没有明显的硅胶生物降解或弹性体基质交联的断裂。此外，能谱仪（EDS）用于评估 Silastic Ⅱ 假体中氟硅橡胶化合物的完整性，结果显示在 32 年及 13 年后，两组假体外膜的外表面均没有检测到氟，而内表面有稳定一致的氟信号。与匹配的假体相比，氟含量并没有减少也有助于证明 Silastic Ⅱ 假体具有生物稳定性[21]。

1989 年引入了毛面假体，希望能够降低假体的不规则变硬及包膜挛缩的发生率[25]。不幸的是，这类假体比其他第三代硅胶假体具有更高的假体破裂率，并且导致了假体表面皮肤出现波纹及皱褶。由于这些并发症及新一代假体出现，这类假体越来越不流行。

## 第四代

在 20 世纪 90 年代初出现了第四代硅胶假体，同时第三代假体从美国市场消失。新一代假体增加了硅胶的交联，因而形成更高黏度的硅胶，能够在切开时仍保持形状，前三代假体破裂及渗漏的情况显著减少[26]。这种新的毛面、高黏度硅胶假体 Mentor MemoryGel（2006 年被 FDA 批准）与之前三代硅胶假体相比并发症明显降低。这种黏性凝胶最常见的并发症为包膜挛缩和异常瘢痕形成。尽管这些新假体也在一些患者中出现波纹及皱褶，但其发生率比低黏度的假体明显降低[27]。

## 第五代

在 20 世纪 90 年代初，第五代毛面、形态稳定的高黏度硅胶假体，和第四代假体几乎同时出现。第五代与第四代假体最大的不同在于质地：两者均由高黏度的硅胶制成，能够避免硅胶从弹性外膜渗漏，但第五代假体更柔软，手感更自然，能够保持形状，尤其是站立位，能减少皱褶及折叠。巴西 Silimed 公司（母公司：Sientra, Inc., Santa Barbara, CA, USA）生产的某种假体目前在欧洲已经可以应用，不久在美国也可应用[28]。这类假体比第四代假体的硅胶交联度更高。一些模型用微聚氨酯泡沫包裹[29]。加利福尼亚州学者所做的研究显示，第五代假体与第四代的并发症类似，包括血清肿形成及感染；但包膜挛缩及假体波纹的发生率更低。在这项应用 Silimed 假体的研究中没有出现血肿、皮瓣坏死、深静脉血栓，或者死亡。

另一项研究比较了两家公司生产的形态稳定假体的效果，即 Allergan Natrelle 410 假体（Allergan, Inc., Irvine, CA, USA）及 Mentor CPG 假体（Mentor Corporation, Santa Barbara, CA, USA）。两者均在 2006 年被 FDA 批准使用[30]。Allergan 公司（以前的 McGhan Medical 公司）假体的研究从 2001 年 4 月开展到 2007 年 9 月，共入组 119 人。这 119 名女性中，无人出现感染，不到 3% 的人出现包膜挛缩。在随诊研究持续期间内包膜挛缩的程度并未加重，因此没有女性进行修复手术。Allergan Natrelle 410 假体的受术者中其他的并发症包括假体位置异常，假体旋转，在乳房内侧及外侧的波纹及乳头感觉丧失。研究表明，这些疾病仅在很少比例的女性中出现，多数患者都对假体非常满意。在 Mentor CPG 假体的研究中共入组 118 人，始于 2002 年 12 月，截止于 2008 年 1 月。无人发生感染，少于 1% 的患者出现包膜挛缩。在 Mentor CPG 假体接受者中未出现假体旋转，假体位置异常，或乳头感觉丧失。然而，在一些患者的乳房的内侧及外侧有波纹形成。另外，Mentor CPG 假体中有 1 例患者发生血清肿。正如 Allergan 假体一样，许多接受 Mentor 硅胶假体的患者对乳房的大小及形态非常满意。这项研究表明，新的第五代硅胶假体并发症发生率很低，效果很好，很可能获得满意的、可预测的、持久的术后效果。

## 24.6 国际上应用的隆乳假体

### 24.6.1 法国的硅胶假体

有些因素能够影响乳房硅胶假体破裂的发生率，包括第几代、假体的年限及生产商[31]。2000年6月，FDA发布了一封关于PIP公司（Poly Implant Prothèse）的警告信，PIP是一所位于法国南部的乳房假体生产企业[32]。其所生产的假体发生破裂的比率超乎寻常的高，有人怀疑这家公司使用了具有潜在危险的硅胶。

在进一步调查该公司后，证实其用于假体制造的硅胶没有被批准用于医疗领域。这导致了硅胶移动至区域淋巴结，引发炎症反应，出现大量的浆液性渗出[33]。大约有400000个PIP硅胶乳房假体在世界范围内被销售，主要在英国、法国、西班牙及德国使用[34]。成千上万的女性在不知情的情况下接受了不合格的硅胶假体。因此，PIP硅胶假体于2010年在欧洲市场被禁用，许多整形外科权威建议将所有PIP假体取出[31,35]。在2000年6月，FDA否决了PIP向美国销售盐水假体的申请，理由是PIP没有上报假体渗漏缩小的问题以及许多使用他们产品的患者的不满。

### 24.6.2 巴西的硅胶假体

2002年，巴西开始应用PERTHESE硅胶假体，由法国的Perouse Plastie Laboratories公司制造[36]。这些假体由高性能的医用级硅胶弹性体外膜组成，使其与之前的硅胶弹性体相比更不易被撕裂。外膜由三层构成，内层及外层均由抗机械力的硅胶弹性体组成，中间层能够减少黏性硅胶渗漏的发生。在接受PERTHESE假体的患者中也见到一些并发症，但相对罕见，包括包膜挛缩（不伴任何可见或疼痛的包膜），血肿，血清

肿，以及感染。微毛面外膜可以降低并发症的发生率，且乳房外观更自然、更符合美学要求[37]。

### 24.6.3 盐水假体

盐水假体在1965年被首次引进，与此同时硅胶假体也开始投入生产[38]。在FDA中止应用硅胶假体期间（1992~2006年），盐水假体是美国市场唯一的选择。盐水假体有和硅胶假体一样的弹性体外膜，唯一不同的是灌注物质，盐水假体内是盐水溶液而不是黏性硅胶。

这种盐水假体的目的是减小切口的长度，置入术后再向假体内注水。最初的设计中，盐水假体有一个带有聚四氟乙烯塞子的充灌阀，永久地连接于假体的后方。在假体注水完成后，由手术医生人工闭合该阀门。这最终因假体的自发塌陷及收缩率很高而停止应用。随着更厚的弹性体外膜的出现，及对于充灌阀的改进，假体塌陷率显著降低，使得改进后的盐水假体进入了美国市场。

与硅胶假体相比，盐水假体在置入后发生旋转的比率更高，手感更硬，更不自然[39,40]。若假体注水量适当，可避免许多不良后果，例如波纹、旋转及假体的塌陷。然而，假体注水过多会导致不自然、不美观的外形。这种窘况使通过盐水假体达到满意效果的有效窗非常窄。

和之前使用的假体一样，包膜挛缩、假体破裂和渗漏是盐水假体的相关风险；随着科技的进步，上述问题的发生率已经显著降低。盐水假体最明显的优势之一是不需要长期监测。盐水假体破裂后比硅胶假体表现要明显得多。因此，接受盐水假体的患者已经意识到这些风险，并能够及时的寻求医疗救助，减少副作用的负面影响。

### 24.6.4 双腔假体

双腔假体是一个假体中有另外一个假体，由硅胶充填的内腔和盐水充填的外腔组成[1]。该假体是为了预防假体破裂或渗漏导致的不对称性而设计的。如果硅胶内核破裂，其内容物仍会包含

在盐水腔中。通过调整双腔假体中外腔盐水的容量，整形外科医生能更准确的调节对称性。双腔假体分为两种，一种是内腔和外腔共用一个假体后方的补片，另一种是硅胶腔有自己的补片并且漂浮在盐水中。这些假体最常见的并发症是假体破裂、包膜挛缩和继发感染[41]。

1975 年首次应用该种假体时，盐水比硅胶的比例高。1980 年引入 Style 5000 Hartley 标准双腔假体时改变了这一比例，盐水比硅胶的比例低[42]。双腔假体包括：反向双腔假体，其内层为盐水腔，外层为硅胶腔；反向可调节双腔假体，两个腔均由硅胶组成（主要用于乳房再造）；甚至三腔，内腔及中间腔由硅胶充填，而外腔由盐水溶液充填。所有这些变化的假体均没有标准双腔假体应用广泛。

## 24.7　适应证

隆乳术的适应证通常是患者主观认为乳房发育不良。有时也利用隆乳术（本章不包括乳房再造的内容）来改善特定的乳房畸形，比较常见的是管状乳房畸形和乳房不对称，后者是一侧乳房明显比对侧乳房小。

## 24.8　手术技术

隆乳术中很多因素是可以变化的，包括但不限于假体类型及质地，填充材料，大小（包括容量、凸出度、基底直径），切口位置以及腔隙层次位置。用系统性的方法为每一个患者选择最好的假体及手术方式是至关重要的。在本章中已详细介绍了假体的材料及类型。下面将讨论不同的切口位置及腔隙层次，以及它们各自的优缺点。希望能够帮助整形外科医生选用更优的手术技术。

### 24.8.1　切口

隆乳术主要有 4 种切口位置：乳房下皱襞

（IMF）、乳晕周围、经腋下以及经脐切口[43]。每个切口位置都有优缺点（表 24.1）。IMF 切口能够很容易到达想要的腔隙层次来放置假体。切口应在术后的 IMF 水平，在这种情况下，乳房自然下垂遮盖下皱襞，能够很好地隐藏切口，获得美学上令人满意的效果，仅在乳房裸露时才可看到切口。使用 IMF 切口时放置假体也很容易，并且乳房血管清晰可见，容易控制出血，有效地彻底止血，以及避免不必要的失血。该切口长度在 4 cm 左右，应设计在乳头乳晕复合体的垂线上，稍稍偏向外侧，而不是内侧。

乳晕周围切口形成的瘢痕不明显，因为切口处于深色乳晕与浅色皮肤的交界处（图 24.1）。瘢痕常愈合成一条极细的线，仅在乳房裸露时可见。乳房较小且不下垂的女性常选择这种切口，因为没有足够的组织下垂而遮盖乳房下皱襞切口。乳晕周围切口的优点与 IMF 切口类似，包括控制假体的置入位置，易于止血，直接剥离至想要的层次。如果患者将来需要进行修整手术，不会有额外的切口瘢痕[44]。有些并发症不常见，包括小范围的乳晕周围坏死（最终随时间愈合），乳晕不对称，感染，破坏圆形乳晕以及乳头感觉下降。当乳晕周围切口与 IMF 切口比较时，经乳晕周围切口的隆乳术包膜挛缩率更高。认为该问题的原因是导管系统的破坏程度较高，使正常的乳房细菌从导管中漏出，并在假体所在的腔隙中生长[45]。该切口应沿着乳晕的下缘，总切口长度稍微超过 4 cm，以获得最佳的视野及较好的腔隙层次的操作。切开皮肤后，可直接分离乳房腺体组织，直到胸壁，或沿向下的方向进行台阶样分离。尤其需要注意避免破坏乳头乳晕复合体，避免破坏神经及导管系统，才能有效地降低该切口相关的并发症。

经腋下切口遗留的瘢痕不在乳房范围内。该切口的优点包括不会破坏乳房导管组织，神经损伤的风险较低。但该术式可能损伤肋间臂神经，导致肩部疼痛、麻木、刺麻感及感觉丧失[46,47]。有些并发症具有自限性，而有些却会持

表 24.1 4 种切口位置的优点及缺点

| 切口位置 | 优点 | 缺点 |
| --- | --- | --- |
| 乳房下皱襞（IMF） | 可见瘢痕小<br>容易到达任意想要的腔隙层次<br>容易将假体置入腔隙内<br>可见血管，能够彻底止血<br>包膜挛缩率最低 | 乳房需要足够大才能覆盖切口位置 |
| 乳晕周围 | 瘢痕很小<br>直接到达想要的腔隙层次<br>容易控制假体的放置<br>容易控制出血<br>适宜较小、不下垂的乳房，当 IMF 切口不合适时<br>并发症修整术时不需要额外的瘢痕 | 乳晕周围坏死<br>乳晕不对称，乳晕圆形被破坏<br>感染<br>乳头感觉下降<br>与 IMF 相比包膜挛缩率更高 |
| 经腋下 | 细微、远离乳房的瘢痕<br>瘢痕易于完美愈合<br>容易放置盐水假体<br>无乳腺导管系统破坏<br>感觉神经损伤的风险低 | 在着装时如果举起上臂，可见瘢痕<br>难以到达想要的腔隙层次<br>难以控制出血<br>要求医生具备内镜操作的知识和技巧<br>并发症修整手术需在乳房本身做额外切口<br>与乳晕周围切口、IMF 切口相比包膜挛缩率最高<br>放置解剖型毛面硅胶假体或较大假体比较困难<br>损伤肋间臂神经 |
| 经脐 | 细微、远离乳房的瘢痕<br>在腔隙层次形成中死腔范围小，降低感染的风险 | 限于盐水假体<br>假体大小、位置及腔隙对称性的准确性降低<br>难以止血，形成血肿的风险较高<br>腹部软组织永久扭曲<br>并发症修整手术需在乳房上做额外切口<br>掌握该技巧需陡峭的学习曲线 |

续存在。有研究发现，选择筋膜下层次，可能会降低术后这些症状的发生。经腋下切口，分离到达假体的腔隙比之前描述的两种切口要困难。该切口止血也更困难。为了部分克服这些缺点，整形外科医生可以采用内镜进行手术，更加准确地获得想要的腔隙，并更好地控制意外出血。然而，这需要医生具备使用这些设备的专业知识。如果患者出现并发症，例如包膜挛缩或假体位置

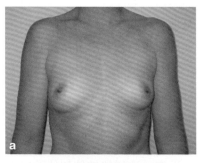
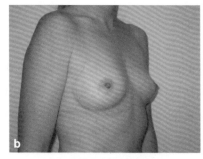
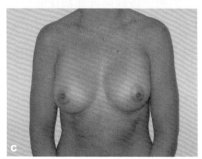
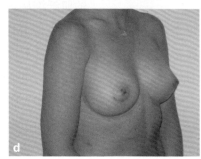

图 24.1 29 岁女性的术前照。a. 正位，b. 斜位，c. 胸大肌下隆乳术后 3 个月照片，250 mL 光面盐水假体充填至 275 mL，经乳晕周围切口置入（正位），d. 胸大肌下隆乳术后 3 个月照片，250 mL 光面盐水假体充填至 275 mL，经乳晕周围切口置入（斜位片）

异常，可能需要通过不同的切口进行修整手术，造成额外的瘢痕。此外，尽管放置盐水假体相对容易，但放置解剖型毛面硅胶假体或者较大的假体而不损伤假体或造成假体位置异常却很困难。切口设计于腋下，尽管常愈合得很好，仍然可能在患者抬起上臂时被看到。与 IMF 及乳晕周围切口相比，经腋下切口的包膜挛缩率最高[45]。尽管有这些缺点，但是整形外科医生仍使用这种技术并获得了很大的成功。

第四种切口是经脐切口，也被称为经脐隆乳术（TUBA）。该切口仅限于盐水假体，因为手术中从脐到乳房剥离的隧道非常狭窄，仅容一个未被充气的扩张器通过及置入。扩张器被空气充填形成所要的腔隙。然后取出扩张器，将盐水假体放置到正确的位置。因为腔隙是由扩张器形成的，能够与假体吻合，可减少死腔及降低相关感染的发生率[48]。切口位置与实际乳房相距很远，限制了乳房大小、位置及腔隙对称的准确性。同样，如果发生意外的出血，唯一的止血方法是直接按压，患者形成血肿的风险明显增高。TUBA 特有的并发症是在较瘦的患者中出现腹部软组织永久性的扭曲；从脐部向上到乳房可见沟状畸形。和经腋下切口一样，如果出现需要再次手术的并发症，患者均需要在乳房上直接做切口进行修整。技术高超的医生能够成功完成TUBA，然而，掌握该技术需要花费大量时间和精力。

这些切口中，乳房组织或被横断或被分离，直到确认胸大肌层次。这时，之前所选择放置的假体处于哪个层次，将决定剥离剩余的腔隙。

### 24.8.2　腔隙

在隆乳术中一个很重要的决定是选择假体放置的腔隙层次。整形外科医生通常选择以下4 个层次之一：完全肌肉下，胸大肌下（也称为部分胸肌下），腺体下以及筋膜下。每个层次的优点及缺点在表 24.2 中进行了总结。这些层次中，胸肌下层次及腺体下层次比另外两种明显更

常用。

当隆乳术最初开始流行时，假体常被放置在胸大肌上方的乳房组织内部。因为该腔隙的包膜挛缩率很高，所以整形外科医生开始使用完全的肌肉下层次。该技术中到达想要的层次是通过掀起胸大肌外侧的肌纤维，直至胸骨外侧的内侧肌纤维。为了预防假体向下的位移，也被称作乳房下极膨出，下方的肌纤维尽可能保持完整[49]。除了掀起胸大肌纤维以外，前锯肌外侧的肌纤维也被从胸壁掀起，然后假体从这个层次滑入，完全被胸大肌覆盖，与乳腺固有组织隔离。完全的肌肉下层次对于苗条的、小到中等大小且不下垂乳房的女性更理想。因为事实上，胸大肌及前锯肌都紧紧地贴在胸壁上，限制了该腔隙能被扩张的程度。该技术的优势是包膜挛缩率低，很少可见假体边界，剥离的腔隙血管较少，最大程度保护乳头感觉[50]。选择该腔隙的主要缺点是乳房假体向上移位的可能性。另外，如果该腔隙内放置的假体容量较大，则有乳房下极变平而上极过度饱满的风险。该假体变形是胸大肌收缩造成的。选择该腔隙还会出现上臂活动时乳房假体也活动的情况。该手术的时间长，术后恢复慢。其他与完全的肌肉下层次相关的权衡点包括 IMF 的不规则及术后较高的发病率及疼痛。由于这些缺点存在，完全的肌肉下腔隙并不是放置假体的理想层次，所以整形外科医生很少使用。然而，它已成功被用于使用组织扩张器的乳房再造术。

为了克服完全的肌肉下层次的缺陷，整形外科医生开始使用胸大肌下层次（图 24.1，图 24.2）。该层次与完全肌肉下层次类似，然而，操作时并不掀起前锯肌，而是将胸大肌下部的肌纤维从胸壁上游离。这样能够使假体放置得更低，使 IMF 被置于正确的解剖位置。该位置使假体的上极被胸大肌覆盖，下极被乳房组织覆盖，乳房更加柔软。与完全肌肉下层次放置假体一样，胸大肌下层次的优势在于很少看到或触摸到假体的边缘。选择该层次的一个缺点是剥离完全对称的腔隙比较困难。考虑到患者乳房及肌肉

表 24.2　4 种腔隙层次的优点及缺点

| 腔隙层次选择 | 优点 | 缺点 |
|---|---|---|
| 完全肌肉下 | 较低的包膜挛缩率<br>很少看到或触摸到假体边缘<br>乏血管的腔隙<br>最大限度保护乳头感觉 | 假体向上移位<br>放置较大的假体时会导致下极变平，上极过度饱满<br>上臂活动时假体也活动<br>较长的手术时间<br>术后恢复时间延长，更高的发病率及疼痛<br>IMF 不规则 |
| 部分胸大肌下 | 解剖上纠正乳房下皱襞（IMF）<br>塑造一个更柔软的乳房<br>很少看到或触摸到假体边缘<br>与腺体下层次相比，包膜挛缩率更低 | 难以对称地游离下极肌纤维，造成假体位置异常<br>在肌肉型女性中严重的假体活动<br>比腺体下层次的恢复期更长且疼痛更明显 |
| 腺体下 | 更好地控制腔隙的大小及对称性<br>容易看到并保护血管及神经<br>术后疼痛轻且恢复时间短<br>能放置任何假体<br>肌肉收缩时假体的扭曲程度最低<br>对乳房的上提作用较大 | 与完全肌肉下及部分胸大肌下的层次相比，包膜挛缩率更高<br>更容易看到或触及假体的边缘，尤其在较瘦的患者中<br>更容易出现波纹，及假体向下移位 |
| 筋膜下 | 很少看到或触摸到假体边缘<br>术后恢复时间短<br>完整的筋膜预防下垂的发生，乳房形态更自然<br>包膜挛缩及假体移位的发生率更低 | 需要熟练的技术<br>难以将假体完全置于筋膜下的层次 |

本身的不对称性，很难成功地将下部的肌纤维完全对称游离。如果剥离的腔隙不对称，假体位置异常的风险就会增加。因为胸大肌有收缩能力，如果患者将手放在髋关节处，并主动收缩胸大肌，很容易看到乳房的位置异常及变形。尽管假体的一部分与乳房组织接触，胸大肌下层次的包膜挛缩率比乳腺下层次要低。然而，肌肉非常发达的女性不宜选用该层次，因为在胸大肌收缩时会继发严重的假体移动。

在胸大肌下层次之后，第二个常用的层次是乳腺腺体后。该手术需要在胸大肌上方剥离腺体下的腔隙，将筋膜保留于肌肉上。该技术使医生能够更好地控制腔隙的大小及对称性。视野的可见性显著提高，意味着血管及神经能容易被识别

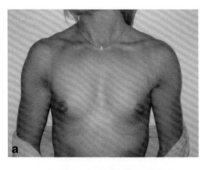
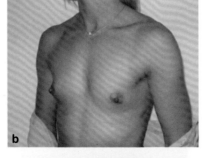
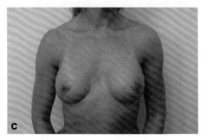
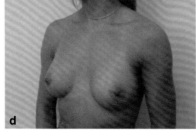

图 24.2　32 岁女性的术前照。a. 正位。b. 斜位。c. 胸大肌下隆乳术后 3 个月照，300 mL 光面硅胶假体，经乳晕周围切口置入（正位）。d. 胸大肌下隆乳术后 3 个月，300 mL 光面硅胶假体，经乳晕周围切口置入（斜位）

并受保护。接受此手术的患者术后疼痛较轻，恢复时间更短。另外，由于假体被放置在胸大肌上方，当肌肉收缩时假体的变形很小，所以可以使用任何假体类型。不幸的是，与完全肌肉下及胸大肌下层次相比，乳腺腺体下层次的包膜挛缩发病率更高。没有了肌肉钝化假体边界的作用，在较瘦的患者中可能看到或触及假体的边缘，尤其是没有足够乳房组织覆盖假体的部位[51]。该腔隙层次更容易出现波纹及假体向下移位。乳腺下层次更适合有足够乳腺组织的女性。在这些患者中，充足的软组织能够很好的覆盖假体及其边界。比起肌肉下层次，腺体下层次能够更好地上提乳房组织，对轻度乳房下垂的患者有益（图 24.3）。然而，中度到重度的乳房下垂需要单独进行矫正，通常做同期乳房悬吊术。在下垂的乳房放置假体，而不充分地矫正下垂，会造成"双泡"畸形，即乳腺组织下垂越过假体（图 24.4）。

最后一个可选择的假体放置层次是筋膜下层次，与腺体下层次类似。据观察发现使用筋膜下层次隆乳集合了胸大肌下层次及乳腺腺体下层次乳房整形的所有优点：假体边界可见率及假体扭曲变形率低，术后恢复时间短。如果筋膜的完整

性完好，对假体就增加了额外的支持，可预防下垂的发生，使乳房形态更自然。筋膜下腔隙层次的包膜挛缩率更低，并且假体移动更少[51]。不同腔隙层次的患者满意率相似。因此，需要长期的随访来更准确地比较不同层次置入假体的情况。这不是一个使用较多的腔隙层次，因为很难将假体完全放置于筋膜下层次，而且手术技巧要求更高。

### 24.8.3　外膜

假体材料已经在前面详细地阐述了。隆乳术

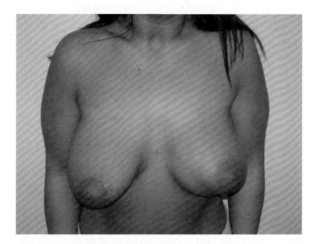

**图 24.4**　乳腺组织下垂越过假体，左侧乳房显著，呈典型的"双泡"畸形外观

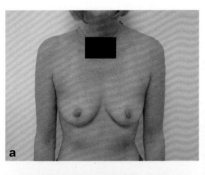
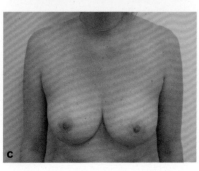
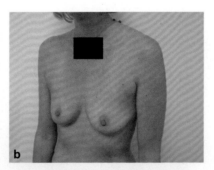
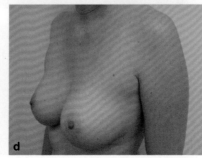

**图 24.3**　44 岁女性的术前照，乳房萎缩，轻度下垂。a. 正位。b. 斜位。c. 腺体下隆乳术后 3 个月，375 mL 光面硅胶假体，经乳晕周围切口置入，改善了容量及下垂（正位）。d. 腺体下隆乳术后 3 个月，375 mL 光面硅胶假体，经乳晕周围切口置入（斜位）

中除了选择假体的材料、切口及腔隙层次，最后一个重要的决定就是选择假体外膜的类型。目前可用于隆乳术的两种外膜质地是光面及毛面。除了这两种，还有聚氨酯包裹的假体，但这种假体目前在美国不可用。制造毛面假体是为了降低包膜挛缩的发生率，代替聚氨酯包裹。目前认为，通过离子蚀刻制造的微小毛面假体表面能够阻碍有序的胶原包膜形成。在一项研究中，女性在隆乳术中一侧乳房置入毛面假体，另一侧乳房置入光面假体。之后随访评估每个假体的完整性[52]。研究认为光面假体的包膜挛缩率显著高于毛面假体，并且术后 1 年毛面假体比光面假体要柔软。该研究中超过一半的女性在 5 年内将光面假体替换为毛面假体[53]。还有一些研究比较了不同生产商生产的光面和毛面硅胶假体在隆乳术及乳房再造术中的应用。多数得到的结论为：毛面假体的包膜挛缩率更低，并可能有长期的效果。毛面假体的另一个优势是增加了假体表面凸出部的摩擦力，避免了假体旋转。

尽管毛面硅胶假体包膜挛缩率更低，但在评估毛面盐水假体时，结论却并不一致。一些研究表明，毛面盐水假体确实能够降低包膜挛缩率，并且当毛面盐水假体与抗生素灌洗同时应用时，早期包膜挛缩的发生率明显降低[54]。也有研究认为，毛面和光面盐水假体在包膜挛缩的发生率上没有统计学差异[55,56]。

毛面假体并不是没有问题，它也有并发症。近期研究发现，与光面假体相比，毛面假体发生迟发性血清肿和双包膜更常见[57,58]。这些副作用常在术后 1 年以上发生，有时甚至迟至术后 4.7 年。因为双包膜的两层间有个润滑的腔隙，所以会发生非预期的假体旋转。毛面假体还易导致假体显形及形成波纹，尤其是在皮肤较薄或乳房软组织覆盖不足的患者中。关于毛面假体的益处，仍存在不同认识，为此唯一的方法是进行更多的研究，并随访及评估患者。

## 24.9 讨论

初次隆乳术最常见的并发症是包膜挛缩（图 24.5）。使用现代假体的近期研究表明，术后 6 年包膜挛缩的发生率是 2.4% ~ 8.2%。假体破裂的风险在初次隆乳术后 6 年是 0 ~ 4.4%，而在术后 10 年增至 12% ~ 17%。其他 6 年内出现的不常见的并发症包括假体位置异常 1.1% ~ 2.3%，血肿形成 1.1% ~ 2.0% 以及感染 0.9% ~ 1.2%[59-62]。

研究显示在进行初次隆乳术后，8.8% ~ 25%（相对较高的概率）的患者需要在 6 ~ 10 年内再次手术。再次手术的原因包括假体大小的变化、包膜挛缩、波纹形成、假体位置异常等并发症。通常患者感兴趣的是她们是否需要在将来某个时刻更换假体。据记载 3.9% 到 9.6% 的患者最终会在 6 年内将假体取出并更换。

尽管隆乳术再次手术的风险以及其相关并发症的风险很高，但整体上，使用新型假体的患者满意率很高，在 88% ~ 96.9%。不满意的原因有假体的手感、位置或者大小。3.7% ~ 12.8% 的女性会更改她们假体的大小。

寻找完美乳房假体的努力一直持续到今天。

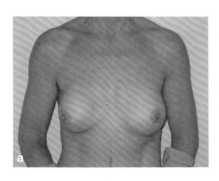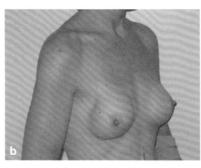

图 24.5 右侧乳房出现严重的包膜挛缩。a. 正位。b. 斜位

尽管已经有了很大的进展，仍然有许多并发症没有完全解决，包括包膜挛缩、破裂和感染。与20世纪使用的假体相比，盐水假体和硅胶假体都更自然，更接近女性乳房的形态及手感。这两种假体被证实对患者更安全，它们是目前医生及患者最常见的选择。

## 24.10 结论

随着科技的进步（包括假体材料及内镜技术），整形外科医生改进了隆乳手术，减少可见的瘢痕，同时预防假体位置异常。假体的设计及隆乳术的前景是光明的。最终的目标是确定安全且有效的假体、切口和腔隙用于隆乳术和乳房再造术。而这之前，患者需要知晓每种选择的风险，医生需要持续监测患者并总结他们的发现。

（李　芯　李浩然　刘春军　译）

### 参考文献

[1] Steinbach BG, Hardt NS, Abbitt PL, Lanier L, Caffee HH. Breast implants, common complications, and concurrent breast disease. Radiographics 1993; 13: 95–118

[2] Hunt J, Salomon J. Augmentation Mammaplasty. Plast Reconstr Surg 2011; 127: 1–49

[3] Maliniac JW. Breast Deformities and Their Repair. Grune & Stratton; 1950:1–193

[4] Glicenstein J. The first "fillers", vaseline and paraffin: from miracle to disaster [in French] Ann Chir Plast Esthet 2007; 52: 157–161

[5] Peters W, Fornasier V. Complications from injectable materials used for breast augmentation. Can J Plast Surg 2009; 17: 89–96

[6] Markopoulos C, Mantas D, Kouskos E, Antonopoulou Z, Revenas C, Yiacoumettis A. Paraffinomas of the breast or oleogranulomatous mastitis-a rare entity. Breast 2006; 15: 540–543

[7] Yang WT, Suen M, Ho WS, Metreweli C. Paraffinomas of the breast: mammographic, ultrasonographic and radiographic appearances with clinical and histopathological correlation. Clin Radiol 1996; 51: 130–133

[8] Ooi GC, Peh WC, Ip M. Migration and lymphatic spread of calcified paraffinomas after breast augmentation. Australas Radiol 1996; 40: 404–407

[9] Bondurant S, Ernster V, Herdman R. Safety of Silicone Breast Implants. Wasington, DC: Institute of Medicine. National Academy Press; 1999:13–38

[10] Puskas JE, Luebbers MT. Breast implants: the good, the bad and the ugly. Can nanotechnology improve implants? Wiley Interdiscip Rev Nanomed Nanobiotechnol 2012; 4: 153–168

[11] Broadbent TR, Woolf RM. Augmentation mammaplasty. Plast Reconstr Surg 1967; 40: 517–523

[12] Liu LW, Truong LD. Morphologic characterization of polyvinyl sponge (Ivalon) breast prosthesis. Arch Pathol Lab Med 1996; 120: 876–878

[13] Young VL, Watson ME. Breast implant research: where we have been, where we are, where we need to go. Clin Plast Surg 2001; 28: 451–483, vi

[14] Peters WJ, Smith DC. Ivalon breast prostheses: evaluation 19 years after implantation. Plast Reconstr Surg 1981; 67: 514–518

[15] Smith AR, Garrison JL, Greene WB, Raso DS. The clinical, histologic, and ultrastructural presentation of polyvinyl sponge (Ivalon) breast prostheses removed for massive fluid accumulation. Plast Reconstr Surg 1999; 103: 1970–1974

[16] Goldberg EP, Widenhouse C, Marotta J, Martin P. Failure of silicone gel breast implants: analysis of literature data for 1652 explanted prostheses. Plast Reconstr Surg 1997; 100: 281–284

[17] Hester TR, Tebbetts JB, Maxwell GP. The polyurethane-covered mammary prosthesis: facts and fiction (II): a look back and a "peek" ahead. Clin Plast Surg 2001; 28: 579–586

[18] Birkefeld AB, Eckert H, Pfleiderer B. A study of the aging of silicone breast implants using 29Si, 1H relaxation and DSC measurements. Biomaterials 2004; 25: 4405–4413

[19] Gampper TJ, Khoury H, Gottlieb W, Morgan RF. Silicone gel implants in breast augmentation and reconstruction. Ann Plast Surg 2007; 59: 581–590

[20] Kamel M, Fornasier VL, Peters W. Cartilaginous metaplasia in the capsule of a Dacron-backed silicone gel breast prosthesis. Ann Plast Surg 1999; 42: 202–206

[21] Taylor RB, Eldred DE, Kim G, Curtis JM, Brandon HJ, Klykken PC. Assessment of silicone gel breast implant biodurability by NMR and EDS techniques. J Biomed Mater Res A 2008; 85: 684–691

[22] Janowsky EC, Kupper LL, Hulka BS. Meta-analyses of the relation between silicone breast implants and the risk of connective-tissue diseases. N Engl J Med 2000; 342: 781–790

[23] Ashley FL. A new type of breast prosthesis. Preliminary report. Plast Reconstr Surg 1970; 45: 421–424

[24] Brandon HJ, Young VL, Jerina KL, Wolf CJ. Variability in the properties of silicone gel breast implants. Plast Reconstr Surg 2001; 108: 647–655

[25] Brody GS, Long JN Silicone breast implant safety and efficacy. Medscape eMedicine article. 2012. http://emedicine.medscape.com/article/1275451-overview#a1

[26] Stevens WG, Pacella SJ, Gear AJ et al. Clinical experience with a fourth-generation textured silicone gel breast implant: a review of 1012 Mentor Memory-Gel breast implants. Aesthet Surg J 2008; 28: 642–647

[27] Panettiere P, Marchetti L, Accorsi D. Soft cohesive silicone gel breast prostheses: a comparative prospective study of aesthetic results versus lower cohesivity silicone gel prostheses. J Plast Reconstr Aesthet Surg 2007; 60: 482–489

[28] Stevens WG, Hirsch EM, Tenenbaum MJ, Acevedo M. A prospective study of 708 form-stable silicone gel breast implants. Aesthet Surg J 2010; 30: 693–701

[29] Desouches C, Aharoni C, Magalon G. Descriptive analysis of the various mammary implants available on European market in 2005 [in French] Ann Chir Plast Esthet 2005; 50: 694–701

[30] Jewell ML, Jewell JL. A comparison of outcomes involving highly cohesive, form-stable breast implants from two manufacturers in patients undergoing primary breast augmentation. Aesthet Surg J 2010; 30: 51–65

[31] Maijerd MC, Niessen FB. Prevalence of rupture in Prothèse silicone breast implants, recalled from the European market in 2010. Plast Reconstr Surg 201 2; 129: 1372–1378

[32] Kelland K. In PIP implant scandal, a ragged safety net exposed. Reuters Health Information. 2012. http://www.healthnews.com/en/news/In-PIP-implantscandal-a-ragged-safety-net-exposed/0vgMmK2iz3QuxnSkMSAMBV/

[33] Berry RB. Rupture of PIP breast implants. J Plast Reconstr Aesthet Surg 2007; 60: 967–968

[34] Watson R. Europe launches investigation into health risks of faulty breast implants. BMJ 2012; 344: e399

[35] O'Dowd A. UK launches inquiry into safety of PIP breast implants. BMJ 2012; 344: e11

[36] Psillakis JM, Facchina PH, Kharmandayan P, Trillo L, Canzi WC, Aguiar HR. Review of 1,447 breast augmentation patients using PERTHESE silicone implants. Aesthetic Plast Surg 2010; 34: 11–15

[37] Gore SM, Lamberty BG. PERTHESE implant-identical cohesive-gel sizers in breast augmentation: a prospective report on 200 consecutive cases and implications for treatment of breast asymmetry. Aesthet Surg J 2012; 32: 310–318

[38] Pelosi MA, Pelosi MA. Breast augmentation. Obstet Gynecol Clin North Am 2010; 37: 533–546, viii

[39] Sampaio Góes JC. Breast implant stability in the subfascial plane and the new shaped silicone gel breast implants. Aesthetic Plast Surg 2010; 34: 23–28

[40] Spear SL, Jespersen MR. Breast implants: saline or silicone? Aesthet Surg J 2010; 30: 557–570

[41] Neaman KC, Albert M, Hammond DC. Rupture rate and patterns of shell failure with the McGhan Style 153 double-lumen breast implant. Plast Reconstr Surg 2011; 127: 47–53

[42] Middleton MS, McNamara MP. Breast implant classification with MR imaging correlation: (CME available on RSNA link) Radiographics 2000; 20: E1

[43] Hammond DC. Atlas of Aesthetic Breast Surgery. Philadelphia, PA: Saunders Elsevier Inc.; 2009

[44] Gonzalez R. The PAM method—periareolar augmentation mastopexy: a personal approach to treat hypoplastic breast with moderate ptosis. Aesthet Surg J 2012; 32: 175–185

[45] Jacobson JM, Gatti ME, Schaffner AD, Hill LM, Spear SL. Effect of incision choice on outcomes in primary breast augmentation. Aesthet Surg J 2012; 32: 456–462

[46] Benito-Ruiz J. Transaxillary subfascial breast augmentation. Aesthet Surg J 2003; 23: 480–483

[47] Ghaderi B, Hoenig JM, Dado D, Angelats J, Vandevender D. Incidence of intercostobrachial nerve injury after transaxillary breast augmentation. Aesthet Surg J 2002; 22: 26–32

[48] Dowden RV. Transumbilical breast augmentation is safe and effective. Semin Plast Surg 2008; 22: 51–59

[49] Hendricks H. Complete submuscular breast augmentation: 650 cases managed using an alternative surgical technique. Aesthetic Plast Surg 2007; 31: 147–153

[50] Hunt J, Salomon J. Augmentation mammaplasty. Selected Readings in Plastic Surgery. 2002; 9: 1–49

[51] Pereira LH, Sterodimas A. Transaxillary breast augmentation: a prospective comparison of subglandular, subfascial, and submuscular implant insertion. Aesthetic Plast Surg 2009; 33: 752–759

[52] Hakelius L, Ohlsén L. A clinical comparison of the tendency to capsular contracture between smooth and textured gel-filled silicone mammary implants. Plast Reconstr Surg 1992; 90: 247–254

[53] Hakelius L, Ohlsén L. Tendency to capsular contracture around smooth and textured gel-filled silicone mammary implants: a five-year follow-up. Plast Reconstr Surg 1997; 100: 1566–1569

[54] Burkhardt BR, Eades E. The effect of Biocell texturing and povidone-iodine irrigation on capsular contracture around saline-inflatable breast implants. Plast Reconstr Surg 1995; 96: 1317–1325

[55] Tarpila E, Ghassemifar R, Fagrell D, Berggren A. Capsular contracture with textured versus smooth saline-filled implants for breast augmentation: a prospective clinical study. Plast Reconstr Surg 1997; 99: 1934–1939

[56] Fagrell D, Berggren A, Tarpila E. Capsular contracture around saline-filled fine textured and smooth mammary implants: a prospective 7.5-year follow-up. Plast Reconstr Surg 2001; 108: 2108–2112, discussion 2113

[57] Spear SL, Rottman SJ, Glicksman C, Brown M, Al-Attar A. Late seromas after breast implants: theory and practice. Plast Reconstr Surg 2012; 130: 423–435

[58] Hall-Findlay EJ. Breast implant complication review: double capsules and late seromas. Plast Reconstr Surg 2011; 127: 56–66

[59] Hammond DC, Migliori MM, Caplin DA, Garcia ME, Phillips CA. Mentor Contour Profile Gel implants: clinical outcomes at 6 years. Plast Reconstr Surg 2012; 129: 1381–1391

[60] Maxwell GP, Van Natta BW, Murphy DK, Slicton A, Bengtson BP. Natrelle style 410 form-stable silicone breast implants: core study results at 6 years. Aesthet Surg J 2012; 32: 709–717

[61] Codner MA, Mejia JD, Locke MB et al. A 15-year experience with primary breast augmentation. Plast Reconstr Surg 2011; 127: 1300–1310

[62] Cunningham B, McCue J. Safety and effectiveness of Mentor's MemoryGel implants at 6 years. Aesthetic Plast Surg 2009; 33: 440–444

# 25　自体脂肪移植隆乳术

*Yves Gérard Illouz, Aris Sterodimas*

## 25.1　摘要

在过去的 20 年中，为了提高脂肪注射的成活率，在改进注射技巧方面的尝试从未间断。成功的三维立体乳房塑形需要注意患者准备、细致的手术设计，以及最佳的脂肪组织采集、制备和移植方法。在本章笔者将分享美容性自体脂肪移植（autologous fat transplantation，AFT）隆乳术的丰富经验。近年来，先进的影像筛查技术使得放射科医生能更容易地区分乳房良性脂肪坏死和肿瘤性病变。为了准确评估脂肪充填术后出现的乳房病变，掌握术后乳房在钼靶和超声检查中的影像学特点以及脂肪坏死的演变过程十分必要。笔者在实际操作中将注脂量控制在适当范围以避免发生过量注射并发症。将成体脂肪干细胞移植至三维生物材料支架上的脂肪组织工程学研究或许将来能为隆乳打开新的天地。

## 25.2　引言

人类脂肪组织是一种理想的自体细胞来源，一是因为脂肪量丰富，二是可以通过简单的脂肪抽吸手术方法轻松获取大量脂肪。脂肪移植始于1893 年，德国医生 Franz Neuber 为了治疗一名骨结核感染后颊部大面积缺损的患者，用患者的一小块上臂脂肪修复了其面部缺损[1]。1926 年，Conrad Miller 医生提出"脂肪游离移植的最终效果除了与诸多局部和全身因素相关外，还取决于操作方法和技巧"[2]。如今，自体脂肪移植已被广泛应用于乳房手术。该技术最早由 Czerny 在1895 年报道，随后被 Wredde、Lexer 和 Passot 用于隆乳。在 20 世纪四五十年代，常用的隆乳材料是整块的游离脂肪和真皮脂肪，并且脂肪的采取和置入均采用开放性切口，因此在供区和受区

都会留下很长的瘢痕。当时的术后并发症发生率居高不下，主要包括感染、坏死和移植脂肪的广泛吸收。20 世纪 50 年代，Peer 在长期研究后发现，游离脂肪移植术后 1 年的吸收率超过 50%，且吸收率与移植脂肪量相关。20 世纪 80 年代，随着吸脂技术的出现，脂肪抽吸与注射成为可能，由此可利用少量脂肪进行软组织充填以纠正轮廓不规则[3]。在过去 25 年间，根据不同的适应证已发展出数项不同的脂肪注射技术，可用于丰臀、隆乳、四肢形态改善，以及瘢痕性凹陷、面部凹陷和吸脂后遗症的治疗等[4-7]。

成功的立体塑形同时需要充分的患者准备、精细的手术设计，以及采取最佳的脂肪组织采取、储存和移植技术。供移植的脂肪属于活体组织，因此需要充足的营养和氧气供给。过去 20年间，为提高注射脂肪的成活率，临床一直在尝试改进脂肪注射技术。然而传统脂肪移植方法的脂肪吸收率无法预测，往往需要通过多次治疗才能获得满意效果[8]。随着自体脂肪移植技术的改进与完善，其临床适应证的范围在不断扩大[9]。自体脂肪隆乳术在无乳腺疾病病史的女性群体中日益流行[10]。最近，这项技术不仅应用于乳房再造，也应用于美容手术，因此成为备受瞩目和争议的课题[3,11,12]。在本章笔者将分享关于美容性自体脂肪移植隆乳术的丰富经验。

## 25.3　适应证

满足以下条件的女性适于进行自体脂肪移植隆乳术。

● 纠正胸壁畸形，如漏斗胸、波伦综合征及管状乳房。
● 修复乳腺局部或广泛切除后造成的缺陷或双侧不对称。

- 改善硅胶假体乳房再造后的软组织覆盖厚度。
- 促进放疗后慢性缺血性乳腺组织的新血管形成。
- 纠正乳房缩小术或乳房上提术后的外形缺陷，以及在假体隆乳术后减轻假体的波纹。
- 美容性隆乳术（图 25.1），或修复硅胶假体取出术后的乳房外形。

## 25.4 技术要点

1. 术前需在患者站立位状态标记待吸脂区域（图 25.2）。

2. 在手术室对患者进行镇静麻醉。

3. 注射含 1∶500 000 肾上腺素的生理盐水肿胀液后等待 15 分钟，在待吸脂区域做一小切口，直径 4 mm 的钝头吸脂针连接 60 mL 注射

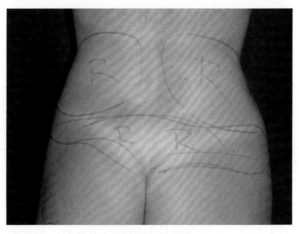

图 25.2 在患者站立位时标记待吸脂区域

器，将针头插入切口内。

4. 用注射器法进行脂肪抽吸。供脂区主要包括腹部、侧腰、大腿和膝关节周围臃肿区域 [6,13,14]。

5. 吸出的脂肪组织处理方法如下。将注射器开口端向下垂直放置，让脂肪析出。（图 25.3）。静置 10～15 分钟后，析出的脂肪接近黄

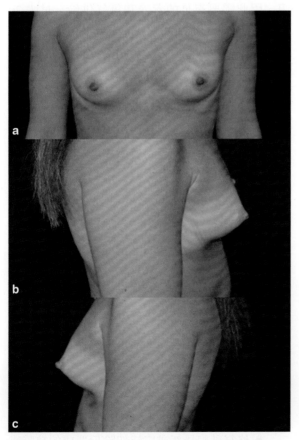

图 25.1 一名 31 岁自体脂肪移植隆乳术志愿者的术前照片

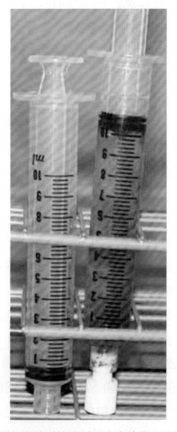

图 25.3 制备脂肪时将注射器直立放置，让脂肪析出

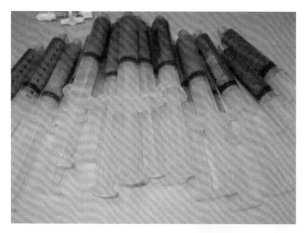

图25.4 将脂肪移入 10 mL 注射器用于注射隆乳

色。将脂肪移至 10 mL 注射器待用（图25.4）。

6. 如图25.5，将乳房分为四个操作区域。通过多通路接头将装有脂肪的 10 mL 注射器与直径 2.5 mm 的注脂针连接，注射层次为皮下层

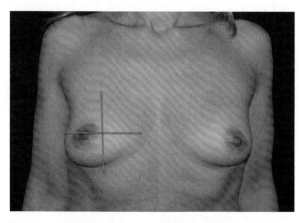

图25.5 将乳房分为 4 个脂肪移植操作区域

和乳腺内，多次往复注射，每次边退针边少量缓慢注射，确保临床效果可靠。以单个操作区域为单位，逐一填充至整个乳房。

7. 术后乳房外覆盖轻薄的敷料，避免对术区过度加压。

## 25.5 病例讨论

### 25.5.1 患者 1

女性，51 岁，就诊目的为隆乳，希望通过微创手术达到满意的改善效果（图25.6a，图25.7a）。该患者共接受了三次自体脂肪移植手术，每次间隔 6 个月［第一阶段：右乳（R）120 mL，左乳（L）115 mL；第二阶段：R 78 mL，L 89 mL；第三阶段：R 55 mL，L 45 mL］。末次治疗后 4 年患者随访时，手术效果满意，未发现手术相关并发症（图25.6b，图25.7b）。

### 25.5.2 患者 2

女性，42 岁，要求进行隆乳术（图25.8a，图25.9a）。体格检查时发现该患者双侧乳腺发育不良。共对其进行了三次自体脂肪移植隆乳术，每次间隔 6 个月（第一阶段：R 90 mL，L 95 mL；第二阶段：R 88 mL，L 92 mL；第三阶段：R 34 mL，L 31 mL）。该患者术后 5 年随

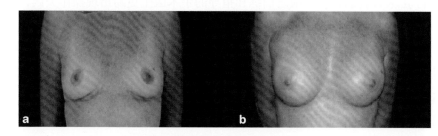

图25.6 a. 一名要求进行自体脂肪隆乳的 51 岁女性患者的术前正面照。b. 进行 3 次自体脂肪移植隆乳术后的正面照（注射总量：右乳 253 mL；左乳 249 mL）

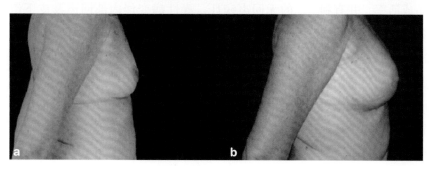

图25.7 a. 图25.6同一患者的术前侧面照。b. 三次自体脂肪移植隆乳术后的侧面照（注射总量：右乳 253 mL；左乳 249 mL）

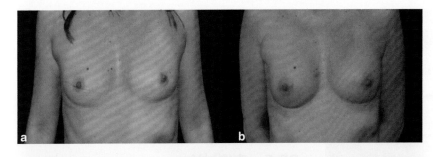

图 25.8 a. 42 岁自体脂肪移植隆乳术患者的术前正面照片。b. 三次自体脂肪移植术后的正面照（右乳 212 mL，左乳 218 mL）

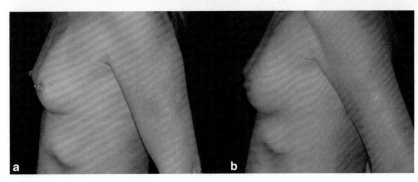

图 25.9 a. 图 25.8 中同一患者术前侧面照。b. 三次自体脂肪移植隆乳术后的侧面照（右乳 212 mL，左乳 218 mL）

访时效果满意且无并发症（图 25.8b，图 25.9b）。

## 25.6 讨论

为了取得满意的手术效果，自体脂肪移植技术的标准化十分重要。自体脂肪移植隆乳术的成功与否取决于许多因素，包括脂肪采取的技术和工具，脂肪处理，脂肪移植，脂肪移植层次，以及患者的个体化差异。

过去的 25 年中有一些指导脂肪移植操作的基本原则。第一条就是避免进行乳腺后脂肪注射。已有结果显示乳腺后层次无法为自体移植脂肪的成活提供足够的血供[15]。自体脂肪注射的一种理想层次是皮下层，因为该层富含脂肪且血运丰富。另外乳腺组织本身血运丰富，因此乳腺内脂肪注射是另一种较好的选择。在血运丰富的部位进行脂肪注射可以提高脂肪成活率，并有利于周围组织的长入融合。第二条是注射方式为辐射状、回退式注射，在不同层次一边回退一边点状均匀注射。均匀点状注射脂肪不仅能提高脂肪细胞的成活率，还能避免大量脂肪推注后的包块形成，后者有可能进一步发生钙化。第三条是理想的手术效果难以通过一次操作达成，分阶段多

次手术可以预防主要并发症的发生。如果患者希望拥有一对丰满的乳房，反复多次的乳房内及腺体内脂肪移植可以实现这一目标。第四条是将乳房分成四个操作区域。每一次手术都应依次在四个区域内注射自体脂肪，这样能够保证脂肪注射均匀，避免单一区域的注射不足或过量。第五条是为了保证自体脂肪移植隆乳的手术效果，每两次注射之间均应间隔至少 3 个月。自体脂肪移植隆乳术并不是一项简单的手术，应该由训练有素且经验丰富的医生完成。一项最新的研究证实，缺乏训练和指导的手术医生更易出现操作失误，从而导致严重并发症[16]。

自体脂肪隆乳术后的乳房钼靶检查可能发现的改变包括乳房实质密度不均匀、囊性病变、皮下组织密度不均匀，以及良性钙化性病变。乳房超声检查中可出现的继发改变包括后方声影增强的无回声病灶、囊性病变伴内部回声及皮下组织回声增强[17]。和其他乳房手术一样，脂肪坏死、囊肿形成和结节也可以在术后出现[18]。

一篇较全面的文献综述中提到，术后严重的并发症常由技术不当或者脂肪采取和移植的解剖层次错误导致[19]。脂肪移植隆乳术后最主要的并发症是脂肪坏死性囊肿，在乳房超声、钼靶和

MRI 检查中均呈现为特征性的良性改变 [16,20]。

近年来，影像学筛查技术的发展使放射科医生能更轻松地鉴别乳房的良、恶性病变。为了更好地鉴别脂肪移植隆乳术后的乳房病变性质，掌握乳房在钼靶和超声检查中的特点，同时了解脂肪坏死的影像学演变过程必不可少。对于一些特殊的病例，MRI 可以更准确地判断病变性质。与 MRI 中乳房本身的脂肪相比，脂肪移植物在 T1 加权像信号偏低，T2 加权像信号偏高。造成这一现象的可能原因是移植物内的脂肪含量稍低、注射部位的纤维化或高灌注 [21]。已有相当多的研究证明，目前放射科医生对于鉴别乳房术后的脂肪坏死钙化灶和乳房肿瘤相关坏死钙化灶有较高把握 [22]。还有一项研究也支持了这一结论，该研究表明，脂肪移植技术并不会影响乳房肿瘤患者的术后随访，对于有疑问的病例可以采用影像学指导下的活检术 [23]。脂肪移植隆乳术后应进行影像学随访，这不应该成为手术的障碍 [24]。已经发表的临床研究报道了 2000 例脂肪移植隆乳术的结果，根据随访结果并未发现乳房肿瘤新发率或肿瘤复发率升高 [25,26]。乳房超声检查是一种准确简单的检查方法，在自体脂肪注射术后短期内脂肪结节性改变的随访中起重要作用 [27]。手术后的影像学表现通常与正常乳房相同，有时会出现脂肪坏死的图像，但经验丰富的放射科医生不会将之与癌症混淆。如果在末次术后 1 年内发现了可疑病变，需要考虑原发性乳腺癌或乳腺癌原位复发，这时可以征求经验丰富的放射科医生的意见并行进一步检查。然而我们在研究中发现，大部分脂肪注射隆乳后的继发病变如脂肪坏死、囊肿形成和乳房硬结等，大多出现在每次手术后的 6 个月内。笔者认为脂肪移植隆乳术后一年以上出现的任何乳房病变，包括脂肪钙化、囊肿、肿瘤原位复发或者原发性乳房肿瘤等，与乳房的自体脂肪移植没有直接相关。一项纳入了 230 名患者的长期随访研究（随访时间为 2~25 年，平均为 11.3 年）证实了这一点，该研究每年会对患者进行乳腺钼靶以及超声检查 [3]。

临床随访结果显示，术后 3~4 个月当患者体重稳定时，与脂肪容量增加相关的形态学改变同样稳定。术后 10 年的随访显示乳房肿瘤的局部复发或新发肿瘤的风险并无增加 [28]。

为了避免过度脂肪注射的并发症，笔者将单次注脂量控制在一定范围，该方案的主要缺点是患者需要经历多次手术才能获得理想效果，这有时会使患者感到气馁。但从另一方面看，笔者认为分阶段操作是降低风险的有力保障。自体脂肪移植对于乳房再造而言同样是一种安全有效的选择。无论何种再造类型，自体脂肪移植均能改善乳房的外观、容量、乳房整体形态和双侧乳房对称性。这类患者常需接受多次注射，特别是有放疗史的患者更需如此 [29,30]。

几组最新的研究表明，人类脂肪组织中存在多能成体干细胞。这组细胞群又称为脂肪干细胞（adipose-derived stem cells，ADSC），代表了未来细胞治疗的良好前景，如组织工程和组织再生 [31]。由于脂肪组织中存在广泛的微血管网络且脂肪细胞对低氧敏感，故而降低了传统的组织移植方法的成功率 [32]。笔者的临床实践表明，通过引入再生细胞技术，例如包含脂肪干细胞的术式，可获得持久的隆乳效果。在富集间质的脂肪移植技术（SEL）中，脂肪注射物中含有自体 ADSC。从一半的新鲜脂肪抽吸物中提取出包含 ADSC 的间质血管组分（SVF），再将其与用生理盐水洗涤后的另一半脂肪混合。通过上述操作可以让缺乏 ADSC 的脂肪抽吸物变为富含 ADSC 的脂肪移植物。初步的研究结果表明 SEL 可安全、有效地用于软组织充填，且效果优于传统的脂肪注射 [33]。Sterodimas 等总结了一项将富间质脂肪移植物用于隆乳的临床研究结果 [12]。有人担心将成熟的脂肪细胞和 ADSC 移植至乳房这一具有激素活性的环境中可能会诱发乳腺癌，但目前尚无相关临床证据，另外，基础科学研究也还未对此达成共识 [34]。已经发表的一项临床研究中分析总结了超过 2000 名脂肪移植隆乳的患者，表明乳房新发肿瘤或肿瘤复发的发生率并无升高[25]。与自体脂肪移植隆乳术有关的重点问题尚需通过大型的多中心前瞻性研究加以明确。

在三维生物材料上移植成人ADSC的脂肪组织工程未来可能为隆乳开辟新的领域。组织特异性支架和信号系统是可将ADSC分化为成熟脂肪细胞，并且通过它们能有效地构建用于隆乳术的三维植入支架。现已证实通过ADSC和Ⅰ型胶原支架构建的脂肪组织可以替换体内受损组织[35]。另一项近期的研究同样证实了这一发现，即ADSC能够良好地吸附于Ⅰ型胶原支架并进行生长和增殖，表现出了出色的细胞兼容性，可作为隆乳术的移植物支架媒介。此外，有人提出在透明质酸海绵支架中嵌入ADSC的方法。这种支架是稳定的细胞载体，具有产生"容量恒定"组织的潜力[36]。体外培养时将人原代ADSC接种至胎盘脱细胞基质（PDM）和交联透明质酸（XLHA）支架上的方法也有报道。这种具有细胞黏附性的PDM支架有助于细胞存活和增殖，且非黏附性XLHA凝胶的环境能促进细胞分化[37]。

ADSC可以分泌众多的成血管相关细胞因子，包括血管内皮生长因子（VEGF）、粒细胞-巨噬细胞集落刺激因子、基质细胞衍生因子1-α和肝细胞生长因子[38]。另一项研究也证明了这一点，在ADSC黏附于聚氨酯的部位VEGF的分泌量显著增加，移植物的生物相容性也有明显改善[39]。可以推断VEGF等生长因子可辅助含ADSC管状支架中毛细血管的形成[31]。

目前在整形和再造外科中可用作载体或支架的材料种类有限，因此拟引入创新性的"智能"材料，能控制组织的拓扑结构，能进行表面修饰以促进细胞的黏附、分化和生长。标准的细胞扩增方法尚未建立，适合临床使用的方法需要在促进ADSC增殖的同时保留它们的多向分化潜能。为了避免病毒传播和免疫反应等动物源性制品的潜在风险，我们需要对人源性制品在细胞治疗方面的作用进行详细研究。尽管现有的脂肪组织工程技术已有一定发展，但是唯有透彻理解脂肪干细胞、生长因子和生物材料之间的作用机制才有可能生产出成熟的组织工程制品[40]。

## 25.7 小结

通过少量多次脂肪注射，乳房脂肪移植可达到良好的乳房美容效果。为了避免术后并发症，应避免通过一次手术实现最终效果。影像筛查技术的发展让影像科医生能更好地鉴别乳腺组织的良性坏死和肿瘤相关改变。掌握自体脂肪注射隆乳术后脂肪坏死的不同阶段在乳腺钼靶和超声检查上的影像学特点对于术后评估十分必要。将成体ADSC植入三维生物支架的脂肪组织工程在未来有可能为隆乳开拓出新的领域。

（孙维绎　李斯磊　刘春军　译）

## 参考文献

[1] Neuber F. Fettransplantation. Chir Kongr Verhandl Dtsch Ges Chir 1893; 22: 66
[2] Miller JJ, Popp JC. Fat hypertrophy after autologous fat transfer. Ophthal Plast Reconstr Surg 2002; 18: 228–231
[3] Illouz YG, Sterodimas A. Autologous fat transplantation to the breast: a personal technique with 25 years of experience. Aesthetic Plast Surg 2009; 33: 706–715
[4] Nicareta B, Pereira LH, Sterodimas A, Illouz YG. Autologous gluteal lipograft. Aesthetic Plast Surg 2011; 35: 216–224
[5] Pereira LH, Nicaretta B, Sterodimas A. Correction of liposuction sequelae by autologous fat transplantation. Aesthetic Plast Surg 2011;35(6):1000–1008
[6] Sterodimas A, Huanquipaco JC, de Souza Filho S, Bornia FA, Pitanguy I. Autologous fat transplantation for the treatment of Parry-Romberg syndrome. J Plast Reconstr Aesthet Surg 2009; 62: e424–e426
[7] Pereira LH, Sterodimas A. Fat transplantation for mild pectus excavatum. In: Shiffman, MA. Autologous Fat Transfer. New York, NY: Springer; 2010:323–330
[8] Sterodimas A, de Faria J, Nicaretta B, Papadopoulos O, Papalambros E, Illouz YG. Cell-assisted lipotransfer. Aesthet Surg J 2010; 30: 78–81

[9] Rosing JH, Wong G, Wong MS, Sahar D, Stevenson TR, Pu LL. Autologous fat grafting for primary breast augmentation: a systematic review. Aesthetic Plast Surg 2011; 35: 882–890

[10] Veber M, Tourasse C, Toussoun G, Moutran M, Mojallal A, Delay E. Radiographic findings after breast augmentation by autologous fat transfer. Plast Reconstr Surg 2011; 127: 1289–1299

[11] Saint-Cyr M, Rojas K, Colohan S, Brown S. The role of fat grafting in reconstructive and cosmetic breast surgery: a review of the literature. J Reconstr Microsurg 2012; 28: 99–110

[12] Sterodimas A. Adipose stem cell engineering: Clinical applications in plastic and reconstructive surgery In: Adipose derived stem cells and regenerative medicine. New York, NY: Springer; 2011: 165–180

[13] Ullmann Y, Shoshani O, Fodor A et al. Searching for the favorable donor site for fat injection: in vivo study using the nude mice model. Dermatol Surg 2005; 31: 1304–1307

[14] Rohrich RJ, Sorokin ES, Brown SA. In search of improved fat transfer viability: a quantitative analysis of the role of centrifugation and harvest site. Plast Reconstr Surg 2004; 113: 391–395, discussion 396–397

[15] Illouz YG. Body Sculpturing by Lipoplasty. New York. Churchill Livingstone; 1989:390–394

[16] Hyakusoku H, Ogawa R, Ono S, Ishii N, Hirakawa K. Complications after autologous fat injection to the breast. Plast Reconstr Surg 2009; 123: 360–370, discussion 371–372

[17] Taboada JL, Stephens TW, Krishnamurthy S, Brandt KR, Whitman GJ. The many faces of fat necrosis in the breast. AJR Am J Roentgenol 2009; 192: 815–825

[18] Danikas D, Theodorou SJ, Kokkalis G, Vasiou K, Kyriakopoulou K. Mammographic findings following reduction mammoplasty. Aesthetic Plast Surg 2001; 25: 283–285

[19] Zocchi ML, Zuliani F. Bicompartmental breast lipostructuring. Aesthetic Plast Surg 2008; 32: 313–328

[20] Castelló JR, Barros J, Vázquez R. Giant liponecrotic pseudocyst after breast augmentation by fat injection. Plast Reconstr Surg 1999; 103: 291–293

[21] Goehde SC, Kuehl H, Ladd ME. Magnetic resonance imaging of autologous fat grafting. Eur Radiol 2005; 15: 2423–2426

[22] Kneeshaw PJ, Lowry M, Manton D, Hubbard A, Drew PJ, Turnbull LW. Differentiation of benign from malignant breast disease associated with screening detected micro calcifications using dynamic contrast enhanced MRI. Breast 2006; 15: 29–38

[23] Pierrefeu-Lagrange AC, Delay E, Guerin N, Chekaroua K, Delaporte T. [Radiological evaluation of breasts reconstructed with lipomodeling] Ann Chir Plast Esthet 2006; 51: 18–28

[24] Veber M, Tourasse C, Toussoun G, Moutran M, Mojallal A, Delay E. Radiographic findings after breast augmentation by autologous fat transfer. Plast Reconstr Surg 2011; 127: 1289–1299

[25] Fraser JK, Hedrick MH, Cohen SR. Oncologic risks of autologous fat grafting to the breast. Aesthet Surg J 2011; 31: 68–75

[26] Erol OO, Agaoglu G, Uysal AO. Liponecrotic pseudocysts following fat injection into the breast. Plast Reconstr Surg 2010; 125: 168e–170e

[27] Wang H, Jiang Y, Meng H, Zhu Q, Dai Q, Qi K. Sonographic identification of complications of cosmetic augmentation with autologous fat obtained by liposuction. Ann Plast Surg 2010; 64: 385–389

[28] Delay E, Garson S, Tousson G, Sinna R. Fat injection to the breast: technique, results, and indications based on 880 procedures over 10 years. Aesthet Surg J 2009; 29: 360–376

[29] Kanchwala SK, Glatt BS, Conant EF, Bucky LP. Autologous fat grafting to the reconstructed breast: the management of acquired contour deformities. Plast Reconstr Surg 2009; 124: 409–418

[30] Losken A, Pinell XA, Sikoro K, Yezhelyev MV, Anderson E, Carlson GW. Autologous fat grafting in secondary breast reconstruction. Ann Plast Surg 2011; 66: 518–522

[31] Sterodimas A, De Faria J, Correa WE, Pitanguy I. Tissue engineering in plastic surgery: an up-to-date review of the current literature. Ann Plast Surg 2009; 62: 97–103

[32] Chiu YC, Cheng MH, Uriel S, Brey EM. Materials for engineering vascularized adipose tissue. J Tissue Viability 2011; 20: 37–48

[33] Sterodimas A, de Faria J, Nicaretta B, Boriani F. Autologous fat transplantation versus adipose-derived stem cell-enriched lipografts: a study. Aesthet Surg J 2011; 31: 682–693

[34] Parrish JN, Metzinger SE. Autogenous fat grafting and breast augmentation: a review of the literature. Aesthet Surg J 2010; 30: 549–556

[35] Lu F, Gao JH, Ogawa R, Mizuro H, Hykusoku H. Adipose tissues differentiated by adipose-derived stem cells harvested from transgenic mice. Chin J Traumatol 2006; 9: 359–364

[36] Stillaert FB, Di Bartolo C, Hunt JA et al. Human clinical experience with adipose precursor cells seeded on hyaluronic acid-based spongy scaffolds. Biomaterials 2008; 29: 3953–3959

[37] Flynn LE, Prestwich GD, Semple JL, Woodhouse KA. Proliferation and differentiation of adipose-derived

stem cells on naturally derived scaffolds. Biomaterials 2008; 29: 1862–1871

[38] Suga H, Eto H, Shigeura T, et al. IFATS collection:: Fibroblast growth factor-2-induced hepatocyte growth factor secretion by adipose-derived stromal cells inhibits postinjury fibrogenesis through a c-Jun N-terminal kinasedependent mechanism. Stem Cells 2009;27(1):238–249

[39] Prichard HL, Reichert W, Klitzman B. IFATS collection: adipose-derived stromal cells improve the foreign body response. Stem Cells 2008; 26: 2691–2695

[40] Sterodimas A, de Faria J, Nicaretta B, Pitanguy I. Tissue engineering with adipose-derived stem cells (ADSCs): current and future applications. J Plast Reconstr Aesthet Surg 2010; 63: 1886–1892

# 26 乳房脂肪移植术后的长期效果

*Sydney R. Coleman, Alesia P. Saboeiro*

## 26.1 摘要

乳房脂肪移植术自 1895 年由 Czerny 首次提出后便一直备受争议。20 世纪 90 年代初期有许多研究都报道了脂肪移植隆乳术的长期效果，但硅胶和生理盐水乳房假体出现后迅速成为了隆乳首选材料，这使脂肪移植技术被搁置一旁。1987年美国整形外科医生学会（ASPS）发表了一篇立场文件，反对乳房脂肪移植术，自此这一技术不再被列入临床首选。在世界范围内对一些医生而言，这项"禁令"并不足以使他们停止继续完善脂肪隆乳技术的脚步。目前，有许多已发表的文章记录了脂肪移植技术在乳房美容、乳房再造，以及放射性损伤和包膜挛缩的治疗中所发挥的积极作用。这些结果使 ASPS 废除了对于脂肪移植的"禁令"并更正了其立场文件。2009 年ASPS 的脂肪移植特别小组提出："脂肪移植技术可以用于隆乳，并作为纠正乳房手术后或其他医学治疗后继发乳房畸形的治疗选择；但需要强调的是，治疗效果与操作技术及术者经验直接相关。"随着脂肪移植技术的逐渐流行，操作技术和术者经验越发重要。脂肪是精细的组织，其采集和注射操作要轻柔适当，这样才能在实现采集量最大化的同时减少脂肪囊性变和钙化等并发症。本章将着重讨论与乳房脂肪注射相关的解剖学知识、既往及当前技术的特点、适应证、并发症和安全注意事项。

## 26.2 引言

早在 1895 年即有乳房脂肪移植术的报道，当时 Czerny 发表了一篇文章，描述了其将拳头大小的脂肪块从臀部移植至乳房，修复纤维囊性乳腺炎导致的乳房组织缺失[1]。该再造手术术后

一年的效果稳定。然而，因为这一操作复杂且耗时较长，用自体脂肪纠正面部和（或）躯体凹陷的方法被石蜡所取代[2]，石蜡可单独应用也可联合使用凡士林和橄榄油。正如大家所想，这种方法会导致手术部位肿胀坚硬，也可能引发石蜡瘤，因此逐渐被淘汰。

1912 年 Eugene Holländer 开始研究面部及乳房的脂肪注射，最终发明了一种人类脂肪和更为坚实的羊体脂肪的混合物来稳定手术效果[3,4]。这种混合物在达到预期的手术效果的同时也产生了疼痛性皮疹。1919 年，Erich Lexer 出版了名为 *Die freien Transplantationen*（*Free Transplantations*）的上下两卷本专著，其中主张将脂肪移植应用于多种再造和美容手术，包括治疗凹陷性瘢痕、乳房不对称、小颌畸形，以及神经、肌腱修复的后续治疗[5]。另外还有几位研究者也记录了脂肪移植的治疗经验。但总体来说，这一时期脂肪移植的效果不稳定，故该方法未能成为临床主流。

20 世纪 80 年代中期 Fournier 和 Illouz 等发明了一种简单易行的脂肪提取方法，重新激起了人们对脂肪移植的兴趣[6,7]。Chajchir 和 Benzaquen 也再次开始关注脂肪移植，他们在1989 年报道了 4 年的临床经验，脂肪移植效果良好，脂肪存活率约为 86%[8]。其他报道中使用的手术方法和结果差异较大，引发了关于脂肪移植稳定性的争议。20 世纪 90 年代 Coleman 开始报道自己在脂肪移植方面的经验，他强调要轻柔采集脂肪，进行离心提纯并将脂肪分装后注射以促进脂肪的再血管化[9-12]。已证实 Coleman 的方法随着时间的推移可取得预期效果且效果稳定，并成功应用于多种再造手术和美容治疗。

几乎在同一时间即 1987 年，美国整形外科医生学会（ASPS）禁止施行乳房脂肪移植术，

因为当时认为移植的脂肪会干扰乳腺癌的诊断。Coleman 医生在一小部分患者中继续使用乳房脂肪移植术，并将手术结果发表于 2007 年 [13]。其结果显示自体脂肪移植后的乳房可轻松成像，并且移植的脂肪并不会掩盖乳房肿瘤。术后影像学检查最常观察到的是脂肪的液化囊肿和少量钙化灶，这些钙化灶很容易和乳房恶性肿瘤造成的钙化相鉴别。过去几年中发表的其他文章同样报道了乳房脂肪移植术的良好效果，与此同时进行脂肪移植乳房再造的患者中也未发现乳房肿瘤复发率升高 [14,15]。上述发现逆转了乳房脂肪移植术的局面，ASPS 也发表了修正性声明 [16]。2009 年 ASPS 脂肪移植特别小组表示"可以考虑将脂肪移植用于隆乳和治疗乳房疾病或乳房术后的继发畸形，但是手术效果取决于手术方法和术者经验"。手术方法和术者经验非常重要。脂肪作为一种脆弱的组织，只有经过恰当的处理和注射才能在保证移植物成活最大化的同时尽可能避免并发症。

胸壁的骨性轮廓、胸肌的厚度、乳腺实质和皮下脂肪的厚薄，以及被覆皮肤的弹性等因素决定乳房外形。许多乳房和胸部的结构性问题都可以通过自体脂肪移植得到改善。在临床实践中，自体脂肪移植的用途包括：初次隆乳，在假体周围充填自体脂肪以柔和假体轮廓并减轻包膜挛缩，为希望取出乳房假体的患者进行替代隆乳，纠正管状乳房和波伦综合征等乳房畸形，改善骨感胸骨表面软组织覆盖的厚度，纠正漏斗胸畸形、乳房肿瘤切除术或乳房放疗术后的外形改善，以及乳房切除术后的部分或完全再造。

## 26.3　适应证

乳房和胸壁脂肪移植术的适应证如下。

- 希望乳房容量增大约一个罩杯的初次隆乳者。如果受术者有足够的脂肪储备，可以在第二次手术时补充乳房脂肪容量（图 26.1）。

- 盐水或硅胶乳房假体隆乳术后假体轮廓明显，乳房坚硬，或者因假体包膜挛缩引起的乳房畸形。将脂肪充填至假体周围可以掩盖边缘轮廓，改善假体表面皱褶或波动感，还能软化包膜挛缩导致的坚硬手感（图 26.2）。

- 假体隆乳术后希望用自体脂肪替代假体者。这些受术者必须了解自体脂肪充填所能增加的乳房容量限制。如果受术者有足够的脂肪储备，可以通过再次手术填充进一步增加乳房容量（图 26.3）。

- 乳房肿瘤切除术或活检术后乳房局部组织缺失的患者。自体脂肪可以移植至特定的缺陷部位用于替代被切除的组织（图 26.4）。

- 乳房切除术后患者，无论是否接受了假体或皮瓣再造。如果没有接受过再造手术，脂肪可用来再造被切除的乳房。如果接受过假体或皮瓣的乳房再造术，脂肪充填可进一步改善假体的手感和外形，也可以用来修正皮瓣再造术后无法用皮瓣修补的局部缺陷（图 26.5）。

- 乳房或者胸壁皮肤存在放射性损伤的患者。现已证实在放射性损伤的皮肤下充填薄层脂肪有助于放射性溃疡的愈合，并且能改善皮肤质地，让皮肤变得更加柔软、有弹性，这使后续的乳房再造成为可能（图 26.6）。

- 管状乳房患者。通过自体脂肪移植可以更好地扩张缩窄的乳房下极，同时避免扩大乳头乳晕复合体，以获得良好的总体外形。如果乳房的缩窄明显，可能需要多次充填来实现充分扩张（图 26.7）。

- 波伦综合征患者。脂肪可用来替代缺失或萎缩的胸肌和乳房组织。如果乳房严重畸形，可能需要一次以上手术来恢复理想外形（图 26.8）。

- 骨性胸骨或者肋骨突出的患者。可以在上

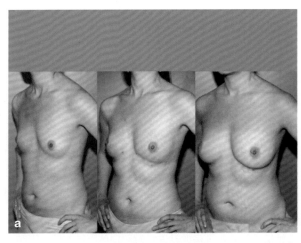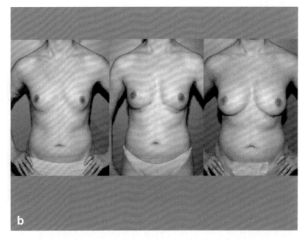

图 26.1　35 岁女性希望通过隆乳术获得自然的乳房外观。术前她佩戴了 Brava 外部扩张设备（Brava, LLC,
Miami, FL, USA）。第一次手术该受术者的左侧和右侧乳房分别填充了 230 mL 和 232.5 mL 脂肪。两组照片里中
间的照片为第一次手术后 3 个月的效果。第二次手术左侧和右侧乳房分别充填了 287.5 mL 和 237.5 mL 脂肪。两
组照片里右侧的照片为第二次手术后 21 个月的效果。通过照片能观察到脂肪充填所带来的自然的隆乳效果。a. 术
前斜位片（左侧），初次手术后 3 个月（中间）和末次手术后 21 个月（右侧）。b. 术前正位片（左侧），初次手术后
3 个月（中间）和末次手术后 21 个月（右侧）

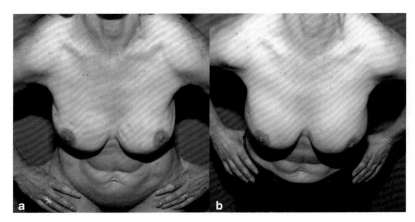

图 26.2　46 岁女性患者接受了预防
性保留乳头、乳晕的双侧乳房切除手
术并在皮下置入了硅胶假体。尽管随
后假体的埋置层次由皮下层更换至胸
大肌后，但未能消除假体表面的皱褶
和明显的波动感。a. 该患者主诉假
体的波动感持续不断，同时缺乏明显
的乳沟。她接受了一次自体脂肪移植
手术，左侧及右侧乳房分别注射了
163 mL 和 117.5 mL 脂肪，随后假
体导致的问题几乎完全解决。b. 一次
脂肪注射术后 2 年 5 个月

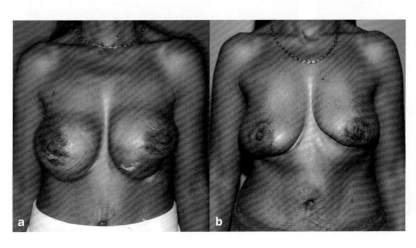

图 26.3　43 岁的女性患者，2004
年曾在其他国家接受过乳腺后乳房假
体置入术，假体容量为 360 mL。术
后由于出现了双侧乳房血肿，假体容
量被缩小至 280 mL。该名患者因假
体包膜挛缩在 2005 年进行了闭合式
的包膜切除术。a. 该患者主诉疼痛、
乳房容量过大以及双侧乳房畸形。对
她的处理为假体取出、部分包膜切除
和乳房下皱襞再造。随后进行了经乳
晕的乳房上提术，同时在左乳下极和
右乳内侧注射了自体脂肪，注射量分
别为 141 mL 和 15 mL。该患者原
计划进行后续的脂肪移植以改善双侧
乳房对称性，但她本人对手术效果满
意，没有接受后继治疗。b. 初次脂肪
注射后 2 年 10 个月

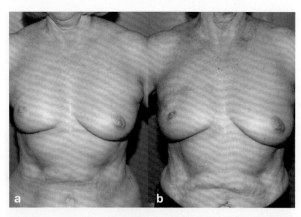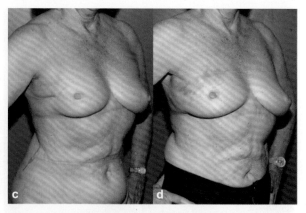

图26.4 62岁的女性患者，曾在2004年进行了右侧乳房肿瘤切除术、淋巴结活检术、术后化疗和放射治疗。就诊时主诉双侧乳房不对称以及术后瘢痕区域的紧绷感。2009年她接受了右侧乳房的粘连松解和自体脂肪充填，脂肪注射量为135 mL。随后在2010年和2011年她又先后进行了两次右乳的自体脂肪充填，填充量分别为140 mL和175 mL。图示为该患者术前和末次脂肪移植术后8个月的照片。a. 术前正面观。b. 术后正面观。c. 术前斜位观。d. 术后斜位观

述骨性区域表面充填一层脂肪以增加骨性区域表面的软组织覆盖厚度。

● 漏斗胸患者。在胸壁中线处的凹陷区域充填脂肪可以掩饰漏斗胸畸形。

对于乳房基础较小和（或）皮肤软组织覆盖较紧的患者，我们推荐在术前及术后配合使用Brava外部扩张设备[17]。使用该设备能够扩大脂肪充填的空间。此外，它还能增加现有组织

的血液供应，为移植物存活提供更可靠的环境基础。我们建议在术前大约使用3周的Brava设备直至手术当天早上，以此确保最大程度的软组织扩张。

除了乳房完全切除的患者之外，术前所有患者均需要进行乳房X线检查。对于乳房切除的患者，肿瘤科医生的病情评估十分重要。除了乳房X线检查，手术前需要进行全面检查，包

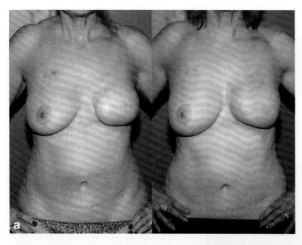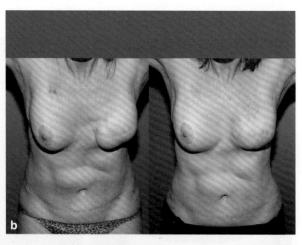

图26.5 56岁的女性患者，2005年被诊断为炎性乳腺癌并进行了左侧乳房改良乳腺癌根治术和同期横行腹直肌肌皮瓣（TRAM flap）乳房再造术，术后接受了辅助放、化疗。随后为了改善双侧乳房的不对称性，进行了右侧乳房缩小术，术后患者再造的左侧乳房逐渐变得坚硬。2009年接受了左侧乳房粘连松解术并充填了297.5 mL自体脂肪，同时在右侧胸部瘢痕部位充填了10 mL自体脂肪。从图片中能够看出乳房形态的改善以及右侧胸部瘢痕的减轻。图片显示的是术前和脂肪充填术后14个月的正面观、俯视观

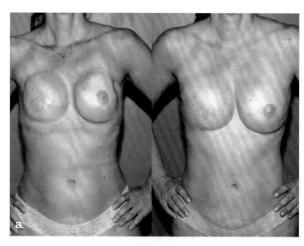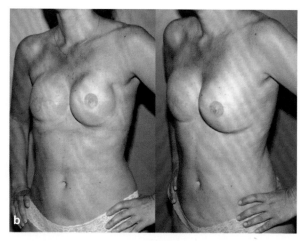

图 26.6　39 岁的女性患者，她在 1997 年被诊断为乳腺癌，之后接受了右侧乳房的改良根治术、化疗和放疗。次年她进行了左侧乳房的预防性切除，并在双侧乳房置入了乳房假体。随后该患者出现了双侧乳房假体包膜挛缩，同时伴有乳房的坚硬感和局部感觉减退。2009 年该患者在右侧乳房和胸骨注射了 114.5 mL 自体脂肪，同时左侧乳房和胸骨注射了 116 mL 脂肪。2010 年她进行了另一次自体脂肪注射，右侧乳房和腋窝的注射量为 191.5 mL，左侧乳房和腋窝的注射量为 169.5 mL。2011 年她于右侧乳房佩戴了 Brava 外部扩张设备，随后分别在右侧和左侧的乳房及同侧腋窝区域注射了 127.5 mL 和 122 mL 自体脂肪。手术后该患者注意到自己的乳房明显变软，感觉功能也得到改善。图示为手术前和第三次脂肪注射术后 5 个月的正面观、斜位观

括患者主诊医生进行的病史采集、体格检查及血液学检查，后者至少应该包括全血细胞分析（CBC）和凝血相关的凝血酶原时间（PT）/ 部分促凝血酶原激酶时间（PTT）检测，年龄超过 45 岁的患者需要进行心电图（ECG）检查。

## 26.4　技术要点

手术前一晚和手术当天早上我们要求所有患者用 Hibiclens（洗必泰）药皂（Mölnlycke Health Care, LLC, US, Norcross, GA, USA）清洗身体。

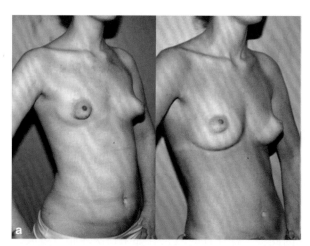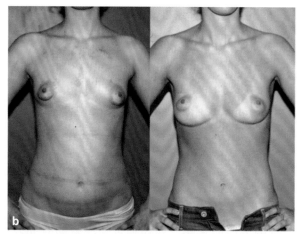

图 26.7　22 岁的管状乳房患者。她表示自己主要希望获得自然的乳房外观，对她来说乳房的形状比容量更加重要。手术前她只佩戴了一小段时间的 Brava 外部扩张设备，随后她的左侧和右侧乳房分别注射了 202.5 mL 和 245 mL 自体脂肪。因为术后出现了严重的乳头乳晕复合体疝出，她只佩戴了 2 天的 Brava 设备。2010 年该患者进行了第二次自体脂肪充填，术前同样佩戴了 Brava，手术中左侧和右侧乳房分别注射了 335 mL 和 345 mL 脂肪。手术后用 Reston 泡沫贴片（3M, St. Paul, MN, USA）固定以防止乳头乳晕复合体疝出，同时佩戴了一周的 Brava 设备。术后该患者的乳房形态和容量均得到明显改善，乳头乳晕复合体与乳房的关系也得到了纠正。图示为术前和末次脂肪移植术后 9 个月的斜位观、正面观

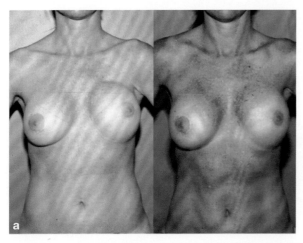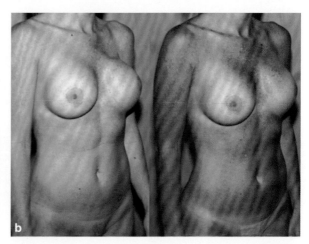

图26.8 37岁的女性患者，因为波伦综合征继发的左侧乳房和胸部畸形就诊。17年前她进行了双侧乳房的盐水假体置入术和右侧乳房上提术。该患者希望改善左侧乳房的外形和容量，尽可能同时减轻疼痛感。2007年她在左侧乳房上极和同侧腋窝分别注射了177.5 mL和30 mL自体脂肪。初次手术后她表示乳房手感变软，疼痛也有所缓解。从图片中可以看到该患者左侧乳房和腋窝的形态改善，乳房明显软化，乳头乳晕复合体的位置也同时下移。图示为术前和术后7个月的正面观、斜位观

术前通过静脉使用一次头孢菌素，但术后不常规使用抗生素，除非出现了感染症状。

在脂肪移植术的过程中笔者用带颜色的记号笔做标记以辅助手术。乳房和（或）胸壁上的绿色标记处是脂肪待移植部位。其他手术相关的特定轮廓标记用更深的颜色表示。胸部中线或者局部凸起等应避免脂肪充填的区域则用橙色进行标记。红色用来标记手术切口。乳房手术中我们通常近乳头设计一处切口，另外在乳房下皱襞设计1~3处切口。此外腋窝切口同样可以采用，对于乳房切除术后的患者，手术切口的选择应该根据具体情况而定。脂肪移植术的手术切口长度一般为4 mm。取脂部位用紫色标记，抽吸脂肪有利于体形雕塑。位于身体自然皱褶或者纹路处的手术切口可稍延长至8 mm，用作取脂的进针通道。如果患者体形特别消瘦，常需要采集多个供脂部位以获取足够的脂肪。

因为脂肪采集、处理和重新注射的时间较长，通常需要4.5小时，因此笔者进行乳房脂肪移植时更倾向于采用全身麻醉。供脂部位用包含0.1%利多卡因和1∶400 000肾上腺素的乳酸钠林格液局部浸润。每采取1 mL脂肪大约需要注射1 mL肿胀液。采集脂肪时用Coleman吸脂针连接10 mL注射器手动抽吸，之后将脂肪放入离心机内以3000转/分速度离心3分钟。离心后去除上层油脂层和下层的局麻液/血细胞层，保留中间的脂肪层，并将其移入3 mL注射器内进一步分层。通过这种方式，可以将最下层富含干细胞的脂肪从油脂含量更高而干细胞较少的脂肪中分离出来。干细胞最丰富的脂肪可以注射至对皮肤质地要求较高的部位。

常用17 G的钝头注脂针将脂肪注射至乳房的各个层次，其中也包括胸大肌层。紧贴胸壁进行深层充填能增加乳房容量，而浅层充填更易于控制乳房外形的变化。注脂针的长度一般是9 cm或者15 cm，这样术者可以通过几个小切口充填整个乳房区域。

注意应以小剂量进行脂肪注射以确保获得最大的再血管化表面积，同时将脂肪坏死的风险降至最低。每次退针注射的脂肪量仅为0.2 mL，因此整个操作耗时较长。如果每次注脂量过大，发生脂肪坏死、液化囊肿、脂肪成团和钙化的风险将显著增加。

脂肪的注射量完全取决于待解决的问题和受术者所期待的最终效果。对小的凹陷，只需要25~50 mL脂肪就能改善外形。但是单侧乳房每

增加一个罩杯的容量平均需要 250～400 mL 脂肪。处理后可使用的脂肪量通常只有吸出总量的 50%，因此，如果需要用 800 mL 脂肪，一开始就需要手动吸出 1600 mL。

手术结束后，所有的供脂切口用 4-0 或 5-0 尼龙缝线间断缝合，乳房切口用 5-0 尼龙缝线进行缝合。

手术后供脂区需要穿弹力衣或使用 Reston 泡沫。胸部脂肪充填部位只需要用棉垫和外科胸衣适当加压。如果想巩固下皱襞和中线结构，可以使用 Reston 泡沫进行固定塑形，外面用 Tegaderm 透明敷料（3M, St. Paul, MN, USA）密封固定。术后无需冷敷。所有敷料在手术后 3～5 天去除，术后 5～7 天拆线。如果术前使用了 Brava，可在手术后 3～7 天开始再使用约 3 周时间。

## 26.5 讨论

出血和感染等并发症在脂肪移植术后十分罕见[18]。术后不需要使用抗生素，除非出现了感染症状。术后可能的并发症包括淤青、肿胀及供区和注脂区的轻度不适。患者很少出现明显的乳房疼痛，但供脂区尤其是后背和骶尾部将很痛。术后即刻双侧乳房会显得坚硬，容量也会比 4～6 周后更大。因为在这一阶段（在第 4～6 周）肿胀已基本消退，余下轻度肿胀仍将持续 4 个月左右。

其他比较麻烦的乳房相关并发症包括脂肪坏死后囊肿形成，乳房硬结和（或）钙化，瘢痕形成以及乳房外形和（或）容量矫正不足。

脂肪坏死既可以表现为明显可触及的团块，也可在乳房 X 线检查时表现为液性囊肿或者钙化。乳房在外伤或者手术操作（如脂肪移植术）后出现的钙化在影像学检查中呈现良性特征，易与恶性肿瘤引起的钙化相鉴别。若影像学检查不足以鉴别，建议进行活检以明确诊断。如果脂肪移植术后乳房容量未能达到预期，而患者尚有足

够的脂肪储备，那么初次手术 4 个月后可行补充充填。

脂肪供区的瘢痕形成也是一个问题。但与之相比，脂肪采集后的外形异常显然更加棘手。进行脂肪抽吸时可以使用离心后去除的上层油脂润滑手术切口以减小瘢痕。对于吸脂后继发的形态异常同样可通过脂肪移植加以纠正。手术后偶尔发生血清肿，主要集中在骶尾部，这时则需要进行穿刺抽吸。

在笔者现在使用的乳房脂肪移植术中，操作时间长是主要问题。其他学者曾报道过更快捷的操作方法，例如用负压更大的吸引器进行脂肪抽吸，省略离心这一步骤，同时（或者）每次进针时注射更大量的脂肪。笔者坚信手工抽吸的方法更有利于保护脂肪细胞，从而进一步保证最终效果。脂肪制备是一项繁杂的工作，但并不会延长操作时间，因为护士可以在抽吸出脂肪的即刻就开始处理。为了保证脂肪存活，细致、少量、多次脂肪充填确实会增加手术时间，但这也是最关键的一步。如果这一步处理不当，将来有可能出现脂肪坏死。除此之外这也是塑造乳房形态的关键时刻。

## 26.6 总结

过去脂肪移植术争议较大，因此未能推广使用，但如今它成为乳房美容和再造非常有价值的手术方法。脂肪移植术能够实现适度的乳房容量增大，获得柔软、形态自然的隆乳效果。与假体隆乳相比，自体脂肪移植术最显著的优点是能够避免出现假体相关的术后并发症。

为了增加乳房下极的软组织厚度和（或）掩盖假体边缘及包膜挛缩，不同种类的脱细胞真皮基质材料被用于乳房手术，这些方法取得了不同程度的成功。通过脂肪移植，皮肤厚度能够得到改善，使原本明显的假体边缘也很容易和胸壁之间形成过渡和衔接，进而让乳房外观更加自然。此外，在坚硬的假体包膜周围填充脂肪可以软化

包膜，同时改善乳房的手感和外观。在骨性胸壁表面进行脂肪充填能通过增加软组织厚度掩盖明显突出的肋骨，甚至可以解决胸壁缺陷，如漏斗胸。

笔者遇到过一些患者，他们多年前置入了乳房假体并先后经历了多次与假体相关的手术，最终选择完全取出假体并更换为自体脂肪。此时通常需要通过多次手术获得理想的乳房容量和外观，但能避免他们曾经面临的假体相关并发症。

像乳房活检、乳房肿瘤切除术和（或）乳房皮瓣再造术后遗留的小问题或局部凹凸不平，以往没有很好的方法，如今可以通过脂肪移植术轻松解决。当脂肪被移植到瘢痕或者放射性损伤的组织下方时，我们还观察到了脂肪移植术的治疗作用。将薄薄一层脂肪移植到放射性损伤后的组织下方能够促进溃疡的愈合，并且可改善皮肤质地。对于一些具有挑战性的病例，例如管状乳房，可以选择在乳房的特定部位进行脂肪充填；另外对于波伦综合征，缺失的胸肌组织可通过脂肪移植来模拟外观。

乳房脂肪移植的再度兴起在许多方面使得常规手术难以解决的乳房问题变得简单。但是从另一方面来看，它也让问题复杂化。如同任何一种新兴事物一样，这种方法也有它的学习曲线。只有当术者对脂肪移植这种方法游刃有余，并且能尽量避免潜在问题的发生时，才应该采用这种方案。一旦使用了该方案，就应该在保证脂肪最大程度成活的同时降低并发症的风险。为了更透彻地了解脂肪移植术的潜力，尚需更多深入的研究。

（孙维绎　李斯磊　刘春军　译）

## 参考文献

[1] Czerny V. Plastischer Erzats de Brustdruse durch ein Lipom Zentralbl Chir 1895; 27: 72

[2] Kolle FS. Plastic and Cosmetic Surgery. New York: Appleton; 1911

[3] Holländer E. Berliner klinischerWochenschrift. 1909;18

[4] Holländer E. Die kosmetische Chirurgie (S.669–712, 45 Abb.). In: Joseph M, ed. Handbuch der Kosmetik. Leipzig: Verlag van Veit & Co.; 1912:690–691

[5] Lexer E. Die freien Transplantationen. Stuttgart: Ferdinand Enke; 1919

[6] Fournier PF. Reduction syringe liposculpturing. Dermatol Clin 1990; 8: 539–551

[7] Illouz YG. Surgical remodeling of the silhouette by aspiration lipolysis or selective lipectomy. Aesthetic Plast Surg 1985; 9: 7–21

[8] Chajchir A, Benzaquen I. Fat-grafting injection for soft-tissue augmentation. Plast Reconstr Surg 1989; 84: 921–934, discussion 935

[9] Coleman SR. Facial recontouring with lipostructure. Clin Plast Surg 1997; 24: 347–367

[10] Coleman SR. Long-term survival of fat transplants: controlled demonstrations. Aesthetic Plast Surg 1995; 19: 421–425

[11] Coleman SR. Lipoinfiltration of the upper lip white roll. Aesthet Surg J 1994; 14: 31–34

[12] Coleman SR. The technique of periorbital lipoinfiltration. Oper Tech Plast Reconstr Surg 1994; 1: 20–26

[13] Coleman SR, Saboeiro AP. Fat grafting to the breast revisited: safety and efficacy. Plast Reconstr Surg 2007; 119: 775–785, discussion 786–787

[14] Veber M, Tourasse C, Toussoun G, Moutran M, Mojallal A, Delay E. Radiographic findings after breast augmentation by autologous fat transfer. Plast Reconstr Surg 2011; 127: 1289–1299

[15] Rigotti G, Marchi A, Stringhini P et al. Determining the oncological risk of autologous lipoaspirate grafting for post-mastectomy breast reconstruction. Aesthetic Plast Surg 2011; 35: 132–133

[16] Gutowski KA, Baker SB, Coleman SR et al. Current applications and safety of autologous fat grafts: a report of the ASPS Fat Graft Task Force. Plast Reconstr Surg 2009; 124: 272–278

[17] Del Vecchio DA, Bucky LP. Breast augmentation using preexpansion and autologous fat transplantation: a clinical radiographic study. Plast Reconstr Surg 2011; 127: 2441–2450

[18] Coleman SR. Problems, complications and postprocedure care. In: Coleman, SR. Structural Fat Grafting. St. Louis, MO: Quality Medical Publishing; 2004:75–102

# 27　乳房再造术后的脂肪移植塑形

*Maurice Nahabedian*

## 27.1　摘要

自身脂肪移植用于治疗乳房再造术后存在的容量和外形方面的异常，这些适应证已经为大家所接受。脂肪移植适用于假体再造和自体组织再造患者，对于有放疗史的患者也有效。成功的脂肪移植取决于合适患者的选择，以及脂肪获取、制备和注射技术的良好把握。关于脂肪移植的安全性和有效性仍有争议；然而，个人经验和已公开发表的资料均证实脂肪移植的手术效果非常好。

## 27.2　引言

脂肪移植已成为乳房再造术后改善外形和增加乳房容量的有效方法[1-8]。在此之前，乳房再造术后乳房畸形的矫正非常困难且充满挑战。乳房畸形包括外形、位置、容量等方面。假体或自体再造术后的常见问题包括乳房上极不饱满、皮瓣较薄、放疗后的皮肤损伤、乳房容量或凸度不足。

从历史沿革来看，由于未血管化的脂肪会被吸收而收效甚微，所以脂肪移植在最初被认为是无效的。然而，自体脂肪移植的研究不断深入推动了该治疗方法的进展。随着对脂肪前体细胞或脂肪干细胞（ADSC）研究的深入，脂肪移植被认为是行之有效的治疗方法。脂肪获取、制备、注射技术的进展使该技术可靠性更强。

这里必须要提到脂肪移植方面的几位先驱。他们提出并推广了乳房再造术后进行自体脂肪移植以矫正畸形的方法。从临床的角度，Coleman对乳房再造、假体取出以及其他（如波伦综合征和管状乳房畸形）术后进行脂肪移植的有效性进行了描述[1]。Khouri证实了脂肪移植在延期乳房再造和改善外形方面的效果[2]。从基础医学的角度来看，Rigotti首次证实了ADSC的作用，特别是其在乳房切除和放疗后进行脂肪移植术方面的作用[9]。脂肪移植术在改善皮肤质地、淡化瘢痕、增加组织弹性等方面的作用同样得到证实。

乳房再造术后进行自体脂肪移植的益处已越来越为大家所熟悉。脂肪抽吸物的细胞成分中有近10%由脂肪前体细胞或ADSC组成，这一点获得普遍认可[7]。这些细胞高度增殖，存活的比例更高。其余90%细胞是成熟的脂肪细胞。在缺血条件下，相当多的成熟脂肪细胞可能无法存活。再次血管化的细胞则能存活并分化为新的脂肪细胞[7,10]。

尽管自体脂肪移植术的优势已得到证实，但仍是有争议的话题。这是因为乳房是增生性器官，与其他器官和身体其他部位相比，恶性肿瘤的发生率较高。在正常乳房或乳房肿瘤切除术和部分乳房切除术后进行脂肪移植争议尤其大，因为包括导管和小叶的乳房实质组织仍然存在。乳房切除术后进行脂肪移植术的争议性较小，是因为该术式已切除大部分乳房组织。部分或全部乳房切除术后的肿瘤学因素主要与局部复发相关。关于自体脂肪移植术能否促进肿瘤复发或干扰肿瘤复发的问题由来已久[3]。已有研究证实了脂肪移植术的安全性和有效性；但尚缺乏前瞻性、随机性且长期随访的临床实验[1,3,4]。在乳房切除术中平均98%的乳腺组织被切除，牢记这一点非常重要，因为在实质组织中引起乳腺癌的风险因素失去了通常的作用靶点。有理论认为移植的脂肪促进芳香酶和雌激素分泌、可能增加肿瘤复发的风险，但这些理论并未经任何临床研究证实[11]。乳腺癌起源于乳腺导管或乳腺小叶，而非脂肪。

本章对乳房再造术后行自体脂肪移植术的适应证和疗效进行综述。针对乳房切除后利用自体组织或假体来进行全乳房再造的女性，本章主要分如下四种情况：皮瓣再造术后的形态畸形、假体再造术后的形态畸形、放疗引起的形态畸形和皮肤损害、增加皮瓣容量。

## 27.3 适应证

### 27.3.1 患者选择

患者选择是影响脂肪移植术后效果的重要因素。当考虑为乳房再造术后患者进行脂肪移植时，需要考虑以下几个因素（框 27.1）。再造的类型包括自体组织或假体再造。必须对畸形进行充分评价并认定手术能够矫正畸形。假体再造术后，对皮下组织的厚度进行体检评估是非常重要的。皮肤薄的假体再造术后患者，其真皮和假体的包膜融合，给脂肪移植术中注射和放置脂肪带来了挑战。在放疗患者中，皮肤可能完好或受损。经放疗的皮肤常缺乏弹性，并可能会有放射性烧伤。已有研究报道，脂肪移植术可改善放疗患者的皮肤质地 [9]。最后还要确定供区的范围，能保证有足够的脂肪移植，腹部、大腿和臀部是常用的脂肪供区。

---

**框 27.1　脂肪移植的考虑因素**
- 再造的类型
- 畸形的位置
- 皮肤质地
- 放疗病史
- 乳腺皮下组织厚度
- 可用的供区

---

### 27.3.2 术前检查

对于想要进行脂肪移植的患者的术前评估通常是标准化和程序化的。成功接受过全身麻醉下乳房切除和乳房再造术的患者对这些程序都能适应。脂肪移植术可在局部麻醉、区域麻醉或全身

麻醉下进行。同时，会采取适当措施以预防静脉栓塞，这些措施包括连续加压装备以及必要时系统性应用抗栓药物。

## 27.4 手术方法

### 27.4.1 常规手术方法：脂肪的获取、制备和注射

本书全面介绍脂肪获取、制备和注射的各种方法和技巧。有研究证实：只要按照基本原则进行操作，各种脂肪获取和制备的方法都是有效的 [12,13]。本章简要介绍了笔者偏爱的手术方法。脂肪移植的供区主要包括大腿、臀部、侧腹和腹部。这些区域通常使用 Klein 溶液进行肿胀麻醉，Klein 溶液含有生理盐水、利多卡因、肾上腺素和碳酸氢盐。使用注水针注射肿胀液，等待 15～20 分钟，血管收缩作用明显、出血减少，再开始进行脂肪抽吸。使用 60 mL Toomey 注射器和 3 mm 钝头吸脂针进行脂肪抽吸（图 27.1）。将 10 mL 注射器的针栓放置于 60 mL Toomey 注射器的针筒末端和针栓末端之间以维持负压（图 27.2），也可使用鲁尔锁接口来维持负压。这种方法产生的负压较低，可有效避免损伤脂肪细胞。将抽吸出的脂肪转移至 10～20 mL 注射器并静置 15～20 分钟。脂肪和液体分层，脂肪层在上面，液体在底部（图 27.3）。废弃多余的液体部分。制备脂肪后，使

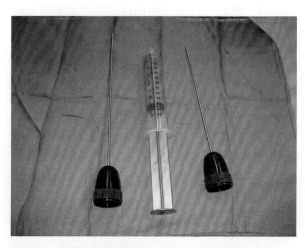

图 27.1　脂肪抽吸的设备，包括注射器和吸脂针

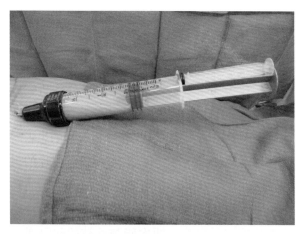

图 27.2　维持负压的注射器法

用直径 1~2 mm 的 Coleman 注脂针进行注射。脂肪层的液体成分中可能含有可溶性因子，有利于脂肪存活，这种脂肪制备方法正是基于这一设想进行的。

脂肪制备的其他方法包括离心和清洗脂肪。通常采用低转速（1000~3000 转/分）进行离心 2~3 分钟。有的医生常规使用该方法，但笔者仅是选择性使用，当脂肪抽吸物含血液较多时可以使用离心的方法。已证实 3000 转/分以上的过度离心会损伤脂肪细胞和脂肪前体细胞[14,15]。通常使用缓冲的盐水溶液清洗脂肪，使用非吸附性纱布（如 Telfa）去掉多余的油脂和液体。

### 27.4.2　皮瓣再造术后的形态畸形

皮瓣再造术后的形态畸形很常见。正常乳房的外形可以为这些畸形提供解剖学方面的解释。

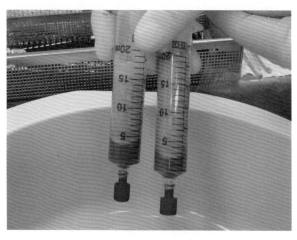

图 27.3　脂肪制备的分离过程。弃掉液体部分

正常乳房通常偏向头侧，而再造的乳房很少偏向头侧。锁骨下乳房上半极的脂肪层通常比乳房的脂肪层薄，主要由皮下脂肪构成。按照组织重置的经典方法，上半极的缺损可以得到部分矫正。然而随时间延长，重置的组织有复位的倾向，导致畸形复发。基于这些方面的挑战，因为没有可靠的矫正方法，很多女性没有得到治疗。偶尔使用填充材料，诸如固体硅胶、脱细胞真皮基质和皮肤脂肪移植，但通常不可靠，填充物轮廓较为明显，可触及填充材料且有硬结。随着自体脂肪移植术的引入，现在可以轻松、切实、成功地矫正多种畸形，且随时间延长持久性好。

### 手术方法

站立位时给患者标记画线。像等高线图那样描绘出外形异常的区域，外形异常最显著的部位位于最中央（图 27.4）。在手术室，准备供区和受区。术前静脉给予抗生素。供区注射肿胀液，使用负压抽吸脂肪方法，并制备脂肪供注射使用。

当借助脂肪移植进行自体组织再造时，需要考虑的一个重要因素是这个区域是否接受过放疗。放疗患者和未放疗患者的注射方法是相似的，但又有一些细微的变化。接受过放疗的组织皮下纤维化程度高，延展性差。通常需要将真皮锚着在深面筋膜的皮下纤维带打断。可使用锐针来打断纤维带。在距拟注射部位 3~4 cm 处进行

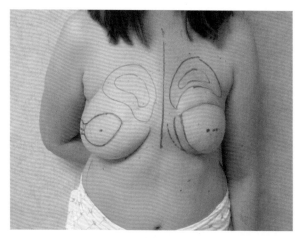

图 27.4　典型的等高线标记，用于标记脂肪移植术的部位

注射，通常一个进针孔就可以；然而，为了更好地准备受区、从相反的方向打皮下隧道，有时需要做两个针刺切口。通常笔者并不在受区的皮下进行剥离，因为这将会减少脂肪细胞与周围基质和血管的接触。在接受过放疗的病例，当皮肤和皮下的软组织黏附紧密的时候，进行少量的剥离是有必要的。这一操作将限制注射的脂肪量，因为脂肪会成团、更容易被吸收而不是再次血管化。当瘢痕特别致密时，可以分期进行修复。一期修剪致密的瘢痕组织，几周后做二期手术，进行脂肪移植。

当准备好受区后，使用 1 mm 或 2 mm 注脂针将制备好的脂肪注射到皮下（图 27.5）。在未接受过放疗的患者，可以将脂肪注射在胸大肌内；但在接受过放疗的患者，并不常规这样操作。笔者更倾向于使用 Coleman 注脂针，因为它已被证实可靠和高效。注射脂肪时需要由深层到浅层分层注射，不建议超量充填，因为可能会导致黏附不佳、细胞坏死、脂肪吸收和其他不良后果。当需要进行大量脂肪移植时，建议分期进行，已有研究证实这样做是有益的[16]。

根据畸形区域的表面积来确定受区需要注射的脂肪量，注射量通常为 20 ~ 120 mL。没有计算脂肪注射最佳量的公式，但通常的比例是每 10 cm$^2$ 注射 8 mL。按这样计算，10 cm × 15 cm 或 150 cm$^2$ 的面积，可注射约 120 mL 脂肪。注

射量可根据软组织的顺应性而改变。我们观察发现：第一次移植后，未接受放疗的患者脂肪可保留或血管化近 50%；然而在接受放疗的患者这一比例仅为 25%。这些数值的定量分析研究并未开展，是基于临床评估和需要脂肪移植的次数估算出来的结果。通常，未接受过放疗的患者需要进行 1 ~ 2 次脂肪移植；然而接受过放疗的患者为达到预期效果可能需要进行 1 ~ 4 次脂肪移植。这是因为接受过放疗的组织血供受损，注射的脂肪更容易吸收。两次脂肪移植的间隔通常为 3 个月。在完成脂肪移植后，轻柔按摩注射区域以使脂肪注射均匀并减轻形态畸形。图 27.6 ~ 图 27.11 展示了接受过放疗的女性患者行腹壁下动脉穿支（DIEP）皮瓣乳房再造术后进行自体脂肪移植的过程，共进行过 3 次脂肪移植，术后 2 年随访时效果良好。

脂肪移植术后使用非可吸收缝线间断缝合受区切口，使用透明的黏性敷料以减轻皮肤的剪切力，术后 3 天移除。使用相同的缝线关闭供区切口，并嘱患者穿束身衣。不需要放置引流。患者出院带药通常包括 5 天的口服抗生素和轻度镇痛药以减轻疼痛。嘱患者脂肪移植术后 2 周内减少运动。

### 27.4.3　假体再造术后的形态畸形

尽管假体再造术后的形态畸形和自体组织再

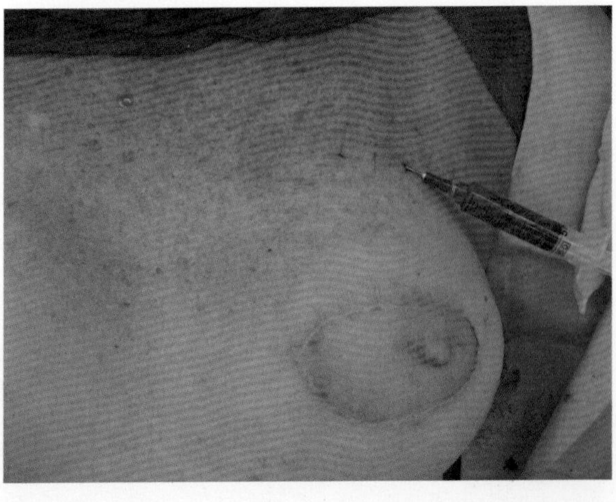

图 27.5　使用小注射器和 1 mm 注脂针进行脂肪移植术的典型手术方法

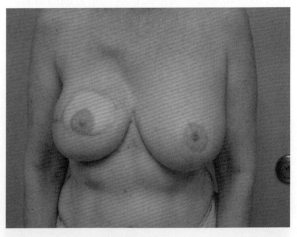

图 27.6　右侧乳房再造术后的照片。可见乳房上极形态畸形且不对称

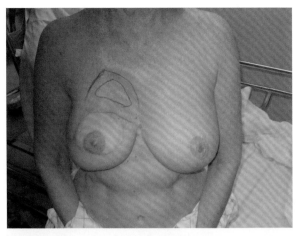

图 27.7　描绘出将要进行脂肪移植的区域

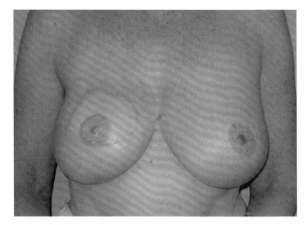

图 27.10　移植 72 ml 脂肪的术后照片。改善效果明显

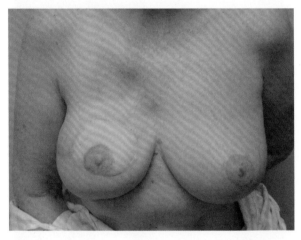

图 27.8　移植 62 ml 脂肪后的术后照片。有轻度改善

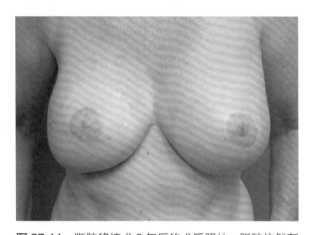

图 27.11　脂肪移植术 2 年后的术后照片。脂肪依然存活，外形保持良好

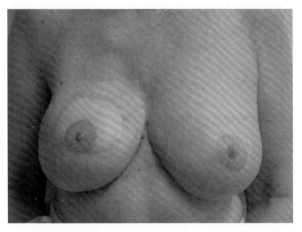

图 27.9　注射 70 ml 脂肪的术后照片。有中度改善

造术后的畸形相似，但两者的矫正方法不同。因为假体再造术后的皮下组织更薄，且假体通常放置在胸大肌深面，而自体再造时皮瓣位于胸大肌

浅面。

假体再造术后的典型畸形位于乳房上极、外侧乳房皱襞、乳房下皱襞和乳房顶点，通常表现为乳房凸出度不足，也会有纹理和皱褶，这种情况同样可以通过脂肪移植术矫正。应该对乳房外形进行全面检查，以确定是否可通过脂肪移植矫正。其他矫正方法包括置换一个更大或其他形状的假体以及使用脱细胞真皮基质。

假体再造术后基于以下三个因素可进行脂肪移植：①皮下脂肪厚度合适于脂肪注射；②乳房容量基本对称但存在局限性形态畸形；③其他矫正方法的优势不明显。在笔者的临床工作中，需要修复的患者中有 75% 可以进行自体脂肪移植。如前所述，患者站立位时进行标记画线。麻醉方式更倾向于使用喉罩通气道（LMA）或气管内插管全身麻醉。或根据患者意愿和医生的决定行局部麻醉或静脉麻醉。脂肪移植的方法与注射部位相关，在皮肤和胸壁间注射脂肪时，更倾向于使用 2 mm 注脂针，采用经皮法进行注射，通常不容易损伤假体；在皮肤和假体间进行注射时，倾向于使用 1 mm 小注脂针。进入皮下间隔的方法有经皮和经开放的切口两种，当使用经皮法注射时，应避免穿透包膜、将脂肪注射入假体周围间隙（图 27.12）；经切口注射的优势在于可在直视下将脂肪注射于皮下组织层（图 27.13），能清楚看到皮下脂肪层的厚度并插入细注脂针，避免穿透包膜或刺破假体。经开放切口进行注射时，假体可暂时取出或保留在原位。笔者倾向于注射脂肪时在假体周围间隙放置临时假体测量模具，以明确看到乳房的自然轮廓和脂肪移植后的变化。图 27.14~ 图 27.20 展示了右侧乳房永久性假体的患者。该患者乳房凸出度不足。在乳房切除术形成的上下皮瓣下各注射 50 mL 脂肪后，乳房的外形、凸出度和对称性得到了改善。

### 27.4.4 放射治疗后的皮肤改变

放射治疗对皮肤的影响包括：损伤真皮下血管网，致使皮肤纤维化、弹性下降和脂肪萎缩。放疗对再造乳房的影响包括：加重形态畸形、皮瓣回缩和包膜挛缩。矫正这些放疗后的畸形具有挑战性。科研人员和医生已经认识到 ADSC 的

潜在优势，有时能够部分或完全解决这些畸形。

在接受放疗时，自体脂肪移植的手术方法与未接受放疗的组织方法类似，有些许变化。因为

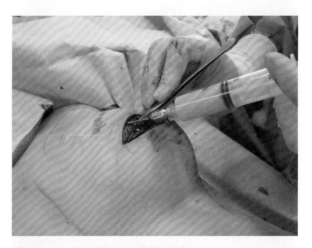

图 27.13 经开放切口注射的方法

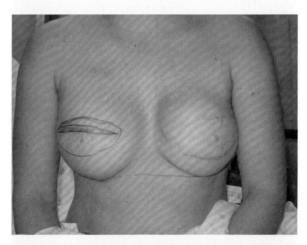

图 27.14 术前照片显示乳房不对称，且右侧假体再造术后的乳房凸出度不足

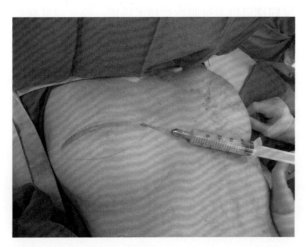

图 27.12 经皮注射的方法

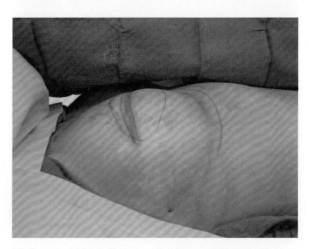

图 27.15 术前侧面照片，显示乳房凸出度不足

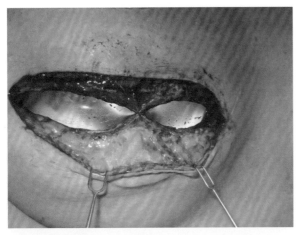

图 27.16 乳房切除皮瓣再造术后，向乳房下极注射脂肪。术中照片可见移植的脂肪

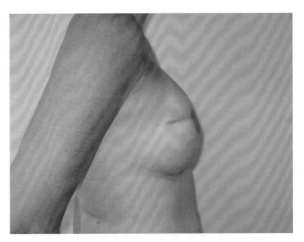

图 27.19 右侧面观，显示乳房凸出度得到改善

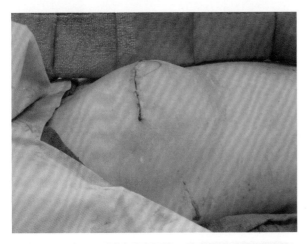

图 27.17 术后即刻侧面观照片，乳房凸出度得到改善

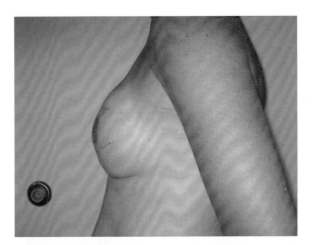

图 27.20 左侧面观，显示乳房凸出度相似

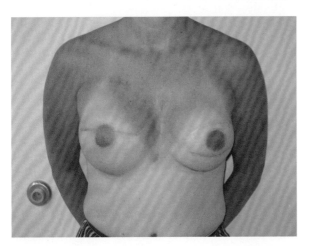

图 27.18 术后 1 年随访照片，显示外形和对称性都得到改善

接受放疗的组织弹性相对较差，在脂肪移植前必须离断将真皮锚着在深部筋膜的纤维带。这些纤维带穿过皮下脂肪且弹性较差，这限制了在皮下层进行足量的脂肪移植。通常需要离断这些纤维带，使用锐针或 pickle-fork 针，经皮将针插入皮下，通过前后和侧方运动即可横断纤维带。套管针的方法是通过压力将纤维离断。经过充分松解，将脂肪注射到皮下层。若纤维带未充分离断，皮下间隔过紧，则无法分层注射脂肪。需要注意的是，避免过度分离，因为过度分离会产生一个潜在的腔隙并导致脂肪聚集于其中、无法接触含有血管的组织。而这种接触是手术成功的最终决定因素。

个人经验表明，对于接受放疗的组织进行自体脂肪移植的治疗结果差别较大。有些患者对该方法的治疗反应好，而有些患者效果较小甚至没有效果。个人观察和文献均证实有放疗史的患者可能需要多次手术以获得满意疗效 [4]。满意的疗效包括外形和皮肤质地均得到改善，通常需要 2 ~ 4 次手术。图 27.21~ 图 27.27 展示了一位根治性切除了硬纤维瘤的患者，硬纤维瘤侵犯了左侧胸壁和乳房。肿瘤学治疗包括乳房切除和胸壁切除，之后使用假体和背阔肌皮瓣进行乳房和胸壁的初次再造。术后放疗是必要的，放疗后患者出现形态畸形和皮肤改变（图 27.21）。随后使用 DIEP 皮瓣进行再造，这次手术是部分成功的，因为外形和皮肤异常未能清除（图 27.22，图 27.23）。随后进行了 4 次自体脂肪移植后，形态畸形和皮肤质地得到了显著改善（图 27.24 ~ 图 27.27）。

　　患者由于有放疗史而达不到预期效果是令人失望的。失败的原因非常复杂，但可能主要和接受过放疗的组织产生诸多变化，或脂肪获取、制

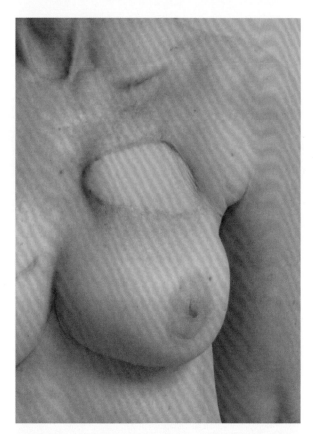

图 27.23　术后照片显示形态畸形及放疗导致的皮肤改变持续存在

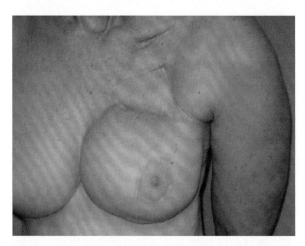

图 27.21　术前照片显示左侧胸壁上部和乳房存在重度形态畸形

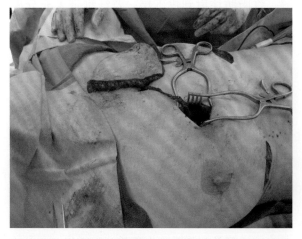

图 27.22　将 DIEP 皮瓣吻合至对侧乳内血管的术中照片

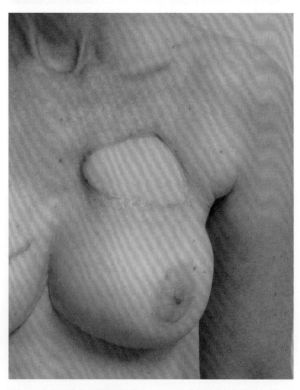

图 27.24　第一次移植 45 mL 脂肪后的术后照片

备或注射的方法不当相关。因此，需要考虑完成脂肪移植的最佳时间，有些整形外科医生在放疗1~2年后才开始做修复手术。这个节段急性放射性变化全部或部分消退，也有医生在放疗6个月后开始做修复手术。其原理是放射性效应在亚急性期是部分可逆的，因此在亚急性期进行干预更为有利。在这两个时间段进行的手术，均有成

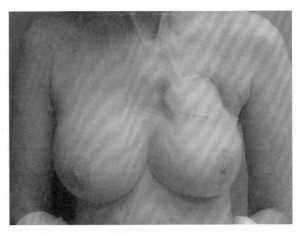

图27.27　第四次移植45 mL脂肪后的最终术后照片。可及外形和皮肤质地改善明显

功和失败的案例。

　　近期，在放疗和乳房切除术后有一种创新的处理方式：先进行脂肪移植术，再进行假体再造术[17,18]。从传统来看，在乳房切除并进行放疗后放置假体可能会失败，因为软组织的弹性相对较差。在放置假体前进行脂肪移植可改善组织质地和弹性，为放置假体做准备。Sarfati等在为28位有放疗史的女性在放置假体前进行脂肪移植[18]。其中27位患者假体再造成功，3位患者（11%）发生轻度并发症、1位患者（4%）需要取出假体。平均治疗次数为2次，注射脂肪的平均容量为115 mL。在另一项研究中，Salgarello为16位接受过放疗的患者进行了脂肪移植术，并在3个月后进行假体再造术[17]。这其中包括接受过乳房切除和象限切除的患者。在术后15个月随访时，93.7%的患者术后效果为良好或优秀。

### 27.4.5　增加皮瓣容量

　　增加皮瓣容量是讨论的最后一个话题。可以进行容量充填的皮瓣并不仅限于某个特定类型，还可用腹部、后胸部、臀部和背部的皮瓣。目前增加皮瓣容量的技术是在皮瓣下放置小的假体，该方法通常有效，且凸出度和容量良好。假体的使用是受限的，因为术后的改变主要取决于假体的大小。再造术后乳房上极形态畸形仍然存在。

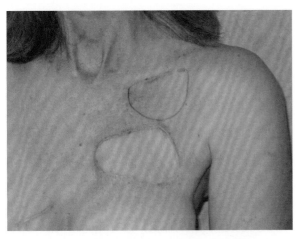

图27.25　第二次移植37 mL脂肪后的术后照片

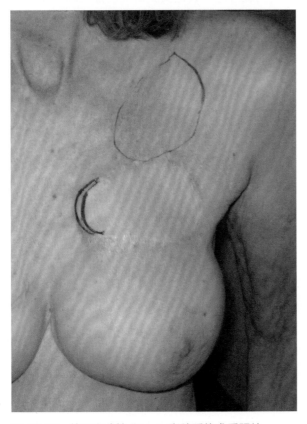

图27.26　第三次移植48 mL脂肪后的术后照片

此外，使用假体的常见风险是包膜挛缩，尤其在接受过放射治疗的情况下。进行脂肪移植来增加皮瓣容量的优势在于不需要使用假体，同时可以补充容量和矫正外形，并且效果稳定。

增加皮瓣容量的方法与矫正形态畸形的方法相似。主要区别是脂肪可以直接注射到皮瓣的实质和周围组织。再造的乳房全部由皮下脂肪构成，不含有任何组织实质成分。有些整形外科医生也将脂肪注射入胸大肌内。图 27.28 和图 27.29 展示了一位接受过放射治疗、进行横形腹直肌肌皮瓣（TRAM flap）再造的女性脂肪移植前后的照片。在两次脂肪移植术后，容量、外形和对称性均得到改善（两次分别移植了 165 mL 和 144 mL）。

进行脂肪移植来补充容量的潜在局限性是有

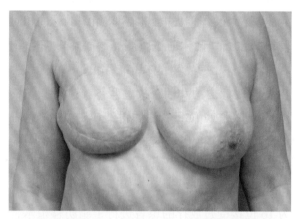

**图 27.28**　术前照片显示不对称、右侧横形腹直肌肌皮瓣（TRAM flap）容量不足。此前接受过放射治疗

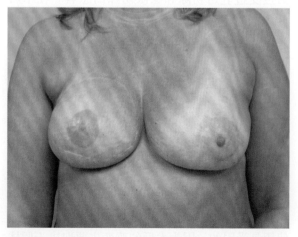

**图 27.29**　术后照片显示经过两次自体脂肪移植后容量、外形和对称性都得到了改善。左侧乳房行乳房上提术

放疗史的病例，当皮瓣也接受过放疗时，这种情况更加突出。放疗后再行皮瓣再造术的病例情况略好些。如前所述，之前的放射治疗会影响注射脂肪的黏附和再血管化，导致术后改变小甚至没有变化。在这种情况下，必须注意避免脂肪成团，否则可能发生油性囊肿、血清肿或感染。

## 27.5　讨论

自体脂肪移植的优势正日益展现并获得推崇。已证实注射的脂肪含有 ADSC，在组织（包括放疗组织）上均能再次血管化并存活。ADSC 有血管生成的潜能、使移植的脂肪能够存活，这一点是显而易见的。实验和临床研究均能解释这一点。Lu 等借助于小鼠未放疗的随意皮瓣模型，证实了向皮瓣基底或皮瓣内注射 ADSC 可改善皮瓣的活力[19]。而对照组注射不含有 ADSC 的成熟脂肪细胞，结果相反。在 ADSC 组毛细血管的密度增加有统计学差异，证实了其血管生成潜能。其他实验研究已证实间充质干细胞（骨髓和脂肪来源）在低氧条件下能刺激内皮细胞衍生物的产生[20]。

在接受放射治疗的条件下 ADSC 的作用更加复杂。Rigotti 等将 ADSC 注射入患者接受过放疗的组织中，研究 ADSC 的作用[9]。在术后一年的不同时间点进行分析。在使用 ADSC 进行治疗前，放疗过的组织表现为纤维化和微血管病。在注射后 1 个月时，改变包括脂肪细胞成熟、脂滴、毛细血管生长以及干细胞成熟分化为脂肪细胞和血管细胞。在注射后 2 个月时，显著的变化包括细胞碎片缺如、组织水肿及成熟的多房脂肪细胞。在注射后 5 个月时，渐进性的改变包括正常的成熟脂肪细胞。在注射后 1 年时，可见成熟的脂肪细胞和形成良好的微血管丛。

自体脂肪移植的并发症并不常见，已证实其发生率为 2% ~ 11%[3,4]。并发症包括但不限于脂肪坏死、红斑、瘢痕疙瘩、疼痛、囊肿形成和液化。少数情况，患者能触摸到脂肪移植区的异常，从而引起焦虑。可进行影像学检查，将肿瘤学或癌前病变和外科或瘢痕相关的改变区别开[3]。有指征者可行细针穿刺或切除活检。

在乳房再造术中，安全性和有效性仍然是脂肪填充的重要方面。尽管多个临床研究已证实其有效性，仍缺少前瞻性的安全性研究。目前已证实自体脂肪填充术后没有肿瘤学的风险。早期经验是基于回顾性研究的，也可证实其安全性。进一步研究也将证实我们的早期观察。另外，治疗结果具有不确定性，因为并非所有的患者都能达到预期效果，尤其是接受过放疗的患者，记住这一点尤为重要。本章提到的手术技巧包括：适当的获取和制备技术、重复注射、少量注射、预先打通隧道和必要时横断纤维带。

## 27.6 结论

总体而言，乳房再造术时进行脂肪移植对于再造医生而言是很好的方法，结果显示脂肪移植可改善乳房外形、增加乳房容量、促进软组织愈合及放射性损伤恢复。脂肪移植操作相对简单，给整形外科医生处理复杂问题时提供了更多选择。

（李 洁 冯永强 刘春军 译）

## 参考文献

[1] Coleman SR, Saboeiro AP. Fat grafting to the breast revisited: safety and efficacy. Plast Reconstr Surg 2007; 119: 775–785, discussion 786–787

[2] Khouri R, Del Vecchio D. Breast reconstruction and augmentation using pre-expansion and autologous fat transplantation. Clin Plast Surg 2009; 36: 269–280, viii

[3] Petit JY, Lohsiriwat V, Clough KB , et al. The oncologic outcome and immediate surgical complications of lipofilling in breast cancer patients: a multicenter study—Milan-Paris-Lyon experience of 646 lipofilling procedures. Plast Reconstr Surg 2011; 128: 341–346

[4] Losken A, Pinell XA, Sikoro K, Yezhelyev MV, Anderson E, Carlson GW. Autologous fat grafting in secondary breast reconstruction. Ann Plast Surg 2011; 66: 518–522

[5] Saint-Cyr M, Rojas K, Colohan S, Brown S. The role of fat grafting in reconstructive and cosmetic breast surgery: a review of the literature. J Reconstr Microsurg 2012; 28: 99–110

[6] Spear SL, Wilson HB, Lockwood MD. Fat injection to correct contour deformities in the reconstructed breast. Plast Reconstr Surg 2005; 116: 1300–1305

[7] Chan CW, McCulley SJ, Macmillan RD. Autologous fat transfer—a review of the literature with a focus on breast cancer surgery. J Plast Reconstr Aesthet Surg 2008; 61: 1438–1448

[8] Missana MC, Laurent I, Barreau L, Balleyguier C. Autologous fat transfer in reconstructive breast surgery: indications, technique and results. Eur J Surg Oncol 2007; 33: 685–690

[9] Rigotti G, Marchi A, Galiè M , et al. Clinical treatment of radiotherapy tissue damage by lipoaspirate transplant: a healing process mediated by adiposederived adult stem cells. Plast Reconstr Surg 2007; 119: 1409–1422, discussion 1423–1424

[10] Mustoe T, Zhu M, Hedrick MH. Adipose derived stem cells and progenitor cells as fillers in plastic and reconstructive surgery. Plast Reconstr Surg 2006; 118: 1215

[11] de Cremoux P. [Hormone therapy and breast cancer] Bull Cancer 2011; 98: 1311–1319

[12] Smith PS, Adams WP, Lipschitz AH , et al. Autologous human fat grafting: effect of harvesting and preparation techniques on adipocyte graft survival. Plast Reconstr Surg 2006; 117: 1836–1844

[13] Pu LL, Coleman SR, Cui X, Ferguson REH, Vasconez HC. Autologous fat grafts harvested and refined by the Coleman technique: a comparative study. Plast Reconstr Surg 2008; 122: 932–937

[14] Kurita M, Matsumoto D, Shigeura T , et al. Influences of centrifugation on cells and tissues in liposuction aspirates: optimized centrifugation for lipotransfer and cell isolation. Plast Reconstr Surg 2008; 121: 1033–1041, discussion 1042–1043

[15] Galiè M, Pignatti M, Scambi I, Sbarbati A, Rigotti G. Comparison of different centrifugation protocols for the best yield of adipose-derived stromal cells from lipoaspirates. (letter) Plast Reconstr Surg 2008; 122: 233e–234e

[16] Panettiere P, Marchetti L, Accorsi D. The serial free fat transfer in irradiated prosthetic breast reconstructions. Aesthetic Plast Surg 2009; 33: 695–700

[17] Salgarello M, Visconti G, Baroni-Adesi L. Fat grafting and breast reconstruction with implant: another option for irradiated breast cancer patients. Plast Reconstr

Surg 2012; 129: 317–329

[18] Sarfati I, Ihrai T, Kaufman G, Nos C, Clough KB. Adipose-tissue grafting to the post-mastectomy irradiated chest wall: preparing the ground for implant reconstruction. J Plast Reconstr Aesthet Surg 2011; 64: 1161–1166

[19] Lu F, Mizuno H, Uysal CA, Cai X, Ogawa R, Hyakusoku H. Improved viability of random pattern skin flaps through the use of adipose-derived stem cells. Plast Reconstr Surg 2008; 121: 50–58

[20] Hamou C, Callaghan MJ, Thangarajah H, et al. Mesenchymal stem cells can participate in ischemic neovascularization. Plast Reconstr Surg 2009; 123 Suppl: 45S–55S

# 28 乳房脂肪移植的肿瘤学顾虑

*Steven R. Cohen, Ryan K. Wong*

## 28.1 摘要

近年来，乳房脂肪移植技术的应用呈现快速增长态势，但脂肪移植是否会增加癌症风险依然没有结论。其潜在的风险因素包括对癌症检测的干扰，以及由激素表达、血管生成和肿瘤基质细胞等机制调控导致的肿瘤生成和复发。然而，已发表的临床研究应用影像学方法对超过 2000 名乳房脂肪移植患者进行检测，结果显示不能认定脂肪移植能增加肿瘤复发率或肿瘤检测的困难。实验室研究结果和临床经验上的差异可能是由于样本量和相对较短的随访时间造成的，但也可能归因于理论性的实验室结果和在临床实践中得出的结果间的巨大差距。本章介绍了目前乳房自体脂肪移植的潜在肿瘤学风险的实验室及临床依据。

## 28.2 引言

在隆乳术和肿瘤治疗后的乳房再造治疗中，乳房自体脂肪移植技术的应用日益增加[1,2]。在癌症后治疗中，脂肪移植常被用来矫治各种肿瘤术后的乳房轮廓不规则，包括乳腺癌保乳术和放疗术后、乳腺癌根治术以及皮瓣或假体再造术后的二期手术[3-5]；当然，也包括波伦综合征、小乳症、管状乳房和乳房假体移植术后继发畸形等[5]。

乳房脂肪移植术的应用有所增加，但是我们对于其潜在的肿瘤学风险的担忧也与日俱增。这些担忧包括对于乳腺癌检测的干扰、移植物内细胞的致癌因子的表达、移植物内干细胞的转归以及临床上癌症复发率的增加[6,7]。诸如增加脂肪干细胞/再生细胞的脂肪移植技术的新方法，也可能增加肿瘤学风险[8,9]。基于自体脂肪移植技

术在临床和实验室研究方面均有大幅度增加，我们可以针对这种手术的安全性和潜在风险进行综合评估。

## 28.3 新发及复发肿瘤的检测

在如下情况可出现乳房的脂肪坏死，例如放疗、创伤、活检、乳房肿瘤切除术、皮瓣法乳房再造术、巨乳缩小术、取出假体；还有一些不常见的情况，例如抗凝治疗、复发性结节性非化脓性脂膜炎或系统性红斑狼疮[10]。当然，脂肪坏死还会发生在脂肪移植术后[11]。与其他组织一样，脂肪损伤的急性反应包括炎性阶段以及随后发生的纤维化和重塑，这些都有可能导致组织的钙化[9]。这些病变和钙化均可通过常规乳房成像方式进行检测，如乳房 X 线检查、超声检查和磁共振成像（MRI）检查[12,13]。1987 年，美国整形外科修复再造学会（American Society of Plastic and Reconstructive Surgeons，ASPRS）提出自体脂肪移植技术并不安全，原因是自体脂肪移植后脂肪坏死导致的钙化可能干扰早期乳腺癌的检测[6]。然而，随着乳腺癌影像学技术的不断改善，以及一些整形外科医生对脂肪移植技术的持续改进，基于一个回顾性研究，美国整形外科医生学会（ASPS）发表了新的建议，该回顾性研究分析总结了 110 篇文章，包含了 283 名患者[14]。

乳房 X 线检查发现在脂肪注射后的乳房可能出现微钙化、粗大钙化、囊性病变和构架改变[15,16]。Carvajal 和 Patino 等对 20 名接受了自体脂肪移植隆乳术的患者进行影像学结果评估，平均随访 34 个月，发现最常见的病变为良性散在的微钙化灶或者放射线可穿透的囊性病灶。应用乳腺影像报告和数据系统 BI-RADS 标准分

类，85% 的患者为 BI-RADS 2 级；剩余 15% 表现出聚集的微钙化灶，应归为 3 级，但是在后期随访中又被重新归为 2 级[15]。Verber 等进行了一项随访研究，对没做过手术的和脂肪移植前后的乳房分别进行 X 线检查，并对结果进行评估。结果显示，最常见的病变是囊肿（25%）和微钙化灶（16%）；脂肪移植前后的影像对照显示乳房密度没有改变，且 BI-RADS 分级结果没有统计学差异[16]。Wang 等做了另一项研究，对 48 名做过乳房脂肪注射患者的随访 X 线检查进行评估，结果显示 17% 的患者有微钙化灶并进行了活检，且病理检查显示有脂肪坏死[17]。

乳房超声检查，鉴于其无创性、易操作性和可重复性等特点，同乳房 X 线检查一样，都是乳房评估的一线检查方式。超声检查在评估脂肪移植术后的最常见并发症，诸如脂肪坏死和囊肿方面特别灵敏[15-17]。脂肪坏死可能有多种表现，如果没有临床提供病史资料，很难被超声检查识别。一些病灶表现为简单的良性囊性病变，拥有完整包膜、血供少和卵样钙化等特点。然而，有些与脂肪坏死相关的病变可能更加复杂，从实性到囊性肿块，并表现出独特的内部回声带和附壁结节特征[18,19]。Wang 等对进行了初次脂肪移植隆乳术的患者进行了超声检查研究，研究发现脂肪被注射进乳腺后间隙，在术后平均 8 个月的随访中，有 83% 的患者超声显示出现结节。多数结节（76%）在乳腺后间隙，所有外部结节也被发现与乳腺后间隙有关。而原发灶经常在超声检查时在乳房实质中被发现，这有助于区分它们是乳房内原发生长的还是术后出现的。另外，脂肪注射量越多，被发现的结节也就越多。笔者得出结论，根据脂肪结节独特的影像学特征及其位于乳腺后间隙，可做出脂肪坏死的正确诊断，并可避免为明确诊断而再次手术。此外，恰当的脂肪移植技术，即注射小剂量的脂肪，可减少脂肪结节的发生率[20,21]。

Delay 等[2] 发表了一篇大型回顾性研究的文章，对 880 名以美容和再造为目的接受脂肪移植术的患者进行了长达 10 年的研究。影像学检查包括乳房 X 线检查、超声检查和 MRI 检查。研究表明：前 50 名患者中脂肪坏死的发生率为 15%，在最后 100 名患者中该值下降到 3%。Illouz 和 Sterodimas 等[22] 报道了另外一项对 820 名患者进行的长达 25 年的研究。所有患者均在术前接受了乳房 X 线检查及超声检查，670 名（82%）患者分别在术后 6 个月和 1 年进行影像学检查随访。此研究显示，在被评估的患者中，只有不到一半的患者发现了良性病变，并且没有发现可疑的病变（BI-RADS 4 级及以上）。Zocchi 和 Zuliani 等[23] 报道了一项研究，181 例患者接受术前和术后乳房 X 线检查和超声检查，其中 3.9% 患者被发现微钙化灶，3 例有可自愈的假性囊肿。

与其他乳房手术相比，脂肪移植后钙化的发生率相对较低，在其他小规模的研究中分辨脂肪坏死与恶性肿瘤并不难，这与其他常见乳房手术如巨乳缩小术和皮瓣法乳房再造术类似（表 28.1）。整形外科医生和放射科医生进行有效沟通有助于区分良性病变和肿瘤样变，从而得出明确诊断。

## 28.4　移植中致癌因子的表达

### 28.4.1　芳香化酶

超重或肥胖的绝经后女性的乳腺癌发病率较高，部分原因是由于脂肪组织中芳香化酶的表达增加。芳香化酶是雌激素生物合成中的关键酶[24,25]。绝经前，雌激素作为一种内分泌激素，发挥远距离调节作用。但在绝经后女性发生了变化，此时脂肪组织变为雌激素产生的主要来源，并作为一种旁分泌因子在局部发挥生物活性[25]。因此，绝经期女性乳腺肿瘤中的雌激素水平比血液循环及正常乳腺组织中的雌激素水平高几倍[26,27]。这种雌激素增长是由于位于局部脂肪组织中的芳香化酶表达的上调[28]。然而，这仅是一种局部效应，有研究表明在远离肿瘤的脂

表 28.1　乳房脂肪移植术：临床经验总结

| 文献引用 | 病例数 | 分类 | 结果 |
|---|---|---|---|
| Delay 等 [2] | 880 | 83% 再造，12% 先天性，3% 美容，1% 术后修复 | 3% 脂肪坏死；15% 医生经验不足；局部复发和新乳腺癌风险未增加 |
| Illouz 和 Sterodimas[22] | 820 | 47% 再造，46% 隆乳，7% 先天性 | 49% 乳房影像学改变；无可疑病变（BI-RADS ≥ 4） |
| Zocchi 和 Zuliani[23] | 181 | 60% 隆乳或双侧不对称，11% 矫治外科缺损 | 3.9% 钙化发生率所有影像可轻易与瘤变相区别 |
| Rigotti 等 [55] | 137 | 根治性乳房切除术后修复 | 脂肪移植前，发生率 0.91%；脂肪移植后，发生率 0.72% |
| Missana 等 [11] | 69 | 100% 获得性形态畸形 | 7.2% 发生脂肪坏死 |
| Fulton[58] | 65 | 隆乳 | 9% 钙化发生率所有都是良性改变 |
| Yoshimura 等 [59] | 40 | 细胞辅助脂肪注射隆乳术 | 5% 钙化发生率所有都是良性改变 |
| Pierrefeu-Lagrange 等 [60] | 30 | 应用背阔肌皮瓣和脂肪移植乳房再造术 | 13% 钙化发生率所有都是良性改变一例可疑病变；病理显示良性肉芽肿 |
| Coleman 和 Saboeiro[1] | 17 | 隆乳和先天性 | 24% 发生良性钙化两例患者患乳腺癌；一例乳腺癌发生区域在脂肪移植区域以外诊断或治疗无延迟 |
| Yoshimura 等 [8] | 15 | 取出传统假体后行脂肪移植隆乳术 | 术后 12 个月行 MRI 和乳房 X 线检查未见囊肿或钙化 |
| Abboud 等 [61] | 120 | 巨乳缩小术 | 11% 发生钙化 |
| Danikas 等 [62] | 113 | 巨乳缩小术 | 25.6% 发生钙化 |
| Peters 等 [63] | 404 | 乳房假体 | 第一代假体 100% 发生钙化第二代假体 42% 发生钙化随着假体在体内时间延长，钙化率升高 |
| Esserman 等 [64] | 43 | 近距离放射疗法 | 19% 钙化发生率 |
| DiPiro 等 [65] | 5 | 安全带损伤 | 60% 钙化发生率；一例行活检检查 |
| Eidelman 等 [66] | 15 | 横行腹直肌肌皮瓣（TRAM flap）乳房再造术 | 20% 钙化发生率 |

肪细胞中并没有发现芳香化酶的增加 [29,30]。这说明了若脂肪组织在雌激素引起的乳房肿瘤中起作用，它就必须非常靠近肿瘤本身，而在美容性手术或完成乳腺癌的治疗后进行脂肪移植时，这个过程是不可能发生的。

### 28.4.2　血管新生

游离脂肪移植物的存活依赖于新的血供，血供通过血管新生的方式长入移植物。移植物的再血管化是由缺血刺激时促血管生长因子如血管内皮生长因子（VEGF）的表达引发的 [31,32]。因为肿瘤的生长也取决于血管新生，所以会有脂肪移植促进肿瘤生长的顾虑 [7,33]，但移植物血管新生是暂时性的，只持续 2 周，这期间移植物可以完全血管化，终止了缺血刺激引起的血管新生。这一现象在其他乳房常规手术，如乳房肿瘤切除术、全乳切除术或者皮瓣法乳房再造术术后也能观察到 [31,34]。

大量证据表明，乳腺癌的促血管生成因子的表达是持续的，且不需要外界刺激。一些研究证明了乳腺癌样本中有促血管生长因子的表达，这说明乳腺肿瘤具有多种内源性因素促进血管生成，而不依赖外界环境 [35,36]。尽管脂肪移植可能引起促血管生长因子的短暂升高，但这与乳腺肿瘤血管新生的自给自足性是不同的。

### 28.4.3 乳腺癌与脂肪细胞的相互作用

大量文献均已经证实乳腺癌与脂肪细胞存在复杂的相互作用，它们经自分泌、旁分泌和内分泌等方式通过分泌激素发挥作用[37-39]。在实验室模型中，脂肪细胞分泌的激素如脂联素和瘦素等能促进肿瘤的进展[40]。

脂联素是一种仅由脂肪组织分泌的激素，分别在葡萄糖和脂肪酸的代谢，以及调控肥胖、糖尿病、子宫内膜癌和乳腺癌的进展方面起重要作用[37]。大量研究表明，在血循环中的脂联素水平和乳腺癌发病呈负相关。实验显示脂联素的生理浓度成功地抑制了雌激素受体阴性乳腺癌的生长，并诱导一些肿瘤细胞凋亡。在已患有乳腺癌、子宫内膜癌、前列腺癌和结肠癌的患者中，脂联素的浓度较低[41-43]。

瘦素是另一种由脂肪组织分泌的激素，是与身体脂肪相关的一种生长因子。它对细胞增殖具有调节作用，在乳腺癌细胞系中也有表达。关于瘦素与乳腺癌的关系，临床上有不同的研究结论。在对83名患者进行的1例病例对照研究中，Mantzoros等得出的结论是瘦素不会提高绝经前患者的癌症风险[44]。然而，Wu等在最近的一项研究中提出瘦素水平的提高与乳腺癌风险的增加呈正相关[45]。一项评估脂联素、瘦素比值（A∶L）的实验研究也证明了这一点，瘦素水平升高会加速乳腺癌细胞生长[46]。

有证据表明，脂肪来源的激素既能促进又能抑制肿瘤的生长。人体内，复杂的环境和组织液中累积的调控因子间存在相互作用，肿瘤生物学方面比单个生长因子发挥的作用要大得多。因此，有必要进行更多的研究以明确这些激素在调控中的确切作用。

### 28.4.4 干细胞对癌症的刺激与转化

除了激素和血管生成因子，肿瘤还需要细胞结构单元来构建新的血供和相关基质。这些细胞可以从骨髓提取出来，也存在于脂肪组织中[47,48]。实验研究将骨髓来源和脂肪干细胞与人乳腺癌细胞系相混合，结果显示小鼠肺部及肾脏的侵袭性增加[49,50]。另一项研究发现，在小鼠的皮下脂肪中植入人乳腺癌细胞，并静脉注射脂肪干细胞，能促进肿瘤生长[51]。

然而，这些实验研究还是有一定的局限性，会降低它们对临床的指导意义[52]。首先，基质细胞和乳腺癌细胞均被注射到肺、肾和皮肤等除乳房以外的部位，与原发乳腺癌的脂肪构成相比，是一种完全不同的生长环境。并且，在这些研究中，将干细胞和乳腺癌细胞系先混合后注射，两种细胞有了直接接触。另一项研究是将肿瘤细胞和干细胞相互毗邻放置，结果显示对肿瘤生长并没有促进作用[49]。这些研究也应用了培养的细胞产品，这涉及干细胞的人工激活和扩增，而这些干细胞通常情况下是保持相对静止的。

脂肪干细胞拥有独特的自我更新和多向分化能力[47]。诸如乳腺癌等多种肿瘤均来源于干细胞[53]，这一关联显示了一种可能性，即脂肪组织来源干细胞可能转化为新的恶性肿瘤，并且脂肪移植带来的额外的脂肪干细胞很可能会增加这种风险。针对这一风险的研究表明，扩增培养的脂肪干细胞越过了衰老期，产生了能促使肿瘤生长的细胞亚群。然而，在脂肪干细胞进入衰老期之前将其注射入小鼠体内，就不会形成肿瘤，并拥有正常的基因组[54]。这表明在人工实验室条件下，长时间培养的细胞会产生转化表型的选择性压力，这不是细胞的固有特性。

虽然，有实验证据表明脂肪干细胞在体外与乳腺癌细胞有潜在的相互作用，但这并不能直接推论两者在临床上有关联性。因为可能存在于移植物本体干细胞不会进行克隆扩增，而且也不会被直接注射到已知的恶性肿瘤中，所以并没有临床证据表明脂肪干细胞会增加恶性肿瘤的风险。

## 28.5 临床研究——乳腺癌的局部复发

自体脂肪移植是目前乳腺癌术后用于乳房再造的一种常用方法，但是将脂肪移植到以前的肿瘤部位，是否会增加局部肿瘤复发的风险，这仍是不确定的。虽然长期的前瞻性研究尚未进行，但一些回顾性研究已经检测到脂肪移植后的癌症复发率。Delay 等[2] 回顾性研究了 880 名接受了脂肪移植的患者，发现在长达 10 年的随访中，癌症复发或新发癌症的进展并未增加。Rigotti 等[55] 对 137 名经改良根治性乳房切除术后为改善乳房形态而接受了自体脂肪移植的患者进行了局部复发率的评估，所有患者在脂肪移植术后均进行了为期 3 年以上的随访（平均 7.6 年；极差为 3.1 ~ 19.1 年）。该研究评估的两个时期的局部复发率：一个是首次手术与脂肪移植之间，另一个是脂肪移植后到随访之间的时期。脂肪移植前的复发率是 0.91%，脂肪移植后的复发率为 0.72%。欧洲的另一项多中心研究，研究对象为 646 名患有乳腺癌、经乳房切除术或乳房肿瘤切除术后行自体脂肪移植的患者，平均随访时间为 19.2 个月，结果显示，肿瘤局部复发率为 1.3%，区域复发率为 1.1%，整体肿瘤发生率为 5.6%[56]。但乳房肿瘤切除术后没有进行自体脂肪移植的患者，肿瘤局部复发率为 1.1%，区域复发率为 1.2%。上述两组数字相比，区别不大[57]。

虽然还没有明确的前瞻性随机对照临床研究评估肿瘤学风险，但回顾性研究确实提供了证据，证明在已经成功完成了乳腺癌治疗的患者进行脂肪移植后，并没有增加肿瘤的局部复发率。

## 28.6 结论

有理论支持脂肪移植可能影响乳腺癌，也有确定的实验室研究证明脂肪移植在体外可促进乳腺癌进展。但仔细研究这些担忧后，笔者发现这些实验室证据并不一定能转化为临床结果。此外，影像学研究显示，脂肪移植可能会引起微钙化和脂肪坏死的表现。在与放射科医生密切联系交流后，笔者发现这些微钙化和脂肪坏死与可疑病变的辨别。经过长期的影像学随访，没有证据表明脂肪移植会严重干扰对乳腺癌的随访。

尽管临床证据不断涌现，但仍有证据支持脂肪移植作为一期或二期治疗方法进行乳房再造的安全性。自体脂肪移植领域在未来的发展期待实验室和临床领域中更权威的研究。

（周　宇　石　冰　刘春军　译）

## 参考文献

[1] Coleman SR, Saboeiro AP. Fat grafting to the breast revisited: safety and efficacy. Plast Reconstr Surg 2007; 119: 775–785, discussion 786–787

[2] Delay E, Garson S, Tousson G, Sinna R. Fat injection to the breast: technique, results, and indications based on 880 procedures over 10 years. Aesthet Surg J 2009; 29: 360–376

[3] Amar O, Bruant-Rodier C, Lehmann S, Bollecker V, Wilk A. Fat tissue transplant: restoration of the mammary volume after conservative treatment of breast cancers, clinical and radiological considerations [in French] Ann Chir Plast Esthet 2008; 53: 169–177

[4] Delay E, Gosset J, Toussoun G, Delaporte T, Delbaere M. Efficacy of lipomodelling for the management of sequelae of breast cancer conservative treatment [in French] Ann Chir Plast Esthet 2008; 53: 153–168

[5] Coleman SR, Saboeiro AP. Fat grafting to the breast revisited: safety and efficacy. Plast Reconstr Surg 2007; 119: 775–785, discussion 786–787

[6] Report on autologous fat transplantation. ASPRS Ad-Hoc Committee on New Procedures, September 30, 1987. Plast Surg Nurs 1987; 7: 140–141

[7] Mojallal A, Saint-Cyr M, Garrido I. Autologous fat transfer: controversies and current indications for breast surgery. J Plast Reconstr Aesthet Surg 2009; 62: 708–710

[8] Yoshimura K, Asano Y, Aoi N et al. Progenitor-enriched adipose tissue transplantation as rescue for breast implant complications. Breast J 2010; 16: 169–175

[9] Kitamura K, Kajitani K, Hedrick M, Sugimachi K. Stem cell augmented reconstruction: a new hope for reconstruction after breast conservation therapy. Breast Cancer Res Treat 2007; 106 Suppl 1: 238

[10] Tan PH, Lai LM, Carrington EV et al. Fat necrosis of the breast—a review. Breast 2006; 15: 313–318

[11] Missana MC, Laurent I, Barreau L, Balleyguier C. Autologous fat transfer in reconstructive breast surgery: indications, technique and results. Eur J Surg Oncol 2007; 33: 685–690

[12] Ganau S, Tortajada L, Escribano F, Andreu X, Sentís M. The great mimicker: fat necrosis of the breast—magnetic resonance mammography approach. Curr Probl Diagn Radiol 2009; 38: 189–197

[13] Taboada JL, Stephens TW, Krishnamurthy S, Brandt KR, Whitman GJ. The many faces of fat necrosis in the breast. AJR Am J Roentgenol 2009; 192: 815–825

[14] Gutowski KA ASPS Fat Graft Task Force. Current applications and safety of autologous fat grafts: a report of the ASPS fat graft task force. Plast Reconstr Surg 2009; 124: 272–280

[15] Carvajal J, Patiño JH. Mammographic findings after breast augmentation with autologous fat injection. Aesthet Surg J 2008; 28: 153–162

[16] Veber M, Tourasse C, Toussoun G, Moutran M, Mojallal A, Delay E. Radiographic findings after breast augmentation by autologous fat transfer. Plast Reconstr Surg 2011; 127: 1289–1299

[17] Wang CF, Zhou Z, Yan YJ, Zhao DM, Chen F, Qiao Q. Clinical analyses of clustered microcalcifications after autologous fat injection for breast augmentation. Plast Reconstr Surg 2011; 127: 1669–1673

[18] Soo MS, Kornguth PJ, Hertzberg BS. Fat necrosis in the breast: sonographic features. Radiology 1998; 206: 261–269

[19] Pettus BJ, Brandt KE, Middleton WD, Reichert VC. Sonographic findings in a palpable abnormality after mastectomy and autologous fat grafting. J Ultrasound Med 2011; 30: 576–578

[20] Wang H, Jiang Y, Meng H, Yu Y, Qi K. Sonographic assessment on breast augmentation after autologous fat graft. Plast Reconstr Surg 2008; 122: 36e–38e

[21] Wang H, Jiang Y, Meng H, Zhu Q, Dai Q, Qi K. Sonographic identification of complications of cosmetic augmentation with autologous fat obtained by liposuction. Ann Plast Surg 2010; 64: 385–389

[22] Illouz YG, Sterodimas A. Autologous fat transplantation to the breast: a personal technique with 25 years of experience. Aesthetic Plast Surg 2009; 33: 706–715

[23] Zocchi ML, Zuliani F. Bicompartmental breast lipostructuring. Aesthetic Plast Surg 2008; 32: 313–328

[24] Eliassen AH, Colditz GA, Rosner B, Willett WC, Hankinson SE. Adult weight change and risk of postmenopausal breast cancer. JAMA 2006; 296: 193–201

[25] Simpson ER. Sources of estrogen and their importance. J Steroid Biochem Mol Biol 2003; 86: 225–230

[26] Pasqualini JR, Chetrite G, Blacker C et al. Concentrations of estrone, estradiol, and estrone sulfate and evaluation of sulfatase and aromatase activities in pre- and postmenopausal breast cancer patients. J Clin Endocrinol Metab 1996; 81: 1460–1464

[27] Shibuya R, Suzuki T, Miki Y et al. Intratumoral concentration of sex steroids and expression of sex steroid-producing enzymes in ductal carcinoma in situ of human breast. Endocr Relat Cancer 2008; 15: 113–124

[28] Bulun SE, Lin Z, Zhao H et al. Regulation of aromatase expression in breast cancer tissue. Ann N Y Acad Sci 2009; 1155: 121–131

[29] Miki Y, Suzuki T, Tazawa C et al. Aromatase localization in human breast cancer tissues: possible interactions between intratumoral stromal and parenchymal cells. Cancer Res 2007; 67: 3945–3954

[30] Sasano H, Miki Y, Nagasaki S, Suzuki T. In situ estrogen production and its regulation in human breast carcinoma: from endocrinology to intracrinology. Pathol Int 2009; 59: 777–789

[31] Nishimura T, Hashimoto H, Nakanishi I, Furukawa M. Microvascular angiogenesis and apoptosis in the survival of free fat grafts. Laryngoscope 2000; 110: 1333–1338

[32] Yamaguchi M, Matsumoto F, Bujo H et al. Revascularization determines volume retention and gene expression by fat grafts in mice. Exp Biol Med (Maywood) 2005; 230: 742–748

[33] Folkman J. Tumor angiogenesis: therapeutic implications. N Engl J Med 1971; 285: 1182–1186

[34] Curigliano G, Petit JY, Bertolini F et al. Systemic effects of surgery: quantitative analysis of circulating basic fibroblast growth factor (bFGF), Vascular endothelial growth factor (VEGF) and transforming growth factor beta (TGFbeta) in patients with breast cancer who underwent limited or extended surgery. Breast Cancer Res Treat 2005; 93: 35–40

[35] Viacava P, Naccarato AG, Bocci G et al. Angiogenesis and VEGF expression in preinvasive lesions of the human breast. J Pathol 2004; 204: 140–146

[36] Relf M, LeJeune S, Scott PA et al. Expression of the angiogenic factors vascular endothelial cell growth factor, acidic and basic fibroblast growth factor, tumor growth factor beta-1, platelet-derived endothelial cell growth factor, placenta growth factor, and pleiotrophin in human primary breast cancer and its relation to angiogenesis. Cancer Res 1997; 57: 963–969

[37] Lohsiriwat V, Curigliano G, Rietjens M, Goldhirsch A, Petit JY. Autologous fat transplantation in patients with breast cancer: "silencing" or "fueling" cancer recurrence? Breast 2011; 20: 351–357

[38] Vona-Davis L, Rose DP. Adipokines as endocrine,

paracrine, and autocrine factors in breast cancer risk and progression. Endocr Relat Cancer 2007; 14: 189–206

[39] Hou WK, Xu YX, Yu T et al. Adipocytokines and breast cancer risk. Chin Med J (Engl) 2007; 120: 1592–1596

[40] Schäffler A, Schölmerich J, Buechler C. Mechanisms of disease: adipokines and breast cancer - endocrine and paracrine mechanisms that connect adiposity and breast cancer. Nat Clin Pract Endocrinol Metab 2007; 3: 345–354

[41] Kang JH, Lee YY, Yu BY et al. Adiponectin induces growth arrest and apoptosis of MDA-MB-231 breast cancer cell. Arch Pharm Res 2005; 28: 1263–1269

[42] Barb D, Williams CJ, Neuwirth AK, Mantzoros CS. Adiponectin in relation to malignancies: a review of existing basic research and clinical evidence. Am J Clin Nutr 2007; 86: s858–s866

[43] Nakayama S, Miyoshi Y, Ishihara H, Noguchi S. Growth-inhibitory effect of adiponectin via adiponectin receptor 1 on human breast cancer cells through inhibition of S–phase entry without inducing apoptosis. Breast Cancer Res Treat 2008; 112: 405–410

[44] Mantzoros CS, Bolhke K, Moschos S, Cramer DW. Leptin in relation to carcinoma in situ of the breast: a study of premenopausal cases and controls. Int J Cancer 1999; 80: 523–526

[45] Wu MH, Chou YC, Chou WY et al. Circulating levels of leptin, adiposity and breast cancer risk. Br J Cancer 2009; 100: 578–582

[46] Nkhata KJ, Ray A, Schuster TF, Grossmann ME, Cleary MP. Effects of adiponectin and leptin co-treatment on human breast cancer cell growth. Oncol Rep 2009; 21: 1611–1619

[47] Zuk PA, Zhu M, Mizuno H et al. Multilineage cells from human adipose tissue: implications for cell-based therapies. Tissue Eng 2001; 7: 211–228

[48] Zhang Y, Daquinag A, Traktuev DO et al. White adipose tissue cells are recruited by experimental tumors and promote cancer progression in mouse models. Cancer Res 2009; 69: 5259–5266

[49] Karnoub AE, Dash AB, Vo AP et al. Mesenchymal stem cells within tumour stroma promote breast cancer metastasis. Nature 2007; 449: 557–563

[50] Walter M, Liang S, Ghosh S, Hornsby PJ, Li R. Interleukin 6 secreted from adipose stromal cells promotes migration and invasion of breast cancer cells. Oncogene 2009; 28: 2745–2755

[51] Muehlberg FL, Song YH, Krohn A et al. Tissue-resident stem cells promote breast cancer growth and metastasis. Carcinogenesis 2009; 30: 589–597

[52] Fraser JK, Hedrick MH, Cohen SR. Oncologic risks of autologous fat grafting to the breast. Aesthet Surg J 2011; 31: 68–75

[53] Molyneux G, Regan J, Smalley MJ. Mammary stem cells and breast cancer. Cell Mol Life Sci 2007; 64: 3248–3260

[54] Rubio D, Garcia-Castro J, Martín MC et al. Spontaneous human adult stem cell transformation. Cancer Res 2005; 65: 3035–3039

[55] Rigotti G, Marchi A, Stringhini P et al. Determining the oncological risk of autologous lipoaspirate grafting for post-mastectomy breast reconstruction. Aesthetic Plast Surg 2010; 34: 475–480

[56] Petit JY, Lohsiriwat V, Clough KB et al. The oncologic outcome and immediate surgical complications of lipofilling in breast cancer patients: a multicenter study—Milan-Paris-Lyon experience of 646 lipofilling procedures. Plast Reconstr Surg 2011; 128: 341–346

[57] Botteri E, Bagnardi V, Rotmensz N et al. Analysis of local and regional recurrences in breast cancer after conservative surgery. Ann Oncol 2010; 21: 723–728

[58] Fulton JE. Breast contouring with "gelled" autologous fat: A 10-year update. Int J Cosmet Surg Aesthetic Dermatol 2003; 5: 155–163

[59] Yoshimura K, Sato K, Aoi N, Kurita M, Hirohi T, Harii K. Cell-assisted lipotransfer for cosmetic breast augmentation: supportive use of adipose-derived stem/stromal cells. Aesthetic Plast Surg 2008; 32: 48–55, discussion 56–57

[60] Pierrefeu-Lagrange AC, Delay E, Guerin N, Chekaroua K, Delaporte T. Radiological evaluation of breasts reconstructed with lipomodeling [in French] Ann Chir Plast Esthet 2006; 51: 18–28

[61] Abboud M, Vadoud-Seyedi J, De Mey A, Cukierfajn M, Lejour M. Incidence of calcifications in the breast after surgical reduction and liposuction. Plast Reconstr Surg 1995; 96: 620–626

[62] Danikas D, Theodorou SJ, Kokkalis G, Vasiou K, Kyriakopoulou K. Mammographic findings following reduction mammoplasty. Aesthetic Plast Surg 2001; 25: 283–285

[63] Peters W, Pritzker K, Smith D et al. Capsular calcification associated with silicone breast implants: incidence, determinants, and characterization. Ann Plast Surg 1998; 41: 348–360

[64] Esserman LE, Da Costa D, d'Almeida M, Gombos EC, Keisch ME. Imaging findings after breast brachytherapy. AJR Am J Roentgenol 2006; 187: 57–64

[65] DiPiro PJ, Meyer JE, Frenna TH, Denison CM. Seat belt injuries of the breast: findings on mammography and sonography. AJR Am J Roentgenol 1995; 164: 317–320

[66] Eidelman Y, Liebling RW, Buchbinder S, Strauch B, Goldstein RD. Mammography in the evaluation of masses in breasts reconstructed with TRAM flaps. Ann Plast Surg 1998; 41: 229–233

# 29　减重后乳房自体真皮瓣移植：真皮悬吊／全部乳腺腺体组织重塑形技术

*J. Peter Rubin, Ronald P. Bossert*

## 29.1　摘要

大量减重后的患者，往往会出现严重的乳房畸形，这对整形外科医生来说是一个挑战。传统的乳房固定术常不足以矫正这些畸形。本章介绍一种真皮悬吊和通过扩大 Wise 模式的全部乳腺腺体组织重塑形技术。虽然这种方法与传统的短瘢痕乳房固定术相比瘢痕更严重，手术耗时更长，但它有消除侧方皮肤皱褶的优点，含有了用于增加乳房容量的自体组织，从而免去了很多病例中需要置入乳房假体的需求。本章介绍这种技术如何可靠、稳定、安全地解决减重后乳房畸形的问题。

## 29.2　引言

虽然腹部是大量减重后人群需要外科干预的最常见的部位，但乳房畸形也常需要矫正。与行传统短瘢痕乳房固定术的患者不同，这些患者的乳房畸形严重且有明显特点[1]。大部分大量减重后要求乳房重塑形的患者在不同程度上出现以下四种常见问题。

1. 乳房发生明显且通常不对称的容量丢失，伴有 2 度或 3 度乳房下垂，呈现上内侧凸出度明显变小的扁平外观。

2. 肤色不佳，皮肤弹性严重下降，皮肤-乳房容量比增高。

3. 需处理乳头乳晕复合体与乳房子午线的关系。

4. 与乳房融为一体的明显的侧方皮肤皱褶（大量减重人群的独有特点）常使乳房侧方和胸壁界限不清，形成连续的外观。

笔者首选真皮悬吊及全层乳腺腺体组织重塑形技术达到自体隆乳的效果，目的在于恢复乳房上内侧的饱满度和凸出度。通过扩大 Wise 模式的方法动员侧方皮肤皱褶来提供进行自体隆乳术所需的容量。可以通过调整侧方皮肤皱褶组织的使用量来解决大量减重后患者中常出现的乳房不对称问题。对于需求最大容量乳房的患者，全部侧方皮肤皱褶都可以使用。对于乳房较大的患者，不需要过多的增加容量，侧方皮肤皱褶组织单纯切除即可。Wise 模式设计中全部皮肤去除表皮，形成的创面可以通过多处固定点牢固的悬吊在胸壁上，也可以折叠缝合后形成乳腺腺体组织的良好外观。短瘢痕乳房固定术虽然因瘢痕较轻而具有吸引力，但不足以去除多余、无弹性的皮肤。恢复容量的短瘢痕乳房固定术常需要放置乳房假体，并且不能解决大量减重患者的其他特有畸形。

我们的技术建立在其他整形外科医生的工作基础之上，他们探索了将乳房组织固定到稳定的邻近结构上，来为乳房重塑提供框架的概念。Frey 对乳腺腺体组织重塑形，将真皮组织固定于前胸壁上[2]。Graf、Biggs 和 Qiao 等描述了使用胸肌及其筋膜为重塑的乳房提供悬吊支撑的各种技术[3, 4]。事实上，正如这些医生和研究者所描述的，悬吊在更加牢靠的基底结构上的概念，是使用真皮折叠进行真皮悬吊和对乳腺腺体组织进行重塑形的基础。使用侧方多余皮肤折叠作为自体容量扩充的想法，得益于 Holmstrom 在乳房切除术后患者中使用侧胸背皮瓣转移进行乳房再造的技术[5]。

该技术的优点在于其独特的设计能够有效改善大量减重人群中严重的、特征性的乳房畸形，可重复性好，并发症发生率低。对于乳房容量充足的患者，还可以通过扩大 Wise 模式利用侧方多余皮肤增大乳房容量，而不使用假体。此外，可以通过直接切除或者选择性的、逐渐增加容量的乳房自体隆乳消除侧方皮肤皱褶，同时又可纠正乳房本身的不对称畸形。该技术的缺点是增加了瘢痕，并且因重塑精确的乳房外形而延长了手术时间。尽管有这些不足，但该方法还是能够精确控制多余的皮肤量、乳腺腺体组织量及乳房形态，获得持久、可靠的改型结果。

## 29.3 适应证

大量减重后患者的乳房畸形表现各异。很多医生描述了纠正这些畸形的不同手术方法[6-16]。每种治疗方案必须个体化，纠正该患者特定的畸形，并注意患者的要求和患者关心的特定部位。整形外科医生在制订手术方案时必须考虑以下几个因素：①前面提过的大量减重患者中常见的四种轮廓畸形的严重程度；②患者理想的术后乳房容量；③外科手术医生的经验；④同时进行的操作可能会产生相反方向的力。不管使用哪种具体手术方法，结合患者自身组织量及现有畸形，需满足患者对大小、外形的切合实际的要求。

手术方式主要取决于剩余乳房组织量、扁平程度和期望的乳房大小。小部分大量减重后患者表现为乳房组织量不足。对于要求适当增加乳房容量的患者，很小的侧方皮肤皱褶量仍然不能提供足够的容量。这些患者普遍较年轻，肤色较好，他们适合进行假体隆乳。需要注意的是，大量减重患者皮肤弹性普遍较差，这使手术医生在使用假体隆乳时常陷入两难境地。为了避免乳房假体过度下移，笔者建议在需要使用假体时选择容量小于 300 mL 的假体。约 20% 患者表现为乳房组织量过多，可以选择进行乳房缩小术。我们首选的乳房缩小方法是使用扩大 Wise 模式的内上部蒂术式，该方法可以使侧方皮肤皱褶（若存在）外形得到较好的改善。

大部分大量减重后患者表现为乳房容量充足。若皮肤冗余很少，无侧方皮肤堆积，轻度乳

房畸形的患者适合行传统的短瘢痕乳房固定术。真皮悬吊 / 全部乳腺腺体组织重塑形技术尤其适用于有以下乳房问题的患者。

- 乳房容量严重减少，乳腺腺体组织扁平。
- 3 度乳头下垂。
- 需处理乳头乳晕复合体。
- 肤色差、皮肤缺乏弹性。
- 侧方皮肤皱褶较多，可用于自体隆乳。
- 不愿意使用乳房假体。

体格检查时需仔细评估剩余乳腺腺体组织量是否充足。面诊时折叠患者自身乳房组织，询问患者折叠后的容量是否能满足她的外形要求。同时评估侧方皮肤皱褶，以确定用于自体隆乳的现有组织量。对于乳腺腺体组织充足、乳房皮肤充足、3 度乳头下垂、需重新处理乳头乳晕复合体、侧方皮肤皱褶充足的患者，笔者首选的方法是真皮悬吊、利用全部乳腺腺体组织重塑形，同时利用侧方皮肤皱褶组织进行自体隆乳。该方法效果持久，术者可在术中调整乳房的大小和形状。并且该方法可以通过动员不同的侧方组织量隆乳来矫正乳房严重的不对称。术者必须认识到该类患者中乳房不对称的情况非常普遍。为了达到乳房对称，一侧乳房使用该方法手术，而另一侧乳房则需要行乳房缩小术。

对任何前来就诊要求进行塑形的大量减重后患者都需要详细询问病史并进行查体[17]。询问患者减重史及有无乳腺癌病史或者家族史等具体问题。所有将要接受乳房手术的患者都要根据美国癌症协会（American Cancer Society）指南做乳房 X 线检查，还要进行营养学评估和血常规检查确保患者在术前状态良好。患者还需要接受会诊进行术前风险评估，若患者存在合并症，必要时需先进行处理。

这种乳房固定术的禁忌证相对较少。之前做过乳房手术并遗留瘢痕，可能影响乳头乳晕复合体血供的患者，均不适合该手术。考虑到组织创面较大，为了最大程度减少术后并发症，所有正在吸烟的患者都推迟手术。笔者要求患者术前戒

烟4周，并且尿检可替宁阴性。患者乳房附近皮肤破溃或存在其他皮肤病变都需要推迟手术直到病灶好转。大量减重人群普遍存在营养不良，如果术前检查发现营养不良或者蛋白质缺乏，患者需要进行营养咨询并且推迟手术，直到营养不良得到解决。

## 29.4 手术方法

### 29.4.1 手术设计

该手术方法基于扩大 Wise 模式，通过中下蒂保留乳头乳晕复合体血供（图29.1）。患者中线通过胸骨上切迹向下延伸。乳房中线始于距离胸骨上切迹 5～6 cm 锁骨处。术者必须标出乳房本身的真正中线，而不考虑居中的乳头的位置。乳房中线位于乳房正中，并且将是新乳头乳晕复合体的最终位置。新乳头位置在子午线上距乳房

下皱襞向上 2 cm 处，该点代表乳头乳晕复合体的新上缘。由该点画出一直径 40 mm 圆环，代表乳头乳晕复合体的位置。Wise 模式设计中两处垂直设计线长度为 5 cm。如同标准 Wise 模式乳房缩小术，标记乳房下皱襞并向内侧延伸。Wise 模式中的侧面标记线延伸至包围侧方皮肤皱褶，为自体组织隆乳提供可用组织。侧方标记线可延伸至腋后线甚至更远，取决于皮肤皱褶的多少，以矫正该处形态。侧胸穿支血管为向内移动用于自体隆乳的组织提供了可靠的血供。虽然该区域血供充足，但是我们一般不会旋转组织到腋后线后侧。通常我们会切除并丢弃这些组织。应当指出，整个侧方扩大设计范围内的组织都可以使用，使用范围取决于所要达到的乳房大小以及矫正现有的不对称性所需的组织量。然后术者仔细分析乳头乳晕复合体的预定位置以确保良好的对称性。

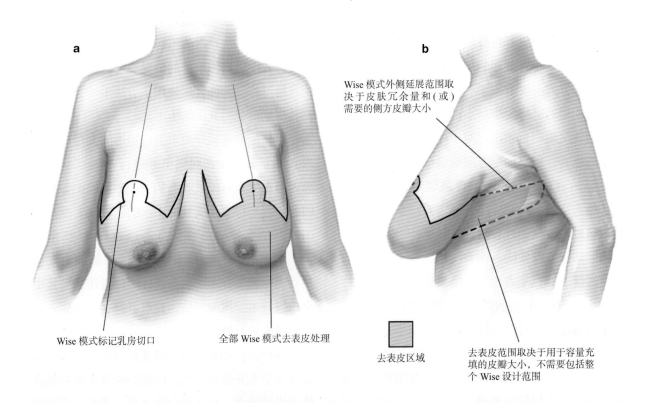

图 29.1 a. 扩大 Wise 模式设计图示。画出新的乳房子午线以纠正乳头位置，并且忽略内侧的乳头位置。Wise 模式设计范围内皮肤进行去表皮处理。b. 外侧延展区域设计目的在于消除侧方皮肤皱褶。外侧皮肤去表皮范围取决于达到要求的乳房大小所需要的容量充填的皮瓣大小。多余的不用来做容量充填的侧方组织可切除

### 29.4.2　手术过程

乳房固定术在全身麻醉下进行，麻醉由训练有素、有执业资格的麻醉医生进行。患者平卧位，髋部位于手术床折痕处，术中可以达到90°屈髋。上肢外展并妥善固定于手托板上。

使用 42 mm 乳头乳晕环标记乳头乳晕复合体位置。所有的切口线以肾上腺素盐水（1 支肾上腺素溶于 100 mL 生理盐水，最终浓度为 1：100000）浸润以利于减少真皮出血。沿术前标记切开表皮至真皮层。Wise 模式标记线内的全部皮肤去表皮。除了作为下方中央蒂下部的 10 cm 宽基底部，其余部分沿着标记线做真皮全层切开。蒂部内外侧延伸部分与用于乳房塑形的内外侧乳腺腺体瓣要求的中心点相对应。然后通过掀起 1.0～1.5 cm 厚的皮肤和皮下脂肪皮瓣，使乳腺腺体组织沿其上缘完全脱套。注意确保皮瓣厚度一致。随着继续向上剥离组织，可以见到胸肌筋膜。一旦到达胸肌筋膜，则沿其浅面剥离至锁骨水平。内侧剥离至胸骨外缘，勿超过胸骨外缘，否则可能导致融合乳房畸形。重要的是将

提升的皮肤及脂肪皮瓣侧方悬吊于胸壁上，以提供额外的侧方支持。将乳房组织的内外侧皮瓣切开至胸壁筋膜水平，并固定于蒂的基底部（图 29.2）。注意保留皮瓣基底部的穿支血管。内外侧皮瓣仅剥离到可足够旋转形成要求的乳房形状即可。侧方固定的组织量取决于患者要求的乳房大小和乳房不对称程度。如果外侧皮瓣提供的组织量多于自体隆乳的需要量，皮瓣的远端部分可以锐性切除丢弃。在旋转之前应检查皮瓣边缘出血情况，尽量减少脂肪坏死的风险。乳头在形成的宽大的中央蒂上能够存活。

一旦乳房脱套，并且内外侧皮瓣移动后，可以使用 0 号不可吸收编织线褥式缝合将真皮固定于胸壁上。首先，将中央真皮延伸部沿着新的乳房子午线固定于第 2 或第 3 肋的骨膜上（图 29.3）。术中决定肋骨固定于哪里，取决于哪一肋水平能使乳头处于理想位置。为了安全放置固定缝线，用非惯用手触摸目标肋上下的肋间隙，以引导缝针横向安全穿过。这些固定缝合涉及的肋骨骨膜为真皮折叠和乳房塑形提供了必要的稳定结构。然后，乳房侧方皮瓣以相似方式悬吊于

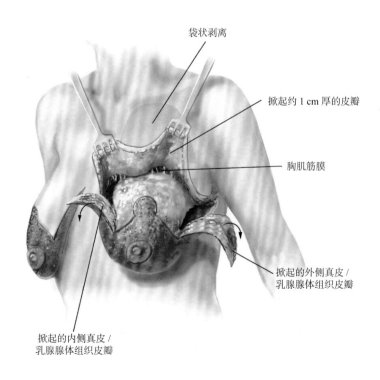

袋状剥离

掀起约 1 cm 厚的皮瓣

胸肌筋膜

掀起的外侧真皮／乳腺腺体组织皮瓣

掀起的内侧真皮／乳腺腺体组织皮瓣

图 29.2　乳腺腺体组织脱套至锁骨水平，掀起约 1 cm 厚的皮瓣。内外侧乳腺腺体组织皮瓣被掀起、旋转脱离胸壁

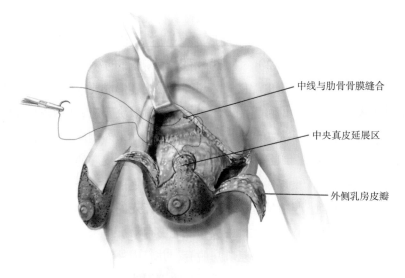

中线与肋骨骨膜缝合

中央真皮延展区

外侧乳房皮瓣

图 29.3 使用编织尼龙缝线将中央真皮延展区沿着新的乳房子午线固定于第 2 或第 3 肋的骨膜上，肋骨的选择取决于乳头最后的理想位置

第 3 肋。固定点通常位于乳房子午线的水平，这样能够形成美观的乳房弧度。在固定外侧皮瓣前，可以调整皮瓣的大小达到所要求的容量。将外侧乳房皮瓣与骨膜固定后，对乳房侧弯的形态做了进一步细化。为了增强乳房外侧的弧度及乳头的凸出度，将外侧皮瓣的外侧真皮缘缝合到侧胸壁肌肉筋膜上（图 29.4）。这一位置皮瓣不与骨膜缝合固定，以避免损伤胸长神经、胸背神经和皮瓣蒂部。

内侧皮瓣最常与第 4 肋或其肋软骨骨膜进行固定（图 29.5）。保持此处内侧悬吊对于术后该区域达到理想丰满度非常重要。没有必要像胸外侧翼那样，将内侧翼进一步插入胸大肌中，因为这种操作可能会使该部分变平。每个步骤之后不断调整皮瓣有助于评估乳房的大小和形状。如果悬吊不能提供理想的乳头高度和形状，应拆除缝线重新悬吊。至关重要的是，术者需要在每处悬吊点独立缝合 2 针，以加强乳房悬吊的基础。

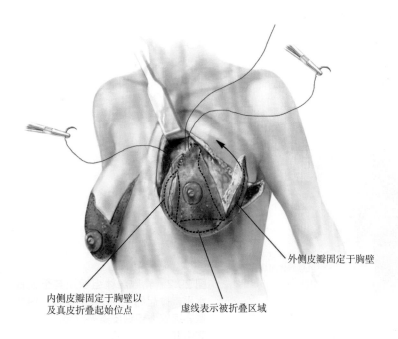

内侧皮瓣固定于胸壁以及真皮折叠起始位点

虚线表示被折叠区域

外侧皮瓣固定于胸壁

图 29.4 外侧乳房皮瓣向内侧旋转再造乳房外侧弯曲轮廓。皮瓣大小取决于自体隆乳所需的组织量。该皮瓣常缝合于第一固定点附近。内侧皮瓣的真皮层随后固定于胸壁，最常用固定位置是第 4 肋的骨膜。内外侧皮瓣的真皮层与中央真皮延伸区做连续缝合

乳腺腺体组织皮瓣悬吊之后，用 2-0 可吸收编织线折叠缝合真皮，形成理想的形态。首先，将外侧乳房皮瓣的真皮折叠缝合至中央蒂部的真皮上。为了帮助估计折叠的程度，可以使用金属皮钉将外侧皮瓣远端中央蒂部固定。完成真皮折叠缝合后，需移除金属皮钉，保证不遗留异物。用类似方法处理外侧乳房远端（图 29.6）。最后折叠缝合下极以改善乳头凸出度，固定乳头乳晕复合体到乳房下皱襞的距离。该距离为 5 cm。可以再次折叠缝合达到所需的美学形态。

最好同时进行双侧乳房真皮悬吊和折叠来改善其对称性。手术在患者取坐位时进行。因此，开始真皮悬吊时，调整手术床，使患者处于屈髋 90° 坐位。将宽拉钩牵开器置于皮瓣下，能够在直视下进行乳腺腺体组织的固定和真皮折叠缝合。最后缝合前将皮肤及脂肪皮瓣覆盖于悬吊和折叠的乳房丘之上，以确保大小、形态和乳头位置达到理想状态。使用 0 号聚丙烯缝线进行

半包埋缝合（half-buried fasion），确保乳房下皱襞 3 点真皮边缘对齐。在悬吊乳房丘的周围放置 10 F 扁平 Blake 引流管，通过外侧切口穿出。然后用皮钉缝合皮肤边缘，并且评估与切口相关的乳头乳晕复合体的位置，以便递送。若乳头受到明显牵拉，可以沿乳头乳晕复合体周边松解真皮边缘（图 29.7）。牵拉明显或与预留的乳头乳晕复合体开口不一致时不松解乳头乳晕复合体，术后可能出现凹陷外观。真皮内包埋缝合关闭皮肤，随后进行表皮下缝合及涂抹氰基丙烯酸盐黏合剂。

### 29.4.3  术后管理

切口覆盖平纱，用弹力绷带包扎固定。术后 4 天或 5 天更换敷料。引流量小于 30 mL 时拔除引流管。要求患者至少穿戴运动文胸 4 周，起支撑作用。术后 6 周可以使用带钢圈文胸。建议患者术后 3 周勿抬举重于 10 磅（约 4.5 千克）的

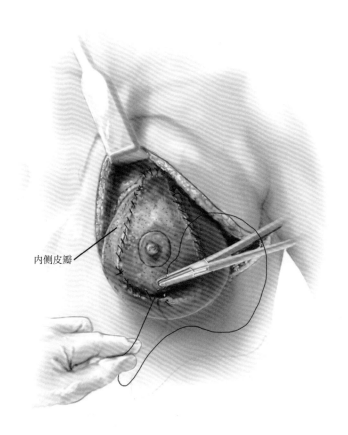

内侧皮瓣

图 29.5  下极的真皮随后被折叠以缩短乳头到乳房下皱襞的距离。为了获得理想的乳房外形可以再次行折叠缝合

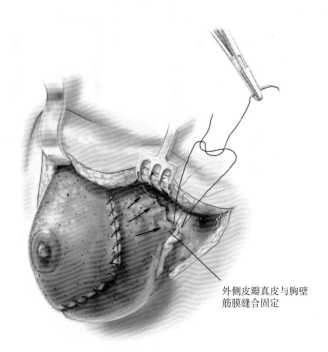

外侧皮瓣真皮与胸壁
筋膜缝合固定

图 29.6 外侧乳房皮瓣的外侧部分固定
缝合于胸壁，防止乳腺腺体组织向外侧疝
出。这一操作也可以增加乳头的凸出度

物品，之后可以逐渐增加活动量。术后 6~8 周
可以基本恢复正常活动。注意告知患者术后短期
内可能感到乳房位置较高、触感较硬，随着时间

延长，乳房会变软，逐渐形成自然的外观。若不
与其他体形雕塑手术同时操作，这种全层乳腺腺
体组织真皮悬吊乳房固定术可以在门诊进行。

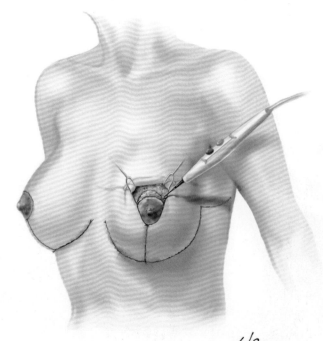

图 29.7 重新牵拉覆盖皮瓣后对位缝
合。乳头周围真皮层可根据需要剥离至约
为周长的一半，防止乳头牵拉外观

## 29.5 讨论

该术式已应用于 100 例以上大量减重患者，术后效果持久，患者满意度高（图 29.8~图 29.11）。该方法证实非常可靠、可重复、安全性好。与大部分提升手术一样，笔者注意到小部分患者存在乳房下极下移。没有报道发生乳房严重的并发症，如严重乳房皮瓣坏死、部分或全部乳头缺失或严重脂肪坏死。笔者观察到一些小的并发症，如血肿（1%）、血清肿（3%）、三点缝合处小的切口裂开（5%）。该手术相关的术后并发症发生率较低，无需返回手术室即可得到妥善处理。

大量减重的患者常有多个部位需要矫正。笔者常规将该手术与其他体形雕塑手术同时进行，其中最常与腹壁整形同时进行。联合手术时，应优先行腹部手术，因其可能导致乳房下皱襞降低，进而需要向上调整 Wise 模式标记线。同样，若行鸢尾状腹壁成形术，乳房下皱襞可能向内侧旋转，也需要调整标记线。对于术前评估时发现乳房下皱襞松弛的患者，因为失去乳房下皱襞特有的乳房支撑作用，不能同时行腹壁整形手术。对这些患者，笔者会考虑将乳房固定术推迟为二期手术以求达到最好的美学效果。笔者经常将该

乳房固定术与其他上部躯体塑形手术同时进行，如上部躯体提升（译者按：即乳房下皱襞切口腹壁整形）或上臂塑形手术。当与上部躯体提升手术同时进行时，患者首先取俯卧位进行手术。

一旦患者恢复仰卧位，上部躯体提升手术的侧方猫耳畸形就会出现在乳房固定术的侧方皮肤切口处。当与上臂提升术同时进行时，侧方皮肤皱褶切口与上臂提升术向腋窝延伸的切口重合。所有病例中在切口彼此临近的位置，我们会尽可能避免 T 形交汇点的出现。

> **关键点**
>
> - 严格筛选患者。该术式适用于一般状况稳定、可良好耐受手术的减重后患者。
> - 该乳房固定术术前设计至关重要。术前设计时，必须考虑到大量减重后人群常见的乳房畸形。
> - 施术者需确保 Wise 模式设计中的去皮范围保留坚韧的真皮层，这样才能做到真皮悬吊和折叠。
> - 当掀起内外侧乳房皮瓣时，保留基底宽 10 cm 的中央蒂，这一蒂部为乳头乳晕复合体供血。

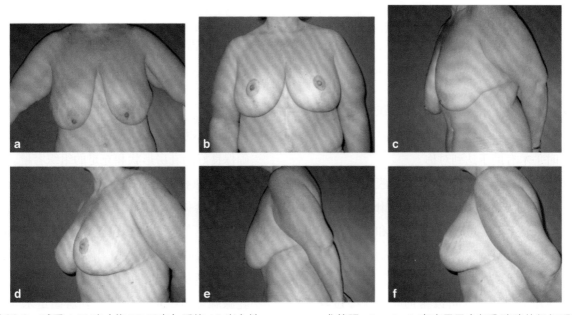

**图 29.8** 减重 140 磅（约 63 千克）后的 48 岁女性。a，c，e. 术前照。b，d，f. 真皮悬吊全部乳腺腺体组织重塑形乳房固定术，术后 13 个月。患者也接受了腹壁整形和上臂整形

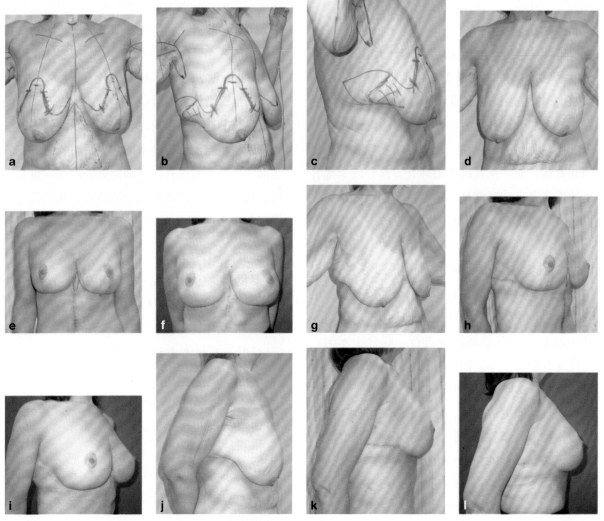

图29.9　减重168磅（约76千克）后的50岁女性。BMI为27.8 kg/m²。患者接受了鸢尾状腹壁成形术和真皮悬吊乳房固定术。a-c. 术前设计。标记新的乳房子午线纠正向内侧移位的乳头乳晕复合体位置。外侧标记线说明扩大Wise模式如何消除整个侧方皮肤冗余。然而，去表皮的组织量取决于进行容量充填的组织需求量，剩余组织可以切除。d，g，j. 术前照片。e，h，k. 术后4个月可见中线切口上方一处小猫耳畸形。这一多余组织有意留下防止瘢痕延伸至胸骨上，并且防止乳房切口瘢痕汇合。为了切除猫耳畸形在照片中将其标出。f，i，l. 真皮悬吊乳房固定术13个月术后照片

- 进行真皮悬吊和乳腺腺体组织重塑形时，患者需屈曲90°取坐位进行。双侧乳房同时手术有助于达到对称。

- 真皮悬吊最初固定在肋骨骨膜上，然后通过将侧方乳房皮瓣固定在肌肉筋膜上对侧方乳房延展部分进一步悬吊和塑形。使用不可吸收粗编织线进行悬吊。

- 使用可吸收编织线间断缝合进行折叠。使用皮钉固定，可以帮助完成折叠过程。但术者必须确保在缝合皮肤之前移除所有

- 皮钉。

- 塑形时不断牵拉皮肤及脂肪皮瓣能使术者确保良好的乳房形状和充足的组织容量。

- 如果发现有乳头内陷，可以释放部分乳头乳晕复合体周围的真皮层，使乳头在无张力状态下较容易地移位至钥匙孔样的孔隙内。否则可能导致乳头内陷。

- 筛选合适的患者，可以使真皮悬吊及全层乳腺腺体组织重塑形这一乳房固定术安全可靠，并发症发生率低。

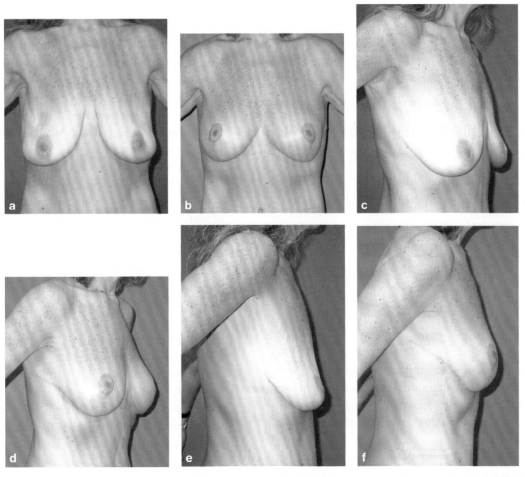

图 29.10　a，c，e. 减重 150 磅（约 68 千克）后的 39 岁女性术前照片。b，d，f. 真皮悬吊全部乳腺腺体组织重塑形乳房固定术 4 个月术后照片

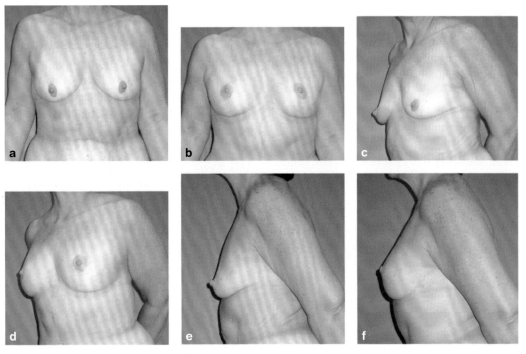

图 29.11　减重 92 磅（约 41 千克）后的 59 岁女性。该病例表明该术式具有多种用途。尽管用于自体容量填充的侧方皮肤较少，这一术式仍然较好地处理了包被的皮肤。a，c，e. 术前照片。b，d，f. 乳房固定术 4 个月术后照片

## 29.6　结论

真皮悬吊全部乳腺腺体组织重塑形是一种可靠、效果持久、安全的乳房固定术，旨在纠正大量减重患者群体中常见的各种乳房畸形。本法可消除侧方皮肤冗余，并且还可以作为自体组织进行自体隆乳，避免了使用乳房假体。该术式还可以很好地处理冗余的皮肤包被。这一乳房固定术可以在正确选择患者的前提下安全有效地进行，并发症发生率低，患者满意度高。

（曹玉娇　刘　静　刘春军　译）

## 参考文献

[1] Song AY, Jean RD, Hurwitz DJ, Fernstrom MH, Scott JA, Rubin JP. A classification of contour deformities after bariatric weight loss: the Pittsburgh Rating Scale. Plast Reconstr Surg 2005; 116: 1535–1544, discussion 1545–1546

[2] Frey M. A new technique of reduction mammaplasty: dermis suspension and elimination of medial scars. Br J Plast Surg 1999; 52: 45–51

[3] Graf R, Biggs TM. In search of better shape in mastopexy and reduction mammoplasty. Plast Reconstr Surg 2002; 110: 309–317, discussion 318–322

[4] Qiao Q, Sun JM, Liu C, Liu ZF, Zhao R, Sun BD. Reduction mammaplasty and correction of ptosis: dermal bra technique. Plast Reconstr Surg 2003; 111: 1122–1130

[5] Holmström H, Lossing C. The lateral thoracodorsal flap in breast reconstruction. Plast Reconstr Surg 1986; 77: 933–943

[6] Rubin JP. Mastopexy after massive weight loss: dermal suspension and total parenchymal reshaping. Aesthet Surg J 2006; 26: 214–222

[7] Rubin JP, Khachi G. Mastopexy after massive weight loss: dermal suspension and selective auto-augmentation. Clin Plast Surg 2008; 35: 123–129

[8] Rubin JP, Gusenoff JA, Coon D. Dermal suspension and parenchymal reshaping mastopexy after massive weight loss: statistical analysis with concomitant procedures from a prospective registry. Plast Reconstr Surg 2009; 123: 782–789

[9] Hurwitz DJ, Agha-Mohammadi S. Postbariatric surgery breast reshaping: the spiral flap. Ann Plast Surg 2006; 56: 481–486, discussion 486

[10] Graf RM, Mansur AE, Tenius FP, Ono MC, Romano GG, Cruz GA. Mastopexy after massive weight loss: extended chest wall-based flap associated with a loop of pectoralis muscle. Aesthetic Plast Surg 2008; 32: 371–374

[11] Losken A, Holtz DJ. Versatility of the superomedial pedicle in managing the massive weight loss breast: the rotation-advancement technique. Plast Reconstr Surg 2007; 120: 1060–1068

[12] Hamdi M, Van Landuyt K, Blondeel P, Hijjawi JB, Roche N, Monstrey S. Autologous breast augmentation with the lateral intercostal artery perforator flap in massive weight loss patients. J Plast Reconstr Aesthet Surg 2009; 62: 65–70

[13] Kwei S, Borud LJ, Lee BT. Mastopexy with autologous augmentation after massive weight loss: the intercostal artery perforator (ICAP) flap. Ann Plast Surg 2006; 57: 361–365

[14] Szychta P, Anderson WD. Islanded pedicled superior epigastric artery perforator flaps for bilateral breast augmentation with mastopexy after massive weight loss. J Plast Reconstr Aesthet Surg 2011; 64: 1677–1681

[15] Akyurek M. Vertical mastopexy and lateral intercostal artery perforator (LICAP) flap with pectoralis muscle sling for autologous tissue breast augmentation in the bariatric patient. Ann Plast Surg 2011; 66: 29–35

[16] Thornton DJ, Fourie R. Autologous augmentation-mastopexy after bariatric surgery: waste not want not! Aesthetic Plast Surg 2010; 34: 519–524

[17] Rubin JP, Nguyen V, Schwentker A. Perioperative management of the postgastric-bypass patient presenting for body contour surgery. Clin Plast Surg 2004; 31: 601–610, vi

# 30 自体真皮脂肪瓣隆乳术

*Charles K. Herman, Berish Strauch*

## 30.1 摘要

乳房缩小术、乳房上提术和隆乳术等技术一直在不断发展。在保证乳头乳晕复合体有丰富血供的前提下,血管蒂可有多种类型。依据乳头乳晕复合体感觉神经支配的解剖特点,笔者在大部分乳房手术中采用了上外侧皮肤乳腺实质蒂。已证实上外侧皮肤乳腺实质蒂在乳房上提术和隆乳术中特别有效。保留的乳房组织与组织蒂相连续,可以旋转到乳房的上极,从而实现上极的自体组织容量增加,这个区域对整个乳房的容量增大尤为重要。15 年来,笔者团队有 1500 多次该类手术经验,效果很好,并发症发生率低。长达 15 年的随访显示该术式效果持久稳定。

## 30.2 引言

随着衰老和体重减轻,乳房形状的改变与乳房容量和皮肤弹性的改变相关。变化不仅是整体容量大小的变化,还包括容量分布的变化。随着年龄的增长和体重减轻,乳房的上极变得扁平,乳房实质转移到下极,从而增加乳腺腺体下垂的程度。在美国进行肥胖治疗的人数正在迅速增加。

体重大量减轻后乳房的畸形改变非常明显。大多数经历过体重大量减轻的患者需要行乳房上提术,部分需要隆乳术。这些患者的乳房整形手术目标应与普通人群相同:矫正下垂、必要时减小或增大乳房容量、改善乳房上极充盈度以及保持乳头乳晕复合体的感觉和活力。尽管目前已经报道了许多乳房缩小和固定的技术,并获得可接受的效果[1-6],但这些技术并不能解决体重大量减轻患者的某些问题,比如外侧乳房皱褶的延伸——这在这类患者中尤为突出,并且通常向后

延伸至背部,乳房上极容量也严重减小。因此,对于体重严重减轻和未经历体重减轻但乳房上极容量显著损失的患者,为了取得更好的术后效果,需要对标准技术做出适当改变。

无论是单独使用还是与其他体形手术相结合,乳房上提术已被不少案例证明了其安全性[7-10]。然而,针对这一群体的乳房上提术的理想方法仍在不断探索。Rhomberg 等[7]描述了标准的乳房上提术,后来他们对这些技术进行了改进以满足患者需求。Schechner 等[11]描述了在他们的患者中使用标准的下方蒂乳房缩小术。本章主要介绍了针对减肥术后患者的乳房上提术,可以伴或不伴隆乳术,这些患者一般表现出乳房上极缺乏丰满度。另外本章还讨论了笔者团队为优化美学效果所做的技术修改,包括使用上外侧蒂,使用中下乳腺组织的自体隆乳术,以及在使用"倒 T"切口时向外侧延长乳房下切口,切除向乳房侧面和后部延伸的皱褶。

## 30.3 适应证

体重严重减轻的患者乳房外观差异较大,不能仅靠一种技术来解决全部患者的问题。由于体重减轻,患者都有一定程度的乳房容量丢失,使得他们的外表扁平。一些患者仍有充足的腺体容量和过多的皮肤,行乳房上提术就能获得令人满意的轮廓和乳头乳晕复合体位置。但大多数患者的乳房平坦、下垂并且容量不足,需要隆乳术和乳房上提术以获得更具吸引力更加自然的轮廓。在体重严重减轻的患者中,笔者根据乳房外形、腺体容量及乳房皱襞向侧面或后部延伸的情况,在五种乳房技术中选用一种方法,这五种方法分别是:"倒 T"切口乳房缩小术;"倒 T"切口乳房缩小术和自体容量增大法;垂直切口缩小伴自

体容量增大法；垂直切口缩小和自体容量增大以及假体隆乳；单独的假体置入。所有技术都使用上外侧蒂，因为笔者认为它最充分地保留了乳头的感觉，形成自然的外观，并且出现"触底"或"盒装"畸形的风险最小。"倒T"切口乳房上提术用于具有乳房下皱襞向身体侧方延伸的患者。切口向外延伸并包含多余组织。在一些患者中，这个皱襞可以延伸到背部，笔者会将侧切口延伸到背部，然后椭圆切除多余组织。

对于横向皱襞较长且需要较好丰满度和翘度的患者，应行"倒T"切口乳房上提术和自体组织隆乳。垂直乳房上提术用于没有明显乳房外侧皱襞的患者。如果需要较好丰满度和翘度，则需要进行自体组织隆乳。另外，如果患者对自体组织隆乳后的乳房容量不满意，则需要结合盐水假体置入来增加容量。最后，在乳房轻度下垂但腺体容量不足的患者中，可以通过置入盐水假体来进行容量增大。这类患者在体重严重减轻的人群中非常罕见，但在体重没有明显减轻的患者中很常见。单独假体置入通常可以使乳头提升 2 ~ 3 cm。

笔者描述了一种分类系统，针对不同的适应证选择最佳的手术模式[12]。

- Ⅰ型：上外侧组织蒂应用改良"倒T"切口。
  - Ⅰa：乳房缩小术，需要减少 1200 g 或更多乳腺组织。
  - Ⅰb：乳房上提术，乳房轻度下垂，但腺体容量减少不明显。
  - Ⅰc：伴乳头移植的乳房缩小术。
- Ⅱ型：上外侧组织蒂应用垂直切口。
  - Ⅱa：乳房缩小术，需要减少 1200 g 或更少腺体组织。
  - Ⅱb.i：乳房上提术，乳房下垂。
  - Ⅱ.ii：乳房上提术，乳房下垂伴乳房假体置入。

## 30.4 手术技术

### 30.4.1 "倒T"切口手术过程（图 30.1）

**标记**

患者站立位绘制术前皮肤标记。使用改良的"倒T"切口。乳房子午线的确定如下：沿锁骨测量胸骨切迹至肩峰的距离，从中点开始绘制垂直线，该线平均分开乳房组织。这条线一般朝向乳头乳晕复合体，除非复合体严重错位。然后标记乳房下皱襞，向内侧延伸到距离胸骨中线 2 cm 处，向外侧延伸至腋中线。通过抓住垂直皮肤标记的下边缘的内侧点，依次将多余的乳房折叠起来，并标记皱襞边缘以确定切除部位，缝合的中点也标记在乳房下皱襞上。通过这种方式，经过初始标记和折叠操作，可以消除潜在的猫耳畸形。

乳头位于乳房子午线上，其具体位置计算依赖于患者的乳房大小、形状、高度以及乳头下垂的程度。乳头位置通常位于距离胸骨切迹 21 ~ 25 cm 处。有一小部分患者，乳房巨大（1200 g 或更大）且乳头乳晕复合体下垂达到或者超过 40 cm，同时希望保留乳头敏感性，则新乳头乳晕复合体可位于距离胸骨切迹 29 ~ 31 cm 处。手术模板采用 7 cm 垂直切口和 42 mm 乳晕直径。

**组织蒂形成**

患者仰卧位麻醉后，在乳房基底放置止血带。乳晕用直径 42 mm 的垫圈标记，将乳头放于垫圈孔中央。上外侧组织蒂的宽度 10 ~ 12 cm，最内侧点距离乳房中线约 2 cm，最外侧点距离乳房下缘线最外侧点 2 ~ 3 cm。蒂的长度取决于乳头乳晕复合体的长度，并在新的 42 mm 乳晕边界向外延伸 1 ~ 2 cm，长宽比为 1 : 1。

在Ⅰa型患者（乳房缩小和乳头乳晕复合体转移）中进行乳房切除术，切口垂直切达胸壁，遵循"倒T"切口设计，将多余的皮肤、乳房和脂肪切除，直至胸大肌筋膜为止。乳房超大的患者可选择游离乳头瓣（Ⅰc型）带上外侧蒂。一般来说，这种手术适用于术前乳头至胸骨切迹距离超过40 cm的情况。在这些情况下，上外侧蒂被拉出，而忽略偏低的乳头乳晕复合体，整个蒂部去表皮，以标准缩小的手术方式进行蒂部的创建，通过蒂的边缘切至胸大肌筋膜水平。将最初被移除的乳头乳晕复合体修薄后，支撑缝合于旋转后的蒂部创面。在单纯乳房上提术病例（Ⅰb型）中，那些本来在传统的乳房缩小术中需要被切除的乳腺组织得到保留，并与上外侧蒂部相连续，仅去除了全部表皮。

**组织蒂的转移和关闭**

组织蒂向上旋转，用3-0尼龙缝线将缝合部位垂直部分的两个下角缝至之前标记的乳房下缘线中点，近似"倒T"切口。第二个3-0尼龙缝线缝合垂直切口上点。皮瓣的覆盖可以保持向上旋转的组织蒂的位置。没有必要缝合胸大肌筋膜或周围乳房实质来支撑组织蒂。在游离乳头移植患者中，穿过圆圈的真皮蒂应平整并用4-0铬缝线固定于边缘。上侧组织蒂的旋转有助于内侧和外侧皮瓣接近，有利于闭合乳房下皱襞创面，且不会在组织蒂上施加张力。乳头乳晕复合体和垂直切口用5-0尼龙缝线间断缝合。横向闭合缝合三层：①2-0铬缝线用于表浅筋膜系统；②3-0单乔缝线用于深部真皮层；③4-0单乔缝线缝合皮肤角质层。在Ⅰc型病例中，将乳头移植物透过锁眼放置在真皮床上，用5-0尼龙缝线固定，并用5-0尼龙缝线进行支撑。乳房上提术患者将多余的乳房组织和组织蒂向上方旋转，以提升容量和上极饱满度。

### 30.4.2 垂直切口手术过程（图30.2）

**适应证**

垂直切口手术通常用于那些乳房重量少于1200 g以及乳头胸骨切迹距离小于35 cm的患者。几乎所有接受乳房上提术及乳房上提术结合隆乳术的患者均采用垂直切口入路，当然，对于体重严重减轻的患者依然采用"倒T"切口，主要是此切口可以充分利用乳房下缘侧方来隐藏瘢痕，同时有利于切除过多侧方皱褶。

**标记**

患者站立位做术前标记，使用与Lejour和Abboud[4]所述相同的标记方法。乳头高度的位置确定原则同"倒T"切口患者，一般在21~25 cm处，取决于患者的身高。标准拜占庭穹顶式图案的垂直臂设计是相对自由的，这基于医生对患者乳房皮肤罩的评估，垂直切口缝合后的下点一般选乳房下皱襞上2~3 cm处。

**蒂部形成**

用与"倒T"切口技术类似的方式制作外上侧组织蒂。止血带应用于乳房基部，并在大部分切除组织的过程中保留，减少总体失血量。外上组织蒂的基部开始于拜占庭穹顶式图案顶点外侧约2 cm，由于乳头的距离较短，蒂部宽度一般不超过8~10 cm，因此皮瓣的长度也短一些。皮瓣长宽比同样为1：1。

在乳房缩小术的病例中，乳房切除是通过垂直胸壁的切口达到胸大肌筋膜的水平完成的。蒂部去表皮，所有向下穿过真皮层的切口及两条长向乳房下极的长切口均是在止血带控制下用刀完成的。不同于"倒T"切口的病例，止血带是在去表皮后松开的。当止血带被松开后，需要用电刀剥离下皮瓣的尖端直到暴露胸肌筋膜。然后在筋膜层用手指完成剥离，完全切除乳房上部的腺体，就像在上胸部形成一个可以增大的口袋。完成乳腺切除后，仅留下上外侧蒂，不会破坏或进一步切除垂直组织蒂。

在乳房上提术病例中，被保留下来的乳腺组织是与上外侧组织蒂相连续的，其余则被切除。这些去除表皮的组织会旋转到乳房的上极，以增加上极充盈度。在那些同步行隆乳和乳房固定的

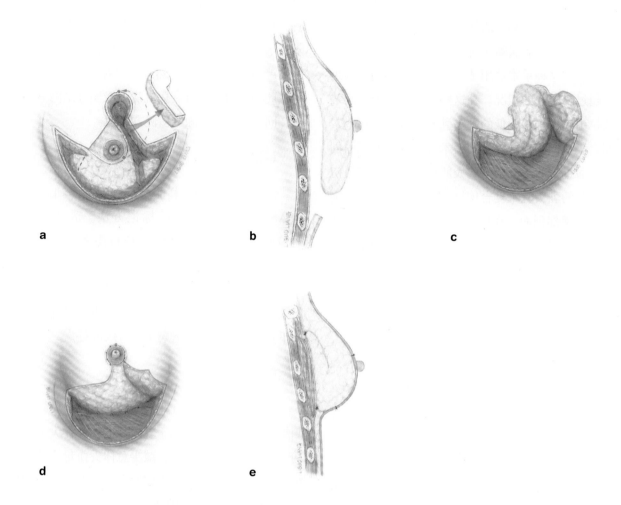

**图 30.1** "倒 T"切口乳房上提术与自体组织隆乳术。a. 标记的为切除的和用于自体隆乳的区域。b. 侧面视图显示保留用于自体组织隆乳的乳房中下部分的组织。c，d. 折叠和插入自体组织。e. 自体组织放置到相应位置提供凸出度和丰满度（引自 Strauch B，Herman CK，Encyclopedia of Body Sculpting after Massive Weight Loss.New York：Thieme 2011）

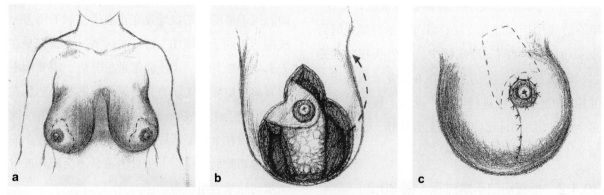

**图 30.2** 垂直切口乳房上提术和自体组织隆乳术。a. 拜占庭穹顶式切口标记。b. 中下部分实质保留，用于自体组织隆乳。c. 自体组织放置到最终位置后的乳房最终形态

患者（Ⅱb.ii型）中，充盈的假体通常放置在胸肌下方，然后重新调整和标记皮肤切口。在这些患者中，经常使用常规的乳房上提术的标记；然后，进入胸肌下层可以通过正中切口进入，也可以通过近正中的垂直切口进入。伴随着假体的放置，在垂直方向上多余的皮肤量需要被确定并标记，垂直方向上多余的组织，需要被切除或者去表皮随蒂部向上旋转，就和乳房上提术一样。

所有类型的组织蒂均向上旋转，与拜占庭穹顶式切口的基部接近。垂直切口的逐层关闭有利于固定向上旋转的组织蒂的位置，注意勿在垂直切口深部封闭的过程中损伤蒂基底部，蒂部不需要缝合到胸大肌筋膜及周围组织。乳头乳晕复合体的创面封闭只需要一层5-0尼龙缝线，垂直切口封闭的最后一层在真皮深层，垂直蒂的关闭需要用3-0单乔缝线缝合4层，浅表真皮层缝合用4-0单乔缝线连续环形缝合，垂直切口的封闭用4-0单乔缝线做皮下连续缝合。表皮采用连续缝合，并将垂直切口长度控制在7~10 cm。多余的皮肤和组织均被切除，不需要放置引流。在某些情况下，会在乳房下皱襞用一个短的横向椭圆形切口切除部分组织，以缩短乳头与乳房下皱襞距离并改善下极轮廓。

## 30.5 讨论

减肥后体形重塑需求的增加为整形外科新技术的发展提供了动力。减肥后的体形重塑主要集中于腹部，往往不重视严重减肥后的乳房重塑。在以往发表的文章中[12-14]，根据患者个性化的解剖特点，笔者详细描述了乳房外形重塑的公式，这种公式在规划手术方案时非常实用，并能够取得良好效果。上外侧蒂的使用以前已经报道过[1]，它的优势在于随着时间的推移出现乳腺下垂、"见底"及"盒装"外观的比例更小。此外，乳头乳晕复合体的感觉功能保存得很好，与乳头乳晕复合体感觉神经支配的解剖认识相一致[15]。

增加乳房容量可以采用假体置入或自体组织移植。自从将隆乳和乳房上提术结合应用被报道以来[13]，使用隆乳术来纠正轻度乳房下垂已被接受。在经历体重严重减轻的患者中，乳房下垂和乳房萎缩的程度通常很严重。乳房容量的丢失在乳房上极尤为明显。在这些患者中经常存在乳房侧方皱褶且严重程度各异。笔者相信，仅使用植入体就能达到理想效果的患者特点是乳房下垂比较轻，上极丰满度损失小，外侧乳房皱褶非常少。肌下植入体的放置可以改善这些轮廓畸形（图30.3）。

如果乳房萎缩与较大程度的乳房下垂（Regnault分级Ⅱ、Ⅲ）同时出现，仅放置植入体不足以纠正乳房下垂，并可能导致"双泡"畸形，该畸形由植入体和上方的下垂腺体组成。在这些情况下，需要做出两个手术方案：隆乳和乳房固定。这个方案与乳房侧方皱襞的严重程度相关，如果侧方皱襞非常轻，垂直切口乳房上提术将能对乳房外形进行有效重塑且瘢痕比较轻。如果侧方畸形比较重，则"倒T"切口将更适合（图30.4）。

前面叙述的自体组织乳房增大技术可以用于需要更多凸出度和容量的患者乳房（图30.5~图30.7）。与组织蒂相连的被旋转的乳房组织可在最需要的位置提供组织容量：乳房的上极。自体组织的使用改善了上极容量和乳房凸出度，且没有假体材料带来的缺点。只有当患者希望获得比单独使用自体组织隆乳更大的乳房容量时，才需要添加假体（图30.8）。根据笔者使用此技术的经验，自体组织通常可提供相当于150~250 mL植入体的增大效果。自体增大技术在肥胖患者身上非常有效，这些患者在减重后虽然乳房下垂严重但依然保留部分腺体容量。而在体重减轻不多的患者中，如果患者不要求乳房的容量比之前更大，但要求乳房有所提升同时上极更为饱满，此技术同样效果满意。

乳房下皱襞的侧方延伸的处理，是采用"倒T"切口，同时将切口向侧方延伸直接切除皱褶，外形改善往往伴随着更长的瘢痕代价，有时

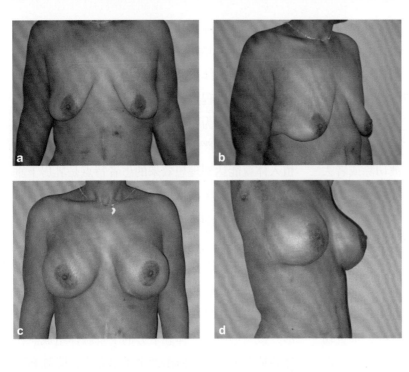

图 30.3 单独使用盐水袋假体置入。a, b. 术前。c, b. 术后（引自 Strauch B，Herman CK.Encyclopedia in Aesthetic Rejuvenation through Volume Enhancement.New York: Thieme 2013.）

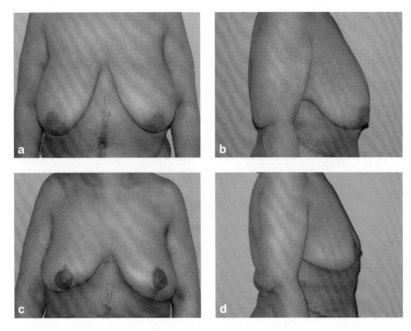

图 30.4 W 形切口乳房缩小术未伴隆乳术。a，b. 术前。c，d. 术后

候瘢痕会延伸到背侧，这些需要在术前和患者沟通好，几乎所有的患者都发现这种额外的瘢痕长度所引起的不快远远低于先前存在的侧方乳房皱褶。而且，这些侧面的乳房瘢痕可以被大多数文胸和泳衣隐藏。

笔者报道过了超过 1500 例患者的上外侧组织蒂的并发症发生率较低[12,14]。在该术式中，4 名患者（0.2%）出现 6 处完全性乳头乳晕复合

体坏死。在术后患者调查中，96% 的患者认为乳头感觉令人满意。这可能归因于对乳头乳晕复合体外侧皮肤第 4 肋间神经供应的保留。对于轮廓畸形的再次手术需求率很低，仅为 0.4%。在许多垂直切口乳房上提术病例中，术者增加一个乳房下横向短的椭圆形切口来切除部分组织，以减少潜在的假性乳房下垂，而这种下垂需要重塑乳房下极。

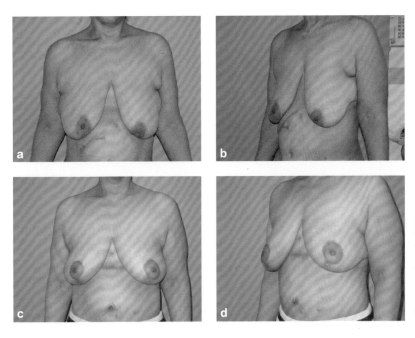

图30.5 "倒T"切口乳房上提术与自体组织隆乳术。a，b. 术前。c，d. 术后（来自 Strauch B，Herman CK. Encyclopedia of Body Sculpting after Massive Weight Loss.New York：Thieme 2013.）

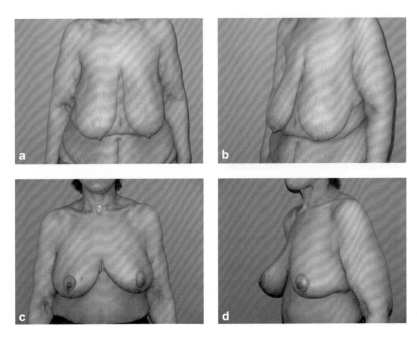

图30.6 "倒T"切口乳房上提术和自体组织隆乳术。a，b. 术前。c，d. 术后（来自 Strauch B，Herman CK. Encyclopedia of Body Sculpting after Massive Weight Loss.New York: Thieme 2013.）

## 30.6 结论

乳房固定和隆乳技术随着时间的推移而发展。伴随着体重严重减轻的患者胸部手术经验的增加，且这个患者群体有独特的解剖情况，均促使我们不断对方法进行改进。这也导致了依赖上外侧组织蒂进行乳房缩小术、乳房上提术和隆乳术的情况，因为该组织蒂已被证明是可靠的并且有助于创建和维持期望的上极丰满度。此外，保留的乳房组织与上外侧组织蒂相连续，该组织随后将旋转到乳房的上极，可增加该区域容量。此方法并发症罕见，且随时间推移效果非常持久。

（殷佳鹏　顾天一　刘春军　译）

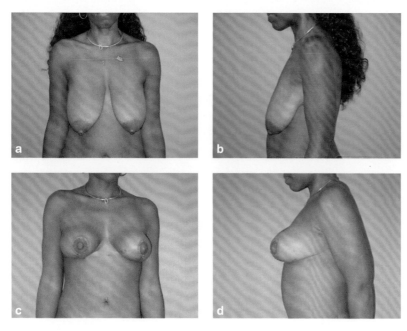

图 30.7 垂直切口乳房上提术和自体组织隆乳术。a，b. 术前。c，d. 术后（来 自 Strauch B，Herman CK. Encyclopedia of Body Sculpting after Massive Weight Loss.New York：Thieme 2013.）

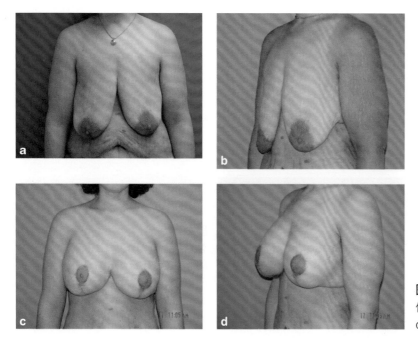

图 30.8 垂直切口乳房上提术和自体组织与假体隆乳术。a，b. 术前。c，d. 术后

## 参考文献

[1] Wise RJ. A preliminary report on a method of planning the mammoplasty. Plast Reconstr Surg 1956; 17: 367

[2] Lassus C. A technique for breast reduction. Int Surg 1970; 53: 69–72

[3] Georgiade NG, Serafin D, Morris R, Georgiade G. Reduction mammaplasty utilizing an inferior pedicle nipple-areolar flap. Ann Plast Surg 1979; 3: 211–218

[4] Lejour M, Abboud M. Vertical mammaplasty without inframammary scar and with breast liposuction. Perspect Plast Surg 1996; 4: 67–90

[5] Hall-Findlay EJ. A simplified vertical reduction mammaplasty: shortening the learning curve. Plast Reconstr Surg 1999; 104: 748–759, discussion 760–763

[6] Courtiss E, Goldwyn RM. Reduction mammaplasty by the inferior pedicle technique. Plast Reconstr Surg 1977; 59: 500–507

[7] Rhomberg M, Pülzl P, Piza-Katzer H. Single-stage

abdominoplasty and mastopexy after weight loss following gastric banding. Obes Surg 2003; 13: 418–423

[8] Gmür RU, Banic A, Erni D. Is it safe to combine abdominoplasty with other dermolipectomy procedures to correct skin excess after weight loss? Ann Plast Surg 2003; 51: 353–357

[9] Hurwitz DJ. Single-staged total body lift after massive weight loss. Ann Plast Surg 2004; 52: 435–441, discussion 441

[10] Fotopoulos L, Kehagias I, Kalfarentzos F. Dermolipectomies following weight loss after surgery for morbid obesity. Obes Surg 2000; 10: 451–459

[11] Schechner SA, Jacobs JS, O'Loughlin KC. Plastic and reconstructive body contouring in the post-vertical banded gastroplasty patient: a retrospective review. Obes Surg 1991; 1: 413–417

[12] Strauch B, Elkowitz M, Baum T, Herman C. Superolateral pedicle for breast surgery: an operation for all reasons. Plast Reconstr Surg 2005; 115: 1269–1277, discussion 1278–1279

[13] Gonzalez-Ulloa M. Correction of hypotrophy of the breast by means of exogenous material. Plast Reconstr Surg Transplant Bull 1960; 25: 15–26

[14] Strauch B, Herman CK. Superolateral pedicle for reconstruction of the female breast. In: Stauch B, Herman CK, eds. Encyclopedia of Body Contouring after Massive Weight Loss. New York: Thieme Medical Publishers; 2010:175–185

[15] Courtiss EH, Goldwyn RM. Breast sensation before and after plastic surgery. Plast Reconstr Surg 1976; 58: 1–13

# 31 应用下蒂穿支皮瓣的自体组织移植隆乳术

*Ahmed M.S. Ibrahim, Samuel J. Lin, Bernard T. Lee*

## 31.1 摘要

肥胖患者在减重术后往往会出现乳房容量不足，且合并躯干后侧和腋窝外侧大量皮肤脂肪组织堆积。在这种情况下，如何在切除多余组织的同时重塑饱满、年轻的乳房外形，是整形外科医生所面对的一大挑战。本章将介绍一种"倒 T"切口乳房上提术（Wise-pattern mastopexy）结合肋间动脉穿支筋膜瓣，从而实现真皮–脂肪瓣（dermal-fat flap）带蒂移植的手术方式，在自体组织移植同时实现乳房容量补充、下垂矫正及多余皮肤软组织的去除。该术式兼具较高的皮瓣存活率和满意的术后外观，是减重术后患者进行乳房整形的理想方法。

## 31.2 引言

对于减重术后患者，乳房容量会明显减少，乳房会发生皱缩；术前病理性肥胖造成组织扩张，术后由于脂肪萎缩导致严重的乳房下垂及躯干皮肤松弛，极大影响了乳房外形的美观，并产生明显的背部皮褶，普遍引起患者的心理失落感。因此，多余皮肤脂肪组织的去除是整形手术的必要步骤。

为了补充缺少的乳房容量，需要动员上背部及乳房其余部分的组织。在乳房固定术的基础上配合以自体组织移植，既可增大乳房容量，也可为乳房假体置入提供足够的软组织覆盖。这对于重塑乳房外形具有重要意义，解决了减重术后患者中常见的"煎饼"胸问题。患者躯干后侧及腋窝外侧的多余皮肤软组织堆积形成的背部皮褶，由肋间动脉及胸背动脉穿支供血，是自体组织移植的理想供区。本章将介绍一种"倒 T"切口乳房上提术（Wise-pattern mastopexy）结合肋间动脉穿支（intercostal artery perforator, ICAP）筋膜瓣带蒂移植的手术方式，配合自体组织移植来增加减重术后患者的乳房容量。这种术式可以恢复乳房美学同时减少后外侧多余组织，还使多余皮肤软组织重新分布，同时实现侧胸壁外形的重塑[1]。在此之外，本章还将对真皮–脂肪瓣的设计方法进行介绍。

## 31.3 适应证

减重术后乳房容量严重缺乏，乳房外形变化剧烈，乳房下皱襞位置过低需要重新定位，这些均是适应证。其中，一部分患者需要进行乳房上提手术，也有一部分可能需要同时行隆乳术来补充缺乏的乳房容量。对于这部分患者而言，重塑下皱襞形态的需求和保留下蒂的乳房固定术式存在冲突，这时就需要考虑上蒂乳房固定术结合 ICAP 皮瓣移植隆乳的手术方式。手术前，术者需要对患者乳头位置、皮肤弹性、侧胸壁及背部多余皮肤软组织量进行全面评估，从而确定隆乳术所需的自体组织量。近期，笔者已经提出将侧胸壁作为乳房手术的重要亚单元[1]，主要包括腋窝、胸壁及乳房外侧部分，以上区域在减重术后患者中普遍存在大量皮肤软组织堆积，并在后侧与上背部的多余组织相延续。这些组织可用于减重术后患者的自体组织移植，并与乳房固定术相结合。

## 31.4 手术方式

### 31.4.1 设计肋间动脉穿支（ICAP）真皮–脂肪瓣

让患者在站立位下，以宽基底下蒂／中央蒂乳房固定术[2]为基础进行术前设计，并向外侧延伸形成 ICAP 皮瓣。皮瓣基底部位于腋前线，宽度一般在 6 ~ 8 cm，具体应取决于外侧和后侧多余的皮肤软组织量，皮瓣长度应在 15 ~ 20 cm，笔者一般会将皮瓣延伸至腋后线。皮瓣长轴沿肋骨向后方走行，并在远端稍有倾斜（图 31.1）。设计完成后，需用多普勒超声确认穿支情况，ICAP 典型分布于腋前线处。

### 31.4.2　手术方法

手术前预防性应用抗生素，并使用全身麻醉，手术在侧卧位下进行，ICAP 皮瓣自侧面开始向两侧分离。若患者背部皱褶较严重而需同时行背部提升术，则手术应采用俯卧位。ICAP 皮瓣的掀起方向应由后至前，并包含肌肉筋膜。术中需谨慎避免损伤位于侧胸壁的 ICAP 血管，而位于其外侧的胸背动脉分支的小的穿支血管则可在前锯肌水平进行离断。皮瓣供区创面应采用逐层缝合，以 2-0 可吸收线缝合筋膜层，3-0 单乔缝线行真皮及皮内缝合。背部提升术是否可以同时进行取决于手术切口向后延伸的长度，一般而

言笔者不会将 ICAP 皮瓣延伸至患者背部。

受区所保留的宽基底下蒂 / 中央蒂需进行去表皮，为转移 ICAP 皮瓣，在皮下、胸大肌筋膜浅面形成上至锁骨水平的腔隙，过程中谨慎避免损伤穿支血管。术中需用多普勒超声对肋间动脉穿支进行确认，动脉穿支直径在 1.5 ~ 2.0 mm，一般情况下不需在肌肉中继续分离。ICAP 皮瓣在充分掀起后可绕之前形成的下蒂旋转 90°，调整至位置适合（图 31.2），之后再对其余皮瓣进行去表皮。虽然在灌注严重不足或组织量充足时可予切除，但皮瓣远端血运仍需要通过针刺法等予以时常监测。此外根据患者情况，还可结合假体置入以进一步增加乳房容量。

## 31.5　讨论

现代外科减重术为肥胖患者在节食、锻炼等传统无创疗法外提供了全新的治疗方式。然而，皮肤在急剧减肥后出现的物理形态及代谢功能的

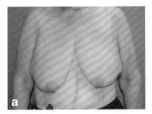
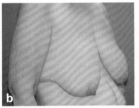
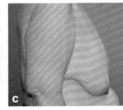

图 31.1　减重术后患者术前各角度（前后位、斜位、侧位）照片，将行 ICAP 真皮 - 脂肪瓣移植隆乳结合乳房固定术

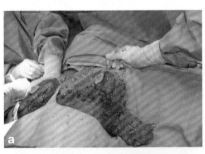
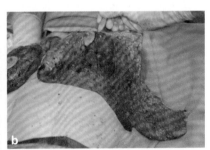
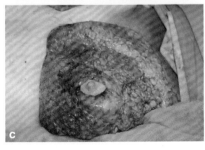

图 31.2　术中照片，显示 ICAP 皮瓣的分离及插入腔隙

变化，如弹性蛋白的降解[3]。局部微观瘢痕的形成、胶原蛋白排列混乱等，仍然会导致明显的皮肤软组织赘余和堆积，表现为减重术相关的严重外观缺陷和功能障碍，迫使大量类似患者向整形外科医生寻求治疗[4]。

ICAP真皮-脂肪瓣可以同时实现乳房容量的补充和乳房下垂的改善，从而实现减重术后患者乳房外形年轻化。在乳房部分切除导致乳房外侧缺损的患者中，ICAP皮瓣已经被证实为一种安全有效的手术方法，为乳房再造术提供了更多选择[5,6]。ICAP皮瓣通过动员躯干后部及腋窝外侧多余的皮肤软组织，将其转移至原本容量缺乏的乳房上半部及侧部，使乳房外观更为自然。宽基底乳房固定术形成的腔隙可以用来放置皮瓣，进一步美化乳房的外侧轮廓。对于腋窝外侧可动员组织量不足的患者，还可以同时置入乳房假体来进一步增加乳房容量，这就使ICAP皮瓣结合"倒T"切口乳房上提术与单纯乳房固定术相比具有明显优势[7]。ICAP皮瓣的触感与受区乳腺组织相近，移植后与原有组织分界不易触及[8]。

Van Landuyt等[9]报道了第一例应用ICAP皮瓣的病例，该患者术前减重74 kg。左乳行背阔肌穿支皮瓣带蒂转移，右乳行肋间动脉穿支侧胸壁组织带蒂转移，并未行乳房固定术。术后6个月随访时发现左乳皮瓣在胸壁固定位置过高，而需要再次手术调整外形。对于乳腺切除术后畸形的患者，Holmström和Lossing[10]报道了在手术中以侧胸壁组织来源的外侧筋膜瓣代替了背阔肌肌皮瓣，并同时置入乳房假体的手术方式，并具有较低并发症发生率，如皮瓣部分坏死（3.5%）及感染（2.5%），术后乳房外形自然且更为美观。

尽管肋间动脉穿支完整性在乳房腺体切除、肿瘤切除术后患者中难以得到保证，大量的尸体解剖研究显示来自胸背动脉的肌皮穿支足以支持大面积皮岛（cutaneous island）的转移，而无需牺牲背阔肌[11-13]。Blomqvist和Malm[14]使用外侧胸背皮瓣进行了157例（152名患者）乳房再造手术，其皮瓣设计为水平方向的三角形，2/3位于下皱襞以下，1/3位于下皱襞以上。术后有121名患者参与的调查问卷（答复率91%）显示，超过90%的患者对手术效果满意。然而，也有文章报道了在长度超过17 cm皮瓣中发生的远端坏死，以及偶有发生的皮瓣移植失败[15,16]。解剖学研究已经明确了定位穿支血管的参照点，扩大了皮瓣的可切取面积，从而扩展了手术的适用范围[17-19]。Holmström和Lossing[20]进一步确定了外侧胸背皮瓣中，来自肋间动脉的穿支在乳房下皱襞处的供血。

在减肥后乳房重塑之前，整形外科医生应对减重术后患者侧胸壁处普遍存在的多余皮肤软组织及合并的乳房下垂情况具有充分的认识。因此，为了增加胸部组织容量以得到美观的乳房外形，Fotopoulos等[21]将手术与侧腹整形相结合，而另一些人将上部躯体提升[22,23]和背部提升[24]与皮肤脂肪组织切除相结合[25]。

根据笔者的经验，减重术后患者在进行"倒T"切口乳房上提术结合ICAP皮瓣转移手术后，并没有血清肿、血肿、伤口裂开、感染等并发症出现[7]，此外也没有发生组织坏死如乳头坏死、皮瓣坏死的案例。术后12个月随访时，并未发现可以触及的乳房肿物[8]。当腋窝外侧可动员的组织量足够时，可无需额外行乳房假体置入术，从而避免了相关并发症如皱褶、假体移位、破裂、包膜挛缩等的出现。截至目前，所进行的乳腺影像学检查中，均没有发现明显的钙化灶，然而非乳腺组织自体移植是否会导致影像学表现发生改变，这一点目前尚无明确结论。应建议患者术后常规进行自查和乳腺影像学检查。

在减重术后的患者中使用自体皮肤脂肪瓣可以增加乳腺组织容量和改善躯干轮廓，为了获得最佳效果，我们评估了结合ICAP皮瓣和上部躯体皮肤脂肪切除术的Wise-pattern乳房固定术。值得注意的是，这些术式在围术期可能引起相关的常见并发症，如血清肿和伤口延迟愈合[26]。重要的是要记住术前及术中通过多普勒超声定位穿支血管可以极大提高皮瓣转移的成功率。根据笔者的经验，对于考虑以真皮-脂肪瓣自体移植来增加乳房容量，从而实现乳房年轻化的减重术后患者，该手术是一种持久、可靠的方法。

## 31.6 结论

ICAP筋膜瓣带蒂移植结合乳房固定术的手术方式，通过增加胸部组织容量，为减重术后患者乳房整形提供了一个可行的选择。乳房下垂可以通过乳房固定术得到纠正，而缺乏的乳房容量则可以通过动员后侧及外侧组织得到补充，实现上部躯体的提升（图31.3）。ICAP皮瓣手术方法兼具稳定性及可重复性，具有较低的术后并发症概率，并能够实现良好的术后外观。

（徐伯扬　顾天一　刘春军　译）

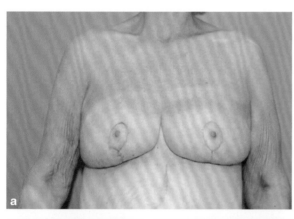
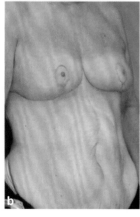
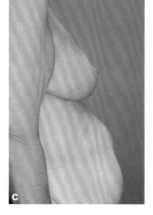

图 31.3　术后各角度（前后位、斜位、侧位）照片，患者已行 ICAP 真皮－脂肪瓣自体移植及乳房固定术

## 参考文献

[1] Bar-Meir ED, Lin SJ, Momoh AO , et al. The lateral chest wall: a separate aesthetic unit in breast surgery. Plast Reconstr Surg 2011; 128: 626e–634e

[2] Courtiss EH, Goldwyn RM. Reduction mammaplasty by the inferior pedicle technique. An alternative to free nipple and areola grafting for severe macromastia or extreme ptosis. Plast Reconstr Surg 1977; 59: 500–507

[3] Light D, Arvanitis GM, Abramson D, Glasberg SB. Effect of weight loss after bariatric surgery on skin and the extracellular matrix. Plast Reconstr Surg 2010; 125: 343–351

[4] Gusenoff JA, Coon D, Rubin JP. Implications of weight loss method in body contouring outcomes. Plast Reconstr Surg 2009; 123: 373–376

[5] Levine JL, Soueid NE, Allen RJ. Algorithm for autologous breast reconstruction for partial mastectomy defects. Plast Reconstr Surg 2005; 116: 762–767

[6] Hamdi M, Van Landuyt K, Monstrey S, Blondeel P. Pedicled perforator flaps in breast reconstruction: a new concept. Br J Plast Surg 2004; 57: 531–539

[7] Bishara MA, Lin SJ, Lee BT. Inferior pedicle approach for autologous augmentation using the intercostal artery perforator (ICAP) flap. In: Strauch B, Herman CK, eds. Encyclopedia of Body Sculpting after Massive Weight Loss. New York: Thieme Medical Publishers; 2010:199

[8] Kwei S, Borud LJ, Lee BT. Mastopexy with autologous augmentation after massive weight loss: the intercostal artery perforator (ICAP) flap. Ann Plast Surg 2006; 57: 361–365

[9] Van Landuyt K, Hamdi M, Blondeel P, Monstrey S. Autologous breast augmentation by pedicled perforator flaps. Ann Plast Surg 2004; 53: 322–327

[10] Holmström H, Lossing C. The lateral thoracodorsal flap in breast reconstruction. Plast Reconstr Surg 1986; 77: 933–943

[11] Heitmann C, Guerra A, Metzinger SW, Levin LS, Allen RJ. The thoracodorsal artery perforator flap: anatomic basis and clinical application. Ann Plast Surg 2003; 51: 23–29

[12] Angrigiani C, Grilli D, Siebert J. Latissimus dorsi musculocutaneous flap without muscle. Plast Reconstr Surg 1995; 96: 1608–1614

[13] Spinelli HM, Fink JA, Muzaffar AR. The latissimus dorsi perforator-based fasciocutaneous flap. Ann Plast Surg 1996; 37: 500–506

[14] Blomqvist L, Malm M. Clinical experience with the lateral thoracodorsal flap in breast reconstruction. Ann Plast Surg 1999; 43: 7–13

[15] Woerdeman LA, van Schijndel AW, Hage JJ, Smeulders

MJ. Verifying surgical results and risk factors of the lateral thoracodorsal flap. Plast Reconstr Surg 2004; 113: 196–203, discussion 204–205

[16] Schwabegger AH, Bodner G, Ninković M, Piza-Katzer H. Thoracodorsal artery perforator (TAP) flap: report of our experience and review of the literature. Br J Plast Surg 2002; 55: 390–395

[17] de Weerd L, Woerdeman LA, Hage JJ. The lateral thoracodorsal flap as a salvage procedure for partial transverse rectus abdominis myocutaneous or deep inferior epigastric perforator flap loss in breast reconstruction. Ann Plast Surg 2005; 54: 590–594

[18] Guerra AB, Metzinger SE, Lund KM, Cooper MM, Allen RJ, Dupin CL. The thoracodorsal artery perforator flap: clinical experience and anatomic study with emphasis on harvest techniques. Plast Reconstr Surg 2004; 114: 32–41, discussion 42–43

[19] Thomas BP, Geddes CR, Tang M, Williams J, Morris SF. The vascular basis of the thoracodorsal artery perforator flap. Plast Reconstr Surg 2005; 116: 818–822

[20] Holmstr , ö , m H, Lossing C. Lateral thoracodorsal flap: an intercostal perforator flap for breast reconstruction. Semin Plast Surg 2002; 16: 53–59

[21] Fotopoulos L, Kehagias I, Kalfarentzos F. Dermolipectomies following weight loss after surgery for morbid obesity. Obes Surg 2000; 10: 451–459

[22] Hurwitz DJ, Golla D. Breast reshaping after massive weight loss. Semin Plast Surg 2004; 18: 179–187

[23] Hurwitz DJ. Single-staged total body lift after massive weight loss. Ann Plast Surg 2004; 52: 435–441, discussion 441

[24] Taylor J, Shermak M. Body contouring following massive weight loss. Obes Surg 2004; 14: 1080–1085

[25] Aly AS, Cram AE, Heddens C. Truncal body contouring surgery in the massive weight loss patient. Clin Plast Surg 2004; 31: 611–624, vii

[26] Rubin JP, Nguyen V, Schwentker A. Perioperative management of the postgastric-bypass patient presenting for body contour surgery. Clin Plast Surg 2004; 31: 601–610, vi

# 32　应用显微外科穿支皮瓣进行乳房容量恢复

*Joshua Levine, Oscar J. Manrique*

## 32.1　引言

乳房再造是乳腺癌患者综合治疗方案的重要组成部分。不仅大多数患者期望进行外科乳房再造，而且自 1998 年以来，美国联邦法律也将乳房再造纳入保险的覆盖范围。乳房再造术越来越精细复杂，试图通过恢复乳房容量来尽可能重获乳房原来的外观和感觉。

在美国，每年大约有 178500 名女性被诊断患有乳腺癌，其中 2/3 的患者选择接受保乳手术，而 1/3 患者会选择接受乳房切除术[1-3]。调查研究发现，选择乳腺切除术的一个重要影响因素是害怕癌症复发，而选择保乳手术的主要决定因素是追求美观[4-6]。对于选择乳腺切除术治疗和预防乳腺癌的患者，她们的肿瘤外科医生或整形外科医生可能会建议行乳房再造术。乳房再造术的普遍目的是恢复乳房的形状、维持患者的生活质量而不影响患者预后及对乳腺癌复发的监测[7-11]。2008 年，美国约有 56000 名女性接受乳房再造术，这一数字是十年前的 2 倍[12-14]。

在过去的十年中，乳房切除术后乳房再造术取得了很大的成就。在选择乳房再造手术时，患乳腺癌的女性需要面临两个重要决定：什么时候做手术及选择哪种术式。即刻乳房再造术是指在进行乳房切除术的同时行乳房再造。延期乳房再造术是在乳房切除术后再行乳房再造术。如果在新再造的乳房上进行放射治疗，随着时间推移，它的美容外观将改变，移植部位变得坚硬、疼痛、畸形、收缩甚至破裂。在皮瓣再造术中，这也可能会导致用于乳房再造的脂肪组织的严重纤维化。

本章回顾了乳房再造目前可以选择的术式，即通过应用穿支皮瓣和其他现代技术，使用自体组织增加乳房容量。

## 32.2　背景知识

支持乳房再造术的数据来源于队列研究，这些研究常常对比早期或"即刻"乳房再造术、延期乳房再造术、单纯乳房切除术和保乳手术的手术疗效。这些研究的局限性在于，选择接受乳房再造术的患者与拒绝乳房再造术的患者有显著差异。研究表明，选择乳房再造术的患者与那些接受乳房切除术或乳房肿瘤切除术的患者相比，年轻、拥有伴侣、受过高等教育、富裕的人，或者白人更多[15]。另一项研究发现，选择早期乳房再造术的患者比那些接受延期乳房再造术的患者，有更高的概率出现社会心理障碍及功能障碍[16]。所有数据都有力地表明，乳房再造术的益处取决于个人情况和患者的偏好[17,18]。

自体组织乳房再造术包括以下几种：游离皮瓣、带蒂皮瓣和脂肪移植。患者及临床医生常会选择穿支皮瓣，因为穿支皮瓣可以在一次手术过程中建立更柔软、下垂，外观更自然的乳房形态[19,20]。乳房容量和形态可以根据个体需求进行全面的修整，再造乳房的质地与原乳房更加接近，并且可以避免诸如包膜挛缩等并发症的发生。然而，伴随着这些优点而来的是自体组织移植特有的并发症。尽管总的来说，并发症的发生率很低，但仍有一些方法可以最大程度地提高手术成功率，减少并发症风险。其中一些并发症在肥胖患者及血管微循环受损的患者（如糖尿病患者和吸烟者）中发生率更高。

游离穿支皮瓣与带蒂皮瓣相比，能提供一个更美观自然的外形，这是因为游离穿支皮瓣不会在通过上腹部的隧道中形成肌肉隆起[21-24]。游离皮瓣通常也能为转移皮瓣提供最佳的血液供应，降低脂肪坏死的风险[25]。游离组织移植的缺陷包括延长了手术时间，增加了微血管吻合口血栓形成的风险。

腹部的皮肤及皮下组织是自体再造最常用的供区。尽管能用于乳房再造的供区部位有很多，但是腹部的皮下组织在皮瓣容量及皮瓣设计中提供了灵活性，且供区的预后非常好。它在延期和即刻乳房再造中的使用都很常见，并且可以用于保留皮肤的乳房切除术及切除全部皮肤的常规乳房切除术术后。尽管如此，潜在的并发症仍然存在，包括皮瓣相关的存活能力问题和供区并发症的发生率。为了最大程度降低这些风险，手术技术经历了多次改良，从需要牺牲一侧或双侧腹直肌的横行腹直肌肌皮瓣（TRAM flap）发展到保留腹直肌的腹壁下动脉穿支皮瓣（DIEP flap）。自 20 世纪 90 年代初穿支皮瓣技术首次问世以来，穿支皮瓣在显微外科乳房再造术中的应用呈指数增长。若腹部组织因曾经做过手术（如吸脂手术）而不能作为供区时，还可以选择其他供区的穿支皮瓣进行乳房再造。其他常用的供区是臀部〔如臀上动脉穿支皮瓣（SGAP flap）和臀下动脉穿支皮瓣（IGAP flap）〕、大腿、下肢〔如股深动脉穿支皮瓣（PAP flap）〕和胸部〔如胸背动脉穿支皮瓣（TDAP flap）〕。穿支皮瓣用一种可靠、有效和实用的方式移植患者的皮肤和脂肪，并最大程度降低供区并发症的发生率[22-24]。这种技术是乳房再造术中所应用的自体皮瓣演变进程中的最新进展。许多研究表明，为了进一步提高手术成功率，高质量的影像学数据在定位最理想的穿支血管中是很重要的。最理想的穿支血管是指那些能够为皮瓣提供充足的血液供应，同时在切取时可以尽可能保留肌肉完整性的血管。这些穿支血管必须是粗管径、走行于皮瓣中央、在皮下有广泛的分支，并且在肌肉中的走行很短。一个肌肉内纵向走行短的穿支血管，可以提高穿支血管切取的效率，并减少肌肉内血管分支结扎离断的操作[14,22-24]。另一种自体乳房再造术包括脂肪移植，脂肪移植将作为皮瓣再造术对比的基础在本章后续部分进行讨论，具体内容可参考本书其他章节。

## 32.3 适应证

应该根据患者的风险因素和解剖学特点，评估不同手术技术的风险和获益，选择最适合患者的皮瓣技术[22-24]。选用穿支皮瓣时，要考虑首选腹部作为供区。对于没有主动吸烟史的患者（术前 3 个月内无吸烟史），肥胖但 BMI 低于 36 kg/m² 的患者，不需要大容量乳房再造（下腹部皮瓣Ⅰ、Ⅱ和Ⅲ区）的患者，计划手术后接受放射治疗（建议接受放疗后 6 个月左右再进行再造术）的患者，或没有腹部脂肪抽吸史的患者，游离穿支皮瓣是非常好的选择。当腹部有足够大小的穿支血管时，可以选择腹壁下动脉穿支皮瓣，而当腹部的穿支血管不充足时，则可以选择腹壁浅动脉皮瓣。若无法选择腹部作为供区时，根据患者的解剖特点选用其他部位作为供区亦是很好的选择。在那些臀部皮肤和脂肪比腹部更丰富的女性患者中，臀动脉穿支皮瓣（如臀上、下动脉穿支皮瓣）进行乳房再造就是很好的选择。这种类型的穿支皮瓣供区并发症发生率极低，并且不需要牺牲肌肉。臀下动脉穿支皮瓣是为了保留臀上部的轮廓而设计的，对于那些有臀下部和"鞍袋"脂肪的患者而言是更好的选择。这些患者也非常适合选择位于大腿后面的股深动脉穿支（PAP）皮瓣[26]。股深动脉穿支皮瓣的血管是从股深动脉分支而来的，从大收肌穿出。这种皮瓣通常为乳房再造提供足够的容量，并且可将手术瘢痕隐藏在臀部下皱襞，具有良好的美容效果（图 32.1）。

## 32.4 解剖

传统上，前腹壁被认为是由一套以深浅命名的血管供血，这些血管纵向走行并与邻近血管区域的血管吻合。深部组织由腹壁上动脉和腹壁下动脉供血，这两个血管系统的交通吻合发生在脐部以上，腹直肌内。这些血管与侧方的肋间血管、肋下血管、腰动脉以及旋髂深动脉（DCIA）

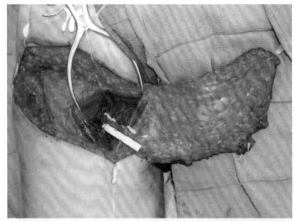

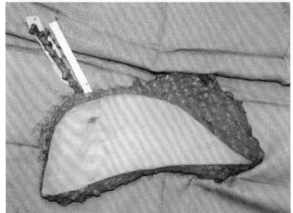

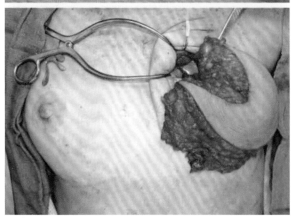

**图 32.1** 应用股深动脉穿支皮瓣进行乳房再造

上升支吻合。

## 32.4.1 腹壁下动脉穿支皮瓣（deep inferior epigastric perforator flap,DIEP flap）

腹壁下动脉（deep inferior epigastric artery, DIEA）发自髂外动脉，由腹外侧斜向内上，进入腹直肌深面。它可以发出分支进入肌肉实质内，或穿到肌肉深面。两排穿支动静脉分别于腹部两侧穿入腹直肌，为覆盖在腹直肌表面的皮

肤和脂肪提供血液供应。腹壁下动脉直径一般为 2~3 mm，而伴行静脉直径为 2.0~3.5 mm。穿支血管常常从腹直肌腱划中行走，增加了血管分离的难度。在大多数患者中，DIEP 皮瓣及其伴行静脉可以为 Ⅰ、Ⅱ 和 Ⅲ 区提供足够的血液供应，这使其供血的区域大于腹壁浅动脉（SIEA）皮瓣。穿支血管分支穿出腹直肌筋膜为腹部脂肪和皮肤提供血液供应。DIEA 可于腹直肌深面的外侧、内侧或肌肉的中心向上走行穿出。双侧血管常常对称分布，但这并不是绝对的[27]。在此，笔者介绍一名 56 岁女性患者在双侧乳房切除术后应用 DIEP 皮瓣进行乳房再造的病例，以及一个 26 岁患有管状乳房畸形的女性患者应用双侧 DIEP 皮瓣进行乳房再造的病例（图 32.2~图 32.4）。

## 32.4.2 腹壁浅动脉皮瓣（superficial inferior epigastric artery flap,SIEA flap）

与 DIEP 皮瓣一样，SIEA 皮瓣也可提供用于乳房再造的组织量（皮肤和脂肪）。研究发现，SIEA 皮瓣无需切开腹壁筋膜，且无需从腹直肌中分离血管，故能降低供区并发症的发生率。患者几乎没有出现腹外疝的风险，出现腹部疼痛的程度较其他类型的腹部皮瓣轻。SIEA 于腹股沟韧带下方从股动脉发出后上行，穿行于下腹部皮下脂肪中，发出分支供应一侧腹部。在某些患者中仅一支独立的动脉及静脉足以供应下腹部 Ⅰ 至 Ⅳ 区的大部分。然而，SIEA 皮瓣的可变性较差，其应用因其血管解剖分布及供应的皮肤范围而受限。对尸体及活体实验模型进行研究发现，腹壁浅动静脉只有在直径足够但不一致时，才能可靠地供应足够量的组织用于乳房再造。一些病例分析发现 SIEA 存在于 65%~72% 的病例中。Allen 等的研究表明，SIEA 穿过腹股沟韧带处的平均血管直径为 1.66 mm[28]。58% 病例中 SIEA 双侧腹股沟区均存在，而 9% 病例中双侧腹股沟区都没有。SIEA 皮瓣能够安全转移的皮肤和脂肪的量局限在区域 1 和区域 2（同侧）。这是

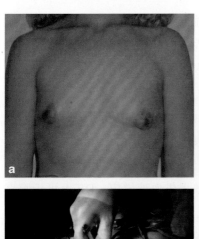

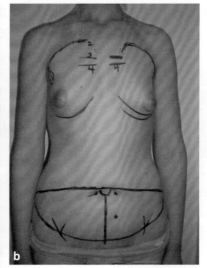

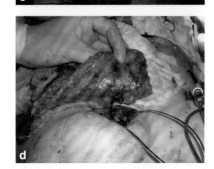

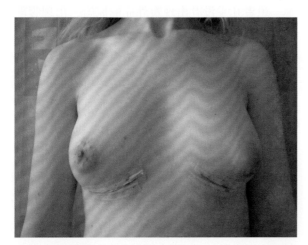

图 32.2 a. 26 岁患有管状乳房畸形的女性患者。b. 双侧 DIEP 皮瓣用于管状乳房畸形患者乳房再造的划线。c. 应用显微外科技术，将 DIEP 皮瓣移植于管状乳房。d. DIEP 皮瓣已准备好植入（乳房下途径）

图 32.3 患者女，26 岁，患有管状乳房畸形，应用双侧 DIEP 皮瓣进行乳房再造

因为供血的血管蒂从皮瓣的一侧延伸，当移植于受区时与 DIEP 皮瓣相比更具有难度。SIEA 皮瓣常常需要逆时针旋转以避免血管蒂扭曲缠结[28]。

### 32.4.3 臀动脉穿支皮瓣（gluteal artery perforator flap, GAP flap）

臀上动脉穿支皮瓣（superior gluteal artery perforator flaps, SGAP flap）一直以来都是乳房再造的第二选择，它的切取要求更高的显微外科操作经验。1993 年 Allen 等首次介绍 SGAP 皮瓣，并于 1994 年首次同期分离双侧臀动脉穿支动脉（GAP）[29]。当腹部不适合作为乳房再造皮瓣供区时，SGAP 皮瓣是很好的选择。同一研究小组发现，22% 的乳房再造患者中臀部是供区首选，其余 78% 患者腹部为首选供区。可用的脂肪厚度提供了单侧乳房再造所需容量，但供区位置和供区瘢痕畸形使这一选择不那么受欢迎，即使经验丰富的显微外科医生中也是如此。

臀下动脉穿支皮瓣（inferior gluteal artery

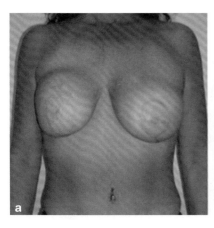
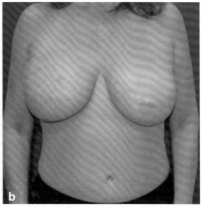

图 32.4 56 岁女性患者应用双侧 DIEP 皮瓣进行乳房再造及假体隆乳术。包膜挛缩主要集中在右侧乳房。a. 术前照片。b. 术后照片

perforator flap, IGAP flap） 首 次 于 1993 年 由 Koshima 等提出（图 32.5）[30]。IGAP 皮瓣的其中一个优点是，瘢痕可以隐藏于臀下皱襞。从臀部下部切取组织时，可以保留臀上半部分的圆润形态。IGAP 皮瓣与 SGAP 皮瓣相比血管蒂更长，这使得血管吻合相对容易，但是直接坐在愈合中的伤口上所引起的疼痛会更强烈，并且伤口裂开的风险也会更高。坐骨神经损伤的发生率几乎为零。IGAP 皮瓣最合适是那些臀部肥硕和 B 罩杯乳房的女性。供区并发症发病率极低且无需切开肌肉。多年来，随着血管解剖学的发展，整形外科医生更容易以一种斜椭圆形的方式设计出皮肤岛，伤口从内侧向斜上外侧延伸，可隐藏于游泳衣及内衣之下。通过向上倾斜，可以获得形态良好而轮廓畸形较少的皮瓣。臀上动静脉发

自盆腔深处的髂内动静脉系统，然后于梨状肌上方、臀中肌下方穿出坐骨大孔，最后穿过臀大肌分布于覆盖在肌肉上方的脂肪和皮肤。臀上动静脉从梨状肌及臀中肌共同形成的"三明治"区域中穿出的位置，在解剖学上大致位于髂后上棘以下 6 cm，骶骨中线外侧 4.5 cm 处。通过用笔状多普勒监测动脉从骨盆出口的走行，可以找到穿支血管的确切位置。臀下动脉和坐骨神经从梨状肌上方穿出，供应臀下皮瓣[29,31,32]。

### 32.4.4 胸背动脉穿支皮瓣 (thoracodorsal artery perforator flap, TDAP flap)

TDAP 皮瓣的主要血管蒂是起源于肩胛下轴的胸背动脉。Angrigiani 等[33] 提出胸背动脉的第一个穿支血管位于腋后襞下方 8 cm 与背阔肌

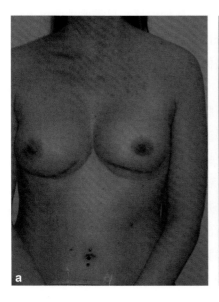
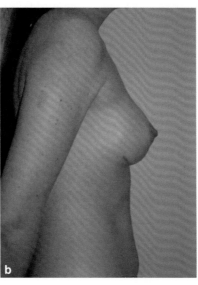

图 32.5 应用 IGAP 皮瓣替换置入假体后 3 个月。a. 正面观。b. 侧面观

外侧缘以内 2 cm 交界处。此处最接近由胸背动脉下降支分支形成的皮肤穿支血管穿出肌肉走向皮下组织的位置。胸背动脉第二个穿支血管穿出点是由 Heitmann 等 [34] 提出的，即胸背动脉分为外侧支（或称下降支）和内侧支（或称水平支）的位置，位于背阔肌外侧缘内 1 ~ 4 cm 及肩胛下角下方 3 ~ 6 cm 交界处的背阔肌深面。大部分的皮肤穿支血管集中在距离神经血管分支点 8 cm 以内的范围内。胸背动脉外侧支常常分出 1 ~ 4 支皮穿支。最新的解剖学研究显示，胸背动脉发出穿支的位置和穿支血管的走行存在一些变异 [35,36]。

这些解剖学变异可能与以下原因部分相关：使用尸体或活体作为不同的研究对象及对处于不同体位（如坐位、侧卧位及俯卧位）进行穿支血管的标记。手臂摆放的位置不同引起覆盖皮肤的放松或紧张及肩胛下角位置的改变，从而也可能影响皮肤穿支血管和其他解剖学标记点之间的关系。因为解剖学标记位置的不确定性，所以建议术前使用彩色多普勒直视定位穿支血管及邻近的解剖学结构 [35]。如果使用多普勒血流仪而不用彩色多普勒可能造成穿支血管定位错误，这是因为多普勒血流仪难以辨别穿支血管和主要轴向血管。在 55% ~ 81% 的病例中可以找到从胸背动脉主干分支点前发出的直接皮支，或从肩胛下动脉或腋动脉发出的直接皮支。这些血管分支不在背阔肌中穿行，而围绕在背阔肌外侧缘，供应胸外侧皮肤和皮下组织所需血液 [34]。

### 32.4.5　股深动脉穿支皮瓣（profunda artery perforator flap，PAP flap）

大腿后侧组织横向与髂胫束和内收肌相邻，纵向与臀下皱襞和腘窝相邻。股深动脉进入股后区常常会发出 3 支主要穿支血管。第一支穿支血管供应大收肌和股薄肌，第二、三穿支血管供应半膜肌、股二头肌和股外侧肌 [26]。

## 32.5　手术技术

### 32.5.1　DIEP 皮瓣

选用 DIEP 皮瓣进行乳房再造时，最好有两个团队共同合作：当一个团队在切取皮瓣时，另一个团队准备好用于吻合的受区血管。腹壁下动脉直径一般在 2.0 ~ 2.5 mm，与其伴随的静脉直径一般在 2.5 ~ 3.0 mm。进行乳房再造时，选用胸廓内动静脉作为受区吻合血管。在绝大部分病例中，胸廓内动静脉的走行位置和血管直径都是一致的，很少在腋窝淋巴结清扫时受损，并且一般不会受到放射治疗的不良影响。胸廓内动静脉位于胸部中央，这使皮瓣内侧的植入更加容易。可于第二、三肋间解剖胸廓内动静脉。一个宽度为 2 ~ 3 cm 的术野可降低皮瓣血管吻合至受区血管的难度。如果肋间隙宽度小于 3 cm，可切除下一肋的一部分。这样做的好处是可以增加受区血管的长度、防止出现胸壁内陷畸形，并且预防因为解剖分离更远距离的受区血管而出现的血管损伤。长的血管蒂可使得血管的转向更加容易。在大约 10% 的病例里，笔者团队选用胸廓内穿支血管作为受区血管，静脉直径一般是 3 mm，动脉直径为 1 ~ 2 mm。胸廓内受区血管尤其适合于血管蒂较短的 DIEP 皮瓣、SIEA 皮瓣，或者皮瓣血管吻合度更高的 GAP 皮瓣。当胸廓内血管妨碍皮瓣植入及影响皮瓣形态时，笔者团队会选用胸背血管，比如说那些只需要外侧植入组织的乳腺部分再造病例。胸背血管也适用于那些接受腋窝入路保留乳头乳晕复合体的乳房切除术的患者 [22-24]。

切开上下腹部皮肤后，很容易能辨认出腹壁浅血管。如果这些血管具有足够的长度和良好的质量，则需要将其游离到股总动脉的根部，然后改用 SIEA 皮瓣。一般来说，只有腹壁浅静脉血管直径足够，并且可以自由解剖几厘米。如果胸部血管吻合后出现静脉淤血，腹壁浅静脉可作为皮瓣备用的静脉排血血管。小心地将腹部皮肤岛从外侧向内侧掀起，直到发现外侧排的穿支血管。仔细检查外侧穿支血管，如果找到一支较粗的穿支血管，则皮瓣的血供很可能主要依赖此血管。发现的其他同侧穿支血管也可以进行解剖游离并纳入皮瓣中以增加皮瓣血供。如果没能发现较粗的穿支血管，则可以采用类似的方法寻找内侧排穿支血管。如果内外侧均无法找到占优势的单支穿支血管，则可在外侧排或内侧排选出同侧的两支或三支管径较小的穿支血管作为皮瓣的供血血管。如果找到一支以上管径较粗的穿支血管，则选择更靠近所选皮瓣中心位置的那一支。总结我们的经验，大约 25% 的皮瓣由一支穿支血管供血，50% 的皮瓣由两支穿支皮瓣供血，而剩下 25% 的皮瓣由三支及以上的穿支皮瓣供血。笔者团队更喜欢选用由一支优势穿支血管供血的皮瓣，这是因为一支管径粗的穿支血管可以比几支管径较细的穿支血管提供更多的血流，并且出现相关的皮瓣脂肪坏死的概率更低。在那些应用单侧 DIEP 皮瓣进行乳房再造的病例中，如果在接近腹部起点的地方找到的内侧排或外侧排穿支血管并非最理想的穿支血管时，需要检查对侧腹部的穿支血管，这是因为对侧穿支血管质量常更优 [22-24]。

一旦选好合适的穿支血管，则需要切开穿支血管周围的腹直肌前鞘，然后仔细在腹直肌中解剖游离穿支血管至腹壁下动静脉。按照肌肉纤维的走行将肌肉分散开来，这时需要小心辨别并保留肋间神经，这些神经支配肌肉的内侧部分，并且可能跨过皮瓣血管蒂。解剖血管蒂直到有足够长度，一般是 8 ~ 10 cm，并且这些血管直径够大，能与胸部的受区血管相互匹配。高功率、4.5 倍或更高倍数的放大镜和仔细小心的显微操作技术在血管的解剖游离中是必不可少的。支配皮瓣的纯感觉神经一般与穿支血管伴行，也可以解剖游离后与胸部的受区感觉神经吻合。当受区血管准备好后，需要将血管蒂根部的前表面用外科记号笔标记出来，用以指导血管在胸部的转向，以预防血管蒂扭结弯曲。结扎蒂部的动静脉，然后将蒂部从横跨其表面的肋间神经底下滑

出。有时有必要分离跨过的肋间运动神经，以释放血管蒂。在这种情况下，在关闭腹壁筋膜前，要用两根 8-0 尼龙缝线间断缝合修复神经。然后将皮瓣称重并移植于受区。非常小心地将供区血管蒂放置于受区血管部位，避免血管扭结弯曲。尽管血管并发症的总发生率很低，但是经验表明很多静脉危象的情况都可以追溯发现血管蒂扭结。将皮瓣从脐部下方旋转 180° 后暂时用缝合线缝上，这使得皮瓣较厚的部分移植于胸壁中央。这时准备好外科手术显微镜。在放大镜下，用外科记号笔在受区动静脉的前表面做上标记，并将较大的静脉远端结扎。血管吻合装置常用于吻合受区静脉和皮瓣静脉。这个血管吻合装置使血管吻合更容易、更快，并且还有在血管吻合后将静脉撑开的优点。动脉的吻合常用 100 μm 的针头及 9-0 的尼龙缝线进行吻合。在皮瓣动脉和受区动脉管径匹配度良好的情况下，常用连续缝合的方法。否则，用 75 μm 的针头和 10-0 的缝线进行间断缝合。如果发现供受区动脉的管径匹配度较差，找出动脉的侧支，可以在平行于侧支的平面切开，从而建立一个更大的血管腔。其他调整管径不匹配的方法有斜切管径较小的动脉，或者找到一个静脉桥接物连接供受区动脉。文献亦有报道将较小的受区动脉套入供区动脉及供受区动脉行端侧吻合。当血管吻合完成，应在血管蒂触及血管搏动。如果血管压力足够的情况下，没有出现良好的血管蒂血流，则需要立即重新进行血管吻合。供区的缝合可以在微血管吻合时进行，也可以在皮瓣植入的同时进行。用 1-0 的可吸收缝线牢固地关闭拉紧腹壁筋膜。网片或其他合成物均不用于腹壁的关闭。用 2-0 薇乔缝线将脐部边缘和腹壁筋膜缝合。掀起上腹部皮瓣，患者屈腹，伤口分层缝合并留置两根引流管。注意用 2-0 薇乔缝线间断缝合斯卡尔帕筋膜。就像腹壁整形术一样，脐部是从腹部皮瓣分离出来并保证其位置不变。皮瓣的植入和缝合是在吸引器下完成的，在皮瓣移植的全程都需要特别谨慎地监测血管蒂的完整性。如果应用乳房对侧的腹部皮

瓣，则皮瓣旋转角度在 90～120°，从而使腹部皮瓣的中央部位成为再造乳房的基底部。三角形皮瓣的顶点成为再造乳房的尾部。脂肪皮瓣的外侧部分用可吸收缝线固定于胸大肌的外侧部，以防止皮瓣脱落进入腋窝以及额外增加血管吻合部位的张力。上下切除多余的皮肤，皮瓣植入的部位留有一个可视皮岛。大皮岛也有利于术后静脉淤血征象的监测。体外多普勒探头用于定位动静脉血供信号较好的皮瓣，在这些部位做好标记用于术后在重症监护室监测及用手持式多普勒探头监测。置入式多普勒探头放置于静脉和（或）动脉以便于术后进行监测，这尤其适用于那些残留皮岛较小或在原本健康的皮瓣的皮肤暴露部位无法找到主要监测点的病例，这种手持式多普勒便于进行简单监测。必须小心谨慎地放置这些探头。多普勒套筒若在血管边缘放置过松，尽管有良好的血液循环，也可能导致信号缺失，然而一个紧的套筒或者有线连接可能造成血管扭结或者影响血管的通畅 [22-24]。

## 32.5.2 SIEA 皮瓣

SIEA 皮瓣手术区的标记、术前准备和手术室的建立方法与 DIEP 皮瓣一样。在切取皮瓣时，首先找到腹壁浅血管。如果找到的这些血管在皮瓣切口下方水平具有足够的直径（1.0～1.5 mm），则需要游离到它们在股总动脉和隐静脉的根部。受区的准备与 DIEP 皮瓣相同，在此不再赘述。然而，因为 SIEA 皮瓣血管蒂动脉一般比 DIEP 皮瓣血管蒂的动脉管径细，所以倾向于选择更小管径的受区血管。如果能获得胸廓内动脉穿支血管，它会是更好的选择，这是因为它与胸廓内动脉管径匹配度更高。胸背血管也是很好的选择，因为它们能够提供的更大范围的动脉尺寸，从而更好地匹配 SIEA 皮瓣。血管的显微外科吻合、皮瓣的植入、腹部供区的缝合关闭已在前文详细介绍，在此不再赘述。腹壁筋膜的缝合是不必要的。因为 SIEA 皮瓣血管蒂位于皮瓣的边缘，这可能增加 SIEA 皮瓣植入

的难度。同样，当选用胸廓内静脉作为受区血管时，可能因为血管蒂过长出现扭结，只有将皮瓣进行旋转才能预防这种情况。

## 32.5.3 GAP 皮瓣

患者常常在术前一天入院，这时需要和患者再次回顾手术方案并解答患者顾虑的问题。在为选用 SGAP 皮瓣进行单侧乳房再造的患者进行术前标记时，需要患者保持侧卧位，并用多普勒探头找出从臀上动脉发出的穿支血管。这些穿支血管通常位于邻近髂后上棘与大转子连线内侧的1/3 处。其他的穿支血管可能在上述位置更偏外侧的部位找到。从中下侧斜向外上侧标记的皮岛包含了上述的这些穿支血管。皮瓣的外侧 1/3 不超过臀肌。对于同时进行双侧乳房再造的患者，在患者俯卧位时进行皮瓣的标记，因为在这种体位下，术者才能同时进行双侧皮瓣的切取。对于IGAP 皮瓣，患者站立位时标记臀下襞的位置。在臀下襞下方 1 cm 的位置做一平行线作为皮瓣的下缘。让患者换成侧卧位，用多普勒监测仪找到从臀下动脉发出的穿支血管。标记一个椭圆形的包含这些穿支血管的皮岛，这个皮岛大小约8 cm×18 cm，并且与臀下襞平行。正如 SGAP皮瓣一样，双侧乳房再造的患者需要在俯卧位时进行标记。而单侧乳房再造的患者，需要维持在侧卧位并由两个团队同时进行手术。受区血管的准备在 GAP 皮瓣切取时完成。选择胸廓内血管作为乳房再造的受区血管更好，这是因为这些血管的吻合更便于皮瓣植入时进行皮瓣旋转。这对于 SGAP 皮瓣尤为重要，因为 SGAP 皮瓣的血管蒂比 IGAP 皮瓣短。然而，IGAP 皮瓣常常需要足够长度的血管蒂才能和胸背血管吻合。切开皮肤、用 Bovie 电刀分离皮瓣至臀大肌。必要时斜向切开，特别在皮瓣上方的位置，以获得足够的组织量用以进行乳房再造。皮瓣从肌肉的筋膜下平面抬起，从外侧向内侧找到穿支血管。如果能找到单支管径粗的穿支血管，则推荐将此作为供区血管，但有很多穿支血管共同走行在一个平

面，此时也可以将同方向的臀大肌肌纤维一起切下。筋膜下组织的游离抬起也从内侧向外侧的方向进行，以确保找到管径粗的穿支血管。然后按照肌肉纤维分布的方向分开肌肉，仔细地游离穿支血管。这样解剖分离需要一直持续下去，直到找到适合在胸部与受区血管吻合的尺寸足够的动静脉，动脉常常是这一步骤的限时因素。当穿支动脉进入主要臀上、下动脉时，可以被找到并保留下来。用于吻合的穿支动脉和静脉的直径分别是 2.0～2.5 mm 和 3.0～4.5 mm。当选用胸廓内穿支血管作为受区血管时，较短的血管蒂和较细的动脉就足够了。在皮肤皱褶部位切取 IGAP 皮瓣时从上至下的倾斜角度可以更大，因为在这些皱褶部位的软组织缺陷是正常的。接下来，转子区切取较厚的脂肪，用于提高皮瓣的容量并减少鞍囊畸形的发生。当切取 IGAP 皮瓣时，必须小心保留覆盖在坐骨上的颜色较浅的内侧脂肪垫。保留这处脂肪垫可以防止患者坐位时出现疼痛和不适[37]。

当受区血管准备好后，分离臀动、静脉并切取皮瓣后称重。将覆盖在臀大肌表面的皮肤和脂肪从上至下抬起，以使供区脂肪分层更均匀，有

利于防止发生臀部轮廓畸形，并且有臀部提升的作用[22-24]。

### 32.5.4　TDAP 皮瓣

患者保持侧卧位（图 32.6，图 32.7）。当切取经典的背阔肌皮瓣时，患者手臂需要外展固定 90°。侧卧位姿势下，主要根据受区缺陷面积的大小和关闭供区的能力，标记好皮瓣的范围。后者可用皮肤捏压试验进行评估。皮瓣的中心点位于腋后皱襞下方 8 cm 及背阔肌前缘后方 2 cm 的交界处。皮瓣的设计方法有很多种，根据患者对于供区瘢痕方向的喜好进行选择，瘢痕的长轴可以设计成垂直方向的，那么供区的瘢痕位于腋后线的延长线上，不会突向背部或胸部，并可以隐藏在文胸线下方。皮瓣的分离从筋膜下平面的上方开始。皮瓣的分离必须是斜向的、尽可能将更多的脂肪包含进去。一旦找到可触及搏动的穿支血管，在肌肉中行穿支血管分离直到发现血管的下降支。如果没有找到可以触及搏动的穿支血管，为了找到一些较小的穿支血管，需要切开一小块肌肉。血管蒂解剖分离需要一直持续下去，直到血管蒂长度足够，

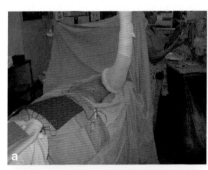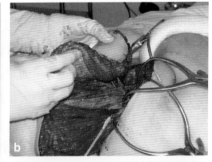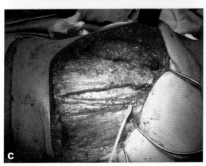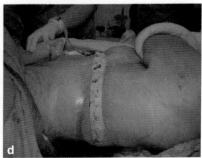

图 32.6　移植胸背动脉穿支（TDAP）皮瓣。患者保持侧卧位、手臂固定弯曲 90°。a. 患者侧卧时，主要根据受区缺陷面积的大小和关闭供区的能力，标记好皮瓣的范围。b. 游离足够长度的血管蒂以便于皮瓣的移植。c. 受区没有张力。d. 缝合供区

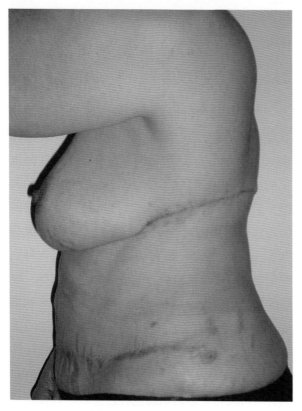

图 32.7　术后数周胸背动脉穿支（TDAP）皮瓣供区瘢痕

避免皮瓣移植至受区时出现张力。分离保留与血管蒂伴行的神经，在供受区间建立隧道，然后将皮瓣插入受区并固定，缝合关闭供区。皮瓣植入时，需要患者改为仰卧位以进行双侧乳房的比较。双侧乳房再次消毒铺单后将皮瓣植入。如果需要获得额外的容量，则需要在筋膜下平面开一个腔穴用于放置假体或扩张器。然后将皮瓣移植到胸肌上方。皮瓣植入后，将患者的体位变为坐位，再次检查乳房的外观和对称性[38]。

### 32.5.5　PAP 皮瓣

切取皮瓣时需要患者保持俯卧位。然而，最近的研究表明，这种技术可以改为采用一种称为"蛙腿"的体位。该体位降低了皮瓣切取的难度，因为从皮瓣内侧进行快速切取无需重新摆放体位，大大缩短了手术时间[26]。俯卧位从皮瓣外侧进行切取，如果没有发现足够的穿支皮瓣，保留直接改为横向上股薄肌皮瓣的可能性。如果

采用仰卧位，术前影像学资料是非常重要的。在皮肤上做一椭圆形的切口，游离组织至浅筋膜。在股后侧斜着切除皮瓣可以增加皮瓣的容量并有助于术后供区轮廓的维持。但皮瓣的斜切应局限在上方以避免影响臀下方的轮廓及臀下皱襞。选用俯卧姿势时，皮瓣的切除从外侧开始直到肌肉筋膜，然后在筋膜下平面抬起皮瓣。皮瓣的游离过程相对迅速，直到找到标记的穿支血管。然后切开筋膜。筋膜下游离有助于辨别穿支血管。选用仰卧姿势时，从股薄肌上切开筋膜，在股薄肌后方大于 3 cm 处可以找到血管蒂。一旦找到关键的穿支血管，则采用标准的穿支血管游离方法切取理想的长度和管径的血管蒂。供区的关闭采用多层逐层缝合的方式，并留置一根引流管。当受区准备好时，进行血管的吻合。切除皮瓣的表皮并将其植入受区。

### 32.6　术后护理

术后患者留在外科重症监护室观察一晚，次日早上转回普通病房。笔者所在科室的术后护理常规包括用多普勒监测仪或 ViOptix 组织氧饱和度监测仪（ViOptix, Fremont, CA, USA）监测皮瓣，要控制皮瓣温度，并且还要对皮瓣血管淤血或缺血等临床征象进行监测的一系列措施。因为术后疼痛程度明显低于选用 TRAM 皮瓣进行乳房再造的患者，可以在术后第一天给予患者口服止痛药。通常，患者术后第一天可以下床活动，术后第四天出院[22-24]。

### 32.7　讨论

穿支皮瓣已被证明是一种安全有效的方法，用以恢复再造乳房容量。本手术并发症并不常见。在已发表的 750 多篇选用 DIEP 皮瓣进行乳房再造的一系列文章以及 Gill 等[39]随后进行的研究表明，有 6% 的患者因皮瓣相关问题需再次手术，但只有 2.5% 的病例出现皮瓣部分坏死，

而出现皮瓣全部坏死的概率低于 1%。皮瓣静脉或静脉吻合口出现并发症的概率比动脉或动脉吻合口高近 8 倍，13% 的皮瓣出现脂肪坏死，腹部供区形成血清肿的概率约为 5%，而 0.7% 的病例中发生腹壁疝。

SIEA 皮瓣出现的并发症和 DIEP 皮瓣相似。Granzowd 等[28] 对超过 200 例应用 SIEA 皮瓣进行乳房再造的病例进行回顾研究发现，患者再次手术及动静脉出现功能不全的概率与选用 DIEP 皮瓣进行乳房再造的概率相似。在我们的研究中，只出现一例皮瓣坏死。腹部供区形成血清肿的概率大约为 9%，比 DIEP 皮瓣的 3.5% 稍高，这可能是因为手术过程中对腹股沟淋巴区域解剖更多，造成其损伤。术后供区有必要持续引流，直到 24 小时总引流量少于 40 mL 时才能拔除引流管。

最后，对笔者所在科室选用 GAP 皮瓣进行乳房再造的 170 例病例进行分析，发现并发症的发生率很低。总皮瓣挛缩率为 8%，而血管并发症的发生率为 6%，皮瓣完全坏死的概率约是 2%，2% 的患者出现供区血清肿，而大约 4% 的患者需要进行供区的修复。

## 32.8  脂肪移植

第一例关于脂肪移植的报道发生在 1893 年，当时 Neuber 将手臂的脂肪移植于面部，用以矫正面部畸形[40]。脂肪移植已差不多应用于身体的每一个部位，包括四肢、乳房、臀部和外生殖器。简单是它流行的主要原因，体现在基本概念、技术、自体移植的天然优势以及通过重复干预来改变移植效果的可能性四个方面。1895 年，Czerny 首次介绍了将脂肪移植于乳房的病例，他用一个大的脂肪瘤来再造因良性肿物切除造成的乳房缺损。Lexer 将脂肪移植于面部，后来又将脂肪移植于乳房。1911 年，Bruning 是第一个用注射器注射脂肪的人。自 Fischer 在 20 世纪 70 年代中期提出脂肪抽吸术及 Illouz 报道超过 3000 例脂

肪抽吸术以后，开始出现应用吸出的脂肪纠正其他部位缺损的概念。Illouz 开始注射脂肪以纠正脂肪抽吸术造成的轮廓畸形。他还提出了一种观点，即单独的脂肪细胞在新生血管形成前通过渗透作用存活下来，这种方式与外科手术切除的脂肪组织内密集分布的脂肪细胞的存活方式相反。他比较了两种类型脂肪细胞的培养环境。乳房脂肪移植术在 20 世纪 80 年代早期由 Bircol 发起后有一短暂的复兴时期，但最后被终止了，原因是人们担忧脂肪细胞在术后发生钙化，及对进展中的恶性肿瘤的检测变得模糊不清的风险。Fournier 提出脂肪塑形这一术语作为他自己的专利技术，声明自己是在 1985 年首次使用针头进行脂肪抽吸，并且在面部和乳房脂肪移植方面取得了良好的效果。然而，乳房脂肪移植的重新流行是基于最近的研究报道和一些包括 Coleman 和 Delay 等整形外科医生的工作成果。Coleman 和 Delay 引入了"脂肪注射塑形"这一术语，并单独或者与其他的整形手术相结合使用这项技术。

### 32.8.1  手术技术

脂肪注射塑形过程步骤包括识别供区、获取脂肪、预制脂肪和脂肪注射等。总的目标是最大程度降低脂肪细胞的损伤及提高其存活率。脂肪注射塑形手术耗时长，是这一技术的缺点。Coleman 报道说，第一次注射 100 mL 脂肪平均需要 2 小时，再注射 100 mL 需要 45 分钟。另有学者报道，每侧乳房注射 144 mL 容量的脂肪平均需要 115 分钟（60～165 分钟）的手术时间。手术一般采用全身麻醉，在一些较小型的手术中也可以选用局部麻醉。下腹部、背部、转子区、大腿和膝部内侧都是可选用的供区[41]。

下腹部是首选供区，因为它能够提供一个单一的手术区域。大腿区域隔膜较少且血液供应相对较低，因此不易受脂肪收集术的影响。没有证据证明供区的选择会影响脂肪的存活率。脂肪的获取是脂肪注射雕塑成功的主要影响因素。开放

脂肪切除术现已被脂肪抽吸术和脂肪针吸术取代，对这两种技术进行比较研究发现，可获得的存活的脂肪细胞数量并无显著差异。这两种术式都推荐使用低负压进行抽吸。两者都能破坏脂肪组织的小叶结构，且也被证明会引起细胞的变形和脱水，仅次于细胞液的蒸发。动物研究报道，脂肪细胞在脂肪抽吸术中有 90% 被破坏，而脂肪针吸术中只有 5%。注射器活塞拉起 10 mL 时产生的平均压力相当于脂肪抽吸术产生的平均压力的 40%，但活塞完全拉起时压力也可以达到100%。

湿法采集技术包括将局部麻醉药和肾上腺素混合物稀释注射到供区，以减少术后出血并麻醉。普遍生理盐水和林格液可以用于浸润。据称，添加透明质酸酶可以促进脂肪的"软化"。Hörl 使用了一种类似的混合物，并观察到透明质酸酶使脂肪细胞的存活率增加了 50%。干法采集技术的支持者认为，大量的浸润可能会影响细胞黏附特性。Fournier 发表了他在面部和躯干（包括乳房）脂肪移植方面 15 年的经验总结，并提出了几个理念以提高脂肪的生存率。他介绍了一种用含 2 mL 液体的注射器进行的脂肪针吸术，通过降低对注射器管壁的冲击来减少脂肪细胞损伤。Heals 在手术前几天准备好供区，以减少炎症反应并增加移植物的存活率。通过提供营养和创造细胞间空间，富含生长激素的培养基被用于培养新血管形成前的脂肪细胞。分离抽吸出来的脂肪，可将脂肪细胞从稀释的液体、局部麻醉药、血液和其他细胞碎片中分离出来。这降低了受区炎症反应的风险。吸脂时抽出的血液量和可存活的脂肪细胞数量成反比。离心速度是 3000 ~ 3500 转 / 分，持续 3 ~ 4 分钟[42-44]。以前使用的离心速度是 1000 转 / 分[45-46]。对于脂肪细胞的存活率而言，是否采用离心法没有发现显著的差异。不同的离心时间（2 ~ 8 分钟）对吸出的脂肪中可存活的细胞数量没有影响。离心后分成 3 层（图 32.8），上层有破裂的脂肪细胞、甘油三酯，中间层为乳糜微粒形成的纯化脂

肪，底层为液体、血液和细胞碎片混合物。用不同的溶液（如林格液、普通生理盐水或 5% 的葡萄糖液）洗脱抽吸的脂肪，达到的效果是一样的。有些人喜欢不需任何的准备技术。Smith 等采用了一种特殊的代谢细胞生存能力分析方法，与被洗脱或离心的样本相比，没有准备的样本的细胞存活率更高。当针头逐渐退出时，少量的脂肪被注入。少量注射确保脂肪细胞尽可能多地与受区组织紧密地联系在一起，从而获得血液供应来源。创建移植组织的多层结构有助于移植脂肪最初的生存和血管新生。脂肪可以被注射到多个空间中，从而获得更好的效果。皮下浸润可以改善乳房的轮廓，然而脂肪注射到实质内可以增加乳房凸出度。Coleman 和 Delay 详细地描述了他们的脂肪注射技术。用手术刀做一个小的皮肤切口。用直径 1.0 ~ 2 mm 的套针和钝头套管注射脂肪，可以避免损伤血管和将脂肪注射到血管内。以前曾经使用过一种手枪装置，它能持续注射 0.5 ~ 1.0 mL 脂肪量。推荐的最大注射量的范围从 0.2 mL、0.25 mL、1 mL 到 5 mL。注射大量的脂肪会导致轮廓不正常，并危害移植物的血供；注射量超过 1.5 mL 会导致脂肪坏死。发现组织的张力过大是非常重要的，应计划进行重复的脂肪注射而不是一次大量的注射。注入的脂肪容量随缺陷的大小和表面积而变化。在对 17 名

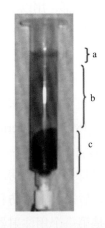

图 32.8　离心后分成 3 层。a. 破裂的脂肪细胞、甘油三酯。b. 中间层为乳糜微粒形成的纯化脂肪。c. 底层的液体、血液和细胞碎片混合物

患有不同畸形的患者的研究中，每名患者被注射 70 ~ 460 mL 的脂肪。Missana 在应用背阔肌皮瓣或 TRAM 皮瓣进行乳房再造的患者中，平均在每侧乳房注入 144 mL 脂肪，而在选择保乳手术的患者中的患侧乳房平均注入 75 mL 脂肪[43]。

### 32.8.2 脂肪移植术后成像

术后成像可以发现新的或复发的恶性肿瘤征象并可以用于估计乳房容量的变化。应用 LD 皮瓣和脂肪注射塑形进行乳房再造的患者，术后结合超声检查、乳腺钼靶和 MRI 对其进行评估，可很容易辨别乳房的变化是良性的或是可疑的。这些影像学成像方法，可以区别微小钙化灶、大块钙化灶、简单和复杂的囊肿及实性肿块。这三种影像学成像方法也被用于对保乳术后脂肪注射雕塑的患者进行术后评估。20% 的患者在进行脂肪注射雕塑术前发现良性微小钙化灶，而差不多比例的患者在术后也会发现。复杂囊肿和脂肪坏死囊肿都很常见，但是鉴别很简单。尽管 MRI 检查非常重要，但对于脂肪注射雕塑术后随访的患者，结合乳腺超声和乳腺钼靶检查就足够了。MRI 检查很容易区分正常的乳腺脂肪、坏死的脂肪和乳腺癌的早期复发病灶。但对已存在的脂肪和注射的脂肪进行鉴别就困难得多[43,47-49]。在容量估算方面，MRI 检查结果精确[48]。术后间隔 12 个月后进行影像学检查可以精确发现 1.2 ~ 3.2 mL 的容量变化，与注射的脂肪容量相比，变化小于 5%[49]。T 型超声检查成功地测量了胸大肌和皮肤表面之间的组织厚度，以代表乳房容量的增加或缺失[50]。CT 也用于乳房容量的评估，但其使用受辐射剂量的限制[45]。

### 32.8.3 适应证

脂肪注射塑形术已成为先天性畸形治疗的唯一再造方法，联合 LD 皮瓣和 TRAM 皮瓣进行再造以纠正乳腺癌保乳手术造成的乳房容量缺失，或在假体置入隆乳术后用以改善乳房的外观。6 名确诊为波伦综合征的患者成功地使用脂肪注射雕塑技术进行治疗[44]。皮下脂肪移植与假体置入相比，能为管状乳房畸形患者提供更加自然的乳房外观（图 32.9）；但为了达到相同的效果，则需要进行多期脂肪注射。在一份包括 200 例乳房再造病例的报告中，22% 患者接受了多期脂肪注射塑形[9]。每侧乳房内的脂肪注射量可以达到 470 mL。之前的实验研究表明，肌肉是一个极好的血液供应者[32]。最近有报道，42 名乳腺癌保乳术后患者应用了脂肪注射雕塑治疗[28]。经过平均 20 个月的术后随访，患者的满意度超过 90%，而整形外科医生评估术后效果时，认为超过 90% 的病例是很好或非常好。乳房

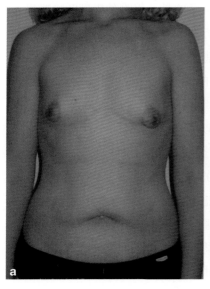
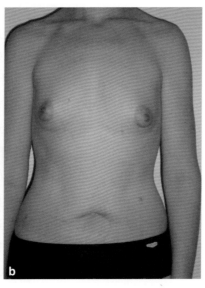

图 32.9　一名 26 岁患有管状乳房畸形的女性在应用自体脂肪移植术前及术后

假体置入后形成的畸形，如皮肤的凹凸不平、移位和包膜挛缩都是很难纠正的，有的情况甚至可能要更换假体。Coleman 等应用脂肪注射雕塑术治疗两例假体置入术后畸形的患者[42]。皮下脂肪移植增加了脂肪覆盖面，从而改善了乳房的感觉和外观。有一位患者应用脂肪移植后，从贝克Ⅲ级挛缩改善到贝克Ⅰ级[42]。Delay 建议脂肪的胸内注射部位是乳房假体的上方和内侧，而脂肪的皮下注射部位是乳房的外侧，这种方式可以获得最佳的美容效果。脂肪能使凸出的胸骨不那么明显而被用于加深乳沟[42]。Spear 分享了他的 10 年经验，他报道了 43 例假体置入隆乳或自体皮瓣乳房再造术后用脂肪注射雕塑进行治疗的病例[45-46]。21% 的病例报道术后乳房的美观有显著改善，64% 的病例效果中等，而没有外观改善的病例占 15%。Rigotti 等的一项初步研究调查了对 20 名患者的放疗损伤组织植入脂肪干细胞后的效果[51]。在平均 30 个月（18～33 个月）的随访中，20 名患者中有 19 名的后期效果在统计学意义上有显著下降，这是根据正常组织迟发效应——主观、客观、管理和分析（LENT-SOMA）分级表进行评分得出的结果。该项研究中有一名患者因为肋骨暴露出现皮肤和骨坏死，这一患者移植的脂肪造成肉芽组织增生，形成的肉芽组织最终被皮瓣覆盖。

## 32.9 Brava

1999 年，一种体外乳房组织扩张器问世，它是一种非手术的隆乳术，需要每天持续佩戴 10 小时，至少坚持 10 周[52]。Brava 隆乳设备（BravaLLC，Miamis FL，USA）由两个半刚性的聚氨酯圆顶组成，这两个圆顶被放置在乳房周围，通过装满凝胶的环状圈形充气囊紧紧贴在皮肤上。这些气囊结构可以保持气体密封性，并分散对皮肤的压力和剪切力。一个小型、电池驱动、微型芯片控制的微型真空泵维持圆顶内 20 mmHg 的负压。这个真空环境有效地向乳房施加一个各向同性的牵张力。整个系统被织物包裹，穿起来像文胸一样。自 1999 年以来，已有多份报告证实，该设备对乳房的牵张力能刺激组织的生长，从而有效地扩大乳房[53-56]。然而，在临床经验中，并不是所有的患者都达到了预期的乳房增大 1 个罩杯，对治疗效果的满意程度在医生和患者中也有所不同[53-55]。

组织扩张在整形外科和骨科手术中已获得很好的应用，并且是成人中唯一一种临床可用的组织再生方法。持续、柔和的机械张力促进组织增生的机制近期已有报道[57-59]，用 Brava 体外软组织扩张器的非手术隆乳术正是基于此原理的最新技术。一些对照研究已经证明它是有效的[54-56]。对于那些想要乳房增大一个罩杯而不希望承担手术和假体置入风险的女性来说，这是一个很好的选择。然而，有几个因素使患者和医生对效果难以满意[60]。首先，作为一种体外组织扩张器，Brava 隆乳设备是依赖患者依从性的，它只对那些愿意严格遵守穿戴时间表的女性而言才是有效的。每天 10 小时是所要求的最短时间，而那些能穿戴更长时间的患者效果更显著，这种差别具有统计学意义。对于一些女性而言，这似乎并不困难。但对大多数女性来说，她们不得不限制自己的社交生活，保证每晚在家里佩戴 10 小时。因为这个治疗方案需要持续几个月，所以可以理解一些女性会对此失去兴趣或无法保证穿戴时间。不幸的是，很难预先判断哪些患者会依从本治疗方案。对于整形外科医生来说，他们不习惯依靠患者的依从性来获得结果，而是习惯了术后即时的满足。一些报道显示，治疗医生加强监督、定期随访患者，可以将患者的放弃治疗率从 25% 降低到 10%。与评估患者对服药依从性的研究相比（不按时服药的占 22%～67%）[61,62]，10% 的不依从率实际上是非常低的，尤其是考虑到佩戴 Brava 的女性需要做出多大牺牲。为了避免失望，所有女性都必须非常了解自己的穿戴协议，她们必须充分考虑自己是否能遵守这些要求。对大多数女性来说，这意味着在治疗期间她们的社会生活会受到限制。在治疗期间保持患者的积极性也是非常重要的，即使患者认为自己的乳房并没有增长。组织生长非常缓慢，持续使用可以每天增长 1 ~ 1.5 mL[60,62]，这和第一周观察到的组织肿胀量没有可比性。即使佩戴 10 周之后，50% 的容量增长也是由于组织肿胀[60]。因此，让患者看她们治疗前的照片非常重要，用以展示她们的进步，并保持她们的积极性。Schlenz 等[63] 证明，如果患者身体质量指数（BMI）小于 18 kg/m$^2$，即使延长了 Brava 的穿戴时间，也不太可能从 AA 罩杯增大到 B 罩杯。当最初的容量如此有限并且整体的代谢平衡不允许时，很难生成大量的组织。事实上患者常被广告误导，相信乳房可以在 10 周内增长一个罩杯，但乳房增长到期望尺寸的时间一般为 10 周甚至更久。Schlenz 表明，需要 16 ~ 20 周，这也取决于患者所穿文胸的形状和大小。

诸如出汗、瘙痒和皮肤刺激等副作用是很棘手的。经常做皮肤护理和皮肤敏感的女性，应该逐渐增加她们的穿戴时间，来让她们的皮肤适应设备的负压。在最开始的几周，佩戴着设备入睡会感觉不舒服，但多数女性会逐渐习惯。

总体而言，Brava 被认为是一个很好的系统。根据之前的报道，患者需要有高度的积极性、依从性，并经常随访，才能达到预期的目标。在此，笔者介绍一个使用 DIEP 皮瓣进行乳房再造，随后接受自体脂肪移植并穿戴 Brava 进一步治疗的病例（图 32.10）。

## 32.10　结论

利用穿支皮瓣进行乳房再造，可以成功地恢复或增加乳房的容量。常用的皮瓣包括腹壁下动脉穿支（DIEP）皮瓣、腹壁浅动脉穿支（SIEA）皮瓣、臀上动脉穿支（SGAP）皮瓣、臀下动脉穿支（IGAP）皮瓣和股深动脉穿支（PAP）皮瓣。作为提供容量的自体组织移植技术，这些皮瓣可以避免假体相关的缺点，如包膜挛缩、皮肤

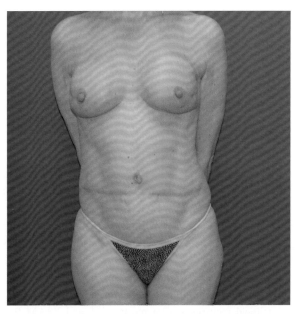

图 32.10　使用 DIEP 皮瓣进行乳房再造，随后接受自体脂肪移植并穿戴 Brava 进一步治疗的病例

凹凸不平、假体移位、假体破裂，尤其在受过放射治疗的区域。带蒂皮瓣的优点包括减少供区并发症的发生率，植入、塑造乳房形态时灵活性更高，并且在很多情况下可以增加血液供应。在整形手术发展历史中，脂肪移植经历了一次复兴。它可以单独用于增加乳房容量，或与皮瓣及假体隆乳术相结合。Brava 隆乳设备利用组织扩张的原理，被证明在适度增加乳房容量方面有效。

（林燕娴　顾天一　刘春军　译）

### 参考文献

[1] American Cancer Society. Atlanta, 2007. http://www. cancer. org/downloads/STT/CAFF2007PWSecured. pdf. Accessed September 15, 2008)

[2] Barlow WE, Taplin SH, Yoshida CK, Buist DS, Seger D, Brown M. Cost comparison of mastectomy versus breast-conserving therapy for early-stage breast cancer. J Natl Cancer Inst 2001; 93: 447–455

[3] Jakesz R, Samonigg H, Gnant M , et al. Austrian Breast & Colorectal Cancer Study Group. Significant increase in breast conservation in 16 years of trials conducted by the Austrian Breast & Colorectal Cancer Study Group. Ann Surg 2003; 237: 556–564

[4] Nold RJ, Beamer RL, Helmer SD, McBoyle MF. Factors influencing a woman's choice to undergo breast-conserving surgery versus modified radical mastectomy. Am J Surg 2000; 180: 413–418

[5] Molenaar S, Oort F, Sprangers M , et al. Predictors of patients' choices for breast-conserving therapy or mastectomy: a prospective study. Br J Cancer 2004; 90: 2123–2130

[6] Temple WJ, Russell ML, Parsons LL , et al. Conservation surgery for breast cancer as the preferred choice: a prospective analysis. J Clin Oncol 2006; 24: 3367–3373

[7] Elder EE, Brandberg Y, Björklund T , et al. Quality of life and patient satisfaction in breast cancer patients after immediate breast reconstruction: a prospective study. Breast 2005; 14: 201–208

[8] Howard MA, Polo K, Pusic AL , et al. Breast cancer local recurrence after mastectomy and TRAM flap reconstruction: incidence and treatment options. Plast Reconstr Surg 2006; 117: 1381–1386

[9] Vandeweyer E, Deraemaecker R, Nogaret JM, Hertens D. Immediate breast reconstruction with implants and adjuvant chemotherapy: a good option? Acta Chir Belg 2003; 103: 98–101

[10] Murphy RX, Wahhab S, Rovito PF , et al. Impact of immediate reconstruction on the local recurrence of breast cancer after mastectomy. Ann Plast Surg 2003; 50: 333–338

[11] Vandeweyer E, Hertens D, Nogaret JM, Deraemaecker R. Immediate breast reconstruction with saline-filled implants: no interference with the oncologic outcome? Plast Reconstr Surg 2001; 107: 1409–1412

[12] American Society of Plastic Surgery. 2006 Reconstructive surgery procedures.

[13] American Society of Plastic Surgeons. Breast surgery statistics–aesthetic and reconstructive surgery. 1994. http://www.plasticsurgery.org/media/statistics/1994-Breast-Surgery-Statistics-Aesthetic-And-Reconstructive-Surgery.cfm. Accessed September 15, 2008

[14] Cordeiro PG. Breast reconstruction after surgery for breast cancer. N Engl J Med 2008; 359: 1590–1601

[15] Rowland JH, Desmond KA, Meyerowitz BE, Belin TR, Wyatt GE, Ganz PA. Role of breast reconstructive surgery in physical and emotional outcomes among breast cancer survivors. J Natl Cancer Inst 2000; 92: 1422–1429[Erratum, J Natl Cancer Inst 2001;93:68.]

[16] Roth RS, Lowery JC, Davis J, Wilkins EG. Quality of life and affective distress in women seeking immediate versus delayed breast reconstruction after mastectomy for breast cancer. Plast Reconstr Surg 2005; 116: 993–1002, discussion 1003–1005

[17] Spear SL, Mardini S, Ganz JC. Resource cost comparison of implant-based breast reconstruction versus TRAM flap breast reconstruction. Plast Reconstr Surg 2003; 112: 101–105

[18] Kroll SS, Evans GR, Reece GP, et al. Comparison of resource costs between implant-based and TRAM flap breast reconstruction. Plast Reconstr Surg 1996; 97: 364–372

[19] Saulis AS, Mustoe TA, Fine NA. A retrospective analysis of patient satisfaction with immediate postmastectomy breast reconstruction: comparison of three common procedures. Plast Reconstr Surg 2007; 119: 1669–1676, discussion 1677–1678

[20] Alderman AK, Kuhn LE, Lowery JC, Wilkins EG. Does patient satisfaction with breast reconstruction change over time? Two-year results of the Michigan Breast Reconstruction Outcomes Study. J Am Coll Surg 2007; 204: 7–12

[21] Blondeel N, Vanderstraeten GG, Monstrey SJ , et al. The donor site morbidity of free DIEP flaps and free TRAM flaps for breast reconstruction. Br J Plast Surg 1997; 50: 322–330

[22] Granzow JW, Levine JL, Chiu ES, Allen RJ. Breast reconstruction using perforator flaps. J Surg Oncol 2006; 94: 441–454

[23] Granzow JW, Levine JL, Chiu ES, LoTempio MM, Allen RJ. Breast reconstruction with perforator flaps. Plast Reconstr Surg 2007; 120: 1–12

[24] Massey MF, Spiegel AJ, Levine JL , et al. Group for the Advancement of Breast Reconstruction. Perforator flaps: recent experience, current trends, and future directions based on 3974 microsurgical breast reconstructions. Plast Reconstr Surg 2009; 124: 737–751

[25] Bassiouny MM, Maamoun SI, El-Shazly Sel-D, Youssef OZ. TRAM flap for immediate post mastectomy reconstruction: comparison between pedicled and free transfer. J Egypt Natl Canc Inst 2005; 17: 231–238

[26] Allen RJ, Haddock NT, Ahn CY, Sadeghi A. Breast reconstruction with the profunda artery perforator flap. Plast Reconstr Surg 2012; 129: 16e–23e

[27] Allen RJ, Treece P. Deep inferior epigastric perforator flap for breast reconstruction. Ann Plast Surg 1994; 32: 32–38

[28] Granzow JG, Chiu ES, Levine JL , et al. Breast reconstruction using the superficial inferior epigastric artery flap revisited. Plast Reconstr Surg 2005; 116: 133

[29] Allen RJ, Tucker C. Superior gluteal artery perforator free flap for breast reconstruction. Plast Reconstr Surg 1995; 95: 1207–1212

[30] Koshima I, Moriguchi T, Soeda S, Kawata S , et al. The gluteal perforator-based flap for repair of sacral pressure sores. Plast Reconstr Surg 1993Apr ; 91: 678–683

[31] Babineaux K, Granzow JG, Bardin E , et al. Gluteal artery perforator flap for breast reconstruction: The preferred buttock scar and shape. Plast Reconstr Surg 2005; 116: 174–176

[32] Guerra AB, Metzinger SE, Bidros RS, Gill PS, Dupin CL, Allen RJ. Breast reconstruction with gluteal artery perforator (GAP) flaps: a critical analysis of 142 cases. Ann Plast Surg 2004; 52: 118–125

[33] Angrigiani C, Grilli D, Siebert JW. Latissimus dorsi musculocutaneous flap without muscle. Plast Reconstr Surg 1995; 96: 1608–1614

[34] Heitmann C, Guerra AB, Metzinger SW, Levin LS, Allen RJ. The thoracodorsal artery perforator flap: anatomic basis and clinical application. Ann Plast Surg 2003; 51: 23–29

[35] Lin CT, Huang JS, Yang KC, Hsu KC, Chen JS, Chen LW. Reliability of anatomical landmarks for skin perforators of the thoracodorsal artery perforator flap. Plast Reconstr Surg 2006; 118: 1376–1386, discussion 1387

[36] Tansatit T, Chokrungvaranont P, Wanidchaphloi S, Sanguansit P. The anatomy of the thoracodorsal artery in perforator flap for resurfacing shallow defect. J Med Assoc Thai 2007; 90: 947–955

[37] Babineaux K, Granzow JG, Bardin E, et al. Microvascular breast reconstruction using buttock tissue: the preferred scar location and shape Plast Reconstr Surg 2005; 116: 174–176

[38] Adler N, Seitz IA, Song DH. Pedicled thoracodorsal artery perforator flap in breast reconstruction: clinical experience. Eplasty 2009;9:e24

[39] Gill PS, Hunt JP, Guerra AB, et al. A 10-year retrospective review of 758 DIEP flaps for breast reconstruction. Plast Reconstr Surg 2004; 113: 1153–1160

[40] Shiffman MA. History of autologous fat transfer. In: Shiffman MA, ed. Autologous Fat Transplantation. New York, NY: Marcel Dekker; 2001:1

[41] ELFadl D, Garimella V, Mahapatra TK, McManus PL, Drew PJ. Lipomodelling of the breast: a review. Breast 2010; 19: 202–209

[42] Coleman SR, Saboeiro AP. Fat grafting to the breast revisited: safety and efficacy. Plast Reconstr Surg 2007; 119: 775–785, discussion 786–787

[43] Missana MC, Laurent I, Barreau L, Balleyguier C. Autologous fat transfer in reconstructive breast surgery: indications, technique and results. Eur J Surg Oncol 2007; 33: 685–690

[44] Delay E. Lipomodeling of the reconstructed breast. In: Spear SL, Willey SC, Robb GL, Hammond DC, Nahabedian MY, eds. Surgery of the Breast: Principles and Art. Philadelphia, PA: Lippincott Williams & Wilkins; 2005:930–946

[45] Har-Shai Y, Lindenbaum ES, Gamliel-Lazarovich A, Beach D, Hirshowitz B. An integrated approach for increasing the survival of autologous fat grafts in the treatment of contour defects. Plast Reconstr Surg 1999; 104: 945–954

[46] Spear SL, Wilson HB. Fat injection to correct contour deformities in the reconstructed breast. In: Spear SL, Willey SC, Robb GL, Hammond DC, Nahabedian MY, eds. Surgery of the Breast: Principles and Art. Philadelphia, PA: Lippincott Williams & Wilkins; 2005:960–967

[47] Jauffret JL, Champsaur P, Robaglia-Schlupp A, Andrac-Meyer L, Magalon G. Arguments in favor of adipocyte grafts with the S.R. Coleman technique [in French]. Ann Chir Plast Esthet 2001; 46: 31–38

[48] Hörl HW, Feller AM, Biemer E. Technique for liposuction fat reimplantation and long-term volume evaluation by magnetic resonance imaging. Ann Plast Surg 1991; 26: 248–258

[49] Gosset J, Guerin N, Toussoun G, Delaporte T, Delay E. Aspects radiologiques des seins traités par lipomodelage après séquelles du traitement conservateur du cancer du sein. Ann Chir Plast Esthet 2008; 53: 178–189

[50] Kitamura K, Mori M, Sugimachi K. Stem cell augmented reconstruction: a new hope for reconstruction after breast conservation therapy. Breast Cancer Res Treat 2007; 106: S190

[51] Rigotti G, Marchi A, Galle M , et al. Clinical treatment of radiotherapy tissue damage by lipoaspirate transplant: a healing process mediated by adiposederived stem cells. Plast Reconstr Surgery 2007; 119: 1400–1409

[52] Khouri RK, Schlenz I, Murphy BJ, Baker TJ. Nonsurgical breast enlargement using an external soft-tissue expansion system. Plast Reconstr Surg 2000; 105: 2500–2512, discussion 2513–2514

[53] Greco RJ. Nonsurgical breast enhancement—fact or fiction? Plast Reconstr Surg 2002; 110: 337–339

[54] Khouri RK, Rohrich RJ, Baker TJ. Multicenter evaluation of an external tissue expander system (Brava) for breast enlargement. Plast Surg Forum 2002; 71: 168

[55] Smith CJ, Khouri RK, Baker TJ. Initial experience with the Brava nonsurgical system of breast enhancement. Plast Reconstr Surg 2002; 110: 1593–1595, author reply 1595–1598

[56] Baker TJ, Schlenz I, Khouri RK. A new device for

nonsurgical breast enlargement: Fifteen months follow-up. Plast Surg Forum 2000; 23: 113

[57] Ingber DE. Tensegrity: the architectural basis of cellular mechanotransduction. Annu Rev Physiol 1997; 59: 575–599

[58] Sachs F. Biophysics of mechanoreception. Membr Biochem 1986; 6: 173–195

[59] De Filippo RE, Atala A. Stretch and growth: the molecular and physiologic influences of tissue expansion. Plast Reconstr Surg 2002; 109: 2450–2462

[60] Khouri RK. Initial experience with the Brava nonsurgical system of breast enhancement. Plast Reconstr Surg 1595–1598; 110

[61] Claxton AJ, Cramer J, Pierce C. A systematic review of the associations between dose regimens and medication compliance. Clin Ther 2001; 23: 1296–1310

[62] Osterberg L, Blaschke T. Adherence to medication. N Engl J Med 2005; 353: 487–497

[63] Schlenz I, Kaider A. The Brava external tissue expander: is breast enlargement without surgery a reality? Plast Reconstr Surg 2007; 120: 1680–1689

# 33　腹壁下动脉穿支皮瓣用于矫正部分乳房切除术后的容量缺损

*Randall S. Feingold*

## 33.1　摘要

部分乳房切除术是治疗乳腺癌的常用方法，通常配合放射治疗。尽管其具有吸引力，但从美观角度来看，许多女性并未获得她们所期望的保乳治疗效果。治疗容量缺失有多种技术，有些程度严重者，通常需要进行对侧乳房修整。对部分乳房切除后缺损做容量矫正只需要利用局部邻近组织、局部皮瓣或游离皮瓣进行再造。腹壁下动脉穿支（DIEP）皮瓣可用于乳房切除术后小面积和大面积缺损，且不需要进行对侧乳房手术。该术式具有易于修剪成非常小的皮瓣且几乎不损伤患侧乳房的优点，能提供比局部皮瓣更大的皮肤岛，还有改善腹壁轮廓的附加效果。

## 33.2　引言

从乳腺癌根治术到改良根治术，再到部分乳房切除术辅以放射治疗，乳腺癌的治疗历经了多个世纪的演变。引起这一变革的因素包括支持缩小手术范围的生存数据以及乳房切除术对女性造成深刻心理社会影响的认知。部分乳房切除（乳房肿瘤切除术）与放射治疗已被许多寄希望于小范围手术来改善生活质量的女性所接受。有时乳房外观只是受到轻度影响，但患者却出现明显的容量缺损和畸形。保乳效果不佳会使女性寻求部分乳房切除术后的缺损矫正。有时畸形严重，与对侧乳房相比，患侧存在深部挛缩或一半以上的容量缺失。这些患者可能会感到压抑，后悔选择之前的乳腺癌治疗方案。

不恢复患侧乳房容量的方案需要进行对侧乳房固定术或缩乳术[1,2]。这对希望做患侧乳房微创手术且从未考虑健侧乳房手术的女性来说可能是无法接受的。许多容量恢复方案都是可行

的，包括自体脂肪移植[3]，局部组织调整[4,5]，带蒂穿支皮瓣如肋间动脉穿支（ICAP）和胸背动脉穿支（TDAP）皮瓣[6,7]，使用或不使用内镜辅助的带蒂肌皮瓣（背阔肌）[8,9]，游离皮瓣如DIEP皮瓣和腹壁浅动脉穿支（SIEA）皮瓣[10]。脂肪移植可能最适合缺损程度最轻微者，需要多期治疗。局部皮瓣取决于患者自身供区组织量和接受供区瘢痕的意愿。如果区域放射治疗累及供区，局部皮瓣不可取。背阔肌皮瓣非常有用，但可能因为损伤肌肉和造成供区瘢痕而效果并不理想，并且皮瓣可能无法给更大的缺损提供足够的皮肤表面积。DIEP皮瓣是解决这个问题的良好选择。DIEP广泛使用于全乳房切除术后再造，在部分乳房切除术后容量再造中可以为复杂的美观问题提供良好的一期解决方案。在对残余乳房组织影响最小的情况下，可以裁剪成非常小的皮瓣，以进行小范围的皮肤和（或）软组织容量补充。DIEP皮瓣获得的皮岛超过背阔肌皮瓣，还有改善腹部轮廓的附加效果。

## 33.3　适应证

部分乳房切除术后出现轮廓和容量畸形的患者需要仔细评估以适度满足她们的需求。应当关注皮肤硬结和色素改变，局灶性凹痕，乳头乳晕复合体错位，腺体、乳头乳晕复合体下垂，整体容量缺失，以及未手术的对侧乳房美观。术者也可考虑调整健侧乳房以获得最佳的对称性。对于那些不需要或不接受健侧乳房调整的患者，确定容量矫正方案时应考虑表面皮肤需求量。腹部皮肤松垂患者，同时具有改善腹部轮廓以及避免胸部切口瘢痕和肌肉损失的意愿时，适用于DIEP皮瓣。

## 33.4 手术技巧

标记患侧乳房表面皮肤缺损和容量缺失范围，并考虑受区血管的显露。除了缺损局限于内侧之外，最好采用腋血管，而不是乳内血管，这样可以尽量减少破坏完整的乳腺组织，避免乳沟区瘢痕。笔者会毫不犹豫在腋窝区采用单独的切口切开以暴露受区血管，通常是在腋毛下采用S形美容切口。这样可以充分暴露以便血管准备和吻合，抑制挛缩瘢痕出现。DIEP 皮瓣切取的整体标记与腹壁整形相同，都是基于术前计算机断层扫描血管造影（CTA），获取穿支大小和位置信息。笔者通常不会根据高穿支的位置来调整整个皮瓣的位置，反而更倾向于保留包含穿支的脂肪，尽可能地降低后期瘢痕的位置。

用于替代皮肤的特定皮岛也可以标记在位于患侧乳房同侧腹部的 DIEP 上，以便血管蒂适于腋区吻合。

分离的顺序从打开乳房畸形、显露缺损以及暴露受区血管开始。然后，以传统的方式切取 DIEP 皮瓣，并在腹壁上对皮瓣进行初步修剪。皮瓣转移至缺损部位后进行再次剪裁以匹配缺损，然后初步植入皮瓣，血管蒂穿过通道到腋窝受区。只要有可能，将腹壁下动脉和前锯肌动脉吻合。从理论上来讲，如果保留了胸背动脉的连续性，在游离皮瓣失败的情况下仍可使用背阔肌皮瓣挽救。笔者通常选择受区两条胸背静脉中的一条，因为其尺寸与腹壁下静脉更匹配。一旦吻合完成，完成皮瓣最终植入并关腹。显微外科医生完成术后监测。笔者利用皮岛和 ViOptix 组织饱和度探针进行临床评估（ViOptix, Fremont, CA, USA）。

第一个病例是一位有胃旁路术病史的 51 岁女性，进行了左乳切除、化疗和放疗（图 33.1）。缺损呈鲨鱼口样畸形，乳房轮廓丧失。从左前外侧方向看，可见乳头乳晕复合体内陷（图 33.2）。存在下外侧局灶性皮肤和容量缺损。患者减肥史导致腹部皮肤明显松垂，使用 DIEP

皮瓣可以为患者带来附加益处（图 33.3）。于腹部标记设计的皮瓣，应同时满足皮岛和软组织的需求（图 33.4）。乳房上的标记线标记出皮岛的预计位置、软组织充填区域、血管蒂隧道及腋下血管暴露切口（图 33.5）。首先切开受区切口有助于了解再造所需的组织量。皮瓣在转移至乳房之前，在腹壁进行修整。根据术前分析和乳房切开时获得的信息，对皮岛和去表皮的皮下组织进行塑形（图 33.6）。皮瓣以单一的内侧穿支为蒂，从而微创地获取 DIEP 皮瓣（图 33.7）。愈后乳房轮廓得到明显改善（图 33.8）。从斜位看，内陷的乳头乳晕复合体经过良好的侧面容量再造而复原（图 33.9）。

第二个病例是一位 43 岁女性，5 年前行右

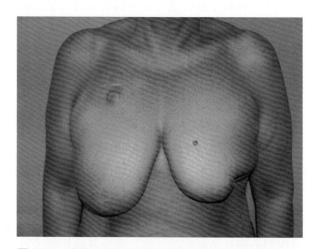

图 33.1 左侧乳房切除术和放疗后鲨鱼口样缺损

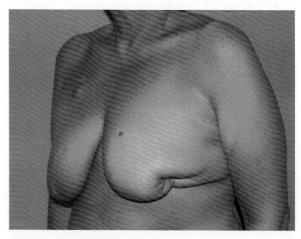

图 33.2 乳头乳晕复合体内陷

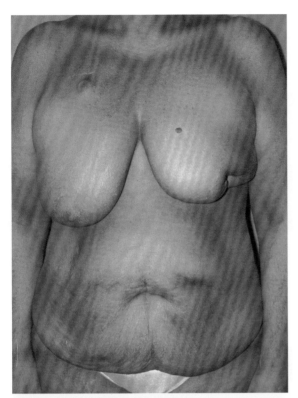

图 33.3　减肥后腹部皮肤明显松垂

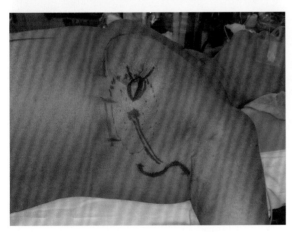

图 33.4　满足皮岛和软组织需求的皮瓣设计

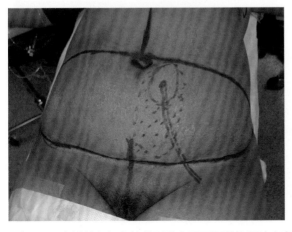

图 33.5　皮瓣植入与血管蒂到腋窝受区通道的设计方案

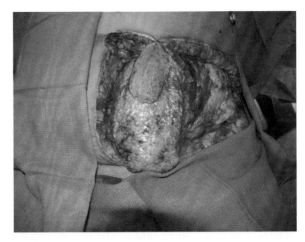

图 33.6　腹壁下动脉穿支 (DIEP) 皮瓣转移前皮肤和脂肪组分

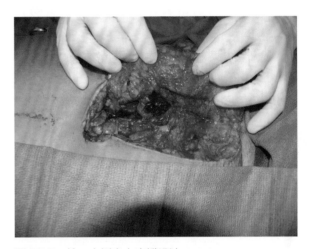

图 33.7　单一内侧穿支皮瓣设计

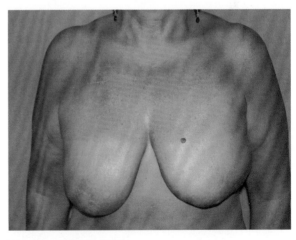

图 33.8　乳房轮廓再造

侧乳房切除、化疗和放疗（图 33.10）。患者的缺损实质上包括了大部分乳房容量。从斜位看，乳房下极的巨大缺损显示大面积皮肤缺损（图 33.11）。对比双侧乳房轮廓，胸壁测量显示垂直方向至少 5 cm 的皮肤缺损，以及乳房下极皮肤超过 18 cm 的弧形巨大缺损（图 33.12）。从斜位观察能更好地评估病情，同时展示了延长前哨淋巴结活检后的切口瘢痕以显露受区血管的计划方案（图 33.13）。这种表面皮肤缺损不能通过背阔肌皮瓣矫正。在腹部设计 DIEP 皮瓣。皮瓣基于 CTA 确定的穿支位置，并能够提供 18 cm 弧形皮肤来再造乳房下极容量和乳房下皱襞（图 33.14）。与前锯肌血管分支进行血管吻合（图 33.15）。

愈后结果显示与左侧乳房对称性良好

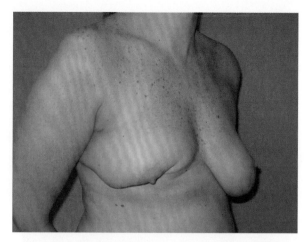

图 33.11 乳房下极轮廓丧失，显示大范围皮肤缺损

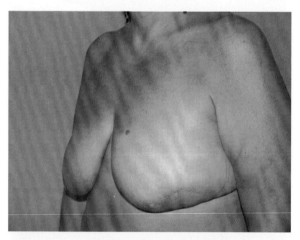

图 33.9 乳头乳晕复合体经侧面容量充填而复原

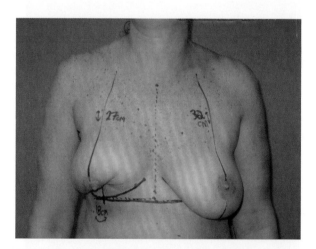

图 33.12 皮肤缺损面积的测量排除了背阔肌皮瓣方案

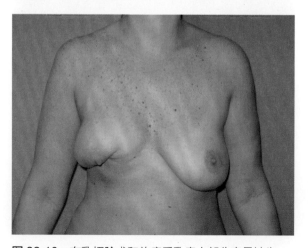

图 33.10 右乳切除术和放疗后乳房大部分容量缺失

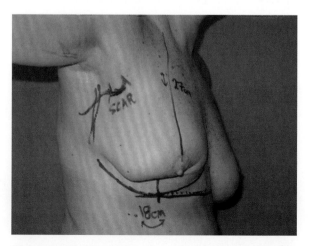

图 33.13 乳房下极超过 18 cm 的弧形皮肤和容量缺损

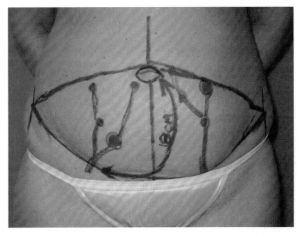

图 33.14　带有 18 cm 弧形皮岛的腹壁下动脉穿支（DIEP）皮瓣设计

（图 33.16），尽管乳头乳晕复合体的位置矫正仍需进一步改善。右侧斜位更清晰地显示了所需皮瓣的大小（图 33.17），而左侧斜位则更好地展示了乳房下极轮廓的恢复（图 33.18）。

## 33.5　讨论

　　人们对乳腺癌的普遍印象是，通过部分乳房切除术和放疗进行的保乳治疗通常比乳房切除术能获得更好的外观效果。尽管很多患者对这种方法的效果满意，但仍有相当数量的患者存在不同

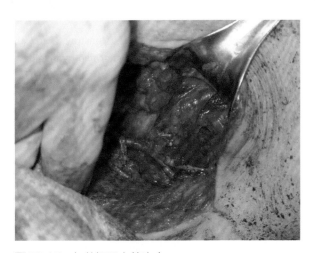

图 33.15　与前锯肌血管吻合

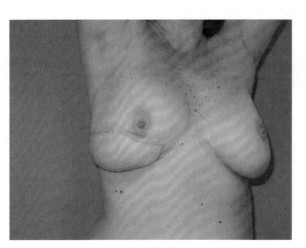

图 33.17　更好地呈现皮瓣容量

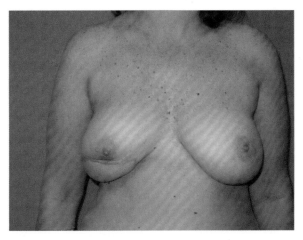

图 33.16　良好的容量矫正和双侧乳房对称性

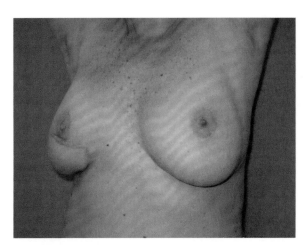

图 33.18　更好地呈现乳房下极轮廓再造

程度的毁损结局。许多患者没有表达她们的不满，因为她们还有乳房或残乳，然而她们承受着与乳房切除术患者同样的社会心理压力。她们感受到身体的改变，在伴侣面前感到尴尬，性压抑，衣着不合体。乳房肿瘤切除术导致了部分乳房缺失这一特定问题，并伴随乳头乳晕复合体可能出现移位或内陷。无论是否进行对侧乳房调整，局限于患侧局部的畸形修复可能不足以达到完全矫正的目标。切记，女性乳腺癌患者选择治疗方案时，都期望做微创手术以保持身材，而不希望接受对侧乳房手术。当缺损明显时，选择游离皮瓣等修复再造方案是合理的。开始做手术计划时可能认为是巨大工程，但当实现完全矫正时，这一选择还是值得的。

## 33.6　结论

保乳治疗并不总能满足患者的期望。有些缺损十分严重，需用小血管吻合游离皮瓣进行再造。DIEP 皮瓣是一个适用的选择，能很好地解决有难度的美观问题。

（刘　磊　狄文君　刘春军　译）

**参考文献**

[1] Kronowitz SJ, Hunt KK, Kuerer HM , et al. Practical guidelines for repair of partial mastectomy defects using the breast reduction technique in patients undergoing breast conservation therapy. Plast Reconstr Surg 2007; 120: 1755–1768

[2] Losken A, Styblo TM, Carlson GW, Jones GE, Amerson BJ. Management algorithm and outcome evaluation of partial mastectomy defects treated using reduction or mastopexy techniques. Ann Plast Surg 2007; 59: 235–242

[3] Coleman SR, Saboeiro AP. Fat grafting to the breast revisited: safety and efficacy. Plast Reconstr Surg 2007; 119: 775–785, discussion 786–787

[4] Kroll SS, Singletary SE. Repair of partial mastectomy defects. Clin Plast Surg 1998; 25: 303–310

[5] Holmström H, Lossing C. The lateral thoracodorsal flap in breast reconstruction. Plast Reconstr Surg 1986; 77: 933–943

[6] Angrigiani C, Grilli D, Siebert J. Latissimus dorsi musculocutaneous flap without muscle. Plast Reconstr Surg 1995; 96: 1608–1614

[7] Blondeel PN, Van Landuyt KH, Monstrey SJ , et al. The "Gent" consensus on perforator flap terminology: preliminary definitions. Plast Reconstr Surg 2003; 112: 1378–1383, quiz 1383, 1516, discussion 1384–1387

[8] Muhlbauer W, Olbrisch RR. The latissimus dorsi myocutaneous flap for breast reconstruction. Chir Plast 1977; 4: 27–34

[9] Bostwick J III. Plastic and Reconstructive Breast Surgery. 2nd ed. St. Louis, MO: Quality Medical Publishing; 1999

[10] Rizzuto RP, Allen RJ. Reconstruction of a partial mastectomy defect with the superficial inferior epigastric artery (SIEA) flap. J Reconstr Microsurg 2004; 20: 441–445, discussion 446

# 34 腹壁下动脉穿支皮瓣的容量扩增

*Randall S. Feingold*

## 34.1 摘要

对于因乳腺癌、*BRCA* 基因突变或有明确乳腺癌家族史而行乳房切除术的患者，应用腹壁下动脉穿支（DIEP）皮瓣行乳房再造术可获得良好的效果。尽管这种方法颇具吸引力，有时却因皮瓣原因不能实现患者基于容量恢复的美学期望。这可能是因为患者或整形外科医生判断失误致使腹部供移植区的容量过小，或者因为之前对乳房进行过放射治疗而使用了较小的腹部供区，也可能是因为乳房扩大切除术或根治性切除术所致的缺损较大而无法完全充填。扩增 DIEP 皮瓣的容量可通过几种早已被整形外科医生所熟知的手术技术完成，这些操作可在全身麻醉或局部麻醉下进行。技术包括一次或多次自体脂肪移植、直接在腹壁下动脉穿支皮瓣下应用植入体、分期扩张DIEP 后应用植入体等。这些辅助措施也可以提升皮瓣周围的轮廓外观，从而解决患者对于皮瓣外观和容量的担忧并使其感到满意。

## 34.2 引言

在获得美学效果的前提下，近年来可供选择的乳房再造术式发展日趋成熟 [1-5]。随着组织扩张器的出现，早期的移植效果有所提高。组织扩张器和直接移植技术均得益于背阔肌皮瓣和脱细胞真皮基质的应用。运用横形腹直肌肌皮瓣 (TRAM) 进行的自体移植已经从带蒂皮瓣发展到游离皮瓣，并进一步发展为腹壁下动脉穿支（DIEP）皮瓣和腹壁浅动脉穿支（SIEA）皮瓣，从而减少了供区损伤。股动脉穿支（GAP）皮瓣和上方横行股薄肌肌皮瓣（TUG flap）进一步拓展了可供选择的供区范围，使更多女性有机会进行自体组织乳房再造 [6,7]。

尽管 DIEP 被拥有腹部供区组织的女性广泛接受，但并非所有患者都能获得满意的美学效果。即便是可用的腹部软组织达不到原有乳房的容量，患者宁愿选择 DIEP 而不是乳房植入体来再造乳房的情况也很常见。愿意选择 DIEP 的通常有两类患者群体。第一种，在理性分析的基础上，一些女性不愿意在自己身体里放入一个假体。即便是再造的乳房较原来的容量小，多数这类患者也乐于接受，然而，另外一些患者术后则对较小容量的乳房感到失望，即便她们也认识到这是经过仔细考量后所做出的选择。对于此类群体，整形外科医生对自体组织移植再造的热情会影响乳房再造患者的选择。第二种群体，一些女性选择 DIEP 而不是乳房植入体是因为她们先前有接受放射治疗的病史。因为她们知道放射治疗有可能引起有症状的植入体包囊挛缩以及感染、假体失功能等情况，在这个群体中，整形外科医生会强烈影响患者对应用自体组织术式的选择。另外，对于乳房切除术或根治性乳房切除术后存在严重缺损的患者，乳房植入体不是更好的选择或不可选时，容量较为充足的 DIEP 也不能有效地弥补这些缺陷。最后，也有患者在一开始对其 DIEP 容量满意，但后来行胃束带术或胃旁路术减肥后皮瓣出现严重收缩。

## 34.3 适应证

对于使用 DIEP 行乳房再造后出现轮廓和容量缺陷的患者，应仔细进行评估以恰当地满足她们的要求。一个成功的乳房再造手术如果没有满足患者对乳房大小的期望，失望感会使这些女性寻求纠正容量缺陷。但有时容量缺陷程度较小，并不会给患者造成大的痛苦。将自体脂肪移植到DIEP 皮瓣中有可能达到修复目的 [8,9]。在另外一些例子中，患者可能再次质疑使用 DIEP 行乳房再造术的决定并感到苦恼，希望进行更大程度的容量调整。这可能要求在 DIEP 下面直接放入植入体，就像前面描述的一样[10]。无论上述哪种情况下，都可能出现与皮瓣形状相关的轻到中度的轮廓缺陷，或者出现乳房切除术区范围内的锁骨下凹陷，需要进行 DIEP 皮瓣范围之外的自体脂肪移植。需要 DIEP 皮瓣组织扩张和后续放置植入体的适应证并不常见。

## 34.4　手术方法

### 34.4.1　自体脂肪移植

　　自体脂肪移植可在已经成活的 DIEP 内部或周围组织进行，且不用担心皮瓣的活力。避免在乳房受区血管蒂连接处注射。自体脂肪可以是术者通过传统的吸脂管直接用手动或者负压抽吸技术获取。从干性脂肪供区获取的脂肪可直接注入体内，从肿胀脂肪供区获取的脂肪在移植之前则可通过离心或其他倾析或过滤的方法浓缩。根据所需要的脂肪容量、供体部位的敏感性及患者的耐受力，手术可选择局部麻醉或全身麻醉。使用传统的脂肪注射管和 10 mL 注射器直接将脂肪以弥散方式注入 DIEP 的腹壁脂肪层，或者注射入局部凹陷区或者锁骨下凹陷的皮下层。注射后没有使用术后护理服装。

　　第一个病例是一个患有左侧乳腺癌、拥有 A 罩杯乳房的患者，接受了双侧乳房切除术。DIEP 皮瓣来自较小的腹部（图 34.1，图 34.2）。尽管如同术前预期的那样乳房容量较小，DIEP 移植术后早期效果很好（图 34.3）。一次性将取自臀部供区的 100 mL 脂肪注射到每一侧的腹壁下动脉穿支（DIEP）皮瓣，可在显著提高皮瓣容量的同时使乳房下皱襞及乳沟加深（图 34.4）。

　　第二个病例是一名 50 岁的女性，有左侧乳房肿瘤切除病史，且因原位导管内癌而接受过放射治疗。随后发现 BRCA-2 基因突变检查阳性。在行双侧乳房切除术之前，她拥有丰满的

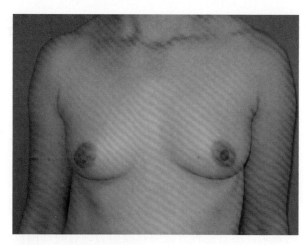

图 34.1　术前 A 罩杯乳房

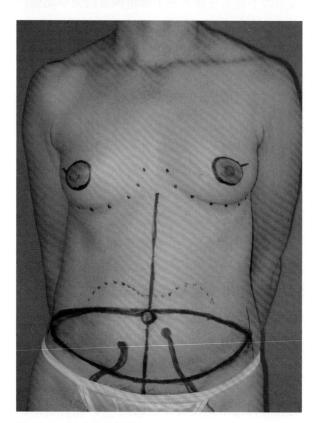

图 34.2　较小的腹部供区

B 罩杯乳房和较小的腹部（图 34.5，图 34.6）。手术后出现明显的乳房外形异常和容量小（图 34.7）。将总量为 300 mL 的脂肪分阶段注入每侧乳房可显著改善外形和皮瓣的容量（图 34.8）。

　　第三个病例是一位 59 岁女性，10 年前做过右侧乳房切除术，术后病理检查结果为小叶癌，后又接受化学药物治疗及放射治疗，现诊断为左侧乳房小叶癌。术前患者右侧胸壁皮肤紧绷，并

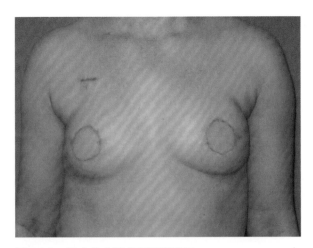

图 34.3 较小的皮瓣术后早期效果

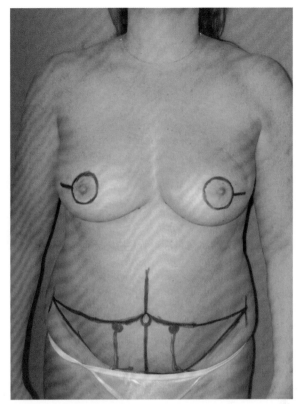

图 34.6 较小的腹部供区

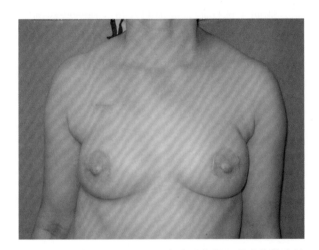

图 34.4 双侧注入 100 mL 脂肪后容量和凸出度的改善

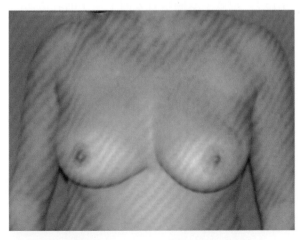

图 34.5 术前 B 罩杯乳房，左侧乳房经过放疗

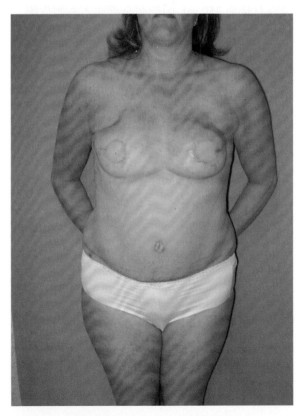

图 34.7 皮瓣移植术后早期轮廓异常和容量不足

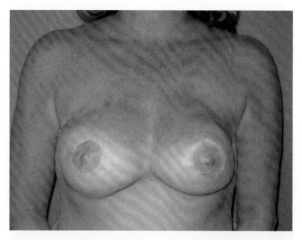

图 34.8　双侧注入总量 300 mL 脂肪后容量和轮廓改善

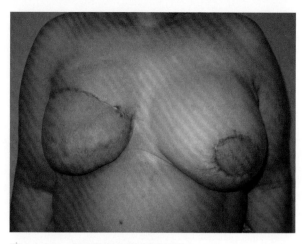

图 34.10　术后早期右侧容量不足

有明显的放疗后改变，左侧 C 罩杯乳房已经下垂（图 34.9）。她做了左侧保留皮肤的乳房切除术并用 DIEP 皮瓣进行了双侧的乳房再造。右侧是典型的延迟再造，皮瓣携带大块皮岛嵌入乳房下皱襞，左侧皮瓣形态则得益于之前手术保留的皮肤组织（图 34.10）。因为该患者喜欢较大的乳房，所以拒绝了减小左侧乳房皮瓣。随后分阶段将总量为 350 mL 的脂肪全部注入右侧皮瓣，显著改善了右侧皮瓣的容量，并达到与左侧皮瓣接近对称的效果（图 34.11）。

### 34.4.2　直接置入假体

使用传统的乳房植入体来调整 DIEP 皮瓣的手术是在全身麻醉下进行的。已经存在的瘢痕切口可以被用来分离皮瓣下方和周围的组织，构造

一个放置植入体的袋状结构。出于掀起平面的考虑，倾向于选择阻力最小的入路。在一些病例中这意味着将皮瓣从胸壁及胸大肌上掀起，注意不要损伤皮瓣下面的穿支血管，同时要保护乳内受区吻合点附近的主要血管蒂。在一些病例中，胸大肌被包在皮瓣内一起从胸壁上掀起，此时也需要保护血管蒂及其与乳内受区的吻合点。如图 34.12，带光源的牵开器拉开分离的腔袋，在被掀起的 DIEP 的下表面可以清楚看到乳内受区附近的主要血管蒂。到目前为止，没有患者出现明显的出血，也没有出现需要结扎穿支动脉或血管蒂的情况。

第四个病例是一名患有右侧乳房导管内癌的 48 岁女性，其左侧乳房是 D 罩杯，下垂（图 34.13）。她做了双侧垂直方向上缩小的乳房切除

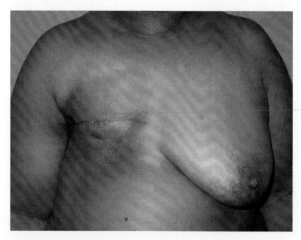

图 34.9　术前右侧乳房缺失及左侧 C 罩杯乳房

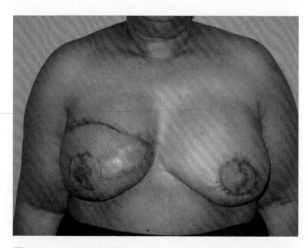

图 34.11　右侧皮瓣注入 350 mL 脂肪后容量和对称性

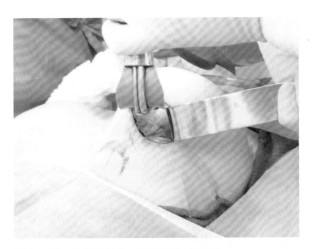

图 34.12 放置植入体的带蒂皮瓣的提升

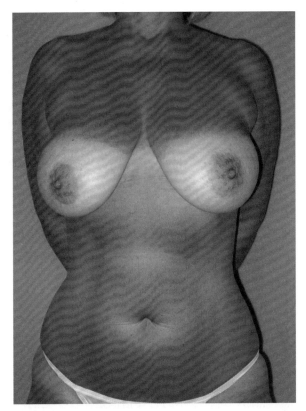

图 34.14 较小腹部供区

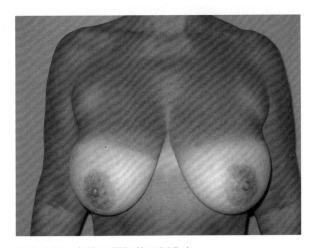

图 34.13 术前 D 罩杯的双侧乳房

术，并坚持通过使用较小腹部 DIEP 皮瓣而不是假体置入的方法来再造乳房（图 34.14）。该患者术后早期的效果展示出了令人惊讶的乳房容量（图 34.15）。但她仍对手术效果不满意，随后坚持使用乳房植入体来补充容量。该患者选择容量为 300 mL 的光滑圆形硅胶假体植入体来调整乳房容量。调整后乳房显得更加挺拔且上极丰满度

得到提升，患者对调整后的手术效果非常满意（图 34.16）。

第五个病例是一名 54 岁女性患者，她因乳腺癌做了双侧乳房切除术并接受过化学治疗及放射治疗，后接受了另外一个整形外科医生的扩张器/假体分期乳房再造术。患者开始使用的是生理盐水假体，后来被她最初的整形外科医生换成了容量为 600 mL 的硅胶假体，但那时她因为感染失去了左侧假体（图 34.17）。随后使用 DIEP 皮瓣来挽救左侧乳房，但皮瓣的容量不足及乳房上极欠丰满，且右侧原有的植入体在锁骨下的位

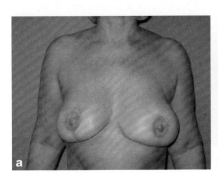

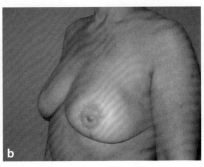

图 34.15 术后早期皮瓣移植效果。a. 正面观。b. 斜面观

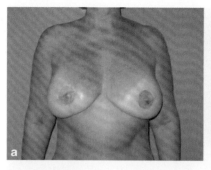
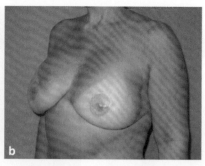

图 34.16　腹壁下动脉穿支皮瓣下方放置 300 mL 植入体术后。a. 正面观。b. 斜面观

置显得过高（图 34.18）。在左侧 DIEP 皮瓣下方置入 275 mL 的光滑圆形硅胶假体，并行右下包膜囊切除，右侧 600 mL 的植入体更换为 575 mL 的植入体，双侧对称性改善较好（图 34.19）。

### DIEP 皮瓣的组织扩张

将组织扩张器放置到已经愈合的 DIEP 皮瓣下方的外科手术与放置植入体的手术方法基本一致。然而，这种手术的必要指征是比较少见的。后续充填扩张器的操作与一般的组织扩张类似。最后将组织扩张器替换为永久性的植入体。

第六个病例是一位 54 岁的女性，4 年前因乳腺癌做了左侧乳房肿瘤切除术并接受了放射治疗。但术后 2 周她的左侧乳房出现了广泛的皮肤血管扩张，临床诊断考虑血管肉瘤（图 34.20）。随后患者及时进行了双侧乳房切除术并进行了 DIEP 皮瓣的移植。右侧乳房做了保留皮肤的乳房切除术，对经过放疗后的左侧乳房皮肤

做了根治性切除术，其范围上至锁骨下方，下至乳房下皱襞，内侧到旁正中线、外侧至腋前线（图 34.21）。因此，左侧皮瓣的再造只能用容量不足的 DIEP 皮瓣修补胸壁缺损（图 34.22）。另外，内上方切缘肿瘤细胞阳性，需要进一步切除胸壁皮肤和 DIEP 皮瓣推进修复。6 个月后，在左侧 DIEP 下方深部置入组织扩张器并在数周的时间内扩张至 450 mL（图 34.23）。随后，该扩张器被换成了 400 mL 的光滑圆形硅树脂凝胶植入体，从而产生了极好的效果，左侧乳房的容量、外形几乎和右侧乳房皮瓣对称（图 34.24）。

## 34.5　讨论

一般而言，通过微创手术在供区获取 DIEP 皮瓣进行乳房再造，所获得的美学效果是非常好的[1-5]。尽管多数患者康复情况良好，但仍有一些患者对乳房最终的容量和（或）外形不满意。

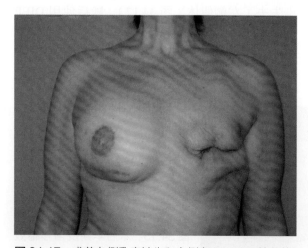

图 34.17　术前左侧乳房缺失和右侧有 600 mL 植入体

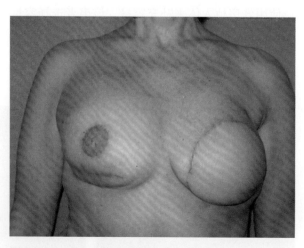

图 34.18　左侧 DIEP 移植术后早期效果

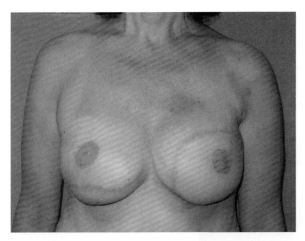

图 34.19　左侧 DIEP 皮瓣下方放置 275 mL 植入体术后

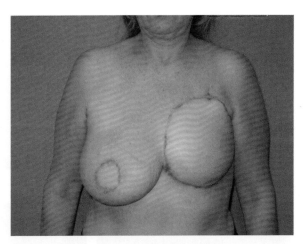

图 34.22　扁平补片状的左侧 DIEP 皮瓣

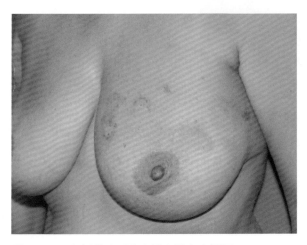

图 34.20　左侧放疗后乳房被血管肉瘤侵犯

这也许可以归咎于按计划或者由于错误估计而使用了较小的腹部供体。可供选择且风险较低的容量扩增方法很多，且乳房再造满意度都较高。虽然这些患者都已经接受过精细复杂的显微外科手术，并且经过了较长的伤口愈合期，但仅因为需要做更多手术的原因而使患者面对不理想的外观是不合情理的。上述的辅助手术操作已成为整形领域的主流，患者有权力选择接受这些乳房再造术式。在横行腹直肌肌皮瓣（TRAM flap）和游离横行腹直肌肌皮瓣下方放置植入体的术式已经被详尽描述过[11,12]。初期和延迟的 DIEP 皮瓣下方置

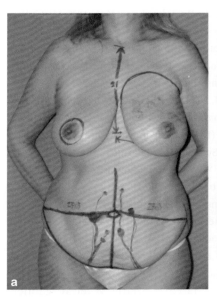

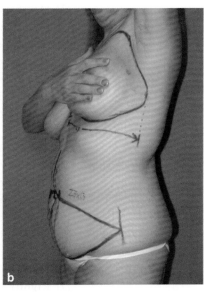

图 34.21　术前左侧根治性皮肤切除设计线。a. 正面观。b. 侧面观

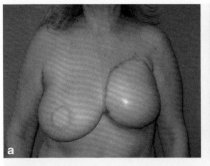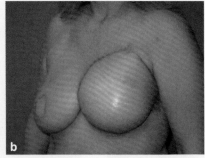

图 34.23 左侧 DIEP 下方深部的组织扩张器容量扩张至 450 mL。a. 正面观。b. 斜面观

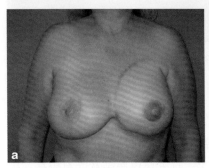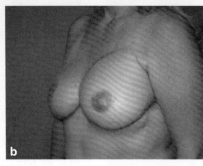

图 34.24 左侧 DIEP 下方置入 400 mL 容量的植入体的最终效果。a. 正面观。b. 斜面观

植入体的术式也被报道过[10]。增加另一层面的再造外科手术以获得更为理想的效果，并不会减低最初的 DIEP 皮瓣再造术的价值。事实上，精益求精的修复术是整形外科的标志。不应忘记，一些患者最初选择用自身组织进行修复，是因为她们认为这种方法能够优雅地解决心理上的灾难性问题。当严重的美学缺陷出现时，医生向患者提供进一步的治疗方法来增加游离皮瓣的容量，从而给予患者最初所寻找的心理慰藉，这种做法是合情合理的。对于一些病例，非常重要的是，在使用腹部皮瓣之前让患者对可能需要的辅助手术有心理上的准备，这样可以减少皮瓣移植后痛苦。

## 34.6 结论

DIEP 皮瓣乳房再造术并不总是能够取得患者所期望的美学效果。多种多样的扩增皮瓣容量的手术策略可以使效果更加满意。在面对极为困难的美学问题时，DIEP 皮瓣的术后调整是完美解决问题的程序中不可或缺的一部分。

（王艳阳 狄文君 刘春军 译）

## 参考文献

[1] Gill PS, Hunt JP, Guerra AB , et al. A 10-year retrospective review of 758 DIEP flaps for breast reconstruction. Plast Reconstr Surg 2004; 113: 1153–1160

[2] Granzow JW, Levine JL, Chiu ES, Allen RJ. Breast reconstruction with the deep inferior epigastric perforator flap: history and an update on current technique. J Plast Reconstr Aesthet Surg 2006; 59: 571–579

[3] Mosahebi A, Ramakrishnan V, Gittos M, Collier J. Aesthetic outcome of different techniques of reconstruction following nipple-areola-preserving envelope mastectomy with immediate reconstruction. Plast Reconstr Surg 2007; 119: 796–803

[4] Guerra AB, Metzinger SE, Bidros RS , et al. Bilateral breast reconstruction with the deep inferior epigastric perforator (DIEP) flap: an experience with 280 flaps. Ann Plast Surg 2004; 52: 246–252

[5] Granzow JW, Levine JL, Chiu ES, Allen RJ. Breast reconstruction with gluteal artery perforator flaps. J Plast Reconstr Aesthet Surg 2006; 59: 614–621

[6] Wechselberger G, Schoeller T. The transverse myocutaneous gracilis free flap: a valuable tissue source in autologous breast reconstruction. Plast Reconstr Surg 2004; 114: 69–73

[7] Rigotti G, Marchi A, Galiè M, et al. Clinical treatment of radiotherapy tissue damage by

lipoaspirate transplant: a healing process mediated by adiposederived adult stem cells. Plast Reconstr Surg 2007; 119: 1409–1422, discussion 1423–1424

[8] Coleman SR. Structural fat grafting: more than a permanent filler. Plast Reconstr Surg 2006; 118 Suppl: 108S–120S

[9] Kijima Y, Yoshinaka H, Owaki T , et al. Early experience using auologous free dermal fat graft after breast conservational surgery. J Plast Reconstr Aesthet Surg 2007; 60: 495–502

[10] Figus A, Canu V, Iwuagwu FC, Ramakrishnan V. DIEP flap with implant: a further option in optimising breast reconstruction. J Plast Recon str Aesthet Surg 2009; 62: 1118–1126

[11] Serletti JM, Moran SL. The combined use of the TRAM and expanders/implants in breast reconstruction. Ann Plast Surg 1998; 40: 510–514

[12] Miller MJ, Rock CS, Robb GL. Aesthetic breast reconstruction using a combination of free transverse rectus abdominis musculocutaneous flaps and breast implants. Ann Plast Surg 1996; 37: 258–264

# 35 男性隆乳（假体）

*Jesús Benito-Ruiz*

## 35.1 摘要

男性隆乳是应用胸肌样假体置入来增加胸部的组织容量的手术。手术的适应证包括：美学需求、波伦综合征、外伤后胸部畸形。假体通常按特定方向放置在胸大肌后间隙。临床根据患者的胸壁测量结果选择假体的大小。这种术式接受度高，最常见的术后并发症是血清肿，通过超声引导下穿刺引流可缓解，但某些患者需要做切开引流和包膜松解术。

## 35.2 引言

许多男性追求更丰满的胸部轮廓来体现他们的健美、力量、能力以及对异性的吸引力。媒体广告上的男性多为胸大肌发达，腹部 6 块腹肌，因此，与女性乳房丰满的相法类似，男性也追求阳刚健美的胸部曲线。

许多男性致力于健身锻炼获得丰满突出的胸大肌，但部分人通过高强度的肌肉锻炼之后仍然难以获得理想的胸部肌肉形态。有少部分人无法通过锻炼获得满意的胸部肌肉形态，从遗传来说，部分男性锻炼后获得的胸部肌肉主要是下半部分发达，导致胸部看起来下垂，不均衡。有些男性甚至通过吃类固醇激素刺激肌肉容量增加，这样做可能会导致男性乳腺发育，而不是获得理想的胸部形态。

医学文献中关于利用假体改善男性胸部外观的报道比较少[1-7]，大部分男性胸部外观的报道都是关于男性乳腺发育的。但是，通过互联网搜索却可以发现大量网站发布了关于利用假体增大胸肌的消息，并且有各路媒体文章报道男性对获得发达的胸部肌肉充满兴趣，甚至不排除采取手术途径。

除了上述的情况，因胸部畸形而寻求改善胸部形态的患者也不在少数。这个人群主要包括有先天的发育畸形，例如波伦综合征、漏斗胸，还有后天获得性的畸形，例如男性乳腺发育。这些畸形会带来社交及两性关系中的尴尬及障碍，尤其是在发育的敏感期，例如青春期。

## 35.3 适应证

男性隆乳的适应人群包括三大类，最常见的是通过规律健身锻炼仍无法使胸肌变得发达的人群，以及想不付出努力锻炼就能获得发达胸肌的人群。第二类人群是先天性胸肌发育异常（波伦综合征）或者胸肌失神经萎缩。第三类人群是过度运动导致的胸部损伤患者。男性漏斗胸患者也可以通过隆乳手术改善。

### 35.3.1 体格检查

对于所有美容手术来说，最关键的就是第一次评估。接诊时首先要明确就诊原因：锻炼后肌肉仍不发达，先天畸形，肌肉损伤还是肌肉失神经病变。接诊时要了解患者的期望，他是否锻炼的是胸上部和上肢，肌肉锻炼方式，是否采取了促合成代谢饮食或高蛋白饮食等特殊的方法增强肌肉，是否在术后要恢复肌肉锻炼。在做整形手术时，术者都需要了解患者是否有不切实际的期望，了解患者术后是否难以管理。

术前的体格检查应评估胸部形态，边界，对称度（肌肉的形态和容量，每侧胸的宽度），肋骨的弧度，是否有鸡胸、脊柱侧弯等。体格检查时应采取站立位，在胸部肌肉放松和紧张时分别进行评估。由于肌肉活动时形态和长度均发生变化，所以动态评估是非常重要的，挑选假体时也应该考虑到肌肉的活动。在术前评估时，应让患者阐述他想改善的部位。有的患者希望获得较宽的横行的胸部形态，有的患者希望增加锁骨下的胸肌丰满度。我们通常会让患者面对镜子，用假体在他胸部摆出假体的置入位置及胸部增大的部位，这样可以让患者了解术者能做的与他的期望是否一致。有些患者想要增大胸肌，但整个体形不协调，上部躯干肌肉不发达，并有多余脂肪，我们会建议这类患者进行健身锻炼，通过锻炼和饮食控制减轻体重，而达到整个体形比例协调一致。

### 35.3.2 假体选择

男性隆乳手术中至关重要的一个环节就是假体的选择，不但需要考虑患者主观的需求，还要考虑肌肉下的空间等客观条件。

胸肌的测量参数如下所示（图35.1）。

1. 锁骨下水平的宽度（参数1）。

2. 肌肉下缘水平的宽度（参数2）。

3. 肌肉正中，从锁骨至肌肉下缘的高度（参数3）。

4. 腋窝至剑突的距离（参数4）。

上述参数是体表测量的结果，因此必须要去除肌肉厚度。肌肉厚度可利用超声检查来测量，如果不便进行超声检查，则可在体表测量结果的基础上减去2 cm。对于单侧再造的案例，应测量

正常一侧的肌肉，假体的挑选应以对侧为参照。对于定制假体，笔者团队会给患者用混凝纸[2]或石膏[8]制作一个术后效果的胸部铸模，可以看到肌肉的凸出度和胸部的弧度。与假体厂商的沟通是非常重要的，笔者团队把铸模寄给厂商的同时，还会画图标明各个解剖部位的测量参数。

Horn和Aiache[1,3]研制了一种胸肌假体，内含凝聚型硅胶，外囊为7层结构，表面呈火山岩样质地。假体形状为类矩形，边缘为圆弧状（图35.2），这样的形状是为尽量模拟胸肌的形状而设计的。Horn是这样描述假体的："假体内含凝聚型硅胶，触感比女性乳房假体硬，假体外囊表面质地不光滑，主要为了防止移位。假体的形状尽量模拟胸肌，为类似矩形，其中一个角向腋窝方向延伸。在假体下缘，两侧角的弧度最平缓，外下角处的假体最厚，越往上厚度越薄。"胸肌假体生产厂商主要有两家，一家是Polytech-Silimed Europe GmbH (Dieburg Germany)，一家是Silimed (Rio de Janeiro, Brazil)。两个厂家

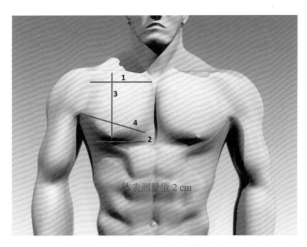

**图35.1** 术前测量。1. 锁骨下水平的宽度。2. 肌肉下缘水平的宽度。3. 肌肉正中，从锁骨至肌肉下缘的高度。4. 腋窝至剑突的距离

体表测量值2 cm

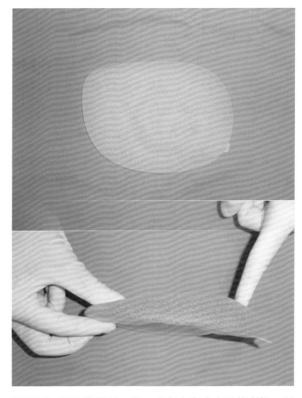

**图35.2** 预制的假体。在一个角上有个小舌状突起，用于表明假体置入的方向，这个突起应放置于剑突

的产品都有三种型号：190 mL（宽14.4 cm，厚2.4 cm）、230 mL（宽15.8 cm，厚2.6 cm）、300 mL（宽16.5 cm，厚2.9 cm）。Polytech-Silimed的假体表面有磨砂状，Silimed的假体有光面和磨砂状两种可选。为达到术后满意的结果，关键是术前要让患者明白假体的挑选是根据他胸肌的形状和局部腔隙大小而定，一味追求大容量的假体并不合适。

## 35.4 手术方法

术前在站立位标记胸大肌的边缘。手术应在全身麻醉下进行。手术体位为仰卧位，双上肢90°外展。

手术切口设计在腋窝，量产的假体在置入时应做横行切口，如果是定制假体，应沿胸大肌外后缘做纵切口。切口平均长度为4 cm。

与经腋窝切口隆乳相似，切开皮肤后在皮下向胸肌剥离形成一个3~4 cm宽的皮下隧道。解剖显露胸肌外缘后，向胸肌后剥离形成腔隙，刚开始时可用剪刀剥离，较深的部分用剥离子钝性剥离。剥离腔隙时要注意下缘剥离范围不要超过乳晕下1~2 cm，避免将胸大肌止点从胸骨和肋骨上离断（图35.3）。过度剥离可能会导致假体位置过低，造成女性样乳房外观。腔隙外侧剥离时用剥离子钝性剥离，形成适合假体大小的腔隙。

假体制作时分左右侧，假体置入的位置取决于预期的术后效果和肌肉的形状。假体置入方向

可以是横行的，也可以稍倾斜，小舌状突起（此处假体最厚）朝向剑突（图35.4）。在一些特殊案例中，假体也可以稍作旋转，把假体最厚的部位放置到肌肉损伤的部位（图35.5）。

如果希望将假体最厚的部位靠近腋窝方向，左右侧假体也可以互换使用，例如外伤后胸部畸形和波伦综合征。

假体放置完成后，分层关闭切口，适当加压包扎，不必放置引流。

### 35.4.1 术后处理及随访

术后应用非甾体抗炎药（如布洛芬）和抗生素1周。塑身衣可视情况穿戴。术后6周内避免剧烈的体力活动，可适当抬高上肢活动肌肉及拉伸腋窝，术后早期腋窝有牵拉感是正常的，瘢痕软化后即可缓解。

术后应定期进行超声检查，检查假体的状态，以及是否有积液（血清肿）。如果有积液可

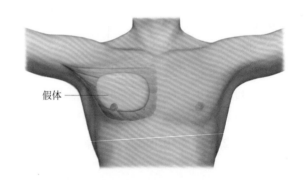

图35.4 假体置于胸肌后方，通常是水平放置，术后效果肌肉看起来宽厚，小舌状突起指向剑突

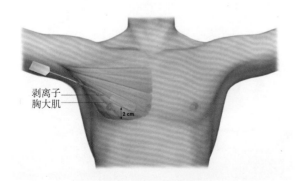

图35.3 图中为腔隙下缘剥离时勿超过乳房下皱襞上2 cm，避免将胸大肌从肋骨和胸骨上离断。

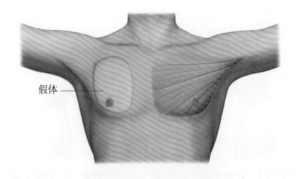

图35.5 在特殊情况下，假体放置的方向很灵活，以满足不同的修复需求。图中小舌状突起指向胸三角沟

在超声引导下穿刺引流。

6 周后患者可以开始体育锻炼。建议刚开始恢复锻炼应循序渐进，从较低负荷开始，每周根据具体情况增加负荷。如果锻炼时发现胸部容量突然增大，则应立即停止锻炼并返院进行超声检查。如果术后恢复顺利，患者应在恢复锻炼后1 个月、4 个月、12 个月返院复查。

## 35.5 讨论

### 35.5.1 胸肌容量增加

追求胸肌容量增加是男性假体隆乳的主要适应证。多数患者规律参加健身运动和体形训练。我们建议在术前 2~3 周避免重体力锻炼及饮食控

制，这样胸肌容量处于正常状态，利于术前评估。

**临床案例 1**

28 岁男性患者，选用 240 mL 预制假体，水平放置于胸肌下（图 35.6）。

**临床案例 2**

30 岁男性，要求胸肌外形宽大，选择定制假体（合成橡胶）。患者要求整个肌肉的边缘轮廓都很明显，包括锁骨下部分（图 35.7）。

**临床案例 3**

32 岁男性，选用 180mL 预制的假体，在肌肉下水平放置（图 35.8）。

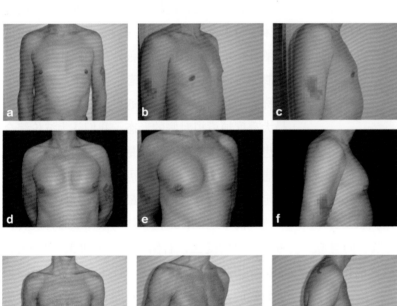

图 35.6 假体容量为 240 mL。a-c. 术前外观；d-f. 术后 1 年随访

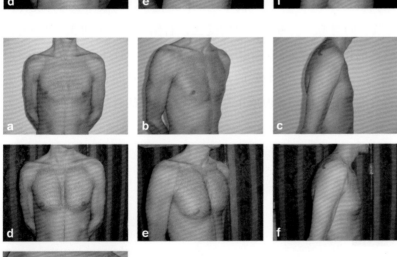
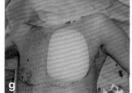

图 35.7 定制假体。a-c. 术前外观；d-f. 术后 1 年随访；g. 定制的合成橡胶假体

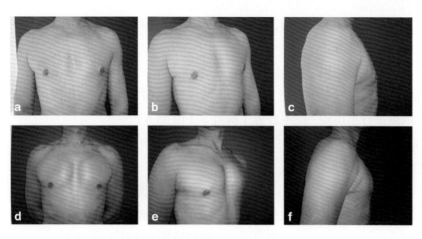

**图 35.8**　假体容量为 180 mL。a–c. 术前外观；d–f. 术后 6 个月随访

**临床案例 4**

36 岁男性，规律健身，自觉锁骨下部分肌肉不够丰满。选择假体容量为 240 mL，左侧假体顺时针旋转后放置在右侧，右侧假体逆时针旋转后放置在左侧。如此放置假体可使假体最厚的部位放置到锁骨下区域，最薄的部位放置到胸肌下缘，满足患者的需求（图 35.9）。

### 35.5.2　波伦综合征

波伦综合征由 Patrick Clarkson 医生命名，他描述了 3 例先天畸形的患者，并且发现盖斯医院的学生 Alfred Poland 关于这种综合征的论文[9]。波伦综合征的表现有多种，以胸肌发育不全为主，还可以表现为指畸形、短肢、肋骨缺如、乳头发育不全或缺如、右位心脏、消化道发育异常、脊柱侧弯。

多数接受治疗的波伦综合征患者为畸形程度较轻的，只是胸肌缺如，这些患者生活和工作都正常，只是胸部外形不佳。背阔肌转移或许是男性波伦综合征患者的最佳治疗方式[10]，但是我们认为，假体置入只需做 1 次手术，相对简单，术后满意度较高，也是不错的治疗方式。我们在临床上与患者的交流中发现，患者通常会比较抵触牺牲一块正常肌肉以改善外观。假体可以个人定制，可以模拟对侧的形态，因此术后外观上更对称。预制的假体也可以通过调整放置的角度来最大程度地模拟对侧的形态。我们认为波伦综合征患者胸部塌陷最明显的是近腋窝的部位，这也是患者们的主诉。因此，可以将对侧的假体旋转一定角度后置入，把假体最厚的部分放置到腋窝一侧。简单地说，是把左侧的假体顺时针旋转，置入右侧的受区，右侧也同理（图 35.5）。笔者的医疗团队收治的波伦综合征患者主要是畸形程度较轻的，为胸大肌的胸骨肋骨头缺失，锁骨头较薄或正常，肋骨和其他的骨骼肌都存在，乳头

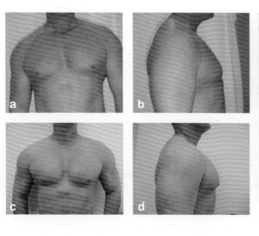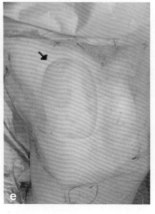

**图 35.9**　假体容量为 240 mL。a，b. 术前外观。c，d. 术后 2 年随访。e. 为选择性增加锁骨下部位丰满度，左右侧假体互换，并旋转一定角度使假体最厚的一侧位于锁骨下部位

乳晕复合体较小或者向腋窝移位。

由于患者的肌肉缺失，假体放置的层次为皮肤或筋膜深面。笔者团队发现患者的胸肌筋膜通常都存在。术中解剖分离并不困难，但要注意上胸部的血管变异，我们曾遇见一例术中大出血甚至危及生命的患者（临床案例 1）。波伦综合征的发病机理与锁骨下动脉的发育不全有关[11]，因此，在术中要警惕血管畸形。

**临床案例 1**

男性患者，18 岁，假体容量为 180 mL，右侧假体逆时针旋转后放置于左侧胸受区。在剥离上部腔隙时，在腋窝水平可见一管状纤维条索，切断条索后立刻出现了喷射状动脉出血，腔隙在数秒内明显肿胀。沿胸三角肌及锁骨下窝打开腔隙（类似臂神经丛手术入路），发现锁骨下动脉破裂出血，迅速钳夹止血并行血管修补。患者术中补充了 3 个单位浓缩红细胞。这条纤维条索可

能是胸肩峰动脉，把锁骨下动脉牵拉向下移位，比正常的解剖部位明显降低，造成了误伤（图35.10）。这支动脉在正常的隆乳手术中是遇不到的。

**临床案例 2**

21 岁男性患者，左侧胸部塌陷，将容量为240 mL 的假体逆时针旋转后置入（图 35.11）。

**临床案例 3**

36 岁男性患者，右侧胸部塌陷，选择 240 mL假体，顺时针旋转后置入右侧胸部（图 35.12）。

### 35.5.3 肌肉损伤

**临床案例 1**

28 岁男性患者，因车祸致臂丛损伤，旋肩胛神经及桡神经麻痹。选取了合成橡胶的定

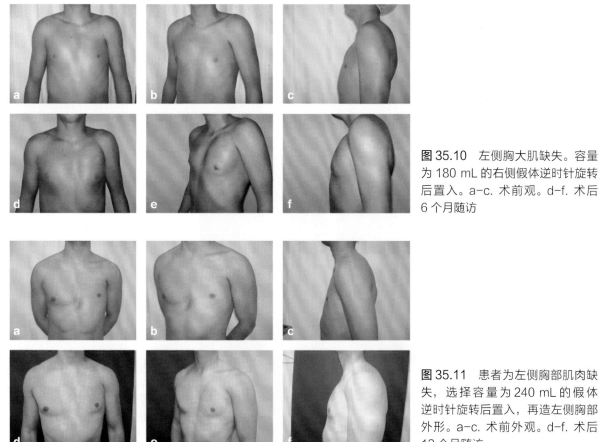

**图 35.10** 左侧胸大肌缺失。容量为 180 mL 的右侧假体逆时针旋转后置入。a-c. 术前观。d-f. 术后6 个月随访

**图 35.11** 患者为左侧胸部肌肉缺失，选择容量为 240 mL 的假体逆时针旋转后置入，再造左侧胸部外形。a-c. 术前外观。d-f. 术后12 个月随访

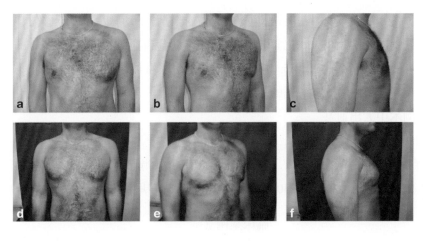

**图 35.12**　患者为右侧胸部肌肉缺失，选择容量为 240 mL 的假体顺时针旋转后置入，再造右侧胸部外形。a-c. 术前外观。d-f. 术后 12 个月随访

制假体再造患侧胸部外形，并选取腓肠肌假体（Montellano）再造肱三头肌容量（图 35.13）。

### 35.5.4　漏斗胸

19 岁男性患者，患有漏斗胸，表现为右侧肋骨凹陷、向内弯曲，希望手术治疗改善。此案例选择了容量为 180 mL 的右侧假体，术中置入假体时顺腋窝 – 剑突连线倾斜放置（图 35.14）。

### 35.5.5　联合手术

32 岁男性患者，主诉经强化的健身锻炼和合成类固醇摄入后仍自觉胸部肌肉容量不足，因使用激素而出现了男性乳腺发育。手术方案为双侧置入 240 mL 假体，并经腋窝切口切除多余腺

体（图 35.15）。

### 35.5.6　并发症

胸肌假体置入术后常见并发症包括血肿、感染、血清肿、假体移位、双侧不对称。

在我们的案例中，尚未出现过血肿、感染、假体移位。部分案例因术前患者双侧肌肉、骨骼的差异术后出现了轻度双侧不对称。由于放置假体的腔隙外侧最薄弱，所以，为避免假体疝出及移位，患者术后必须遵照术后指导，6 周内上肢及躯干上部避免锻炼。

最常见的术后并发症为血清肿（图 35.16），通常为迟发，恢复锻炼后逐渐出现。少量的假体周围积液是正常的，常出现在假体有轻度皱褶的

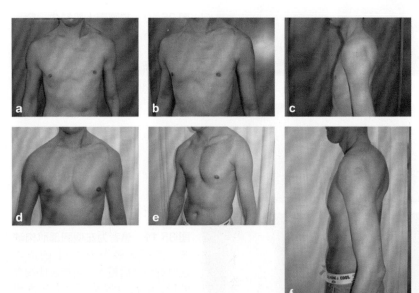

**图 35.13**　患者为左侧臂丛损伤后肌肉萎缩，选取定制假体再造左侧胸部轮廓，90 mL 的 Montellano 假体再造肱三头肌外形。a-c. 术前外观。d-f. 术后 12 个月随访

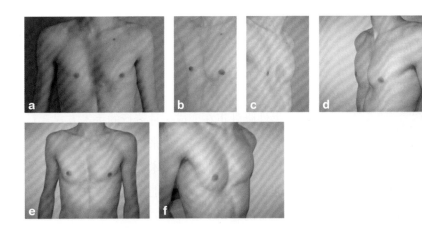

图 35.14　漏斗胸，表现为两侧不对称，右侧胸部凹陷，选择了 180 mL 假体增加右侧肌肉容量以改善畸形（由 Marisa Manzano 医生提供）。a-c. 术前外观。d-f. 术后 8 个月随访

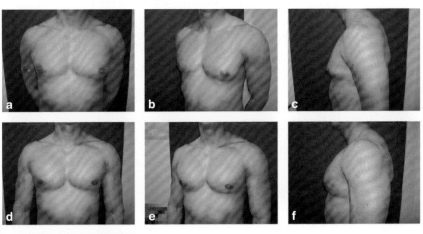

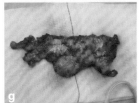

图 35.15　患者要求手术增加胸部肌肉容量，并治疗因激素滥用引起的男性乳腺发育。a-c. 术前外观。d-f. 术后 12 个月随访。g. 经腋窝切口切除的多余腺体组织

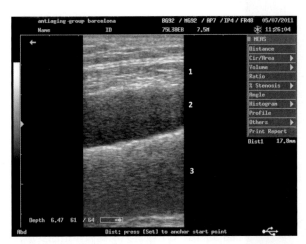

图 35.16　血清肿超声图像。1. 胸肌。2. 血清肿。3. 假体。血清肿可在超声引导下穿刺抽吸

部位。超声及磁共振检查显示许多假体都可能产生皱褶。假体应平铺在肋骨上，表面与腔隙基底面和肌肉面紧密贴合（图 35.17）。如果假体过宽，肌肉收缩时会使假体折叠。如果在假体未完全展开的情况下包膜愈合了，则会造成假体皱褶，在皱褶处会形成积液。血清肿较大时会造成肉眼可分辨的畸形，患侧较对侧明显增大。对血清肿较大的案例，需在超声引导下进行穿刺引流，并在术区加压包扎，停止锻炼，使肌肉处于静息状态。根据经验，血清肿的问题一般需 2～3 周可恢复。如果假体被肌肉或包膜挤压变

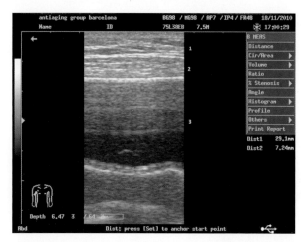

图 35.17 正常的术区超声图像。1. 皮下组织。2. 肌肉。3. 假体

形、扭曲则需要重新手术（图 35.18）。

我们认为，血清肿是肌肉与假体表面摩擦产生的，故宜选择微绒面假体或者光滑的假体。Hodgkinson[2] 报道血清肿的发生率为 30%，他建议术中解剖时小心操作，术后应用抗炎药物可降低血清肿发生率。Pereira 等 [6] 报道在 19 例患者中 3 例出现了血清肿，发生率为 19%。笔者的观点是，假体与肌肉的大小关系、过早地进行肌肉运动会影响血清肿的产生。

一个更远期的常见并发症是腋窝及上臂内侧的牵拉条索形成，与手术经腋窝入路有关，是自限性的。这种牵拉条索是手术的瘢痕牵拉引起的，当瘢痕成熟软化后数周便可消失。我们建议可通过拉伸锻炼来帮助条索消退。

## 35.6 总结

男性隆乳正在变成一种流行的手术方式。对训练有素的整形外科医生来说，这个手术操作并不困难，但与其他整形手术类似，假体、术式的选择非常关键，术后也可能出现各种并发症。以下是笔者的建议。

- 选择假体时应适合肌肉及肌肉后腔隙的大小，避免使用过大的假体。
- 选择磨砂的或光滑表面的假体。
- 术前告知患者手术的利弊，并告知术后前几周避免肌肉锻炼。
- 不要将胸肌的尾端附着点剥离。

（王维新　狄文君　刘春军　译）

### 参考文献

[1] Aiache AE. Male chest correction: pectoral implants and gynecomastia. Clin Plast Surg 1991; 18: 823–828
[2] Hodgkinson DJ. Chest wall implants: their use for pectus excavatum, pectoralis muscle tears, Poland's syndrome, and muscular insufficiency. Aesthetic Plast Surg 1997; 21: 7–15

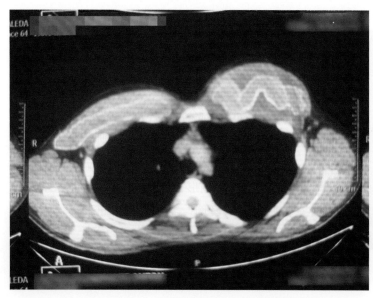

图 35.18 CT 检查见左侧假体扭曲变形，患者要求再次手术，清除血清肿，松解包膜，将假体展平

[3] Horn G. A new concept in male chest reshaping: anatomical pectoral implants and liposculpture. Aesthetic Plast Surg 2002; 26: 23–25

[4] Gold AH, Carlsen LL, Amezcua H , et al. Calf, buttock, and pectoral implants. Aesthet Surg J 2003; 23: 410–412

[5] Benito-Ruiz J. Buttock implants for male chest enhancement. Plast Reconstr Surg 2003; 112: 1951

[6] Pereira LH, Sabatovich O, Santana KP, Picanço R. Pectoral muscle implant: approach and procedure. Aesthetic Plast Surg 2006; 30: 412–416

[7] Benito-Ruiz J, Raigosa JM, Manzano-Surroca M, Salvador L. Male chest enhancement: pectoral implants. Aesthetic Plast Surg 2008; 32: 101–104

[8] Yang J, Shimek J, Salisbury M, Ersek RA. The art of custom silicone implants for difficult deformities. Aesthet Surg J 2010; 30: 720–724

[9] Ram AN, Chung KC. Poland's syndrome: current thoughts in the setting of a controversy. Plast Reconstr Surg 2009; 123: 949–953, discussion 954–955

[10] Seyfer AE, Fox JP, Hamilton CG. Poland syndrome: evaluation and treatment of the chest wall in 63 patients. Plast Reconstr Surg 2010; 126: 902–911

[11] Bavinck JN, Weaver DD. Subclavian artery supply disruption sequence: hypothesis of a vascular etiology for Poland, Klippel-Feil, and Möbius anomalies. Am J Med Genet 1986; 23: 903–918

第四部分
**四肢**

# 36 手部年轻化

*Jason N. Pozner, Barry E. Dibernardo*

如何对抗面部及身体老化是整形外科学中一个永恒的主题。大量会议中的议程、教材中的章节和期刊论文涉及新的技术和方法。然而，手部衰老的外观使面部和身体的年轻化显得极不协调。导致手部衰老表现的主要原因有哪些？2006年，Bains[1] 报道了 93 份关于手部衰老的问卷调查结果。手部老化的表现包括皱纹、静脉、凸起的关节、菲薄的皮肤、畸形和色素沉着等。年轻的手部，外观上几乎看不出静脉和皱纹，并且形状更饱满。虽然首饰和化妆可以使外表年轻，但这些附属物并不能带来实质改变，也不能使严重老化的手部变得更加年轻。

我们在临床工作中评估了许多寻求手部年轻化的患者。一些人渴望去除色素沉着，还有人希望改善手部弹性和增加容量。相对媒体和患者对这方面的关注，对手部老化治疗的专业医学信息比较少见。

手部老化的表现包括以下几个。

- 颜色变化，包括不均匀的色素沉着（老年斑）。
- 皮肤松弛。
- 皮肤弹性变化。
- 容量缺失。
- 静脉凸显。
- 肌肉萎缩。
- 骨骼变化。
- 上述情况的总和。

这些改变有可能通过从深部组织入手的修复方案获得改善。

## 36.1 骨骼结构变化

手掌和手指骨骼变化发生于随着年龄增长的骨质流失、外伤或类风湿性关节炎等疾病（图36.1）。手部骨骼变化最重要因素来自功能部分。美学的改善不能改变手部功能。如果为了使手指变直，将手指关节融合可能获得更令人接受的美学效果，但却造成了明显的功能损害。在改善和纠正功能的同时，可能也会使外观获得改善，比如对严重关节炎患者进行关节置换。矫正骨性隆起结合容量修复可以掩盖骨质缺失，下文将具体阐述。

### 36.1.1 肌肉萎缩

这是与美容和功能有关的问题。由于外伤、去神经化及其他消耗性的因素，会导致在衰老过程中的肌肉萎缩（图36.2）。可以通过功能性方法重塑肌肉或结合脂肪和填充剂注射来改善外观。

### 36.1.2 静脉凸显

手背静脉凸显可由静脉本身或静脉上皮肤和脂肪的变化所致。明显的手背血管轮廓对健身爱好者和身体健康者来说具有吸引力，但并不认为

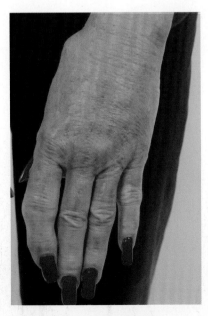

**图 36.1** 关节炎性改变导致的骨骼畸形

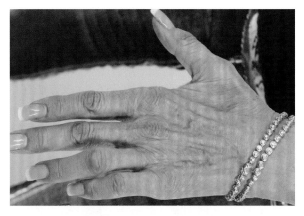

**图 36.2** 外伤导致肌肉萎缩

是年轻化的表现。治疗方法包括静脉去除或在静脉周围注射脂肪或填充剂增加组织容量来掩饰。可以通过注射硬化剂、腔内消融或手术剥脱的方法去除静脉。

尽管很多治疗方法在腿部治疗中获得了成功，但手部情况却不同。在注射治疗时大的手部血管往往需要更高浓度的硬化剂，这会加重静脉炎造成的血管疼痛。

静脉切除术不会有上述问题，但是静脉切除术的操作损害性更大。Shamma 和 Guy[2] 用 600 μm 的光纤和 940 nm 的二极管激光在肿胀麻醉下治疗了 54 只手。平均每只手治疗 4 根血管，并在术后进行加压包扎。虽然手部肿胀要在术后 2 周内逐渐消退，但所有患者对手术效果均表示满意。

### 36.1.3 皮肤厚度 / 弹性变化

笔者在临床工作中用了很多方法来提升皮肤弹性、补充胶原蛋白、增加皮肤厚度。最简单的方法可能是皮肤护理，例如维甲酸。有明确数据表明，长期使用适当的皮肤护理方案可以通过增加表皮厚度和重新排列胶原纤维达到皮肤质地的改善。这些方法可以通过增加皮肤弹性达到手部年轻化的效果。

化学剥脱和其他微小消融技术，例如微晶磨削，可以改善细纹但对皮肤弹性没有明显作用。微针非烧灼治疗会对弹性有轻微改善，但还是需

要多样化治疗。剥脱性激光换肤或二氧化碳点阵激光、铒激光、钇钪镓石榴石（YSGG）激光会比非剥脱设备更为有效。然而，由于手背缺乏皮脂腺（像所有的非面部区域），必须将参数设置为作用浅层以避免瘢痕形成。同样将多级光用于深层治疗。因此，建议进行 3 次治疗，每次治疗间隔 4 ~ 6 周。

在市场上有许多激光和设备能用于增强皮肤弹性和紧致度，大部分是基于热相关原理。将皮温升温到 40℃，可引起热休克蛋白释放，导致胶原发生一系列的变化，改善皮肤弹性。设备分为脉冲光、激光、射频和组合仪器。脉冲光治疗仪可发射宽谱光，通过截止滤光片或设备可以滤掉一定波长的光。通常用于皮肤色素去除、小血管治疗和脱毛，但当用于加强皮肤紧致度时会设置为长脉冲模式。激光设备中有一些波长为 1064 nm 或混合 1064/1319 nm 的非接触热设备。射频设备通过热相关模式将热效应作用于深部真皮组织。这些设备的优点是利用射频能量的"非光选择性"效应，可以作用于各种皮肤类型。其他设备可与此类技术相结合，包括传递光能或同时传递射频能量。因为都利用了热相关原理，所以目前并不明确这些技术对比后优势是什么。

### 36.1.4 颜色变化：皮肤色素沉着不均匀

前文已经提到，紫外线热损伤导致皮肤色素沉着不均匀的同时会导致皮肤弹性改变（图 36.3）。色素沉着不均匀能够暴露人的年龄，但也容易得到改善。治疗皮肤色素沉着可以通过皮肤护理、化学剥脱、激光换肤或染料激光等方法处理。最简单的方式是通过漂白霜，如对苯二酚的护肤治疗，同时可结合使用维甲酸。这些护肤霜可以改善皮肤色素沉着和弹性。缺点是需要较长时间才能看到效果。化学剥脱是纠正色素沉着非常有效的方式，结合激光换肤效果更佳。这些治疗通常会联合皮肤护理方案。脉冲光治疗是最常用的手部色素去除方法。最新一代此类设备在肤色较浅人群中的应用十分有效。有必要进行多

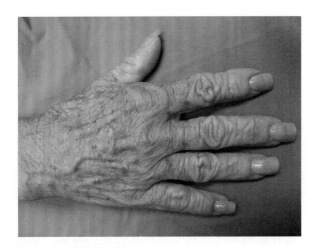

图 36.3　手部光老化

次治疗（通常为 3～4 次）。这些设备可从信誉良好的制造商中购买。调 Q 激光可用于去除纹身和去除色素。通常需要一次以上治疗，其间歇时间会比脉冲光更长，特别是在使用 532 nm 波长较低能量激光去除纹身的时候。激光换肤联合二氧化碳剥脱激光、铒激光或 YSGG 激光可以改善色素，但是由于菲薄的皮肤缺乏附属器，有必要进行浅表和多期治疗。据报道，点阵激光可以去除不均匀的色素沉着。剥脱和非剥脱技术均可应用，而且可以和脉冲光联合使用。据报道铊点阵激光（1927 nm）用于肢体末端的色素沉着有着良好的效果。

　　为了确定哪些治疗会更有效，Horibe[3] 等用中等深度三氯乙酸化学剥离与铒：钇铝石榴石（相比铒：YAG）激光器对比治疗了 22 名患者的手部。术后 3 个月随访发现，45% 患者对激光治疗结果满意，16.67% 患者对剥脱方式结果满意。为了进一步改善色素沉着，两项不同研究中使用点阵激光可以使效果更加显著。2008 年 Jih[4] 和 2011 年 Stebbins[5] 研究认为剥脱性点阵设备在治疗色素沉着方面有 51%～75% 的改善率，对皮肤皱纹和纹理方面也有同样的改善效果。

### 36.1.5　容量缺失

　　容量恢复是手部年轻化成功的关键。这是

手部美学和年轻化的重要部分。增加的容量能掩盖下层骨性凸起以及明显的肌腱、肌肉流失和静脉血管。容量校正可采用结构性脂肪移植（图 36.4）和合成物充填（图 36.5），该方法在后文中会陈述。在临床实践中，使用人工合成填充物注射要比使用脂肪移植更常见，主要因为患者

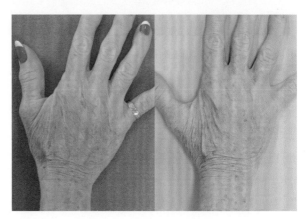

图 36.4　50 岁女性结构性脂肪移植掩盖凸出的肌腱

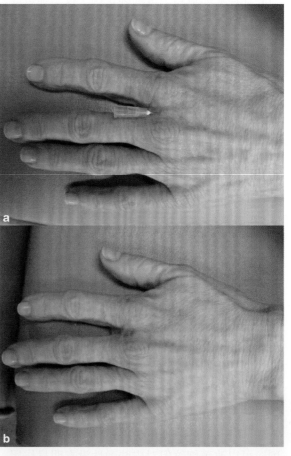

图 36.5　a. 用羟基磷灰石进行容量修复前。b. 用羟基磷灰石进行容量修复后

大多希望治疗时间短、恢复快。目前使用的手部填充材料包括羟基磷灰石，聚左旋乳酸[6]和透明质酸。不同医生可能更倾向于其中一种填充材料，但较少有文献进行过对比。我们首选的是使用每 1.5 mL 的钙羟磷灰石加入 0.2 ~ 0.5 mL 的 1% 利多卡因中，然后用 22 G 钝针注射。填充通常有一个入口点。在填充区域使用注射针长度为 50 ~ 70 mm。

在一项 52 周的研究中，Sadick[7] 发现羟基磷灰石注射 1 年后残余容量能维持在 30% ~ 40%。有关脂肪移植改善皮肤的证据，目前认为是脂肪来源的再生细胞发挥了作用[8]。

（刘井清 俞楠泽 译）

## 参考文献

[1] Bains RD, Thorpe H, Southern S. Hand aging: patient opinions. Plast Reconstr Surg 2006; 117: 2212–2218

[2] Shamma AR, Guy RJ. Laser ablation of unwanted hand veins. Plast Reconstr Surg 2007; 120: 2017–2024

[3] Horibe EK, Ferreira LM, Horibe EK, Lima AH, Cruz N. Er:YAG laser versus Blue Peel in the treatment of photoaging hands. J Clin Laser Med Surg 2002; 20: 207–213

[4] Jih MH, Goldberg LH, Kimyai-Asadi A. Fractional photothermolysis for photoaging of hands. Dermatol Surg 2008; 34: 73–78

[5] Stebbins WG, Hanke CW. Ablative fractional CO2 resurfacing for photoaging of the hands: pilot study of 10 patients. Dermatol Ther 2011; 24: 62–70

[6] Rendon MI, Cardona LM, Pinzon-Plazas M. Treatment of the aged hand with injectable poly-L-lactic acid. J Cosmet Laser Ther 2010; 12: 284–287

[7] Sadick NS. A 52-week study of safety and efficacy of calcium hydroxyapatite for rejuvenation of the aging hand. J Drugs Dermatol 2011; 10: 47–51

[8] Coleman SR. Hand rejuvenation with structural fat grafting. Plast Reconstr Surg 2002; 110: 1731–1744, discussion 1745–1747

# 37 手背部脂肪移植

*Sydney R. Coleman, Alesia P. Saboeiro*

## 37.1 摘要

手部是衰老和抗衰老治疗时常常被忽视的部分。然而，手却是人体中最为暴露和可见的部位。局部治疗（比如激光换肤和化学剥脱）有一定的临床疗效，但是导致肌腱和静脉明显的手部皮肤菲薄和肌肉萎缩问题并没有根本解决。早在 1895 年就已报道将脂肪移植到面部和身体的不同部位。然而直到 1988 年 Fournier 等才对手背部脂肪移植进行了描述。报道称，这项技术是将脂肪作为一个团块，然后慢慢将其铺平，不幸的是成功率很低。随着脂肪移植技术和器械的改进，手背部脂肪移植成为年轻化一种可靠、相对简单的方法。手背部脂肪移植是整形外科医生使用脂肪移植技术建立信心的重要区域。本章讨论手背部脂肪移植的相关解剖、历史、现有技术、适应证、并发症和安全要素。

## 37.2 引言

1893 年，Neuber[1] 最早报道将手臂脂肪移植到面部矫正凹陷性瘢痕。数年之后，Czerny[2] 报道了将臀部拳头大小的脂肪瘤移植进行乳房缺损填充。虽然移植物看起来很稳定，但手术过程费时并且复杂。与此同时，石蜡或者结合橄榄油和凡士林在临床上受到青睐，被认为是解决许多再造问题的良方[3]。遗憾的是，石蜡注射导致局限性肿胀、硬化或形成石蜡结节，逐渐被放弃。

但注射脂肪的试验还在继续，1912 年 Holländer[4] 将人类脂肪和更硬的羊脂肪制成混合物进行注射以观察结果。虽然移植物更加稳定，却引发了令人疼痛的皮疹。1919 年 Erich Lexer 出版了一部两卷本专著——*Die freien Transplantationen (Free Transplantation)*，描述了

脂肪移植用于修复再造和美容整形领域，包括用于凹陷性瘢痕、乳房不对称和小颌畸形的矫正[5]。此外，他还描述了将脂肪移植用于手掌和手背以预防神经和肌腱修复后的组织粘连。他同样推荐由 Peiser 首次报道的使用脂肪移植来纠正掌腱膜挛缩。还有其他关于脂肪移植成功的报道；但总体来说，结果并不一致，最终也被放弃。

在 20 世纪 80 年代中期，Fournier 和 Illouz 研发了脂肪抽吸技术，再次引起了人们对脂肪移植的兴趣。如今，整形外科医生有了一种更容易获取脂肪的方式来进行脂肪移植。1988 年，Fournier 首次报道了脂肪移植用于手背部年轻化。他的方法是在手背做一个切口，然后将脂肪团块放入填平。其他学者也报道了类似的技术，有着不同的长期结果。Coleman 已成功地将脂肪移植应用到面部和躯干，1989 年开始了手背部脂肪移植。他先用 16 G 针注射若干脂肪团块然后用手指按压使表面平整。肿胀消退后，长期观察几乎没有明显变化。1992 年，他发明了小而钝的套管取代注射针。此外，他开始在手背部注射脂肪，应用类似于面部注射脂肪的方式。这项技术强调轻柔提取脂肪，离心提纯，用若干小切口注射脂肪，最后形成均匀的移植平面。这项目前使用的技术，被证明可以获得持久的效果[6]。

年轻人的手背外观柔嫩，皮肤明显偏厚。但手部年轻并非肥胖。除非完全伸展时，伸肌肌腱、静脉和关节显露不明显。皮肤质地光滑、色泽均匀。然而，随着年龄的增长，手背的皮肤变得越来越纤薄和透明。即使在静息状态，肌腱也可见，静脉也变得更加明显和凸出。由于手内肌肉所提供的丰满度丢失而使情况加重。掌指关节和近端指间关节变得更加明显，因此关节显得很大。皮肤更容易出现皱纹，长时间暴露于紫外线下容易出现褐色色斑。将脂肪移植到手部，不是

为了使外观显饱满，而是为了改善皮肤的厚度，产生一层薄薄的覆盖层，以掩盖肌肉容量的丢失、显现的肌腱和静脉以及凸显的关节。

## 37.3　适应证

接受手背部脂肪移植的适应证包括如下几种。

- 明显的肌腱和静脉。
- 手背部皮肤菲薄、干燥、皱纹显露。
- 手背部掌间肌或固有肌肉萎缩。
- 手背部关节炎畸形。
- 手背部烧伤或瘢痕。

下图是手部脂肪移植的示例照片（图37.1~图37.4）。

术前检查是必要的，包括病史和由患者的初级保健医生进行的体格检查，实验室检查至少包含血常规，45岁以上患者需要做心电图检查。

## 37.4　手术方法 [6,7]

在手术前一天晚上和手术日早晨，我们所有患者都用葡萄糖酸氯己定和异丙醇制剂(Mölnlycke Health Care, LLC, US, Norcross, GA, USA) 清洗手术区域。手术前先静脉内注射头孢菌素，除非有感染迹象，否则术后不常规使用抗生素。

我们使用颜色编码的标记来进行脂肪移植。用绿色标记手部最凹陷处。最凸出的静脉用蓝色标记。近端（近端指间关节）和远端（前臂远端接近腕部）的范围用橙色标记。需告知患者在近端指骨上移植脂肪会增加其佩戴戒指的尺寸。切口用红色标出。笔者通常做7个小切口（长4 mm），这样可从多个方向植入脂肪。切口位置在手腕两侧，拇指切口在尺侧和桡侧，示指桡侧，中指和环指中间，以及小指尺侧。为了从身体获取脂肪，笔者在皮纹或动力性皱纹上设计稍大一些的切口（长8 mm）。脂肪供区用紫色标记，供区的选择以能够维持身体轮廓。

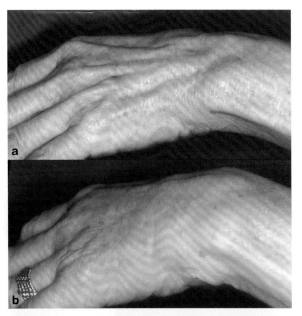

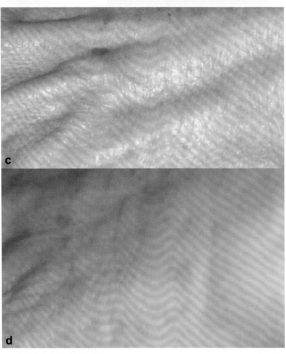

图37.1　a. 一名52岁的患者，因关节炎而导致手部消瘦和关节增生。b. 手背部移植脂肪从手腕至手指，1年后。c. 手背部皮肤脂肪移植前特写。d. 脂肪移植后特写，皮肤质地改善明显

手部脂肪移植术时间不算久，通常会辅助静脉镇静 [8]。脂肪供区用0.1%的利多卡因和1∶400000肾上腺素加乳酸盐林格溶液局部浸润。约1 mL此溶液可以浸润1 mL待移植脂肪。脂肪是用一只连接10 mL注射器的Coleman收集罐进行手动抽吸收集，然后以3000转/分的

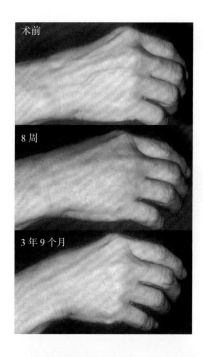

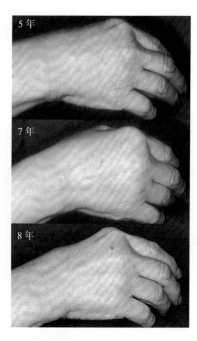

图 37.2　手背部脂肪移植术后8 年。随着时间的推移，手部的外形会逐渐获得改善，皮肤不仅在术后 3~5 年改善明显，而且在 5~8 年还能获得持续改善

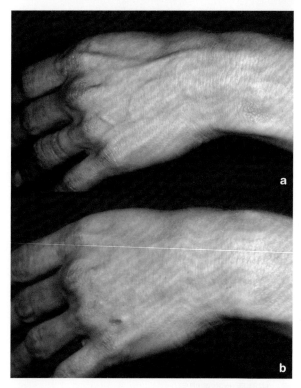

图 37.3　41 岁患者。a. 术前。b. 手背部薄层脂肪移植术后 5 年

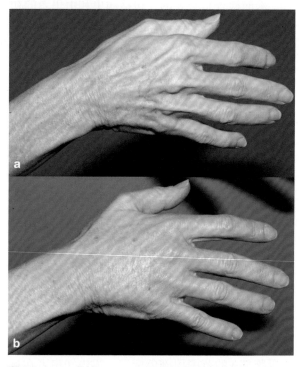

图 37.4　a. 术前。b. 一次手背部脂肪移植术后 5 年

速度离心 3 分钟。离心后，去除上方油层和下方局部麻醉液体 / 血液层。然后将中间脂肪层转移到 1 mL 的鲁尔锁注射器中。用 9 cm 或 15 cm 长的 17 G 钝针将脂肪注射在手背部皮下层。深部的肌肉内、肌腱或静脉下不注射脂肪。通过上述 7 个小切口在皮下层铺一层脂肪。必须少量注射脂肪、增大接触面，这样有利于血管化再生和减少脂肪坏死的发生率。每次回退注射针管时，每点只推注 0.1 mL 脂肪。一般来说，为了获得理想的术后效果，整个手背需要注射 30 mL 的

纯化脂肪。脂肪不能被注射成团块，需要用手指按压使其平整。但是，如果在手术结束时某个区域不平整，需在离开手术室之前处理并将其按压平整。由于手的背侧轮廓基本是平坦的，所以不需要进行三维设计，这是学习移植脂肪适合的部位。手术结束时，供区切口用 4-0 或 5-0 尼龙缝线间断缝合，手部切口用 5-0 尼龙缝线缝合。

术后将莱斯顿泡沫胶带（3 M, St. Paul, MN, USA）或弹力衣用于术区。笔者团队以前在手部用微泡沫胶带，但现在不用任何包扎。我们鼓励抬高和适当活动患肢。术后无需冰敷，5 ~ 7 天拆除缝线。

## 37.5 讨论

使用钝头针进行脂肪移植，出现出血和感染等并发症十分罕见。除非有感染的迹象，否则术后无需使用抗生素。预期术后可能出现青紫、肿胀，以及供区和受区轻度不适。肿胀大部分在最初的 4 ~ 6 周内消退，少数可持续 4 个月。

通过使用钝头针进行脂肪移植，可以避免血肿发生和对深部血管、肌腱的损害。如果脂肪注射不均匀，肿胀消退后会出现结节。如果在脂肪移植的同时使用激光治疗或化学剥脱等局部物理疗法，则必须进行相应的护理。

脂肪移植供区瘢痕也是一个问题。可以使用通过离心获得的油脂润滑切口，使瘢痕缩小。因为移植脂肪量并不大，所以不太容易出现供区吸脂后不平整外观。如果出现轮廓变形，可以使用相同的脂肪移植技术进行矫正。

其他吸脂和制备脂肪的方法可能比笔者团队所用的高效。这些方法中有许多使用了高负压进行抽吸，减少离心时间和（或）进行更大容量的脂肪注射，有时使用普通注射针而不是注脂专用针。笔者认为手动抽吸脂肪是脂肪细胞保存的必要条件，并最终影响移植脂肪存活时间。用于移植的脂肪的制备是非常消耗体力的，但并不会延

长整个手术时间，因为护士会在脂肪抽吸出后尽可能快的处理脂肪。为了提高脂肪存活进行的精细脂肪注射使手术时间延长，但是这一步可能是最重要的。也通常是在这个过程中出现脂肪坏死和形成结节等问题。

## 37.6 结论

脂肪移植成为手部美容和修复再造中一种十分有价值的方式，而通过其他方式很难获得较好效果，比如短效类填充剂。它能够使皮肤质地变厚，改善凸显的静脉、肌腱和关节，随着时间的推移，改善了皮肤的质地。用技术可获得一种持久、自然的效果，从而弥补其他美容方式的不足，并带来紧致、年轻的外观。

（刘井清　俞楠泽　译）

## 参考文献

[1] Neuber GA. Bericht über die Verhandlungen der Deutschen Gesellschaft für Chirurgie Zbl Chir. 1893; 22: 66

[2] Czerny V. Plastischer Erzats de Brustdruse durch ein Lipom Zentralbl Chir 1895; 27: 72

[3] Kolle FS. Plastic and Cosmetic Surgery. New York: Appleton; 1911

[4] Holländer E. Die kosmetische Chirurgie (S.669–712, 45 Abb.). In: Joseph M, ed. Handbuch der Kosmetik. Leipzig: Verlag van Veit & Co.; 1912:690–691

[5] Lexer E. Die freien Transplantationen. Stuttgart: Ferdinand Enke; 1919

[6] Coleman SR. Hand rejuvenation with structural fat grafting. Plast Reconstr Surg 2002; 110: 1731–1744, discussion 1745–1747

[7] Coleman SR. Harvesting, refinement and transfer. In:Structural Fat Grafting. St. Louis, MO: Quality Medical Publishing; 2004:29–51

[8] Coleman SR. Structural Fat Grafting. Coleman SR, ed. 1st ed. St. Louis, MO: Quality Medical Publishing; 2004

# 38 小腿增粗联合脂肪雕塑

*Adrien Aiache*

## 38.1 摘要

腿部的塑形通过小腿增粗结合膝部、大腿和踝部的吸脂来完成。有必要对腿部进行仔细分析,通过手术可以使腿部的亚单位结构获得和谐外观。首先进行脂肪抽吸,然后通过腘窝切口进行小腿增粗。将移植物放置于腓肠肌内侧和外侧深筋膜深层,肌腹的浅层。解剖时应距离肌腹下缘2.54 cm(约1 inch)以内。必须注意避免腓肠神经和外侧腓神经损伤。移植物容量过大会导致并发症发生率增高,包括骨筋膜室综合征。

## 38.2 引言

笔者发明了一项通过小腿吸脂结合植入体移植改善腿部外形的技术。通常认为腿部外形可以通过某些部位容量扩增、小腿周围吸脂减少踝部和膝部容量的方法来改善。脂肪抽吸术改善了大腿下部的形状。综合运用这些技术使腿部的形状和容量得到了改善。

通常女性的膝部、大腿和踝部有脂肪堆积,小腿肌肉发育不良。手术是否成功取决于术者对每个案例进行恰当的分析,增大或缩小这些区域以获得适当形状。许多术者描述了小腿塑形的方法,通常将植入体置于腓肠肌上方。假体应置于腿部深筋膜下,腓肠肌内侧群和外侧群肌腹的上方[1-5]。

手术可以在全身麻醉下进行,但最好是在局部麻醉下进行,因为患者在局部麻醉下可以感受到神经本身受到的损伤,手术期间一旦神经受伤会很容易发现。局部麻醉已成为笔者的标准方式,因为有许多病例中,患者处于全身麻醉状态,不能感受疼痛刺激,故不能感知外侧腓神经受损。局部麻醉加镇静即可对腿部进行适当的操作。在手术过程中,即使手术区域存在局部麻醉,患者也能判断是否有神经受损。扎实的解剖知识可以有效避免损伤临界区,如腓神经的分支(图38.1,图38.2)。宽大的移植物可以影响腓肠神经,引发后踝疼痛和麻木。

## 38.3 适应证

小腿的形状受到踝部、膝部和大腿共同的影响。患者普遍对腿的形状不满。整形外科医生必须能够分析腿部的各个部分及其相互关系。必须评估小腿肌肉的发育。此外,还要对膝关节、踝关节和大腿的轮廓进行评估。许多患者会出现小腿相邻区域增粗。如果不能解决这些问题,即使术后小腿塑形效果良好,也可能会导致腿部整体效果欠佳。

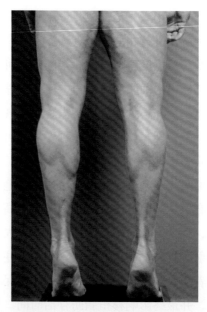

图38.1 为了评估腓肠肌内侧头和外侧头的确切位置,要求患者保持站立位。这使肌肉变得清晰可见,腔隙可以分离至其下方2.54 cm(约1 inch)的位置

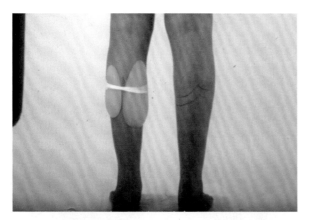

图 38.2　评估假体大小和位置的一种方法是将假体放在腓肠肌的各个肌腹处，并用胶带将其贴在上面观察效果

## 38.4　手术方式

术前俯卧位。用 1% 利多卡因与肾上腺素溶液局部浸润麻醉后，大腿下部和膝部、膝部和小腿间区域是首选吸脂位置。如果踝关节相对较胖，也可以用后路或前路抽吸踝部。

然后在腘窝处进行小腿组织移植，当患者腿部屈曲时容易找到该切口。在助手的帮助下，当腿部弯曲 45°～90° 时可以标记出腘窝处皱褶。标记切口后用 25 G 针头在切口处浸润麻醉，局部麻醉用 1% 利多卡因与 1：100000 肾上腺素溶于约为 2 倍的注射用生理盐水。然后用 22 G 腰穿针沿着腿的内、外侧和中间区域进行浸润麻醉。对手术区域中间部分进行多次注射，尤其是下方。注射在腓肠肌内侧和外侧肌下缘以下 2.54 cm（约 1 inch）处。值得注意的是，很多情况下腓肠肌的腹肌位于不同水平（图 38.3～图 38.5）。内侧腹部通常位于侧腹部以下 2.54 cm（约 1 inch）处，麻醉需在该下缘以下 2.54 cm（约 1 inch）处注射。一旦麻醉起效后，用 15 号刀片将皮肤和皮下组织分离。从切口进去后将组织分离一直延伸到腿部深处。在深筋膜到达之前，如有小静脉可烧灼止血。分离到深筋膜后钝性分离可以使深筋膜内侧和外侧可视化。分离深筋膜后暴露腓肠肌，此切口深度必须达到腓肠肌，以确保深筋膜的所有层都被切开。要注意的是，深筋膜本身不只由

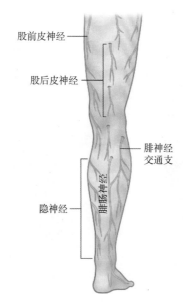

图 38.3　腿部解剖显示腓神经和胫神经感觉支支配的区域

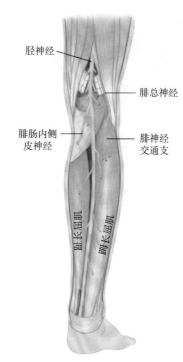

图 38.4　显示胫后神经和腓肠神经的位置。在分离置入假体的腔隙时应避开这些区域

一层筋膜构成，而经常很像多层的蛋糕。将多层筋膜分离后就可以显露腓肠肌，然后用手指在肌筋膜下先向内、再向外分离，用中指或食指分离形成腔隙后，再用一个扩大分离器继续将腔隙向下、向内、向外扩展。用笔者发明的分离器向下分离至腓肠肌下缘以下 2.54cm（约 1inch）处（图

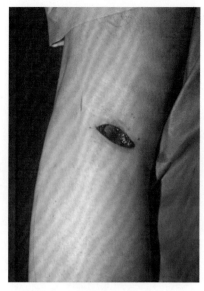

图 38.5　腘窝的皮纹处取长约 3.81 cm（约 1.5 inch）切口。逐层分离到深筋膜，逐层切开，直到最后显露腓肠肌

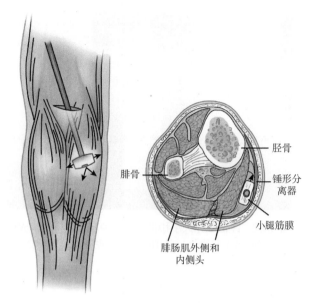

图 38.7　钝性分离。腿的横断面可显示假体的位置，该位置应尽可能向内侧，到达深筋膜在胫骨上的附着点

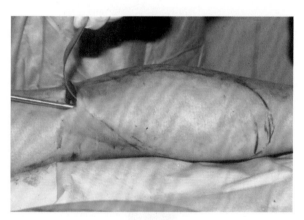

图 38.6　用手指和钝性器械做钝性分离后，用拉钩将解剖区域暴露

38.6～图 38.8）。笔者发明了分离用的锤形分离器，用该锤形分离器将筋膜、神经、血管与该区域内的残余纤维组织进行分离。重要的是，内侧不能分离过多，否则会损伤腓肠神经感觉支，该神经一般位于小腿后侧中线。腓肠肌外侧腹上进行相应的操作，先用手解剖分离，然后使用球形分离器剥离，最后使用锤形分离器。将腔隙分离至腓肠肌外侧缘以下 2.54 cm（约 1 inch）处。可以根据实际解剖情况调整腔隙的位置和大小。两个腔隙不能在中线相通，应位于腓肠肌神经皮支的两侧。在另一条腿上进行同样的操作。置入腔

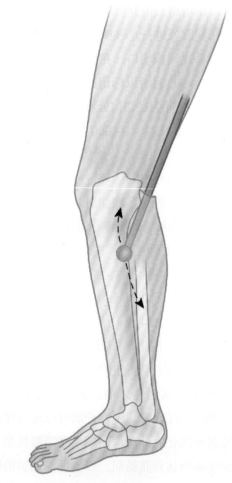

图 38.8　展示向内侧扩展腔隙

隙的宽度和深度必须一致。通常在置入假体时进行测量。医生操作时可换用新手套，置入假体时注意手套勿破损。双侧置入假体后，由于患者处于俯卧位，腿可呈屈曲状态。正确的测量方法是在两条腿之间使用尺子测量植入体的准确位置，这对于获得良好术后效果非常重要。还要检查假体的内侧、外侧和下方的情况。如果有差异可以用球形分离器和锤形分离器进行调整。器械滑过假体时要确保安全。用 3-0 薇乔缝线关闭假体所在的深筋膜层。皮下用 3-0 单丝缝线缝合。术后加压包扎后出手术室。在结束前注意检查吸脂的区域是否对称（图 38.9）。

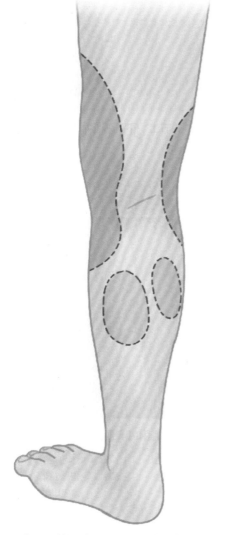

图 38.9 为了调整假体位置，可在膝关节的内侧和外侧甚至整个踝关节吸脂

## 38.5 讨论

该手术是一种有用而可靠的小腿塑形方法，手术耗时短，唯一耗时的操作是调整假体的位置和对称性。值得注意的是术前双下肢是否对称。手术应该追求对称，但有时由于基础解剖学的原因，完全对称并不能实现。假体的正确位置非常重要，因为放置不当是导致患者不满的主要原因之一。选择合适的假体尺寸也非常重要。通常要通过在面诊中评估患者情况设计手术。术前给患者展示并共同确定假体的大小。假体必须在手术前进行修改。如果患者的腿太细，假体过宽会影响内侧腓肠神经或外侧的腓总神经。假体的厚度是预先设计好的，如果腿太瘦弱，不能容纳过厚假体，可以在术前或术中修改。假体的长度是在置入或置入之前决定的。一旦置入后应再次测量。切口至假体的距离应为 3.81 cm（约 1.5 inch），以避免运动时撞击假体。这是决定假体位置的一个非常重要的因素。如果认为假体位置不够低，应用锤形分离器和球形分离器再次调整位置。手术区域不应超过腓肠肌内侧和外侧腹肌下缘以下 2.54 cm（约 1 inch）。术后进行完整的评估，以确保尺寸足够和位置合适，假体不应太紧。如果皮肤太紧绷，应该使用较小的假体，以免出现骨筋膜室综合征。这种并发症是因为假体太大，对腓肠肌施加过大的压力而引起肌肉坏死。术中和术后触诊评估腿部区域松紧度。通常情况下，患者因需要一个非常饱满的腿型而使用一个过大的假体压迫组织是不合理的。笔者曾遇见患者因骨筋膜室综合征导致腿部肌肉坏死。腿部放置大型假体应谨慎，因为腿部容量很难评估，不像胸部可以置入一个比较大的假体而不需要考虑循环问题（图 38.10～图 38.13）。

## 38.6 结论

腿部的塑形不仅包括小腿的增粗，还包括膝部、大腿和踝部塑形。小腿假体有很好的耐受

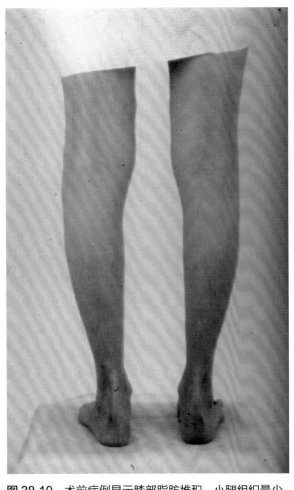

图 38.10 术前病例显示膝部脂肪堆积，小腿组织量少

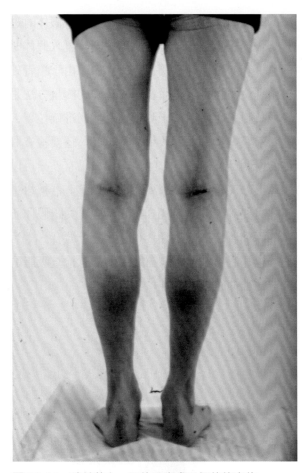

图 38.11 膝关节上、下的吸脂术及假体的定位

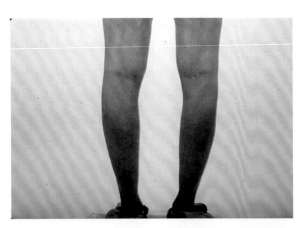

图 38.12 相似病例：患者没有发达的小腿肌肉且膝关节脂肪过多

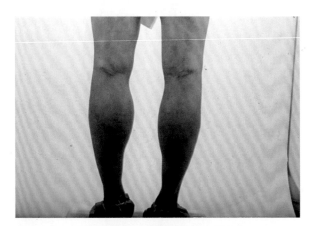

图 38.13 膝部吸脂和小腿假体移植术后病例

性，但其位置必须是综合测量对称且准确。通过避免假体过大减少对肌肉产生的压力，将最可怕的骨筋膜室综合征的发生率降到最低。

（刘井清　俞楠泽　译）

## 参考文献

[1] Aiache AE. Calf implantation. Plast Reconstr Surg 1989; 83: 488–493

[2] Carlsen LN. Calf augmentation–a preliminary report. Ann Plast Surg 1979; 2: 508–510

[3] Glitzenstein J. Correction of the amyotrophies of the limbs with silicone prosthesis inclusions. Rev Bras Cir 1979; 69: 117

[4] Montellano L. Plastica de panturrila. Anais do XXI Cong Bras Cir Plas; 1984

[5] von Szalay L. Calf augmentation: a new calf prosthesis. Plast Reconstr Surg 1985; 75: 83–87

# 39 小腿和大腿的假体

*Luis Montellano Cruz*

## 39.1 摘要

近年来，腿部塑形变得越来越受欢迎。硅胶假体置入是一种安全而有效的方法并且并发症少。一般假体从腘窝切口置入腓肠肌内侧肌的腱膜下平面。在大腿处选择从后正中臀皱襞切口直接置入深达内直肌、闭孔肌和股内收肌的平面。手术并发症很少，主要是增生性瘢痕和轻度不对称等。

## 39.2 引言

我们能够通过整形手术来调整身体有缺陷部位的外形。在下肢畸形的治疗中出现了新的技术，这些新方法是在治疗脊髓灰质炎、烧伤和创伤中得到的经验。这些技术被用于腿部整形可以达到塑形改善腿部外形，并使下肢与躯干的其余部分协调的目的。近年来，腿部假体置入手术备受关注[1]。笔者已经用硅凝胶假体置入后模拟腿部肌肉解剖，术后达到自然的效果。并且设计了一款牵引器用来完成手术（图39.1）。

1979，Carlsen[2] 展示了将硬硅橡胶假体用于小腿塑形，同时也强调硬的硅胶效果并不十分理想，因为有包膜挛缩[3] 等许多并发症。同年，Glitzenstein[4] 发表了一篇文章，他从小腿中间1/3 处的皮肤切口置入雪茄状硅胶假体。1985 年Montellano[5] 首次在巴西第 22 次整形外科学会年会上展示了将解剖型硅胶假体置入小腿。

## 39.3 解剖

### 39.3.1 小腿的解剖

小腿主要由三块肌肉组成。

1. 比目鱼肌，邻近有几个重要的神经血管结构，即胫后动脉、静脉和神经，下面是隐静脉和隐神经。

2. 腓肠肌内侧头，约 18 cm 长，远端距内踝 5 cm。

3. 腓肠肌外侧头，约 12 cm 长，远端距外踝 10 cm。

这三块肌肉在跟骨方向上汇合形成跟腱，也被称为小腿三头肌（图 39.2）。

假体放置在腓肠肌内侧肌腱膜下，与腱膜相隔一层薄薄的肌肉。

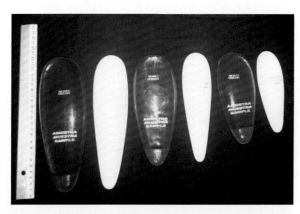

图 39.1 不同大小和形状的小腿假体

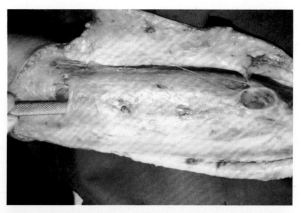

图 39.2 跟腱是由比目鱼肌、腓肠肌内侧头和腓肠肌外侧头肌腱相融合而形成

### 39.3.2 大腿解剖

大腿由两个肌肉群组成，起自臀皱襞下方。浅表肌群由股二头肌、半腱肌、半膜肌和闭孔肌组成。深层肌群由内收肌、短收肌、长收肌、股内侧肌和内直肌组成。坐骨神经是一个重要的结构，从锥状肌发出后，其下内侧走形于两个肌肉中间，到达腘窝后分为腓总神经和胫神经两个分支。

假体被放置在大腿后内侧区内直肌、大收肌、半膜肌和股内侧肌的深面（图 39.3）。

## 39.4 假体材料

在下肢使用的假体是一种类似于下肢肌肉的自然形状的三角形硅胶假体。用于小腿塑形的假体的尺寸为长 14 cm、18 cm、22 cm，宽 4 ~ 6 cm，高 2 ~ 3 cm。那些用于大腿的假体都类似三角形，但稍大一些，便于插入到远端分离区域的底部。由笔者设计的用于这些操作的剥离子具有宽和钝的尖端，长 25 ~ 30 cm。L 形双头拉钩和 Finochietto 型[6] 牵引器也都可用于此手术（图 39.4）。

## 39.5 手术方式

### 39.5.1 小腿假体

患者于站立位、坐位或俯卧位时标记术前切

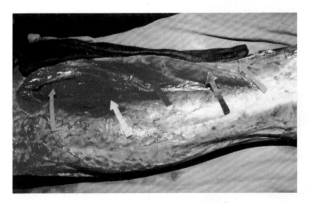

图 39.3 移植物置入平面是在大腿的内直肌、大收肌、半膜肌和股内侧肌的深面

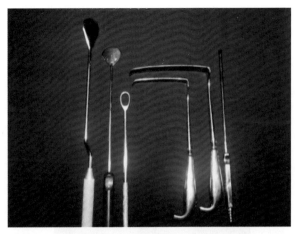

图 39.4 用于假体放置的牵引器

口和手术区域，从而确保置入位置的正确。沿腓肠肌内侧和外侧标记手术区域的内侧和外侧。下端是在距离内踝 10 cm 以上。在腘窝设计一个 3 cm 的锯齿状切口（图 39.5，图 39.6）。采用硬膜外麻醉或全身麻醉俯卧位，在某些情况下可以局部麻醉联合轻度镇静和麻醉监护。

局部麻醉后选取腘窝处切口长约 3 cm。皮下分离 2 cm 后到达腓肠肌内侧肌腱膜。然后通过腓肠肌腱膜的切口进入腱膜下平面，皮肤切口与腱膜切口长度相同（图 39.7）。随后，继续分

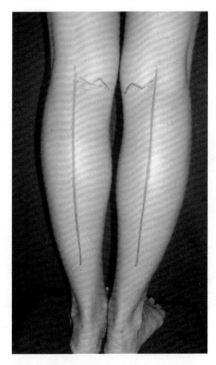

图 39.5 腘窝处用于假体置入的锯齿状切口

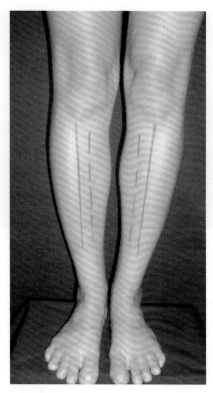

图 39.6　假体标记正面观

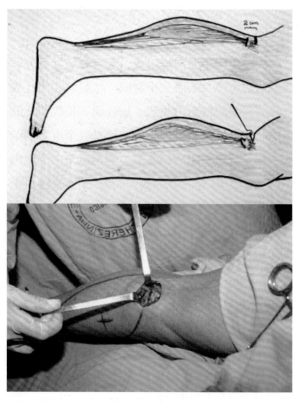

图 39.7　切口从皮肤深达腓肠肌腱膜

离腱膜和肌肉层，以便于解剖出尖端导入的区域，朝向术前标记区域的外侧和远端。分离区域须保留一层薄薄的肌层，以避免对腱膜造成损害。此外，亦须小心避免对腘窝区神经血管造成损害。使用钝性器械分离创伤小且出血少。假体从切口置入，并固定远端，从而尽量使其安置到分离位置的下部（图 39.8）。手术区域分为皮肤、皮下组织和腱膜。将 3M 微孔胶带（3M，St. Paul，MN，USA）覆盖于伤口上，并用弹性绷带加压（图 39.9）。

术后，患者要保持俯卧位，腿轻微抬高，避免小腿与床直接接触。术后 24 小时可出院，出院后连续使用弹力袜 30 天（图 39.10）。

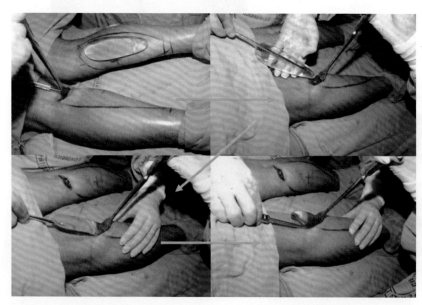

图 39.8　假体导入

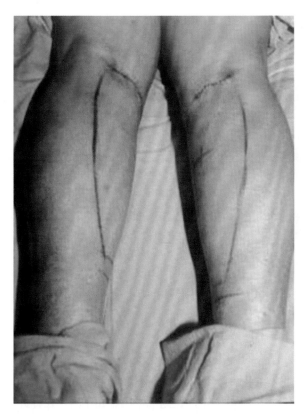

图 39.9　切口分三层缝合：腱膜、皮下组织和真皮

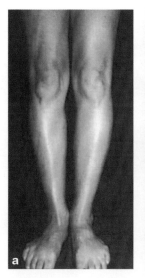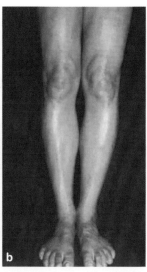

图 39.10　a. 小腿假体置入术前照片。b. 小腿假体置入术后照片

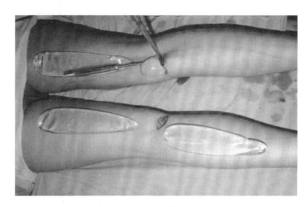

图 39.11　大腿假体与小腿假体同期放置

### 39.5.2　大腿假体

术前予以站立位和俯卧位标记移植位置。在大腿的后内侧区域标记，向下至膝部以上 5 cm。这个入路通过臀皱襞，移植物置入内直肌、大收肌、股内侧肌和半膜肌之间（图 39.11，图 39.12）。标记后先分离皮下，再分离肌肉平面。这个平面操作出血量最少。在皮下缝合和皮内缝合闭合伤口，最后也用弹力袜加压包扎。

### 39.6　讨论

根据笔者的经验，小腿和大腿假体置入是安全有效的手术方法。笔者的经验分析来自 1980 年来 380 名做了该手术的患者。手术的适应证包括美学需求，即治疗下肢瘦弱和内翻畸形，以及继发于脊髓灰质炎、烧伤和创伤的下肢畸形。许多再造手术病例需要在置入前使用组织扩张器进行扩张。绝大多数的案例都是对美的需求[7-13]。

大腿或小腿不对称时，假体应大小不同，或者一些患者仅需置入一个假体。在小腿 50% 患者使用容量为 85 mL 的假体，40% 使用 140 mL，10% 使用 180 mL。在大腿中 70% 患者使用 180 mL 的假体，30% 使用 140 mL。最初小腿和大腿假体是相同的。近几年，已经设计出了专门定制假体。大腿假体的宽度和高度略大于小腿假体，达到了一个更自然的外观。

98% 的患者表示对结果满意。并发症很少，有 2% 的患者出现并发症，表现为增生性瘢痕和一定程度的不对称。通过更改手术方案，例如通过 Z 形切口降低了增生性瘢痕的发生率。我们也有很少的病例因骨筋膜室综合征而过度肿胀，一般水肿消退后情况明显改善。

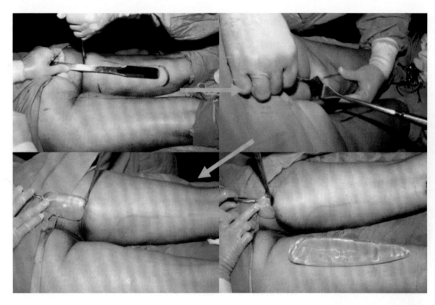

图 39.12 大腿置入切口位于臀皱襞

大约 70% 的患者在术后 3 天内诉术后局部疼痛，30% 患者诉术后疼痛延续到第 7 天，10% 患者疼痛延续到术后第 15 天。一般建议患者术后 21 天恢复日常活动，45 天后活动基本不受限制。

## 39.7 结论

总之，腿部硅胶置入已经被证明是一个长期有效的方法，具有令人满意的长期效果。通过这些手术，我们发现到小腿的周径增加了 2~3 cm，大腿增加了 3~4 cm（图 39.13）。在这些区域中没有发生包膜挛缩，而是在假体周围形成一个假皮囊。此外，由于肌肉的主动活动接近假体，所以并没有发现轮廓畸形。这也是使用光滑硅胶假体比毛面假体或聚氨酯覆盖假体更好的原因之一。术后可以通过影像学检查验证假体位置是否合适。选择小腿腘窝和臀部皱褶处的切口置

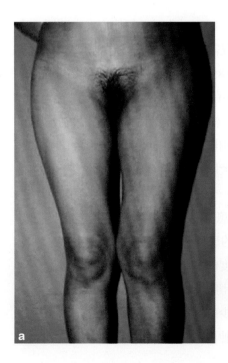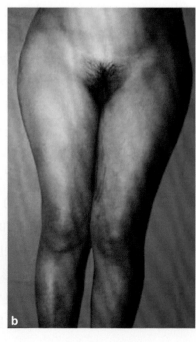

图 39.13 a. 大腿假体置入术前照片。b. 大腿假体置入术后照片

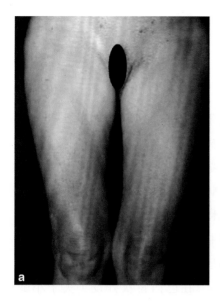 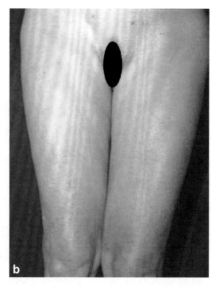

图 39.14　a. 大腿假体置入术前照片。b. 大腿假体置入术后照片。大腿周径可增加 3~4 cm

入假体，瘢痕几乎难以察觉。术前精心设计手术区域及标记，确保术后轮廓整体协调并达到满意而持久的效果（图 39.14）。

（刘井清　俞楠泽　译）

## 参考文献

[1] Testutl JO. Anatomia topográfica. Salvat Editores; 1961. Barcelona, Spain

[2] Carlsen LN. Calf augmentation–a preliminary report. Ann Plast Surg 1979; 2: 508–510

[3] Karme F, Gomes B, Sjostedt C et al. Prevenção e tratamento da contratura capsular. Rev Bras Cir 1984; 74: 59–64

[4] Glitzenstein J. Correção das aminotrofias dos membros por inclusão de próteses de silicone. Rev Bras Cir 1979; 69: p.117

[5] Montellano L. Plástica da panturrilha. Anais XXII Brazilian Congress of Plastic Surgery, Gramado, APLUB, 637; 1985

[6] Finochietto R. Cirurgia básica. Buenos Aires, Argentina: Lópes Libreros Editores; 1962

[7] Montellano L. Aesthetic calf surgery. Annals of the International Symposium Recent Advances in Plastic Surgery; São Paulo, Brazil; 1989. p.343

[8] Montellano L. Calf Augmentation. Annals of Plastic Surgery, Vol 27, Number 5. Boston, MA: Little, Brown; 1991

[9] Montellano L. Aesthetic calf surgery. Annals of the International Symposium "RAPS-92", São Paulo, Brazil; 1992. p.167

[10] Montellano L. Anestesia loco-regional em cirurgia estética. São Paulo, Brazil. Ed. Hipócrates, 1993. p.407

[11] Montellano L. Atualização em cirurgia plástica estética. São Paulo, Brazil: Robe Editorial; 1994. p.563

[12] Montellano L. Atualização em cirurgia plástica. Fundamentos a.... - Cirurgia Estética. Rio de Janeiro, Brazil: Medsi Editorial; 2003:771

[13] Zenteno S, Montellano L. Plástia de aumento de panturrilha. Cir IberoLatinoamericana, Vol 12, No. 3. 1986

# 40 软硅胶假体小腿增粗

*Yhelda A. Felicio*

## 40.1 摘要

自 1985 年以来，笔者已在 250 例患者身上完成了超过 300 只假体置入小腿增粗手术，其中女性患者 235 例，男性患者 15 例。在所有患者中，美容目的 230 例，脊髓灰质炎后遗症 12 例，双侧小腿不对称 8 例。术后均未发现感染、假体破裂和血肿等并发症。填充物为软性硅胶材质假体（Glitzenstein），这些假体外形看起来更自然，填充效果令人满意，假体的形状与腓肠肌外形相似。其中有 6 只假体最后从 3 例患者的小腿内取出，1 例是患者对充填效果不满意，1 例是因为患者出现心理问题对充填后体形不满意，另 1 例患者是由于宗教信仰的原因。有 6 例患者术后出现了血清肿。出现血清肿的患者均在 15 天内痊愈。有 1 例患者在术后 1 年发生了假体移位，最后在非手术外力作用下使假体获得复位。小腿假体充填手术是在局部麻醉联合全身镇静麻醉下完成的，通过在腘窝设计 5 cm 长切口，与小腿筋膜等高。假体放置在腓肠肌两侧头上方和小腿浅筋膜下。到目前为止，没有发现因为硅胶假体填充造成的小腿功能问题及肌肉功能障碍。患者在手术当天即可下地活动。

## 40.2 引言

笔者的手术在巴西东北部地区进行，这里的人群下肢结构有着地域性特征[1,2]。大腿周径和较细的小腿周径比例不协调的发生率很高，而且大部分为女性。笔者的这项技术可追溯至 1984 年，以 Gonzalez Ulloa[3] 的研究作为基础，在 Montellano 的技术[4] 之后开展起来。同时期 Glitzenstein[5] 和 Carlsen[6] 也开展了小腿假体充填手术。他们的手术方式类似，是将假体放置于小腿浅筋膜之下和腓肠肌之上。在这些患者中使用的是预制硅凝胶填充假体或者固体硅胶假体，但假体破裂和分解的发生率高，造成手术失败。1981 年，Von Szalay[7] 对 Glitzenstein 假体进行了改进，术前先应用扩张器，然后在小腿浅筋膜下置入预制凝胶假体。Valnicek[8] 注意到，在皮下置入硅胶假体时会出现小腿肌肉挛缩。1989 年，Aiache[9] 在巴西首次开设了关于小腿假体填充的理论和实践培训课程，分享了他在男性患者小腿上假体填充的丰富经验。Nunes[10] 报道了使用固体假体联合筋膜切开的小腿容量增粗术。随着时间推移和小腿假体填充术并发症的出现，相应的措施也用来降低并发症的发生率[11]。

## 40.3 适应证

硅胶假体小腿充填能够解决许多临床问题，包括肌肉发育不全，还有因脊髓灰质炎、先天性足畸形、马蹄足内翻、创伤性瘫痪和先天性肌肉发育不良造成的组织发育不全，以及对小腿外形不满意有美容需求的患者。手术本身无致癌性。假体能够对抗外力，耐受环氧乙烷和高压蒸汽灭菌。

笔者收集了来自 250 例患者的数据（表 40.1），适应证情况如下：12 例患者有脊髓灰质炎后遗症，8 例患者双侧小腿不对称，230 例患者因美学问题就诊（表 40.2）。让患者做好承受暂时性疼痛的准备是非常重要的，疼痛主要来自腘窝的切口和邻近小腿内侧的皮神经，通常在术后 48 小时内缓解。

## 40.4 技术

硅胶假体充填小腿要求对手术区域有一定的

表40.1  1985年11月~2011年8月软硅胶假体小腿填充性别占比

| 人群 | 例数 | 百分比 |
| --- | --- | --- |
| 女性 | 235 | 94.0 |
| 男性 | 15 | 6.0 |
| 总计 | 250 | 100 |

表40.2  1985年11月~2011年8月软硅胶假体小腿填充病因占比

| 项目 | 例数 | 百分比 |
| --- | --- | --- |
| 美学 | 230 | 92.0 |
| 脊髓灰质炎 | 12 | 4.8 |
| 不对称 | 8 | 3.2 |
| 总计 | 250 | 100 |

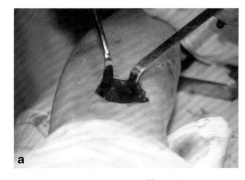

解剖认识。患者术中取俯卧位，麻醉方式为局部麻醉联合静脉麻醉（两侧共注射40 mL不含肾上腺素的1%利多卡因溶液）或者硬膜外麻醉。在腘窝处设计4~5 cm的S形切口，切口和小腿筋膜等高。切开皮肤后，很容易找到腓肠肌筋膜（图40.1）。需要警惕穿过中线的小腿内侧皮神经和大隐静脉。

假体放置在两侧腓肠肌上方或浅筋膜下方（图40.2）。使用Hegar valves剥离筋膜会更便捷（图40.3）。应当轻柔地分离腔隙并且比假体容量更大，从而利于置入。如果假体在放置过程中遇到较大阻力，有必要扩大分离范围增大腔隙（图40.4）。

在美容手术案例中，在患者每侧小腿仅放置一只假体，但在脊髓灰质炎的患者中有必

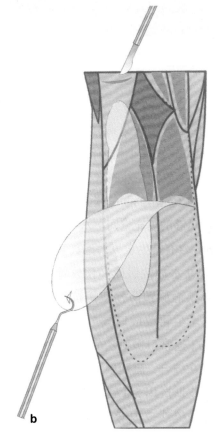

图40.2  a.假体放置在腓肌之上或小腿浅筋膜之下。b.示意图展示了假体的放置位置

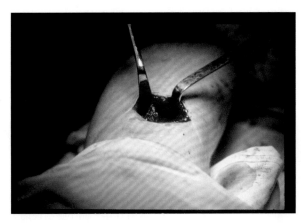

图40.1  腓肠肌筋膜容易识别

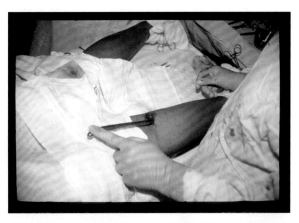

图40.3  使用Hegar valves剥离筋膜获得适合的平面

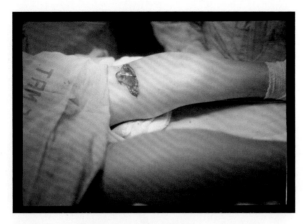

**图 40.4**　当假体从切口暴露于视野时，提示腔隙过紧，有必要扩大剥离范围

服 1 个月的维生素 A 和维生素 E。

一共有三种不同类型的小腿填充假体。软性假体有 Glitzenstein 假体和 Montellano 假体。硬性假体有 Aiache。笔者更偏爱使用 Glitzenstein 假体，因为其形状和质感都和腓肠肌相似，术后小腿外形自然（图 40.5）。

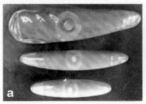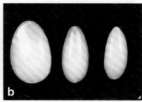

**图 40.5**　a. 软性假体，最上面的是 Montellano，中间和下面的是 Glitzenstein。b. 硬性假体，Aiache

要在每侧小腿使用两只假体，一只软性假体（Glitzenstein）放置在小腿内侧区，另一只硬性假体（Aiache）放置在外侧区，两个区域的分离腔隙不同。为了松解筋膜的张力，可以设计垂直切口以获得足够的填充空间。术中常规在每条腿使用 200 mL 含有抗生素（头孢氨苄，1 g，无过敏）的生理盐水冲洗假体和预放置腔隙。术前 1 小时也必须静脉预防性使用抗生素（头孢氨苄，1 g），术后再改成口服 7 天。术后 10 天使用抗炎药物 ( 通常口服对乙酰氨基酚 )。切口通常分三个层次缝合，腱膜层和皮下层用 4-0 薇乔缝线缝合，皮肤层用 5-0 单丝尼龙缝线间断缝合以及 4-0 尼龙缝线皮内缝合。10 天后拆除间断缝合线，15 天后拆除皮内缝合线。切口的包扎使用微孔胶带（3M，St.Paul，MN，USA），而不使用传统的绷带。术后使用冰袋冷敷，每天 5 次，每次使用 15 分钟，用来收缩局部血管减轻术后炎症反应，缩短术后恢复时间。术后第一天开始局部按摩一直到术后 30 天。推荐术后口

## 40.5　讨论

小腿假体增粗能够解决下肢的一些问题，包括美容需求、肌肉萎缩以及由于脊髓灰质炎、先天性足畸形、马蹄足内翻畸形、创伤后麻痹和先天性肌肉发育不良引起的肌肉发育不全。在同一侧小腿可以使用不止一只假体，包括软性和硬性的假体。笔者倾向于使用软性的 Glitzenstein 假体，因为其形状和手感更加自然。在小儿麻痹症患者中，每侧小腿在两个分离的腔隙内放置假体，一只硬性假体（Aiache）放置在小腿外侧区，另一只软性假体（Glitzenstein）放置在内侧区。

通过假体填充能够安全地增加小腿的周径 4 ~ 5 cm。有时通过假体填充预增加 5 cm 的小腿周径实际上只增加了 4 cm，因为其中 1 cm 用来贴合肌肉的表面。根据我们的经验，脂肪移植小腿填充仅仅只能增加 2 ~ 3 cm 的小腿周径。

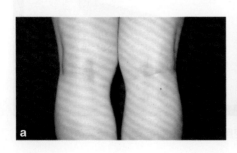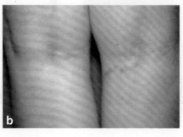

**图 40.6**　a. 术后 5 年正常的瘢痕。b. 术后 5 年一侧小腿出现增生性瘢痕

**表 40.3** 软硅胶假体相关并发症（1985 年 11 月~2011 年 8 月）

| | 例数 | % |
|---|---|---|
| 血清肿 | 6 | 2.4 |
| 需要取出假体 | 6 | 2.4 |
| 增生性瘢痕 | 2 | 0.8 |
| 假体移位 | 1 | 0.4 |
| 总数 | 15 | 6.0 |

　　并发症的发生率低至 6%，包括血清肿（2.4%）、需要取出假体（2.4%）、增生性瘢痕（0.8%）（图 40.6）、假体移位（0.4%）等（表 40.3）。对患者的宣教非常重要，术后 3 个月内假体的位置会偏向小腿的中上 1/3 部分。术后 6 个月至 1 年内随着假体外包膜的形成，最终的填充效果才逐渐显现（图 40.7 ~ 图 40.11）。在一些病例中，还能够增加自体脂肪充填小腿以及踝关节区域的脂肪充填（图 40.12）。一些患者因为假体过硬或者软性假体的尺寸比例不合适而进行了假体置换，最后都获得了令人满意的结果（图 40.13，图 40.14）。假体充填是一种治疗马蹄足内翻有效的方式（图 40.15）。

## 40.6 结论

　　软硅胶假体小腿增粗是一种安全的手术方式，获得了令人满意的效果。它是一种非致癌性的并且结实耐用的假体。我们对患者的随访时间长达 26 年，患者满意度非常高，尤其在美容为手术目的的患者当中。假体充填能够和自体脂肪

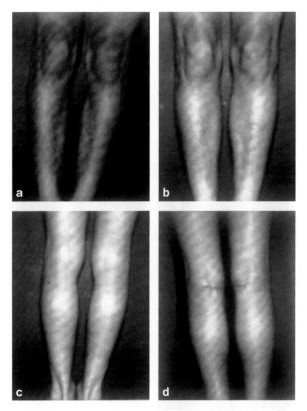

**图 40.8** 一例 29 岁男性每侧小腿放置了一只中号的 Glitzenstein 假体。a. 术前正面观。b. 术后正面观。c. 术前背面观。d. 术后背面观

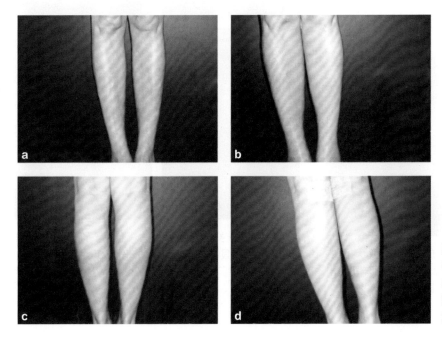

**图 40.7** 一例 23 岁的女性，每侧小腿放置了一只小号的 Glitzenstein 假体。a. 术前正面观。b. 术后正面观。c. 术前背面观。d. 术后背面观

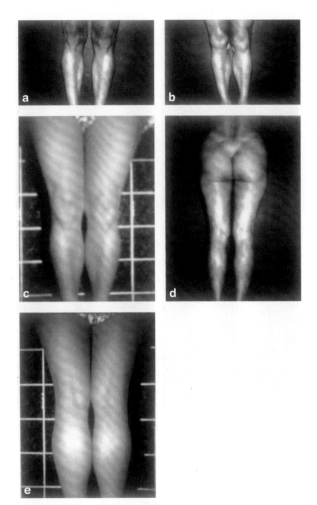

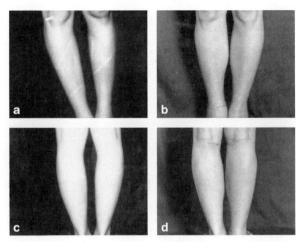

**图 40.11**　25 岁女性每侧小腿放置了一只小号 Glitzenstein 假体。推荐但患者拒绝进行踝部脂肪充填。a. 术前正面观。b. 术后正面观。c. 术前背面观。d. 术后 1 年背面观

**图 40.9**　31 岁女性，每侧小腿放置了一只大号的 Glitzenstein 假体，每侧膝部充填了 30 mL 自体脂肪。a. 术前正面观。b. 术后 1 周正面观（此时假体的位置仍较高）。c. 术后 6 年正面观（假体位置良好）。d. 术前背面观。e. 术后 6 年背面观

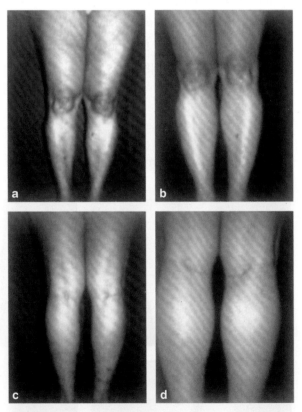

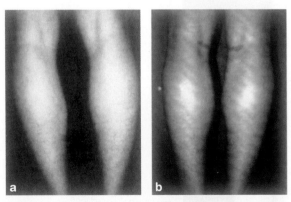

**图 40.10**　28 岁男性每侧小腿放置了一只大号的 Glitzenstein 假体。a. 术前背面观。b. 术后 1 年切口出现增生性瘢痕，但是患者对手术效果非常满意

**图 40.12**　36 岁女性，每侧小腿放置了一只中号的 Glitzenstein 假体，每侧踝部填充了 60 mL 自体脂肪。a. 术前正面观。b. 术后正面观。c. 术前背面观。d. 术后 11 年背面观

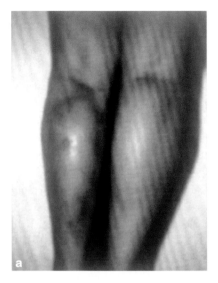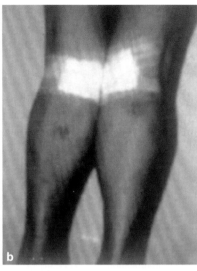

图 40.13　52 岁女性由另外一位整形医生在每侧小腿放置了一只大号 Montellano 假体。术后 1 年进行了假体置换，换成了中号 Glitzenstein 假体。a. 第一次术后背面观。b. 第二次术后即刻背面观

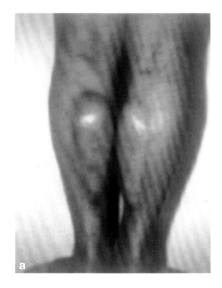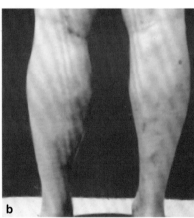

图 40.14　48 岁女性，对大号 Glitzenstein 假体效果不满意。术后 6 个月假体被置换成中号的 Glitzenstein。a. 第一次术后 6 个月背面观。b. 第二次术后 1 周背面观

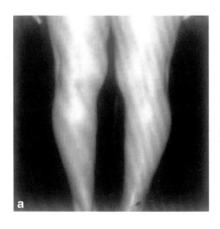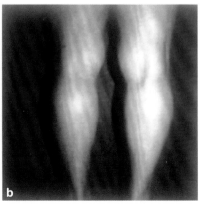

图 40.15　患者为 41 岁的小儿外科医生，马蹄足内翻畸形。a. 术前背面观。b. 术后 10 年背面观

充填联合进行，从而使小腿获得更大的容量，脂肪充填还能改善踝部的外形。

（刘井清　俞楠泽　译）

## 参考文献

[1] Felício Y. Calfplasty Aesthetic Plast Surg 2000; 24: 141–147

[2] Felicio Y. Reconstruction of the amyotrophies of the legs with silicone prosthesis inclusions. Revista Científica do Instituto Dr. José Frota. 2004; 4: 51–54

[3] Ulloa MG. Técnica quirurgica. Personal communication. 1982; São Paulo

[4] Montellano L. Plástica de las Piernas. Gaceta Medica Boliviana 1991; 15: 82

[5] Glitzenstein J. Correction of the amyotrophies of the limbs with silicone prosthesis inclusions. Rev Bras Cir 1979; 69: 117

[6] Carlsen LN. Calf augmentation—a preliminary report. Ann Plast Surg 1979; 2: 508–510

[7] von Szalay L. Calf augmentation: a new calf prosthesis. Plast Reconstr Surg 1985; 75: 83–87

[8] Valnicek V. Erfahrungen mit Glitzenstein–Waden-prothesen. Annual Congress of the Swiss Society of Plastic and Reconstructive Surgery; Nyon, Switzerland; September 24, 1983

[9] Aiache AE. Calf implantation. Plast Reconstr Surg 1989; 83: 488–493

[10] Nunes GO, Garcia DPL. Calf augmentation with supraperiostic solid prosthesis associated with fasciotomies. Aesthetic Plast Surg 2004; 28: 17–19

[11] Texeira ACA, Dib, CC . Calf implants: complications, prevent and treatment. Revista Brasileira de Cirurgia Plástica 2010; 25: 547–550

# 41 自体脂肪移植小腿增粗

*Onur O. Erol, Galip Agaoglu*

## 41.1 摘要

倾斜或不对称的小腿可能引起体态问题。通过硅胶假体充填或硅胶注射获得小腿外形改善，也可进行自体脂肪移植或混合组织小腿注射。在全身麻醉下使用一支注射器和 4 mm 直径的吸脂针获取脂肪组织，通过离心去除血液和油脂，脂肪注射时要少量分层次进行，还需要使用抗生素。混合组织制备时，包括真皮、筋膜和脂肪被分割成直径 0.5 mm 的细小碎片才能通过 16 G 的注射针管。注射的组织量依据腿部畸形的严重程度和外形轮廓。必要时进行多次重复注射而不是一次过量的注射，每间隔 3 个月进行 2~4 次重复注射。在我们对 77 例进行小腿自体脂肪组织和混合组织注射充填的患者进行了为期 1~8 年随访，大多数患者对治疗效果满意，认为改善的占 12.98%，明显改善的占 87.01%。首次注射后小腿外观的不平整或不对称在第二次注射后获得了矫正。自体脂肪小腿填充能够修饰小腿外形，效果持久，几乎没有痕迹，也没有迟发性的并发症。

## 41.2 引言

近年来，腿部成为女性和男性非常重要的第二性别特征。单侧肌肉萎缩的女性患者和年轻的男性运动员可能对瘦小、倾斜或不对称的小腿不满意（"皮包骨"），它还会引起体态问题[1-5]。越来越多的患者求助于整形医生进行腿部的畸形矫正。患者能够理解手术对目前存在的腿部功能的损伤没有治疗效果，但是能在外形轮廓上有很大改善，能够让女性穿上裙装或在泳池不会显得如此醒目[6-8]。单侧或双侧小腿畸形病因包括：①先天性发育不良，萎缩，皮下脂肪组织减少，肌肉发育不良或萎缩；②马蹄足内翻后遗症，大脑性瘫痪和脊柱裂；③脊髓灰质炎和骨髓炎；④继发于股骨骨折的创伤和烧伤后挛缩[1-8]。我们所在的地区，直到 1985 年，才看到继发于佝偻病的腿部畸形要求矫正的病例。

通常，通过置入硅胶假体或注射液态硅胶来矫正腿部畸形[1-13]。然而，我们首选通过自体脂肪组织或混合组织注射进行矫正[14-17]。1985 年以来，Erol 积累了丰富的脂肪注射经验，在 1989 年发展了混合组织注射技术[14-16]。之后他与团队对技术进行了一系列改进和完善，也让这项技术的可行性和有效性获得提升[14,17,18]。

## 41.3 适应证

如前所述，应用脂肪组织注射矫正先天性畸形和获得性畸形，包括下肢的创伤性损伤造成的畸形。适应证从双侧小腿不对称到组织异常，如肌肉缺失和创伤后脂肪缺失，以及骨、脂肪和肌肉发育不全。

## 41.4 术前计划

先进行标准的腿部摄影。在患者站立时在细的一侧和不对称区域进行标记。从膝关节到踝关节胫骨前内侧部分观察小腿凹陷区域。拍摄标记后的手术区域有利于术中进行评估（图 41.1）。

## 41.5 手术技术

### 41.5.1 微小脂肪的获取和制备

这项技术由 Erol 设计并推广，随着时间的推移而有发展。1985~1992 年期间接受治疗的患者中，一种真空仪器用来收集脂肪到无菌连接

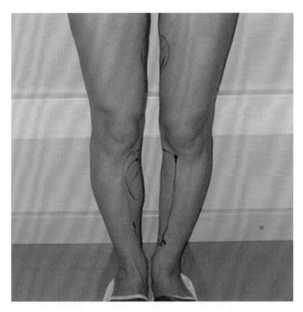

图 41.1 患者站立位,在不对称和瘦的腿部进行标记

瓶内。脂肪注射前无需预处理。使用 16~18 G 的注射针,注射时对所有的患者进行过度矫正,用以弥补可以预见的脂肪吸收。从 1992 年至 1996 年,脂肪组织的抽吸使用注射器和 4 mm 直径的吸脂针,抽吸的脂肪用乳酸林格液进行处理,每 50 mL 脂肪组织中加入 1 g 一代头孢菌素。注射时不再进行过度矫正,因为少量脂肪移植比大量脂肪移植更容易建立血运。

自 1996 年以来,在全身麻醉下使用注射器和 4 mm 直径吸脂针来获取脂肪组织。在获取脂肪组织期间,为了预防脂肪细胞的损伤,不使用局部麻醉。腹部和侧腹部常作为脂肪移植供区的首选,有时转子区和臀部也作为选择。对获取的脂肪组织进行 3 分钟 3000 转/分的离心处理。去除最上层的液态脂质层和最下层的液体层,然

后在每 100 mL 脂肪中加入 1 g 一代头孢菌素。最后制备好的脂肪组织就可以用来进行注射移植或低温保存 [14,17,18]。

### 41.5.2 混合组织的获取和制备

微小真皮-筋膜-脂肪组织的获取来自切取的瘢痕组织、腹部整形或乳房缩小整形中切取的组织。组织(真皮、筋膜、脂肪)被切割成直径只有 0.5 mm 的微小碎片才能使用 16 G 注射针进行组织填充,注射前使用抗生素 [14,17,18]。

### 41.5.3 低温保存

剩余的脂肪组织和混合组织可以进行低温保存用于重复注射。标本被放入 50 mL 无菌管内,贴上标签,然后将无菌管浸泡在 -196℃的液氮罐中,之后将标本转移到 -80℃的医用冰箱(Electrolux UF 601, Camry International, Dubai, UAE)内保存。

### 41.5.4 手术

局部混合麻醉液制备包括 20 mL 布比卡因、0.25 mg 肾上腺素和 20 mL 生理血浆,在受区注射 20 mg 曲安奈德。目的是减轻术后水肿和淤血,促进血管收缩,预防和减少风险性血管栓塞发生。

通常,每侧小腿注射脂肪或混合组织的总量为 75~200 mL(图 41.2)。使用长度为 15 cm 或 26 cm、直径为 3 mm 的注射针,将少量的微小脂肪注射到小腿不同层面 [14,19-21]。没有进行矫枉过正,从而有利于最大化的血管再生。有必要间

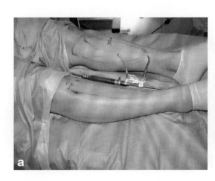
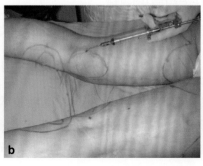

图 41.2 每侧小腿注射脂肪或混合组织的总量为 75~200 mL

隔 3 个月重复进行 2~4 次注射。通过数码摄影对手术前后进行细致的浏览对照，对患者进行临床评估，指导和明确治疗周期。

依据我们 1992~2003 年的临床经验，在 77 例患者中进行了 144 次小腿注射充填，患者的平均年龄为 25 岁（范围 20~35 岁）。所有患者接受了自体脂肪组织注射充填，其中 12 例患者接受了混合组织充填，其余的接受了脂肪组织充填。获取和注射脂肪组织和混合组织平均手术时间分别为 30 分钟和 45 分钟。每侧小腿共注射 75~200 mL（平均为 132 mL）脂肪组织

或混合组织。有 17 例患者进行了间隔 3 个月的 2 次重复注射，37 例进行了 3 次重复注射，23 例进行了 4 次重复注射。随访期为 1~8 年（平均 3.5 年）。

我们的大多数患者对治疗效果满意，所有患者在经历 1~4 次的注射后达到了对小腿外形的预期（图 41.3）。所有患者获得了临床可见的治疗效果，获得改善的患者比例为 12.98%（10/77），获得明显改善的患者比例为 87.01%（67/77）。没有患者认为治疗效果微乎其微或者无效。首次注射后有 12 例患者出现了轻度的不

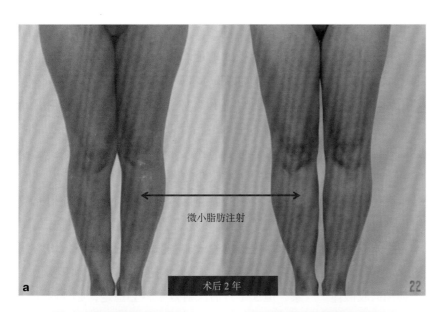

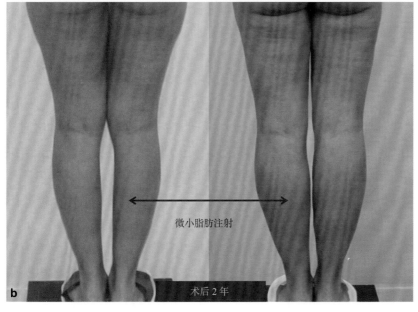

图 41.3　术前和术后 2 年，每侧小腿共注射 200 mL 微小脂肪（1 次注射）

平整或不对称，但是都在第二次注射后获得矫正。没有患者出现感染。

## 41.6 讨论

Howard应用达·芬奇的绘画作品作为理论基础描述了小腿的理想比例[5]。小腿美学的"黄金比例"被定义为从踝部到腓肠肌下界的距离与从膝部到腓肠肌内侧曲度最凸的点的距离相等。Von Szalay[9]认为女性小腿理想的周径为33至36 cm。更粗或更细的小腿被认为缺乏美感[7-10]。

小腿充填有的以美容为目的，还有的以修复因创伤、疾病或先天性发育不良造成的小腿畸形为目的[2-13,17,18]。如今，越来越多的患者要求进行小腿增粗来改善整体的外观[1-9]。

小腿的外形由腓肠肌和比目鱼肌的发育、小腿骨性结构的长度与排列以及皮下脂肪的分布而决定[4-11]。在大部分患者中通过改变骨性结构达到单纯的美容效果十分困难并且难以付诸于实践[8-12]。然而，非理想的脂肪分布能够通过脂肪抽吸得到改善，营养不良的肌肉可以通过移植物来进行充填。在小腿充填上，软组织移植填充不能取代假体移植充填，但是能够作为假体移植的替代，用于轻度小腿表面不平整的矫正[5-11]。

在过去的50年里，乳房手术中使用硅胶假体置入以改善修复乳房容量和形状的原则被人们所熟知[4-12]。小腿假体由固态的半软性硅胶制成，能够定制雕刻，还能制成厚的固态硅胶壳包被的高黏性硅胶[1-13]。小腿容量增大可以通过在小腿内侧和外侧置入1~2只假体完成[2-12]。1979年Carlsen和Glicenstein首次进行了小腿容量增大的手术[1]，随后，一系列相关研究被报道[2-12]。在这些报道中，术者使用的是硅凝胶假体和硅橡胶假体，放置位置为小腿深筋膜下[1-9]。硅凝胶假体相关的并发症有可见的包膜挛缩、感染、移位、破裂和骨筋膜室综合征[2-13,17,18,22]。虽然患者对软性橡胶假体充填后的小腿外形满意，但是在许多患者中，移植物的边缘较为明显，假体外覆盖的

组织也比邻近的肌肉更加坚硬[2-10]。

为了减少或避免假体移植物的缺点，整形医生发展了新的技术。假体被放置在肌肉下[11]，骨膜切开[12]，显微外科下的横行腹直肌肌皮瓣（TRAM flap）移植[23,24]以及近来新设计的小腿胫骨假体混合移植[13]被采用。假体被用来扩大或矫正小腿和踝部与小腿之间的区域[12,13,17,18]。然而，这种假体与其他假体一样，都属于异物，不像自体脂肪组织。35年的随访发现，即使使用新的假体和移植技术，假体的缺点仍然不可避免，包括包膜挛缩，感染，假体可见、可触，假体移位，小腿连贯不一致，假体断裂和骨表面侵蚀[3,6,9,10,12]。

自体脂肪组织注射能够克服硅胶注射和硅胶假体移植的不足[14,17-21]。一篇回顾性文献报道使用腹直肌肌皮瓣（TRAM flap）[23,24]，自体混合组织[14,17-18]和自体脂肪注射矫正小腿轮廓畸形获得了更好的治疗效果[19-21,25,26]。肌肉质量能够通过体育运动和锻炼得到改变，但是唯一比较容易通过手术改变的区域是皮下脂肪组织。我们在临床开展的面部自体脂肪和混合组织注射充填年轻化正是在面部皮下脂肪层进行。其优势是在注射后能够迅速增加注射区域的组织量。因为是组织移植而不是皮瓣移植，会出现组织吸收现象，但3个月后注射效果将会稳定，必要时还可以通过增加注射次数来提高组织量[14,17-21]。

我们的经验认为，自体脂肪注射非常有效，容易开展，效果维持时间久，术后恢复期短。大多数患者对治疗效果满意，认为改善的占12.98%，认为明显改善的占87.01%。自体脂肪注射唯一的不足是需要重复进行注射和修饰。我们观察认为微小的真皮、筋膜和脂肪混合组织因为包含了真皮微颗粒，比微小脂肪组织移植成活率更高。进行混合组织移植通常只需要进行1~2次注射就已足够，且能获得较永久的效果。然而，混合组织的获取比脂肪组织更为复杂，这种方式的主要缺点是供注射的组织获取受限。

## 41.7　结论

笔者应用自体脂肪组织注射进行小腿增粗，在 1～8 年的随访中没有发现严重的并发症。组织注射充填有许多优势，如瘢痕不明显，没有迟发性并发症，能够进行修饰性注射以及充填效果持久。我们推荐对适合的患者应用这项技术进行小腿充填增粗。

（刘井清　俞楠泽　译）

## 参考文献

[1] Carlsen LN. Calf augmentation—a preliminary report. Ann Plast Surg 1979; 2: 508–510

[2] Aiache AE. Calf implantation. Plast Reconstr Surg 1989; 83: 488–493

[3] Carlsen L, Voice S. Calf augmentation. Oper Tech Plast Reconstr Surg 2002; 8: 490–492

[4] Dini M, Innocenti A, Lorenzetti P. Aesthetic calf augmentation with silicone implants. Aesthetic Plast Surg 2002; 26: 490–492

[5] Howard PS. Calf augmentation and correction of contour deformities. Clin Plast Surg 1991; 18: 601–613

[6] Novack BH. Alloplastic implants for men. Clin Plast Surg 1991; 18: 829–855

[7] Lemperle G, Kostka K. Calf augmentation with new solid silicone implants. Aesthetic Plast Surg 1993; 17: 233–237

[8] Montellano L. Calf augmentation. Ann Plast Surg 1991; 27: 429–438

[9] Szalay LV. Twelve years' experience of calf augmentation. Aesthetic Plast Surg 1991; 27: 429–438

[10] Niechajev I. Calf augmentation and restoration. Plast Reconstr Surg 2005; 116: 295–305, discussion 306–307

[11] Kalixto MA, Vergara R. Submuscular calf implants. Aesthetic Plast Surg 2003; 27: 135–138

[12] Gutstein RA. Augmentation of the lower leg: a new combined calf-tibial implant. Plast Reconstr Surg 2006; 117: 817–826, discussion 827

[13] Nunes GO, Garcia DP. Calf augmentation with supraperiostic solid prosthesis associated with fasciotomies. Aesthetic Plast Surg 2004; 28: 17–19

[14] Erol OO. Facial autologous soft-tissue contouring by adjunction of tissue cocktail injection (micrograft and minigraft mixture of dermis, fascia, and fat). Plast Reconstr Surg 2000; 106: 1375–1387, discussion 1388–1389

[15] Erol O. Perioral rejuvenation with injectable autologous tissue Semin Plast Surg 2003; 17; (2): 173–180

[16] Erol O. Autologous volumetric three-dimensional shaping of the face. In: Terino EO, ed. Three Dimensional Facial Sculpting. Informa Healthcare; New York 2007 p/1–184

[17] Erol OO, Gürlek A, Agaoglu G. Calf augmentation with autologous tissue injection. Plast Reconstr Surg 2008; 121: 2127–2133

[18] Gurlek A, Agaoglu G, Erol OO. Calf augmentation [letter]. Plast Reconstr Surg 2007; 119: 427–428

[19] Coleman SR. Long-term survival of fat transplants: controlled demonstrations. Aesthetic Plast Surg 1995; 19: 421–425

[20] Coleman SR. Structural fat grafts: the ideal filler? Clin Plast Surg 2001; 28: 111–119

[21] Coleman SR. Structural fat grafting: more than a permanent filler. Plast Reconstr Surg 2006; 118 Suppl: 108S–120S

[22] Medical malpractice in plastic surgery cases: Part I and II. You Tube, 2008. http://www.youtube.com/watch?v=1DPaqGLVv2Ihttp://www.youtube.com/watch?v=xtGc_N9RvZM&feature=related

[23] Galvao MS. Transplant of an inferiorly based rectus abdominis myocutaneous flap to the calf. Plast Reconstr Surg 1985; 75: 437–438

[24] Hui KC, Zhang F, Greenberg L, Lineaweaver WC. Calf augmentation using free TRAM flap. Microsurgery 1999; 19: 227–231

[25] Niechajev I, Sevćuk O. Long-term results of fat transplantation: clinical and histologic studies. Plast Reconstr Surg 1994; 94: 496–506

[26] Matsudo PK, Toledo LS. Experience of injected fat grafting. Aesthetic Plast Surg 1988; 12: 35–38

# 第五部分
## 臀部和躯干

# 42 假体隆臀术："XYZ"臀肌间置入法

*Rual Gonzalez*

## 42.1 摘要

假体隆臀术是增加臀部容量的一个有效方法，能改善外观、重塑曲线。其效果取决于假体放置的平面。在浅表平面操作，例如皮下和筋膜下，术后晚期可能发生假体显形。臀肌下平面的解剖空间有限，可将假体固定于臀部上极。臀肌间平面发生假体显形的概率较低。然而，如果在过于浅表的位置分离臀肌间平面，仍然可以发生假体显形。因为在过于浅表的位置分离臀肌间平面，所以过薄的肌皮瓣会发生萎缩。为了防止在过于浅表的位置分离肌间平面而导致假体可触及或可见的情况，运用标记点引导分离过程必不可少。本章介绍的"XYZ"臀肌间置入法为分离肌间平面提供解剖标记点，以一种可行且安全的分离引导方式，降低并发症发生率。

## 42.2 引言

假体隆臀术是获得圆润、挺翘、形状好看臀部的最佳方法之一。假体不仅可以增大臀部、增加扁平臀部的容量，还能改善臀部的紧致度和形状。这种塑形用其他方法是无法替代的。通过放置假体，可以获得令人渴望的圆润臀型，而这一点，脂肪丰臀却无法达到。然而，如果放置平面不恰当，可能得到一些预期以外的结果。假体放置的平面有皮下、筋膜下、臀肌间和臀肌下平面。

浅表平面，例如皮下平面和筋膜下平面，就算手术操作恰当，也可能造成明显的假体显形。置于浅表平面的假体可能在术后即刻就能被看见，或者因为置入区域筋膜和皮下组织松弛，在术后2~3年才被发现。在一部分患者看来，明显的胸部假体也许是可以接受的，但明显的臀部假体则会令他们感到非常尴尬。

深部平面能够更好地隐藏假体，但也有一些重要的考量。在分离臀肌下平面、臀大肌和臀中肌之间时，尾侧的游离会受限，并且因为有损伤坐骨神经的危险，游离不应当低于锥状肌的最下缘。因此，分离出的腔隙主要位于臀上部，而对那些臀部很长的患者而言，可能会造成一种双臀峰的感觉。

臀肌间平面是产生假体显形和其他并发症可能性最小的平面。如果操作得当，该平面覆盖的肌肉完全足够隐藏假体。但是如果在过于浅表的部位分离置入平面，或者假体部分脱出，假体也可能被看见和触及。

可以在不影响功能的前提下部分离断臀大肌以置入假体。但在分离臀肌间平面时，为了能保护肌肉功能和获得良好的美学效果，需要遵守以下原则。

1. 游离需要限制在臀大肌内。

2. 游离时，需要将臀大肌平分成两份，使假体前后的肌肉量相等。

这些原则是获得良好效果的关键。为了防止发生假体显形，操作中需遵守以上原则。游离的过浅、过深或深浅不一，都可能造成肌肉菲薄处破坏。肌肉分离过薄，血管化较差的组织最终会因为假体施加的压力发生缺血，加上菲薄肌肉去神经支配或缺乏电刺激，进一步导致肌肉萎缩。

## 42.3 三明治平面：理想的臀肌间平面

笔者一直将遵循前文所述原则分离得出的臀肌间平面称作理想平面或者三明治平面，因为把假体放入其中就像放入一块三明治里一样。若术者在术中能够辨认肌肉界限及肌肉宽度的精确中点，那么就能沿着三明治平面将臀肌分离。

XYZ 法的主要特点就是能提供可以提示肌肉界限的关键位点，并且能根据三个解剖标志得出肌肉厚度的中点，以保证肌肉在理想平面离断。这是在不破坏肌肉的情况下唯一可以确保平分肌肉的方法。若没有这些引导平面游离的关键位点，游离臀肌间平面的风险很高。如果没有解剖参考，术者在分离肌肉时就无法测量分离的深度，只能盲目操作。因为患者在手术时会更换体位，而使术前皮肤标记不再可信。笔者曾经运用过术中超声来增加操作的安全性。

## 42.4 手术技巧

### 42.4.1 术前皮肤标记

唯一一个在患者站立时画的术前皮肤标记线（图 42.1a 中的 A 线）位于臀沟顶点，标记它是为了防止术后留下可见切口（图 42.1a）。

### 42.4.2 麻醉和手术室内准备患者

应用导管的硬膜外麻醉是适合本手术的麻醉方式。为了维持适量的止痛药，导管可保留 48 小时，以每 6~8 小时 20 mL 的量输入 0.2% 的罗哌卡因。因为术后疼痛较为普遍且可能很严重，所以当全身麻醉手术完成后，我们推荐尽快引入硬膜下导管。

为了更好暴露术野和正确评估操作部位，患者的消毒范围必须包括从肩部到膝部的区域。消毒后，应当在患者肛区覆盖固定无菌辅料以减少污染。

### 42.4.3 臀间切口和臀肌入路

以 A 线为起点，沿着臀沟画出一条长 7~8 cm 最宽处 3~4 mm 的纺锤状长条（图 42.1b）。按照这一草图，能切得一长条状皮肤，以保护骶皮韧

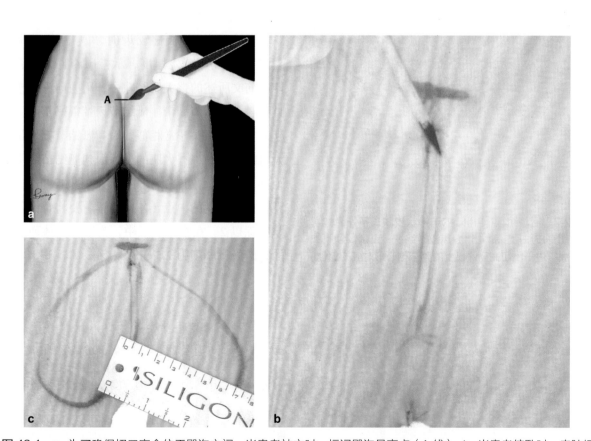

图 42.1 a. 为了确保切口完全位于臀沟之间，当患者站立时，标记臀沟最高点（A 线）。b. 当患者俯卧时，皮肤标记是为了引导肌肉入路。以 A 线为起点，画出一宽 3~4 mm、长 7 cm 的纺锤状长条引导皮肤切口，以保护骶皮韧带。c. 以这条线为起点，画一个倒心形，心形底部与臀沟顶点相距 7 cm，以引导分离操作，暴露肌肉。筋膜肌肉间切口应当在分离区域内顺着肌纤维走行

带的基底。骶皮韧带在 1992 年首次提出，是一形成臀沟的解剖结构，在隆臀手术中起到了闭合切口的作用[1]。在这一长条状皮肤的两侧，按照肌纤维走行，各画半个 7 cm 长的椭圆形。这一倒心形的草图，能引导暴露臀肌的浅筋膜分离操作（图 42.1c）。用肾上腺素溶液浸润浅筋膜下的皮下组织进行止血。

切开皮肤以后，顺着长条状皮肤的外缘，倾斜 45° 分离皮下组织，直到找到肌肉和筋膜。切开筋膜以上的整个倒心形对应的部位（图 42.2）。在筋膜暴露后，术者就应当顺着肌纤维走行，从骶骨边缘往上至分离区域的最下端，切开肌肉和筋膜。肌肉切口通常长 6 cm（图 42.3a）。此后，术者用示指顺着这一切口分离出

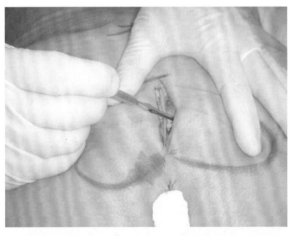

图 42.2 沿着图 42.1 所示的纺锤状皮肤长条外缘做切口。切开皮肤后，斜 45° 分离皮下组织，直到找到肌肉和筋膜，进一步切开筋膜以上的整个倒心形对应的部位

腔隙（图 42.3b）。打开肌肉后，按照前文所述的原则找到肌肉中点离断肌肉。

## 42.5 关键位点

有两个关键位点能帮助术者在术中找到肌肉厚度的中点，分别是位于肌肉切口以内的内侧的 X 点，以及外侧的 Y 点。Y 点确定后，辨认臀大肌外侧缘也非常重要。

### 42.5.1 臀大肌外侧缘：G 线

G 线是臀大肌外侧缘在皮肤上标记线。触摸出髂后上棘和髂嵴的位置后，在距髂后上棘 4 cm 处做一标记。因为股骨大转子的前外侧标记着臀大肌尾部的外侧缘，我们可以通过这两个标记划线，辨认出臀大肌的外侧缘（图 42.4）。

### 42.5.2 X 点：中间点

臀大肌在离骶骨较近时，其厚度变化为 4~7 cm。为了确定厚度，示指顺着臀大肌后部伸入前文所述的臀大肌腔隙中，用力向深处按压直到触及骶结节韧带。骶结节韧带很好辨认，摸起来与人的指头非常相似。因为骶结节韧带是臀大肌的最前缘，臀大肌的最后面到骶结节韧带的距离就等于此处臀大肌的厚度（图 42.3b）。计算臀大肌厚度的中点（X 点位置）要将臀大肌的厚度除以 2。在临床实践中，为覆盖假体而留下的肌肉最小厚度为 2.5 cm。

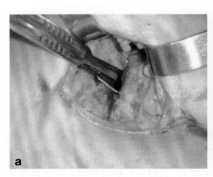
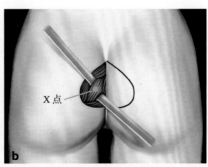

图 42.3 a. 从分离区域的底部往上切开筋膜直到接近骶骨。b. 根据肌肉厚度，用示指指尖分离出一个 2.5~3 cm 深的腔隙。向后按压手指，就可以触及骶结节韧带，进而知道肌肉厚度。X 点应当落在肌肉厚度的中点，并且不能小于 2.5 cm

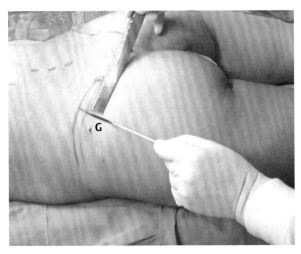

图 42.4　G 线为臀大肌外侧缘，以髂嵴上距髂后上棘 4 cm 位置的某一处为起点，向上一直延续到股骨大转子后外侧。这一标记线应当在患者已经身处手术室里，摆好俯卧位后确定

### 42.5.3　外侧点

臀大肌外侧部的厚度约为 2 cm。臀大肌的一半附着于髂嵴上，另一半附着于髂骨上。因为髂嵴起着引导作用，所以靠近髂嵴的部分是确认臀大肌中间厚度的理想部位。髂嵴和髂骨融合的地方就是臀大肌中间厚度的地方。临床实践中，为了定位臀大肌中间厚度处，可以沿着 G 线触诊髂嵴，示指向下滑的同时用力按压臀大肌直到手指和髂嵴平行。这时，指尖会非常接近髂嵴和髂骨的融合处，也就是臀大肌中等厚度的地方。

### 42.5.4　臀大肌的离断

臀大肌的离断需要双手同时操作，一只手用于离断操作，另一只手作为引导指示 Y 点。剥离子是一个 35 cm×2 cm 的直钢片。操作时，移动剥离子从 X 点向头侧到 Y 点（ASSI Instruments, Westbury, NY, USA）。放入剥离子之前，术者应用手指分离最初几厘米的组织。放入剥离子后，则应朝着 Y 点用力推挤剥离子。前后一点点地推挤，离断形成肌束的结缔组织分隔。因为这些结缔组织分隔既坚硬又有韧性，所以每一次推挤都应当有力而坚定。圆头器械或者大压板并不适用于离断这些分隔，为了更好地引导操作，剥离子应当斜靠在骶骨上（图 42.5）。

### 42.5.5　过 Y 点和 Z 点剥离一个三角形腔隙

在离断臀大肌、将剥离子撑在肌肉切口的肌纤维上以后，再把剥离子像杠杆一样转向股骨大转子。肌纤维引导剥离子始终处于肌肉中间厚度的位置，并且使剥离子在经过大转子的时候几乎不受阻（图 42.6）。剥离子最终旋转至靠近大转子的 Y 点，构成理想离断平面上的最后一点，也就是"XYZ"臀肌间置入法。旋转产生了一个主要以 X、Y、Z 三点为顶点的三角形腔隙。收回剥离子以前，术者应在分离区内朝着 Y 点

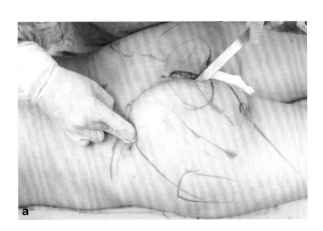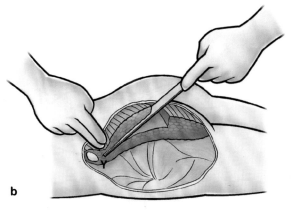

图 42.5　a. 从 X 点移动到 Y 点的操作将臀大肌在中间厚度处离断。这一步操作应双手同时进行：一只手引导剥离子（一个 35 cm×2 cm 的直钢片），另一只手应朝着 Y 点，指尖用力推挤 Y 点。剥离子不断推进，最初靠在骶骨上，接着靠在髂骨上。b. 指尖总是指向 Y 点，引导剥离子从 X 点出发不断深入肌肉里

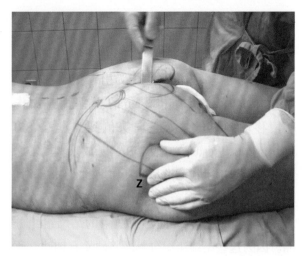

图 42.6　一旦剥离子达到 Y 点，术者立刻将剥离子旋转，直到剥离子大致转到股骨大转子处。旋转剥离子达到的最后一点称作 Z 点，也就是剥离子经过路线所构成的三角形的第三个顶点

放入一个长 12 ~ 13 cm 的拉钩，同时朝着臀尾部放入一小拉钩，为术者提供分离区的视野。术者应当先用示指再用一个大号剥离子离断旋转中未完全破坏的骶骨旁肌束和剩余的肌纤维。

### 42.5.6　调整假体置入腔隙

术者应始终追寻离断肌肉的肌纤维方向，朝

着臀大肌尾部和外侧部，用笔者设计的鸭嘴器或 Gonzalez 剥离子来扩大分离区域（ASSI instruments, USA, and Richter, São Paulo, Brazil）[2,3]。剥离子的菱形刀锋类似鸭嘴，握住手柄时口会张开。快速反复地推挤和张开剥离子口，扩大剥离腔隙（图 42.7a）。术者需要用一扁平的 4 cm × 30 cm 剥离子破坏剩余的肌束，和之前从 X 点离断到 Y 点用的剥离子（图 42.7b）相似，不过更宽。剥离腔隙需要调整合适以适合假体置入，而且需要根据选择的假体的大小和形状来适当扩大。置入圆形假体的话，需要多向侧部分离，少向尾部分离。若置入解剖型假体，则需要向尾部扩大分离。

### 42.5.7　引流

引流管应当放置于靠近切口下方的臀大肌间隙内，保留 48 小时。

### 42.5.8　切口缝合

用 2-0 尼龙缝线闭合肌肉切口边缘。去除所有死腔，用 2-0 薇乔缝线缝合倒心形的分离区

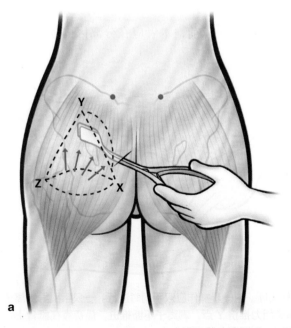
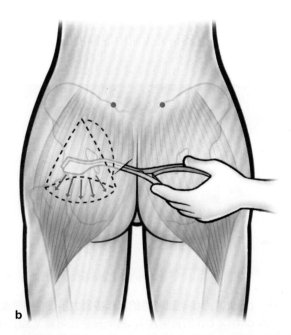

图 42.7　Gonzalez 剥离子形似带有弧形分枝的鸭嘴，通过上下移动，分离出第一个三角形区域（弧形点线），匹配假体的大小和类型

域面。剥去骶皮韧带的表皮，缝合切口两旁的韧带、皮下组织真皮。缝线之间间隔 1 cm，确保切口能恰当闭合。缝合真皮平面时，先用几针 4-0 薇乔缝线缝合，再用 6-0 线连续缝合完全闭合真皮平面。

## 42.6 术后护理

严重疼痛是本手术主要的并发症，且术后头几天就可能发生，因此有必要保留硬膜外导管。临床上曾经使用止痛泵但效果不佳。术后第一天，患者应俯卧在一个六边形枕头（10 cm 高且非常坚实）上，并摇高床头。避免患者处于一般的俯卧位，防止分离区的液体随重力流到坐骨神经处，因为这可能会加重疼痛。使用特殊枕头时，不要让臀部触碰床垫，避免臀部承受任何压力。如果没有满足上述要求的枕头，建议将患者置于侧卧位。患者应尽早坐起和下床走动。术后第二天开始，建议患者侧卧位，避免过长时间的俯卧或仰卧。不需要腹带和胶带。手术 10 天后可以开车。

## 42.7 讨论

常见并发症可以分为近期并发症和远期并发症两组。近期并发症发生在术后 30 天内。以发生频率排序，最常见的近期并发症为疼痛、切口裂开、血清肿和感染。最常见的远期并发症是肌肉萎缩和假体转位。肌肉萎缩的发生一般是由引导不当的潜行剥离和肌肉覆盖过薄引起的。假体转位是由于远期腔隙扩大。两者都会导致外表可见假体。使用光面假体和微毛面 Quartzo 假体（Sientra，Inc.，Santa Barbara，CA，USA）时未观察到远期的血清肿和包膜挛缩。一般来讲，毛面假体容易导致远期血清肿形成。

### 42.7.1 血清肿

血清肿以及紧绷、外翻的皮缘造成的微坏死是切口裂开的主要原因。血清肿可能源自于切开的肌内腔隙，或者源自在倒心形区域打开肌内腔隙之前为暴露肌肉进行的筋膜上分离操作，也有时源自邻近区域的吸脂。如果筋膜上区域愈合良好，那么源自于肌内腔隙的血清肿不太可能到达皮肤切口，而是留存在肌内腔隙中且不会造成任何伤害。然而，筋膜上剥离区域的血清肿很容易到达皮肤、肌肉切口并且造成切口裂开。这种剥离的范围、方式以及闭合对于避免血清肿和随后的切口裂开很重要。倒心形分离尽可能地减少了肌肉的暴露。更广泛的剥离是没有必要的，并且会导致血肿形成以及随后的切口裂开。通过绗缝方式将倒心形的分离面接合在一起可降低血清肿发生的风险。晚期的血清肿通常由毛面假体引起，这是必须要避免的 [4]。

### 42.7.2 切口裂开

为保护骶皮韧带而保留的条状去表皮化皮肤，能极大程度改善切口愈合情况，降低切口裂开的发生率和严重度。当保留这一条状皮肤时，就算发生切口裂开，通常也只发生在分离区域的一侧，且预后良好；相反地，若没有这一条状皮肤，分离区域的两侧同时裂开，切口易形成巨大裂口，难以愈合。骶皮韧带能防止裂口边缘进一步裂开。如果需要再次缝合的话，条状皮肤还能作为裂口两侧附着的基底。我们不建议为了降低切口裂开发生率而在臀沟上做两个切口，因为单一切口留下的瘢痕很好地隐藏在臀沟中，愈合质量高，裂开发生率低，无需再次处理，而双切口则会留下明显的瘢痕。

### 42.7.3 疼痛

引流有两个好处：一是短期内防止臀大肌腔隙内形成血清肿，二是控制疼痛。若腔隙内残余的液体没有得到合理引流，可能会随着重力往下流至坐骨神经处引起坐骨神经痛，也有可能形成血清肿。避免患者呈俯卧位也是为了预防疼痛，这一点前文已经做了阐述。

### 42.7.4　假体外显

利用标记在理想的三明治平面离断肌肉，将假体放置于臀肌间平面是防止假体外显的最佳方法。在臀大肌的侧部，有两个可触及的骨性标记：股骨大转子和髂嵴。许多术者用大转子做标记，但是相比之下用髂嵴做标记益处更多。

大转子（X 点）入路并不合适，因为臀大肌侧部隐藏在大转子侧面，剥离子无法触及，使术者分离过浅或无法在正确平面分离臀大肌。臀大肌在此入路上是外凸的，增加了精确离断臀大肌的难度。

过 X 点和 Y 点的入路是离断臀大肌的最佳平面，这是臀部唯一扁平的平面（其他都是外凸的），也是可以覆盖住整块臀大肌的平面。除此以外，髂嵴也是臀大肌侧部唯一一个可以提示肌肉厚度中点处的解剖结构。因此，经此入路离断臀大肌为假体提供良好的肌肉包裹的同时又保证了离断肌肉的对称性，防止假体外显。

### 42.7.5　假体选择

臀部假体通常是圆形或椭圆形，内含高黏性硅（Silimed, Brazil; Sebbin, France）或软硅块，摸起来非常柔软。圆形假体适合身高不太高且臀部短的患者，因为圆形假体对于臀部长的患者来说过于集中在臀上极和内侧，而缺乏对臀部下极的填充。椭圆形假体也叫作解剖型假体，应当在靠近骶骨处呈竖直状态放置，将较大的一头朝上，充分填满臀上极。Quartzo 型号的椭圆形假体（Sientra, Santa Barbara, CA, USA）因其适应证多，所以是一个不错的选择。

假体的大小取决于骨盆的大小和预期的效果。假体大小从 200 mL 到 500 mL 不等。使用圆形假体时，应当为娇小体形的女性选择大小在 220 mL 到 240 mL 的较小假体，为中等体形的女性选择大小在 270 mL 到 300 mL 的假体。如果为一个臀部大小中等的女性选择 Quartzo 型号的假体，那么假体大小可以是 350 mL 或

400 mL，因为这一型号的假体在侧部凸出度小（图 42.8）。过大的假体可能挤压肌肉引起肌肉萎缩最终导致假体外显。分离的腔隙应当适宜地容纳假体，并且易于肌肉闭合。

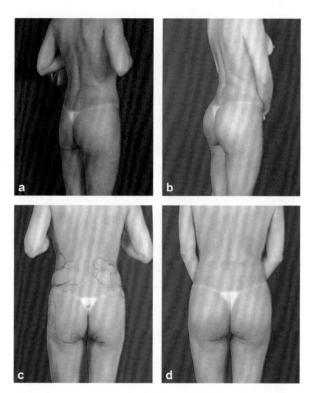

图 42.8　a，c. 一名 39 岁臀部扁平女性的术前照片。b，d. 采用 XYZ 臀肌间假体置入术联合股骨转子凹陷处脂肪移植术后 8 个月的照片

## 42.8　结论

臀部假体在重塑臀部形状和加强臀部凸出度方面有着惊人效果。然而，臀部假体置入后的美学效果取决于分离假体腔隙采用的解剖平面。虽然臀肌间平面的效果最好，但是若操作不当也会导致假体外显。为了避免这一问题，术者必须等分臀大肌。为了等分臀大肌，术者必须利用参考位点做引导，对称且深浅合适地完成剥离肌肉的操作。"XYZ"臀肌间置入法臀部成形术引导术者在理想平面分离臀大肌，使得手术效果理想，且并发症发生率低。

（李云竹　俞楠泽　译）

## 参考文献

[1] Gonzalez R, Tornieux A. Prótese para a região glútea. In: Atualização em Cir Plást. São Paulo, Brazil: Ed. Robe Editorial; 1992:555–570

[2] Gonzalez R. Augmentation gluteoplasty: the XYZ method. Aesthetic Plast Surg 2004; 28: 417–425

[3] Gonzalez R. The XYZ intramuscular method. In: Gonzalez R. Buttocks Reshaping and the Posterior Body Contour. Rio de Janeiro, Brazil: Indexa Ed.; 2006:109–160

[4] Bruner TW, Roberts TL, Nguyen K. Complications of buttocks augmentation: diagnosis, management, and prevention. Clin Plast Surg 2006; 33: 449–466

# 43　真皮脂肪隆臀术

*Yves-Gérard Illouz, Aris Sterodimas*

## 43.1　摘要

长久以来，在许多文化中，臀部就是一个和美丽紧密联系的美学单位，尤其对于女性而言，臀部是性吸引力的传统标志。在过去几年，隆臀术越来越受欢迎。最近，大幅减重后接受体形重塑术的患者人数急剧上升，加速了各种自体组织瓣移植术和切除术的发展。我们通常所说的臀部塑形，由初步的对臀部下方进行真皮脂肪移植术联合对臀部上方进行自体脂肪移植术组成，可以改善原本扁平的臀型达到强化的效果。这一方法为患者提供了易于接受的臀型美学效果，并发症发生率低，患者满意度高。

## 43.2　引言

在过去 10 年，人们对臀型的兴趣急剧上升。患者可通过假体置入、自体脂肪移植和（或）自体组织瓣移植等多种手术来改善臀型。有重大臀部外伤史和臀部畸形的患者也可以接受再造手术，通常使用脂肪注射术和自体组织瓣移植术。肥胖症患者减肥术后对体形重塑的需求增长也扩大到对臀型重塑的需求。医学文献中关于手术改善臀型的首次报道是 1969 年由 Bartels 和他的同事发表的。为了纠正臀部畸形，术者在患者单侧臀部的皮下平面置入了一个乳房假体。紧接着，为了改善扁平臀型，在患者双侧臀部置入臀部假体。假体移位和包膜挛缩等相关问题使假体置入层次转至臀大肌和臀中肌之间的肌肉下平面。吸脂术的出现及其在改善臀型方面的成功，使吸脂术联合自体脂肪移植术迅速成为重塑臀型的首选方法。过去 20 年，自体隆臀术技术有了进步 [1,2]。随着自体脂肪移植术的应用，众多自体组织移植技术也在不断发展 [3-7]。最近，大幅减重以后接受体形重塑术的患者人数急剧上升，加速了各种自体组织瓣移植术和切除术的发展 [8-10]。虽然，因为文化差异导致对臀部的大小和形状审美不同，但是近几年，已经有了普遍认可的臀部比例和轮廓的理想定义 [11]。

## 43.3　适应证

真皮脂肪移植联合自体脂肪移植丰臀术适合以下女性。

- 外伤导致臀部轮廓问题。
- 股骨大转子和臀部手术无法精确修复所有解剖层面或过度吸脂导致医源性畸形。
- 与年龄增长、体重增长和减肥手术后大幅减重有关的获得性臀部畸形。
- 臀部表面不规则、不对称或不均匀下垂。

## 43.4　方法

1. 在站立位标记吸脂和脂肪移植的区域。标记术前臀下皱襞和去表皮的位置（图 43.1）。

2. 手术室内予患者术前镇静剂。麻醉包括硬膜外阻滞和静脉镇静。患者应保持在俯卧位。

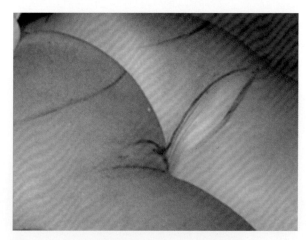

**图 43.1**　标记术前臀下皱襞和去表皮的位置

若患者不过敏，应当术中予患者头孢唑林。

3. 用小孔径管向患者注入含 1∶500000 肾上腺素的生理盐水湿润液，随后观察 15 分钟。

4. 注射器吸出脂肪。脂肪供区包括侧腰、大腿和膝部。分别处理接受吸脂术的区域（图 43.2）。

5. 按照以下步骤处理脂肪组织。注射器垂直放置开口向下使脂肪沉淀（图 43.3）。10 ~ 15 分钟后，脂肪变成接近黄色。

6. 完成吸脂术后，去除术前标记的新月形区域的皮肤表皮，将该区域水平分为头侧 2/3 的真皮脂肪瓣和尾侧 1/3 的真皮脂肪瓣。用 2-0 尼龙缝线将头侧 2/3 的真皮脂肪瓣缝合到臀部筋膜上，创建一个新的臀下皱襞。将尾侧的真皮脂肪

瓣转回到头侧的真皮脂肪瓣并用 2-0 尼龙缝线缝合。接着，用 3-0 尼龙缝线将尾侧真皮脂肪瓣边缘部缝合到皮肤上。

7. 对臀部行自体脂肪移植术。回撤注射针的同时，不断向起始于深部逐渐走行至中层脂肪室的隧道中注入脂肪（图 43.4）。

8. 用 3-0 单乔缝线闭合臀下皱襞处的皮肤（图 43.5）。

9. 术后立刻用无菌敷料覆盖吸脂术区域，避免臀部受到压力。

10. 术后患者住院 24 小时。术后 7 天内予患者止痛药和抗炎药。指导患者俯卧。术后第三周可以恢复轻微活动量，术后 2 周后可以平卧。患者从术后第二天开始穿无拉链套头女式背心并

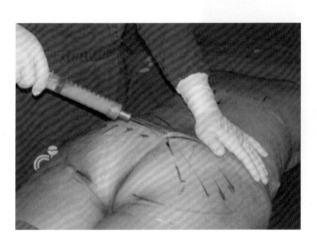

图 43.2 在术前标记区行注射器辅助吸脂术

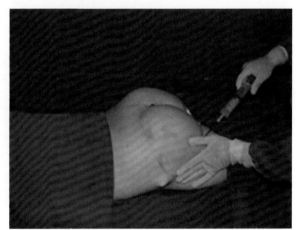

图 43.4 臀部自体脂肪移植。回撤注射针时向隧道中注入脂肪

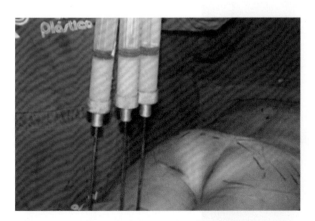

图 43.3 注射器垂直放置开口向下使脂肪沉淀

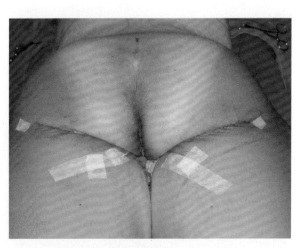

图 43.5 固定住真皮脂肪瓣后缝合臀下皱襞

维持 1 个月。

## 43.5　患者 1

　　女性，54 岁，主诉为臀部下垂、缺乏吸引力（图 43.6a, 图 43.7a）。她适合真皮脂肪移植联合自体脂肪移植丰臀术。首先进行臀下真皮脂肪移植术。接着进行背部、侧腹的吸脂术和臀部自体脂肪移植术。臀部移植脂肪总量为 350 mL。最后，患者接受了腹壁成形术和置入硅胶假体的乳房

上提术。图中为患者术后两年的照片（图 43.6b, 图 43.7b）。

## 43.6　患者 2

　　女性，48 岁，主诉为臀部缺乏吸引力（图 43.8a，图 43.9a）。她适合真皮脂肪移植联合自体脂肪移植丰臀术。首先进行臀下真皮脂肪移植术。接着进行背部、侧腹的吸脂术和臀部自体脂肪移植术。臀部移植脂肪总量为 420 mL。最

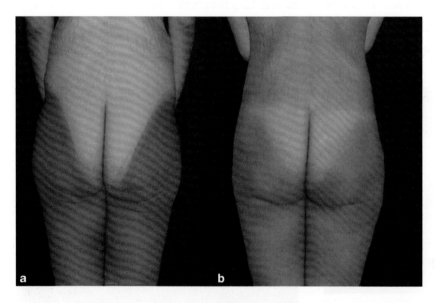

图 43.6　患者 1。a. 术前背面照片。b. 术后背面照片

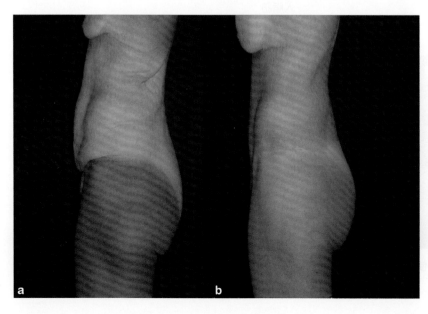

图 43.7　患者 1。a. 术前侧面照片。b. 术后侧面照片

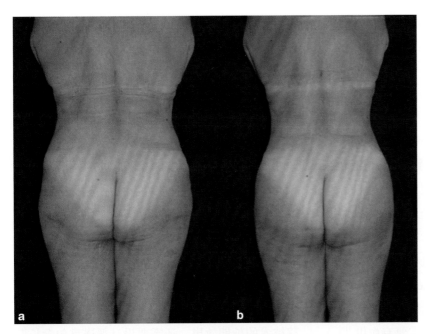

图 43.8 患者 2。a. 术前背面照片。b. 术后背面照片

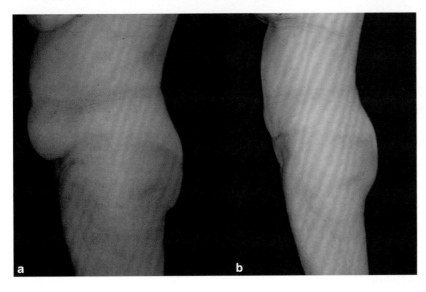

图 43.9 患者 2。a. 术前侧面照片。b. 术后侧面照片

后，患者接受了腹部成形术和置入硅胶假体的乳房固定术。图为患者术后 18 个月的照片（图43.8b，图 43.9b）。

## 43.7 讨论

臀部由两侧的臀肌组成，位于骨盆后，最上方从髂嵴延伸出来，向下达到臀部皱襞[12]。臀下皱襞包括臀区最下缘，是由附着于股骨和骨盆并穿过臀肌间筋膜到达皮肤的较厚筋膜构成[13]。臀下皱襞位于臀部最凸出的部位。当臀下皱襞以下出现下垂的多余的皮肤和脂肪时，我们将其定义为臀部下垂[14]。当对臀下区域深层组织进行手术干预时，应当水平或倾斜操作而不是竖直操作。因为后者可能导致臀部下垂或畸形。对于那些臀部脂肪过剩而不是皮肤过剩或松弛的患者来说，吸脂术可以改善他们的臀型。但是过于激进的脂肪抽吸术可能导致相反的结果[6,15]。臀部提升术中的一个问题是臀下皱襞的消失，导致扁平的臀型和界定不明的臀部。这容易发生在单纯组织切除术后仅进行皮肤缝合的操作中[10]。当术者在设计一个新的臀下皱襞时，其侧面不应当超过半腱肌和股二头肌在侧面的连接处，因为这一部位是天然皱襞的终点[11]。用 2-0 永久性缝线将头侧的真皮脂肪瓣锚于上方的臀部筋膜上，可以降低瘢痕移位和臀部下垂过早复发的可能。前文所述的技巧不会破坏臀部附着韧带，因此避免了术后臀部下垂。接着，对扁平臀部施行自体脂肪移植术以重塑臀型[16]。联合臀部真皮脂肪瓣移植术和自体脂肪移植术，臀型大体上可以得到极大改善。脂肪移植时获取和处理脂肪的一个重要考量是谨慎对待和保护活体脂肪的组织结构。任何破坏脂肪脆弱组织结构的机械或化学干扰最终会造成注入脂肪的坏死。Guerrerosantos 已经成功完成了许多将自体移植的脂肪注入肌肉和深部脂肪中的手术[17]。移植的脂肪需要有血供[18]。在移植的脂肪中创造多个隧道可以保证适宜的血供。向浅表臀部脂肪室注入脂肪时，每条隧道中移植的脂肪量不应超过 20 mL[4]。因为过量脂肪造成的血供不足和压力过大会导致脂肪坏死。臀肌间脂肪移植也应当通过隧道进行，注入脂肪时应不断回抽避免将脂肪注入血管。手术区域要避免一切压力[19]。不要向某一特定区域内注入多余脂肪。为了达到预期效果，术者应当在无菌环境中将脂肪处理成血供良好的组织，避免外界接触，以达到防止污染的目的。移植过高比例的无活性物质，如血液和局部因子，会降低精确估算移植脂肪容量的概率。面部对移植脂肪的吸收普遍较多，相比之下臀部和下肢的脂肪容量丢失要低得多。臀部脂肪移植术后因为脂肪重吸收导致的组织丢失平均值为 24% ~ 36% 不等，并且通常需要 1 年时间才能完全稳定[20,21]。脂肪移植的局限性众所周知，尤其是无法预测的长期容量稳定性[22-24]。供区能够提供的脂肪量也是一个重要的局限因素[25]。真皮脂肪瓣移植联合自体脂肪移植术后的并发症发生率很低[4,7,22]。术者可以根据经验预测取得预期效果所需要的脂肪量[26,27]。

细胞再生策略，如干细胞的应用方法，在增大软组织容量方面潜力巨大。临床前研究和早期临床研究发现，脂肪干细胞（ADSC）就像一个

美容填充物一样，为最终实现用相似物替换组织的原则提供了可能，克服如今技术的短板[28,29]。在进行细胞辅助脂肪移植术（CAL）时，运用了自体脂肪干细胞联合脂肪注射。平分新鲜获取的脂肪，将其中一半里包含了脂肪干细胞的基质血管细胞群分离出来，与另一半脂肪融合。这个步骤把相对缺乏 ADSC 的脂肪转换成了富含 ADSC 的脂肪。研究的初步结果显示，CAL 在增大软组织容量方面有效且安全[30,31]。另一研究证实，通过 CAL 移植的脂肪存活率高于非 CAL 移植的脂肪（平均高出 35%），在 CAL 移植的脂肪中尤其是脂肪外层，微血管更显著[32,33]。为了比较自体脂肪移植术和富含干细胞的脂肪组织移植术的长期效果，还需要设计严谨且包含长期结果的研究[22,34]。

## 43.8 结论

真皮脂肪联合自体脂肪移植术为改善臀型提供了不错的美学效果，并发症发生率低，患者满意度高。脂肪移植技术不断精炼，改善了所获取的脂肪的质量，进而改善了手术效果的可预测性和可持续性。随着细胞再生策略这一新概念和新技术的出现，脂肪移植术在未来还有更大的潜力。

（李云竹　俞楠泽　译）

## 参考文献

[1] Sterodimas A, Radwanski HN, Pitanguy I. Body contouring after weight loss. Plast Cosmet Surg 2005; 18: 10–13

[2] Raposo-Amaral CE, Ferreira DM, Warren SM, Magna LA, Ferreira LM. Quantifying augmentation gluteoplasty outcomes: a comparison of three instruments used to measure gluteal projection. Aesthetic Plast Surg 2008; 32: 333–338

[3] Illouz YG. Une nouvelle technique pour les lipodystrophies localisees. Rev Chir Esthet 1980; 4: 19–25

[4] Pereira LH, Radwanski HN. Fat grafting of the buttocks and lower limbs. Aesthetic Plast Surg 1996; 20: 409–416

[5] Toledo LS. Syringe liposculpture: a two-year experience. Aesthetic Plast Surg 1991; 15: 321–326

[6] Pereira LH, Sterodimas A. Correction for the iatrogenic form of banana fold and sensuous triangle deformity. Aesthetic Plast Surg 2008; 32: 923–927

[7] Nicareta B, Pereira LH, Sterodimas A, Illouz YG. Autologous gluteal lipograft. Aesthetic Plast Surg 2011; 35: 216–224

[8] Coban YK, Uzel M, Celik M. Correction of buttock ptosis with anchoring deepithelialized skin flaps. Aesthetic Plast Surg 2004; 28: 116–119

[9] Sozer SO, Agullo FJ, Wolf C. Autoprosthesis buttock augmentation during lower body lift. Aesthetic Plast Surg 2005; 29: 133–137, discussion 138–140

[10] Handschin AE, Mackowski M, Vogt PM, Peters T. A new technique for gluteal lifting using deepithelialized dermal flaps. Aesthetic Plast Surg 2010; 34: 96–99, discussion 100–101

[11] Cuenca-Guerra R, Lugo-Beltran I. Beautiful buttocks: characteristics and surgical techniques. Clin Plast Surg 2006; 33: 321–332

[12] Sinnatamby CS. Last's Anatomy, Regional and Applied. 10th ed. London: Churchill Livingstone;1999:119

[13] Centeno RF, Young VL. Clinical anatomy in aesthetic gluteal body contouring surgery. Clin Plast Surg 2006; 33: 347–358

[14] Gonzalez R. Buttocks lifting: how and when to use medial, lateral, lower, and upper lifting techniques. Clin Plast Surg 2006; 33: 467–478

[15] Gonzalez R. Treating the banana fold with the dermotuberal anchorage technique: case report. Aesthetic Plast Surg 2005; 29: 300–303

[16] Pereira LH, Sterodimas A. Long-term fate of transplanted autologous fat in the face. J Plast Reconstr Aesthet Surg 2010; 63: e68–e69

[17] Guerrerosantos J. Autologous fat grafting for body contouring. Clin Plast Surg 1996; 23: 619–631

[18] Lewis CM. Transplantation of autologous fat. Plast Reconstr Surg 1991; 88: 1110–1111

[19] Lewis CM. Correction of deep gluteal depression by autologous fat grafting. Aesthetic Plast Surg 1992; 16: 247–250

[20] Illouz YG, Sterodimas A. Autologous fat transplantation to the breast: a personal technique with 25 years of experience. Aesthetic Plast Surg 2009; 33: 706–715

[21] Wolf GA, Gallego S, Patrón AS et al. Magnetic resonance imaging assessment of gluteal fat grafts. Aesthetic Plast Surg 2006; 30: 460–468

[22] Illouz YG. Present results of fat injection. Aesthetic Plast Surg 1988; 12: 175–181

[23] Pereira LH, Sterodimas A. Free fat transplantation for the aesthetic correction of mild pectus excavatum. Aesthetic Plast Surg 2008; 32: 393–396

[24] Haroldo Pereira L, Sterodimas A. Aesthetic restoration of axillary contour deformity after lymph node dissection. J Plast Reconstr Aesthet Surg 2008; 61: 231–232

[25] Roberts TL, Toledo LS, Badin AZ. Augmentation of the buttocks by micro fat grafting. Aesthet Surg J 2001; 21: 311–319

[26] Illouz YG. La Sculpture Par Lipoplastie Ed. London: Churchill Livingstone; 1988:193–198

[27] Coleman SR. Structural fat grafting: more than a permanent filler. Plast Reconstr Surg 2006; 118 Suppl: 108S–120S

[28] Sterodimas A, De Faria J, Correa WE, Pitanguy I. Tissue engineering in plastic surgery: an up-to-date review of the current literature. Ann Plast Surg 2009; 62: 97–103

[29] Sterodimas A. Adipose stem cell engineering: clinical applications in plastic and reconstructive surgery. In: Illouz YG, Sterodimas A, eds. Adipose-Derived Stem Cells and Regenerative Medicine. Berlin: Springer-Verlag; 2011:165–180

[30] Sterodimas A, de Faria J, Nicaretta B, Papadopoulos O, Papalambros E, Illouz YG. Cell-assisted lipotransfer. Aesthet Surg J 2010; 30: 78–81Review

[31] Sterodimas A, de Faria J, Nicaretta B, Boriani F. Autologous fat transplantation versus adipose-derived stem cell-enriched lipografts: a study. Aesthet Surg J 2011; 31: 682–693

[32] Yoshimura K, Sato K, Aoi N, Kurita M, Hirohi T, Harii K. Cell-assisted lipotransfer for cosmetic breast augmentation: supportive use of adipose-derived stem/stromal cells. Aesthetic Plast Surg 2008; 32: 48–55, discussion 56–57

[33] Sterodimas A, Faria de J, Nicaretta B, Pitanguy I. Adipose tissue engineering in plastic and reconstructive surgery. J Plast Reconstr Aesthet Surg 2010; 63: 1886–1892

[34] Illouz YG, Sterodimas A. Conclusions and future directions. In: Illouz YG, Sterodimas A, eds. Adipose-Derived Stem Cells and Regenerative Medicine. Berlin: Springer-Verlag; 2011:273–276

# 44 游离脂肪移植隆臀术

*Constantino Mendieta*

## 44.1 摘要

改善臀型除了丰臀以外还包括对整个体形的重塑。根据笔者的经验，对臀部周围解剖结构进行脂肪移植和脂肪抽吸能有效重塑臀型。对于娇小体形的患者来说，臀部假体也是一个合适的选择。相比于单纯的假体隆臀术所提供的隆臀容量，脂肪移植术联合假体隆臀术能够获得更理想的臀型。躯干后部有不少重要区域，在隆臀术时这些区域都当受到重视，并注入肿胀液。用低压吸引器吸出脂肪，用垂直交叉注射法少量多层次地将脂肪注入肌肉和皮下组织。深入肌肉的脂肪使臀部更大，而浅表位置的脂肪则使臀部更挺翘。在致密部位进行吸脂时，VASER（vibration amplification of sound energy at resonance; Solta Medical, Hayward, CA, USA）技术可能有所帮助。该操作已取得不错的患者满意度和良好的安全记录。并发症包括失血过多、臀型不规则、脂肪坏死、血清肿和感染。

## 44.2 引言

在整形外科的历史上，臀部整形的艺术一直不受重视。直到大约 10 年前笔者团队才开始重视臀部美学。隆臀术由 Bartels 等[1] 首次报道，他们当时为了再造臀部对单侧臀部进行了假体置入。这一操作沉寂了不少年，但也有一些文章提到了该项技术[2-5]。后来，人们发明了专门用于隆臀的假体。隆臀技术逐渐改进，假体放置的平面也从筋膜上[6]、筋膜下[7]、臀肌间[8] 发展至臀肌下[9]。多数整形外科医生都认为放置假体时应当避免选择皮下平面。隆臀术也不断进步，不只是增大臀部容量而已。隆臀这个词立刻就会让整形外科医生和患者认为它和"仅仅更大的臀部"

是同一个概念，但事实远非如此。隆臀术是一个突出并增强臀部轮廓的艺术方法。恰当的术语应当是臀部形状或轮廓重塑。因此，即使臀部容量大也可能从隆臀中获益，甚至可能进一步增大容量，因为细致的检查可能发现其脂肪分布不佳，缺乏在最重要美学区域的分布（图 44.1）。

早期隆臀术伤口裂开、血清肿、假体移位和假体取出的发生率高。虽然我们通过长期的努力，已经改善并最大程度地降低了并发症的发生率，但是我们始终面临的一个事实就是，假体隆臀术后，患者终身都有发生包膜挛缩、血清肿、假体移位、假体破裂和伤口裂开的可能性。自体脂肪移植术可以避免以上所有风险。就个人经验

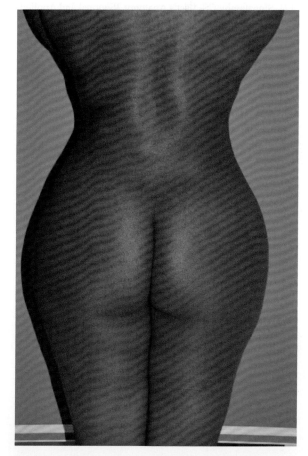

**图 44.1** 臀部偏大者也可以从隆臀术和重塑臀周轮廓中获益

来说，笔者只会对那些没有足够的移植所需脂肪量的患者施行假体隆臀术。

## 44.3  评估脂肪量：谁有足以移植的脂肪？

隆臀术的挑战之一在于评估受术者是否拥有足够的脂肪，因为塑造臀型所需的脂肪量远比人们想象的要多。目前，按照笔者个人的经验，单侧隆臀所需的平均脂肪量为 800 mL。注入臀部的脂肪量为 400~500 mL，剩余的用于塑造臀周轮廓。还没有一个确切的公式可以估算一个人的可用脂肪容量，因此现在用的仍然是非科学方法，依赖于术者的经验、直觉和抓捏脂肪时的感受（最好的仪器是拇指和示指）。更有趣的是，就算我们自认为有一套能评估可用脂肪量的系统，但因存在一些未知的变量直到手术日当天才能评估。这些变数包括脂肪质量、脂肪细胞脆性和出血情况，这些都会影响抽吸时总的脂肪可用量。

## 44.4  评估脂肪的质量：脂肪是坚硬、致密且富含纤维的？还是像黄油一样，柔软且易于抽吸？

坚硬而致密的脂肪需要更有创伤性的反复抽吸，也会相应导致更多的细胞创伤。如果脂肪很软，易于抽吸，则这些细胞往往更加脆弱。任何一种极端情况都代表着活性脂肪细胞的进一步丢失。

## 44.5  适应证

笔者把患者分为 4 种不同的体形，这有助于整形外科医生进行决策。

### 44.5.1  根据体形选择患者

**体形较小、较大和特大者**（图 44.2a, c, d）

显然，有些患者没有足够脂肪容量。体形非常娇小的患者就属于这一类，假体丰臀术最适

合他们。体形较大和特大的人适用的是脂肪移植术。

**体形中等者**（图 44.2b）

中等体形患者的治疗是一个挑战，因为他们的脂肪容量未必合适。对于这类患者来说，整形外科医生需要依靠个人的经验以及方便程度来做决策。因为个人倾向于自体脂肪移植，笔者总是要求体形偏小和体形中等的人增重，数值在 4.5~9.1 kg（10~20 lb）之间，主要取决于笔者认为所需要的脂肪量以及患者初诊时拥有的脂肪量（图 44.3）。这个数值非常主观，但是宁愿错误地高估了所需脂肪量也不愿没有足够可用的脂肪。几乎所有患者都愿意这么做。

很少有患者不愿或不能够增重。对这类体形较小和体形中等的患者，笔者为他们提供 3 种丰臀选择：①脂肪移植；②假体；③二者联合。通常在这种情况下，二者联合是最佳选择，因为仅靠一种很难有足量的脂肪。

**脂肪量足够的体形中等者**

现在，笔者已经很少为中等体形者施行假体隆臀术，因为这些患者自身可以提供重塑臀部轮廓和形状以及增大臀部所要求的脂肪。如图 44.4 所示的中等体形者，即使她不增重，笔者也能轻松地获得足够的脂肪。

**增重后仍然处于临界点的体形中等者**

如果患者增重后仍然没有足够的脂肪，我会提供 3 种选择。

1. 单纯脂肪移植隆臀术。患者需要理解手术的最终效果受两个不可预测因素影响。

- 可用于移植的脂肪量。
- 脂肪存活的不确定性。

术后 3~6 个月才能确定存活的脂肪量。在笔者团队的病例研究里，脂肪存活率为 70%~80%，但是达到这个比例很难。如果 6 个月后患者希望有一个更大的臀部，可以施行假体丰臀

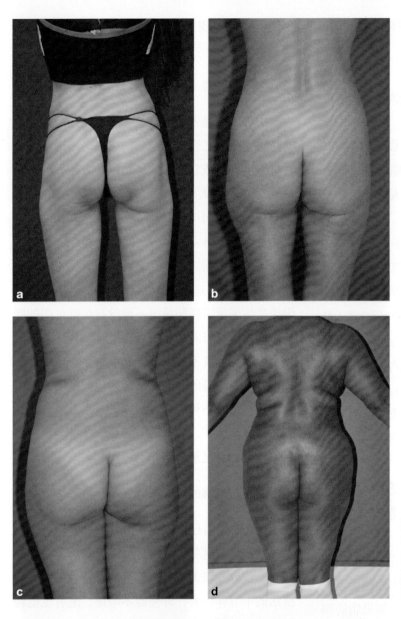

图44.2　a. 娇小体形者需要假体。b. 若供区脂肪足够，中等体形者可从脂肪移植术获益。c. 较大体形者适合脂肪移植隆臀术。d. 无论是否行假体隆臀术，特大体形者都适合于脂肪移植隆臀术

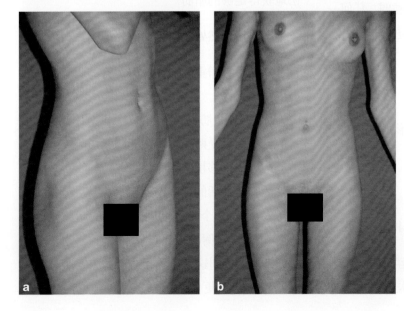

图44.3　中等体形者若增重也能从脂肪移植丰臀术中获益

术，或者要求患者再次增重，通常患者都愿意配合，在不放假体的情况下可以施行第二次脂肪移植术。

2. 假体联合脂肪移植隆臀术。如果患者不愿仅接受脂肪移植，还可以行假体联合脂肪移植隆臀术。但是，患者需要认识到丰臀不仅仅和臀部大小有关，还和臀部形状有关。假体改善的是臀部容量而不是形状。因此，笔者总是向患者介绍假体联合脂肪移植隆臀术。在这样的情况下，仅仅需要把脂肪用在重塑臀型和改善肌肉过渡区上。虽然患者的脂肪量可能仍然有限，但它至少是在一个更受限的基础上提供了可用的材料。笔者还是会要求患者增重，因为脂肪越多，效果越好。置入的假体能永久地保证臀部容量。

3. 单纯假体隆臀术，不施行脂肪移植和吸脂术。这是笔者本人最不喜欢的一项选择，因为它无法保证能够成功重塑臀部的轮廓或形状。笔者会提醒患者这一做法仅仅能增大臀部容量并且还可能无法分配均匀。

## 44.6 体形总结和相应的治疗选择（图 44.2）

### 44.6.1 所移植的脂肪有多少会存活？

这个问题没有最佳答案。随着衰老，人们面部、手部及臀部的脂肪似乎会不断减少，但是女性下腹部、腰部和大腿外侧以及男性胸部的脂肪不会减少。我们无法确切预测移植脂肪能存活多久。然而，由于选择性的脂肪移植重塑了臀型，臀部的形状发生了永久性变化，仅仅是这一点就保证了效果的持续性。笔者要求患者等待 6 个月再评估有多少脂肪存活下来。需要牢记塑造臀周轮廓也是本操作的一个重要组成部分。单单是这一个步骤就可以带来臀型的巨大改变。界限明确的臀部就算容量没有增大也会看上去更加凸出（图 44.5）。

### 44.6.2 脂肪移植的理想患者

脂肪移植对于体形偏大到特大的患者效果更为显著。这类患者在骶部、下背部及腰后三角区（图 44.6）有明显的富余脂肪。在隆臀时，笔者主要关注 1~4 区（有关区域的内容见后文 44.7 一节）。若患者超重，应理解吸脂量不仅有 4 L 的极限（现在已经被佛罗里达州法规所明确），而且有术者本人设定的限制（可能低于 4 L）。因此，不是全身所有部位都会接受脂肪移植。手术的目标并不是全身体形重塑，而是相对集中地进行臀部脂肪移植以改善臀型。对于体形较大者，首先对 1~4 区吸脂。如果得到了足够移植所用的脂肪，则不需要进一步吸脂。若还需

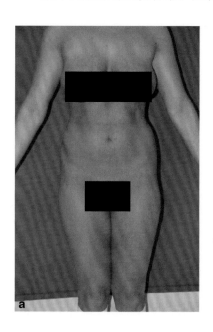 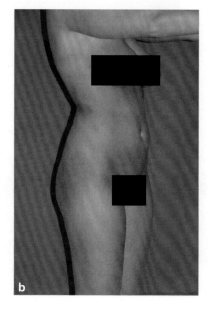

图 44.4 有足够脂肪用于移植的中等体形者

要更多脂肪，也可保守地对其他部位吸脂，应控制在 4 L 内。用这样的方式吸脂是安全的。

改善臀型通常要求重新分布臀部容量。换言之，臀部容量可能是粗略地不均匀分布的，因此重塑臀型要求对臀部容量进行再分布。牢记这个理念，那么就算是体形偏大者也能进行脂肪移植隆臀术（图 44.7）。

## 44.7　患者评估

与本章其他相比，本节内容是主观性的，但是为了更好地理解为了获得有美感的臀部需要改进哪些部位，那还是需要涉及一些主观性的知识点。虽然人体背面有 10 个美学单位，但是只有其中 6 个重要的区域决定着臀部轮廓：1~5 区

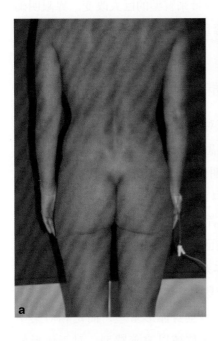
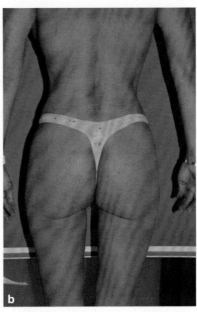

图 44.5　a. 术前。b. 侧腰、臀后三角、骶部、腹内斜肌、腹外斜肌区域以及腹部吸脂术后。未做脂肪移植

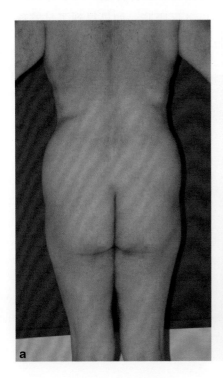
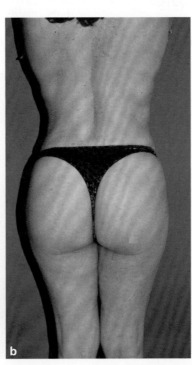

图 44.6　a. 术前。b. 臀部两侧分别行 800 mL 脂肪移植术后 8 个月

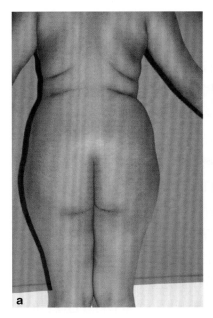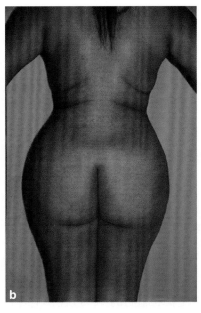

图 44.7 a. 术前。b. 骶部、臀后三角、下背部及腹内斜肌和腹外斜肌区域吸脂术，联合臀部两侧分别行 750 mL 脂肪移植术后 10 个月

及 8 区 [10]（图 44.8）。臀部中外侧（8 区）尤为重要，因为当要把臀型打造得更圆润时，它是 6 个区域中唯一一个可能需要脂肪移植的。而这一区域没有肌肉。因此，需要将脂肪移植到血管化较差的皮下组织上，这意味着更多护理和更精确的手术技术要求。

无论是脂肪移植还是假体隆臀，几乎每个病例都涉及对 1 ~ 4 区进行吸脂。5 区吸脂量偏于保守，因为文化环境的显著影响，很多患者强烈希望保留这一区域，维持该区域的丰满。

## 44.8 手术技术

脂肪移植需要一根吸脂针、一个抽吸系统（注射器或机器）、一个抽吸物集合系统、一个分离上层脂肪的机器，还有一个移植设备（注射针和注射器）。仍然有一些问题存在争议：理想的吸脂针直径、抽吸压力、分离上层脂肪的方法、注射针的大小和注射器大小。注射的只有上层脂肪，并且注射时应当多点、多层次。

### 44.8.1 获取脂肪

**吸脂针类型**

关于吸脂针的理想直径，争议很大。笔者团

队已非常熟悉面部脂肪移植的技术和原则。但是，面部的肌肉很细小且很薄。因此，面部脂肪主要移植到皮下组织里，而皮下组织并不是脂肪细胞的最佳受体床。为了克服这个短板，笔者团

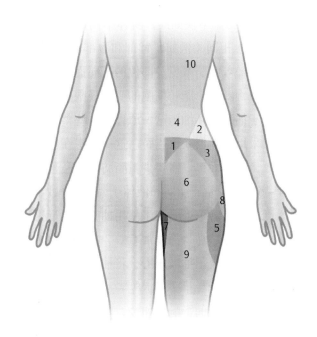

美学单位 / 区域

1. 骶部 V 区    6. 臀
2. 侧腰    7. 钻石区 臀 / 腿内侧注射区
3. 臀上部    8. 外侧臀中部
4. 下背部    9. 臀下部 / 腿后连结
5. 腿外侧    10. 上背部

图 44.8 躯干后部的美学区

队移植最小的脂肪颗粒、脂肪微滴，并且通过最细的注射针逐层重复注入。这也就意味着为了得到脂肪微滴，我们需要用小管径的吸脂针来获取脂肪。然而，臀部的情况则完全不同，因为在这里所要面对的是身体最大的肌群之一，肌肉的高度血管化使其成为理想的脂肪受体床。臀部脂肪移植时，大部分脂肪细胞会移植到肌肉里，仅有 15%～20% 移植到皮下组织。因为我们是将脂肪注入血管丰富且健康的介质里，脂肪滴不需要很小，注入时的分层相比于面部更为宏观。臀部脂肪移植时，用更大口径的吸脂针获取脂肪：5 mm 吸脂针用于深部吸脂，4 mm 吸脂针用于浅层吸脂。应用更大口径的吸脂针使获取脂肪的操作更迅速、更高效。

### 抽吸器类型

正因为世上没有两个完全相同的人，所以每个人都有不同的脂肪特性（例如，纤维性、致密度或柔软度）。不仅如此，身体不同部位的脂肪比例也不尽相同（例如，背部和腹部）。脂肪细胞的脆性随着脂肪浓度及部位的不同而不同。因此，要想判断各个脂肪细胞的受压极限是不可能的。基于抽吸破坏细胞这一原理，一些整形外科医生仅采用注射器获取脂肪。这一技术在面部极为有效，因为面部仅需要少量脂肪，但是若要获取 4～6 L 的总量（脂肪和液体），该方法过于耗时。因此，笔者个人倾向于使用抽吸器进行臀部吸脂。这一方法在臀部非常有效。在脂肪移植的早期，笔者忽视了抽吸压力，将抽吸压力调到最大值进行抽吸。在早些年，笔者从未重视抽吸压力对于脂肪存活的影响，如今，笔者会限定抽吸压力而使脂肪不会在抽吸管里冒泡，这样做可以增加脂肪存活率。选择抽吸器时，应当选择那些可以调节抽吸压力的。

### 集合抽吸物和分离上层脂肪的工具

抽吸物包含 4 种物质：血液、肿胀液、纯正的完整脂肪细胞（上清脂肪），以及纯正脂肪表面的油状脂质层所代表的破裂脂肪细胞。笔者团队仅移植上清脂肪（无油状脂质层）。因此，需要对抽吸物进行分离：将上清脂肪（纯正的完整脂肪细胞）从周围的抽吸液（肿胀液、血液和脂质）中分离出来。离心和滗析技术在面部脂肪移植术中运用良好，可以轻松获得面部需要的少量脂肪。相反，臀部需要大量脂肪（4～6 L）。虽然有大型离心机，但该设备十分笨重，需要额外的人员帮助，并且操作费时。滗析无法满足如此大量的需求。笔者过去习惯用一个开放过滤系统，但是理论上把脂肪暴露于空气中有可能造成污染。因此，为了能把整个过程变成一个封闭的过程，笔者致力于开发一个带有内置过滤器的收集罐，随着吸引的进行，下层的液体被除去，仅留下了上清脂肪。把注射器和一个提取端口相连，随时准备装载和转移脂肪。以上装置不仅使得整个脂肪移植过程都是封闭的，而且缩短了时间。

### 脂肪细胞移植管和注射器

同样，整形外科医生对于使用哪种大小的注射器也有不同观点。面部脂肪移植时，笔者团队认识到要使用非常小容量的注射器（1～3 mL）平稳地进行低压脂肪注入。这么操作的理念在于注入脂肪微滴，防止移植过程中的脂肪细胞损伤以及避免在某一点注射过量。实际上笔者团队是在一个有限空间内进行微量注入。臀部脂肪移植是不需要的，因为臀部面积大且受区介质丰富。使用较大孔径吸脂针导致获得的脂肪颗粒较大，因此注入脂肪时应当使用较大容量的注射器（10 mL 和 60 mL）。60 mL 注射器用于臀肌间注射，而 10 mL 注射器用于皮下注射。10 mL 注射器相比于 60 mL 注射器，在注射时更可控、更精确，注射路径缝隙更窄。随着注射针进出，将脂肪注入。大注射器缩短了注射时间，减少了人员需求。然而，我们仍然需要坚持只注射上清脂肪、多层次注射、交叉扇形注射和多次重复注射的原则。

## 44.9 笔者的最新技术

脂肪移植术具有简单直接、高性价比和高时效性的优点。其原因有三：使用了大孔径吸脂针进行脂肪抽吸，使用了自带过滤装置的闭合脂肪集合器来分离抽吸物，以及使用了大容量注射器（10 mL 和 60 mL 注射器）来进行纯化脂肪的注射。在笔者的诊所，几乎所有手术都是在全身麻醉下进行的。平均一台手术需要 2～2.5 小时，患者术后需要在复苏室观察 2～2.5 小时。手术团队很小，包括笔者自己、笔者的助手和一个传递器械的巡回护士。笔者的助手负责摆体位、为患者翻身以及装载脂肪。因此，这实际上是一个两人的团队。

## 44.10 术前准备

对患者做例行的术前医疗评估和符合其年龄的实验室检查。常规的术前实验室检查包括全血细胞分析、凝血酶原时间（PT）或部分促凝血酶原激酶时间（PTT）、出血时间、尿常规、生化和女性妊娠试验。几乎所有患者都会行心电图（ECG）、胸片和体格检查。指导患者停止使用所有减肥药和维生素、影响血小板的非处方产品或药品（如维生素 E、非甾体抗炎药、银杏精华）。特别需要注意的是，使用免疫抑制剂的类风湿性关节炎患者可能更容易感染，甚至是感染分枝杆菌，因此这些药物应当至少在术前 2 周停止使用并持续至术后 1～2 个月。患者需要意识到感染增加的风险。同时需要类风湿病专科医生会诊协助诊治。

所有脂肪抽吸术的术前指导都是相同的。肠道准备不是例行的。至少准备两套吸脂紧身衣，并且术后要穿戴 4～6 周。因为术后阴囊肿胀严重，所以男性患者需要购买阴囊托带和紧身衣。外地患者需要在诊所附近居住至少 7 天。笔者团队建议术后第 10 天开始进行腹部和背部的物理治疗。

### 44.10.1 画线和拍照

手术当天，在术前等候室，在患者站立位时下画线。需要标记出吸脂区域，这通常包括 1 区、2 区、4 区和腹内斜肌、腹外斜肌的区域。需要提醒患者的是，在佛罗里达，我们有一个 4 L 的上清脂肪限制量，因此，并不一定会抽吸到所有标记的区域。1 区、2 区、3 区和 4 区是吸脂的重点优先区域。如果还需要更多脂肪，那么笔者会抽吸腿外侧（5 区）、腹部、腿内侧和侧胸壁直到获得足够移植的脂肪。

识别臀部 3 个指示区域：第一，识别髂后上棘，骶骨周围的压痕提示了其位置。髂后上棘的位置代表了臀肌的高度。第二，识别 V 区。有了上述标记，很容易识别和标记 V 区，即 1 区。这个区是骶骨前间隙，可以靠臀沟最上点和两侧腰窝识别。抽吸这个区域，臀型美感可以得到极大程度改善。第三，笔者会识别中外侧臀部（8 区）的所有凹陷。有的时候这些凹陷会一直延伸到腿前部，因此我们应注意标记出这种凹陷的范围。最后，标记任何的凹陷或不规则。评估 3 区，然后笔者会在脑中计算一共需要去除多少脂肪。为画线拍照，因为通常术中这些画线就会被去掉。体液状态一直是一个考量，因此需要使用 20 G 的针头进行输液。

### 44.10.2 用药

术前用药包括一开始的静脉滴注甲泼尼龙 125 mg 和克林霉素 600 mg。如果患者术后恶心的风险高，那么予患者 8 mg 昂丹司琼口服。如果患者有胃食管反流病史，可静脉使用甲氧氯普胺 10 mg 和雷尼替丁 50 mg。手术开始前予 1 L 静脉补液。

### 44.10.3 准备

患者进入手术室后，在站立位下用室温氯己定消毒全身。为了防止低体温，在手术台上放置一个水加热暖垫。在手术台上的暖垫上方铺无菌单。笔者团队使用的是 HTP-500 热疗泵和垫子（Adroit Medical System，Loudon, TN, USA）。这个垫子使用的是通过一个小型可携带泵流动的温水。设置可在 24.4～41.6℃（76～107℉）范围内调节。

为了在术中帮助患者翻身，需要在患者身下再垫一个抽单。患者踩着脚踏移动到手术台的同时，助手要扶着患者的双手保持稳定。一旦患者仰卧，进行麻醉的同时用无菌单覆盖患者身体。连接术前就穿戴好的气动袜。为了监测术中液体状态和术后舒适，予患者尿管导尿。患者术后带尿管，术后第一天拔除尿管。

### 44.10.4 肿胀液配方

过去一年笔者在实践中调整了肿胀液的成分。相比其他部位，改善臀部的美学轮廓需要更积极的吸脂。因此，笔者团队不仅去除了大量的深层脂肪，还进行了激进的表面抽吸。骶骨是一个富有挑战的区域，因为这里的脂肪致密、难去除、表层厚。需要反复抽吸才能获得脂肪，如此一来就使抽吸物含有更多血性成分。为了减少失血，笔者还会使用含利多卡因的肾上腺素来增加肾上腺素的相对量。液体包括了预热的 1 L 乳酸林格液、1 安瓿的 1∶1000 肾上腺素和 20 mL 含

有 1∶100000 肾上腺素的 1% 利多卡因。

### 44.10.5 浸润

利用 Klein 浸润器在切口处浸润肿胀液。一直要等到手术中再决定确切的切口位置。通常，有两个切口入路位于下腹部，两个靠近髂前上嵴，一个位于脐上，一或两个位于侧腰后部。还有一个位置固定的切口位于臀沟后上方，做这一切口是为了勾勒 V 区的轮廓。臀沟切口之后会被当作引流位置。每例手术导入的肿胀液平均为 4～5 L。

### 44.10.6 脂肪抽吸的差别和要点

吸脂针、集合装置和抽吸器是连接一体的。在深层组织使用 5 mm 吸脂针，选择一个入路切口开始吸脂。在更表浅的层次使用 4 mm 吸脂针。分别在仰卧位、侧卧位和俯卧位进行吸脂。臀部整形成为吸脂塑形和自体脂肪移植增容的集合体。1 区、2 区和 4 区的吸脂量最大（图 44.8）；几乎为全部的吸脂量（图 44.9）。

### 44.10.7 平卧位

平卧位时，吸脂的重点在于界定腹部（中缝线、腹直肌外侧缘、腹直肌"马甲线"、腹外

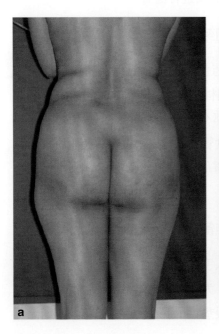
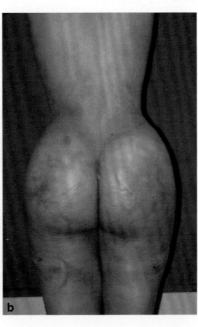

图 44.9　a. 术前。b. 臀后三角、骶部、臀部外上侧、腹内斜肌区域、腹外斜肌区域和腹部吸脂术后 2 天。引流管留置

斜肌、前锯肌），以及界定侧腹壁。如果还需要更多脂肪，还有腿内侧可抽吸。当患者位于仰卧位，应当避免抽吸到低于髂嵴的部位（图44.10）因为这可能导致臀上部过度吸脂，造成一个不平滑的台阶畸形。最好于侧卧位对髂嵴下区和3区进行直视下吸脂。如果患者的脂肪非常致密，在特别致密的区域可以使用 VASER 软化和吸出脂肪，通常在上腹部和腹白线处使用。最初笔者十分抗拒使用 VASER，因为觉得它会破坏脂肪细胞，减少可用于移植的上清脂肪量。但通过临床观察，VASER 似乎并不会给脂肪存活或者可用的上清脂肪造成问题。使用时将 VASER 设置到连续模式，80% 强度，采用双环探头。

### 44.10.8　侧卧位

在臀部美观塑形中最重要的区域是下背部、骶部和后翼三角。髂上嵴界定了后翼三角的后界，第 12 肋界定了后翼三角的下界，腰肌界定了后翼三角的内界，腹外斜肌界定了后翼三角的外界。侧卧位用于臀后三角（图44.11）、臀部外上侧、3 区、后外侧胸壁区和背部吸脂。这个体位最适用于腰线塑形。臀后三角的吸脂最好在侧卧位和俯卧位进行（图44.12）。

### 44.10.9　臀上部和 3 区

对这两个区域的吸脂仍然是一个巨大挑战。

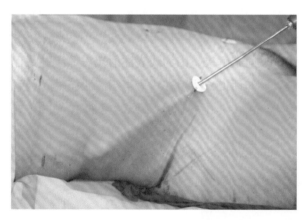

图 44.10　在侧腰吸脂时，患者需保持平卧位，吸脂操作不要低于髂嵴（用 X 标记）

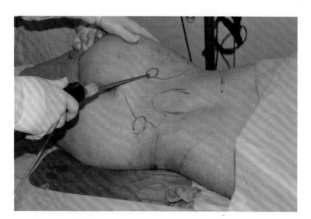

图 44.11　臀后三角

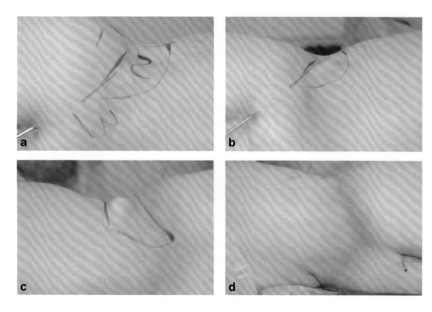

图 44.12　在侧卧位和俯卧位进行臀后三角吸脂

如果吸脂过于激进，会造成一个不平的阶梯；如果吸脂不充分，臀部则过于呈现为方形。笔者团队的目标是重塑这个区域，使臀部外形圆润，一直过渡到髂嵴。吸脂的程度由术前照片而不是术中情况决定，因为手术台上看上去很棒的吸脂效果在术后几个月却不一定如此（图44.13）。这不是一个宽容性很大的区域，有一个很陡的曲度。

## 44.10.10　俯卧位

这个体位用于V区塑形，保留侧腰后三角区、臀上部、3区、下骶部和下背部的脂肪，以及臀内皱襞下方可能超量的脂肪。当患者位于俯卧位，可以从臀沟上方作一切口界定V区（图44.14a）。这个区域的塑形需要交叉吸脂法。因此，还需要在侧腰某处做第二个切口，通常是在髂后上棘而不在髂嵴上（图44.14b）。相比其他位置，这个区域会做更多的脂肪抽吸。

在平卧位时，可以进一步界定侧腰后三角，因为此时完善侧腰后三角的塑形要简单许多（图44.14c）。有时臀外上侧会有多余的脂肪，但是在侧卧位时不太容易显现。如果有多余脂肪，就要去除。有时，臀内皱襞下方也会有多余脂肪，也应当去除。虽然增加臀部容量可以加大臀部外凸度，但有美感的臀部外形是通过激进的塑形获得的。需要记住的是单纯增加臀部容量只能打造一个"大屁股"。塑造臀型需要激进的吸脂，尤其是对V区（骶部）和侧腰后三角（图44.14d）吸脂。

## 44.10.11　脂肪注射

脂肪注射有两个目的：塑造臀部轮廓和增大臀部容量。想象一块黏土：在处理细节之前，首先需要去掉边缘以创作结构和形态。吸脂塑形是在塑造臀部的框架，奠定了一个轮廓分明的臀部框架，但臀肌本身也需要塑形。通常，臀肌都有明显凹陷的区域（图44.15）。这些区域最好用浅表注射来解决，因为浅表注射比深部注射更有效。换句话说，注射在浅表组织（肌筋膜以上）的10 mL，会比在肌肉深处注射的10 mL看上去更凸出。因此，在丰臀时，评估可用的脂肪含

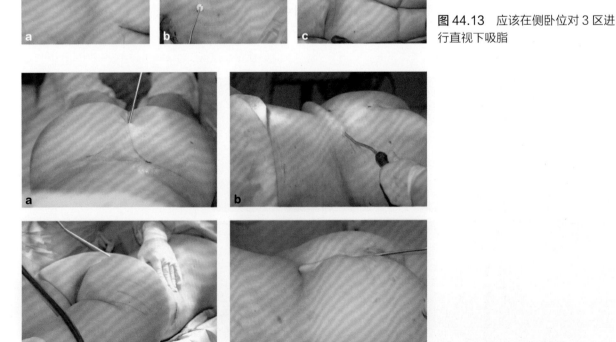

图44.13　应该在侧卧位对3区进行直视下吸脂

图44.14　V区和骶部吸脂

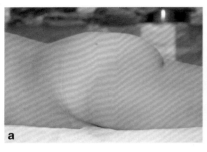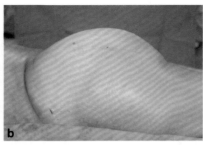

图 44.15　a. 术前中央区有一处扁平。首先用浅层的脂肪注射填充这个区域，然后在更深的肌肉层增加容量。b. 术后

量极其重要。如果脂肪有限，就要有意识地多在皮下肌肉和皮下组织层注射。在这种情况下，几乎所有脂肪移植都是用 10 mL 的注射器进行的。因为 10 mL 注射器能更多地将脂肪打入浅层。一旦臀型界定完成，就可以换用 60 mL 注射器来增加臀部容量。然而，如果有大量可用的脂肪，就可以先完成深达肌肉的脂肪注射，再完成塑形的浅层脂肪注射（图 44.16）。

无论将脂肪注射到皮下组织还是肌肉内，有一个贯穿整个手术的原则：脂肪移植需要依靠重复的来回移动的动作完成多层次多点注射。术者不断移动注射器的同时缓慢地将脂肪呈线性注入组织内。该技术随着受体介质的不同而不同。血管化较差的皮下组织脂肪存活率较低。为了弥补这一点，术者团队需要提供更好的护理和精确的脂肪注射。选择较低容量注射器（10 mL）更好，因为它需要较少的手动活塞压力来排出脂肪。这样，脂肪在来回移动中，注射容量更容易稳定且一致。肌肉由于血管化好、介质丰富，能

更好地应对脂肪分布不均。但皮下组织的容错性差。皮下组织注射的目标是用交叉扇形方法做更多层次、更小的等容量的线性注射。在肌肉中，注射线条可以更粗，不需要过多分层，所以 60 mL 的注射器就足够了。

### 44.10.12　仰卧位和侧卧位时的脂肪移植

虽然几乎所有的脂肪注射是在俯卧位时完成的，有一些仍然需要在仰卧和侧卧位进行。外侧臀中部凹陷（8 区）有时一直延伸到大腿前外侧。这个凹陷可以用 10 mL 注射器在仰卧位时填充；在中-深层次多点、往复注入脂肪，逐渐向浅层移动，直到将凹陷填平（图 44.17）。有时，吸脂过程偶尔会意外造成局部不规则。这些可以用 10 mL 注射器填平。大腿外侧的注射也是在患者侧卧位时完成。

### 44.10.13　俯卧位注射

使用两个入路点来帮助完成交叉扇形法注

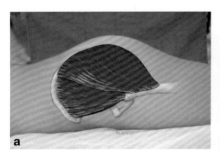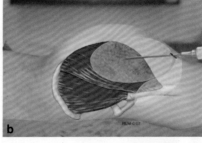

图 44.16　a. 脂肪注射到深部肌肉层是为了增大容量。b. 脂肪注射到浅层是为了塑形

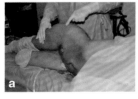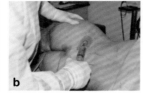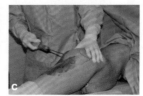

图 44.17　用 10 mL 注射器和 2.4 mm 鲁尔锁紧接口的注射针进行脂肪移植

射。臀下皱褶被用作一个入路点，将脂肪注射到部分内下方臀肌、8区的凹陷部分和部分上方臀肌处，但主要是注射到中央臀肌处（图44.18）。侧方切口用于下方臀肌，8区，内上方肌肉和中央内侧区。首先增大臀中部外侧或3区的容量，这样能打造出臀部的形状。这一步皮下注射是用一个连接了2.4 mm针的10 mL注射器，不断重复多点注射，以堆叠的方式完成。为了脂肪存活更好，需要从不同切口交叉扇形注射以加强这一区域，即臀下切入点。这种互相垂直或称作交叉注射的方法可以在提供支持的情况下增大臀部容量（图44.19）。侧面的端口是为了将脂肪注入到内上方的肌肉中，增大和突出了V区（图

44.20），这有助于塑造具有美感的臀型。

## 44.10.14 引流

在早期的案例中，笔者不会在吸脂部位放引流。然而，随着臀部美学轮廓的加强，皮下积液的发生率增加，特别是在骶部。骶部容易渗血，非常容易发生皮下积液。在目前的技术中，笔者总共使用了4根引流管（2根Jackson Pratt和2根开放引流管）。最重要的一根引流是通过开放的臀沟上方切口放在骶部的。患者回到仰卧位放置前方的引流管。将Jackson Pratt引流管放置在最为相关的腹部前方的两个切口处，一根开放引流管顺着腹正中线被放在脐上方的切口处。这些引流管

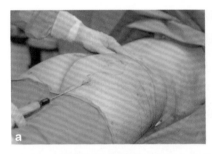
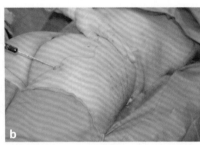

图44.18 通过对臀下方进行脂肪注射，增大了8区、臀肌中央和部分臀上方肌肉的容量

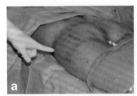
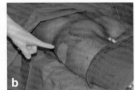
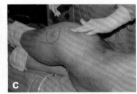

图44.19 用10 mL注射器进行外侧注射

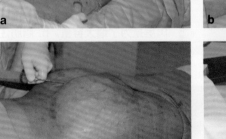
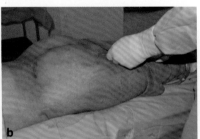
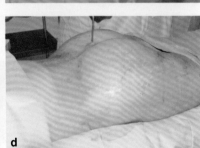

图44.20 增加了臀部内上方的饱满度

需要保留 5 ~ 7 天。在这段时间内，患者需要口服抗生素（通常是头孢氨苄）。当 24 小时引流量小于 30 mL 时，可以拔除引流管。放置引流管的效果非常好，虽然拔除引流管后还是会发生皮下积液，但是发生频率下降不少，特别是在骶部。

### 44.10.15　绷带和加压绷带

大多数患者会渗出大量血性液体。因此，为了减少进行性渗出和出血，需要对敏感部位，特别是侧腰后三角区和骶部额外加压。一开始，分部将两卷手术巾放在侧腰后三角区和骶部，然后用吸脂绷带固定。如果需要更大压力，那么就将手术巾放在绷带上方，用包裹这个区域的腹带固定。这有助于减少术后渗出和失血。使用的绷带为传统吸脂绷带。

### 44.10.16　恢复室

患者需一直穿戴气动加压袜直到出室。一入室，予患者 Bair Hugger（3M, St. Paul, MN, USA）保温仪和毯子。保持患者处于仰卧位直到清醒并能控制气道。此时，将患者置于俯卧位。恢复室停留的平均时间是 2 ~ 3 小时。在恢复室应关注患者体温和液体情况。

### 44.10.17　体液控制

术中静脉输液平均总量为 4 ~ 5 L，恢复室内补液量为 2 L。有时，患者需要更多的液体，所以在恢复室里会再补 1 L 液体。如果血压仍然是边缘血压，再补加 500 mL 羟乙基淀粉（胶体），但这种情况很少。尽管容量充足，但是无论在站立位还是坐位，这些患者都有可能发生迷走神经兴奋。因此，在他们完全穿好衣服坐在轮椅里准备回家之前，都不要拔除静脉导管。因为他们很容易出现迷走神经兴奋性过强，所以为了防止他们整夜起床排尿，应当让患者带尿管回家。术后第一天早晨访视时可以拔除尿管。告知护理人员会有大量引流物，会弄脏床单。

### 44.10.18　血红蛋白问题

患者术后出现低血红蛋白的原因有两个：术中失血和血液稀释。通常术后血红蛋白水平在 9 ~ 10 g/dl 之间。因此笔者团队会指导患者服用铁以及维生素 $B_{12}$ 和阿根廷肝丸（Argentinean liver pill, GNC, Pittsburgh, PA）。通常这些指标会在第二天左右下降一个点。可以靠加压来减少术后血液和体液流失。如果担心失血的问题，可以使用称为 HemoCue Hb 201 +（HemoCue, Cypress, CA, USA）的便携手持机测床边血红蛋白。该设备只需针刺一根手指做血红蛋白检查，非常简单，类似血糖检查。然而，在某些情况下，因为外周水肿会导致手指针刺检查结果不准确，需要抽取患者的静脉血。由于体液动员，术后第 3 ~ 5 天血红蛋白水平会开始升高。出院后，患者需在术后 1 周内穿戴弹力袜。

## 44.11　术后指导

要求患者在术后 4 ~ 6 周内穿戴吸脂绷带。我们建议患者从术后第二周开始对吸脂部位行物理治疗。告诉患者术后 3 个月内不要购买新衣服，但实际上，最终结果要 6 个月才能看到。

由于压力会破坏移植的脂肪，所以建议患者术后至少 8 周内要避免让臀部承受任何压力。鉴于此情况，除上洗手间的时候外，术后 10 天内不能坐。10 天后，患者可以在这样的情况下坐下来：在大腿后侧放一个枕头，提高臀部，避免压力。睡觉时要保持在俯卧位，但其他活动可以在俯卧或侧卧位，或在大腿后侧放枕头坐下。术后 6 周内禁止运动。

## 44.12　讨论

### 44.12.1　并发症

并发症罕见，和吸脂术相似。最常见的是不规则的皮肤表面、色素沉着和瘢痕。虽然笔者自已没有遇见过臀部血肿的案例，但曾接诊过一个其他医生做的臀部脂肪移植术术后3个月发生该并发症的患者。在将血液抽掉，组织溶解之后，血肿没有复发。包括甘油三酯囊肿在内的脂肪液化坏死极其罕见，呈乳白色，颜色苍白，类似脓液。

硬化区也可发生脂肪坏死，但发生率不足1%。在笔者的经历中，发生大面积可触及的组织的情况有4例，坏死面积达10 cm×10 cm。他们都经历了约一年的观察期，只有一个患者需要切开面积为4 cm×6 cm的区域，这造成了臀部瘢痕。其他病例无需治疗。

在笔者的早期案例中，因为术后贫血常见，约10%的患者有输血指征。如今，发生率是3%～4%。术后血红蛋白水平数值通常在10 g/dl的范围，但有时也会出现7～9 g/dl。如果血红蛋白水平低于7 g/dl，根据症状及个体评估后，有输血指征的患者会给予输血治疗。

在笔者的经历里，感染发生率为4%～6%。患者的首发征象往往是模糊的。伴发热或不伴发热的单侧臀部进行性疼痛是常见症状。我们普遍认为感染伴有的典型红斑并不是常见的首发征象，而要到后期才能看见。因此，任何在术后7～10天主诉单侧臀部疼痛的患者都会引起笔者的高度警惕。通常需要3～4周才会出现皮肤发红的表现，因为脓液聚集在深部，所以需要一段时间才会在浅表皮肤显现出来。因此，能引起笔者关注的是在术后7～10天主诉进行性加重的单侧臀部疼痛、行走时尤甚的患者。在这种情况下，笔者会触诊最不舒服的地方，用20 ml注射器和18 G针头，试图定位积脓。

如果成功识别积脓，在局部麻醉下用11号刀片做一个小切口。然后尽可能彻底地冲洗腔隙。放置一块小的纱布以保持切口开放。进行细菌培养，并予患者广谱抗生素抗感染治疗，通常为克林霉素和环丙沙星。培养结果出来后可行针对性治疗。如果患者在接下来的几天内没有好转，则需要在麻醉下做更正式的切开引流。大多

数感染可以在局部麻醉下治好，不需要积极的手术引流。如果没有发现积脓，则需要使用超声进行定位。也有几次有积脓但超声结果阴性的情况。如果超声结果是阴性的，则预防性使用抗生素，通常为克林霉素。连续每24～48小时评估一次患者。如果症状恶化，笔者会再用针头做一次积脓定位。如果仍然是阴性，则使用CT进行评估。

有些患者可能在术后1～2个月出现皮肤发红和更典型的感染征象。在这样的情况下，既要做常规细菌培养也要做结核分枝杆菌培养。还有些患者是在术后3个月开始抱怨局部进行性加重的臀部疼痛。在这样的情况下，笔者仍然遵循前面所述的方法。此外，笔者还会做分枝杆菌和真菌的培养。这些患者的典型表现是进行性加重的臀部疼痛，伴随一些硬币大小凸出皮面的红色皮疹。

尽管有引流管，血清肿仍然是一个问题。血清肿有时会发生在拔除引流后2～3天。这通常是术后8～10天。如果发生了，需要再次放置开放引流管。

脂肪栓塞通常需要做排除性诊断。其发生多由于在俯卧位进行注射时，针头角度朝着耻骨或深部骨盆所致。注射时针头应平行手术台，注入肌肉的中部和更浅表的位置。脂肪栓塞的实际发生率尚不清楚，但在美国和南美地区有数例死亡都与脂肪栓塞有关。避免脂肪栓塞的其他技巧包括使用钝头注射针和开口在管壁而不是在最尾端管头的注射针。

每个人的臀部都是不对称的。因此，这不是一种并发症。臀部两侧的脂肪吸收通常是相等的。然而，在治疗前，应当提醒患者臀部已经存在的不对称之处。

笔者的患者中从未出现过坐骨神经麻痹，但出现过尺神经麻痹。尺神经麻痹通常表现为环指和小指麻木，可以持续1～2个月。俯卧位下行游离脂肪移植丰臀术使尺神经受压。要求患者俯卧时使用压力垫，并且鼓励患者时不时地朝着沙

滩躺椅相反的方向沿身体笔直地垂下手臂。在严重的情况下，可以使用加巴喷丁、维生素 $B_{12}$ 和甲泼尼龙。

## 44.13 结论

臀部整形术正迅速引起人们的兴趣，受到人们的欢迎。丰臀术只适合于那些追求更大臀部的人这一观点是错误的。实际上，丰臀术并不是和大小相关而是和形状与轮廓相关。尽管臀部容量增大了，但经常臀部会看起来更小、更美，这是因为整个手术的关注点在于容量重排。脂肪移植是目前笔者最喜欢的丰臀方法，因为其操作更精确，患者恢复更快，患者满意度更高。其困难之处是有时需要判断是否有足够抽吸的脂肪。只有脂肪不够的患者才会行假体丰臀术。体形纤瘦的患者有一点优势，那就是只要假体大小和置入切口选择合适，假体并发症发生率非常低。因此，无论胖瘦，各类体形患者都可以选择丰臀术。

（李云竹　俞楠泽　译）

## 参考文献

[1] Bartels RJ, O'Malley JE, Douglas WM, Wilson RG. An unusual use of the Cronin breast prosthesis. Case report. Plast Reconstr Surg 1969; 44: 500

[2] Cocke WM, Ricketson G. Gluteal augmentation. Plast Reconstr Surg 1973; 52: 93

[3] Douglas WM, Bart , e , ls RJ, Baker JL. An experience in aesthetic buttock augmentation. Clin Plast Surg 1975; 3(3): 471-476

[4] Gonzalez Ulloa M. A review of the present status of the correction for sad buttocks. Mexico City, Mexico: IV Congress of the International Society of Aesthetic Plastic Surgery, April 1977

[5] González-Ulloa M. Gluteoplasty: a ten-year report. Aesthetic Plast Surg 1991; 15: 85–91

[6] De la Pena JA, Lopez-Momjardin H, Gamboa-Lopez F. Augmentation gluteoplasty: anatomical and clinical considerations. Key Issues Plast Cosmet Surg 2000; 17: 1–1–7

[7] Vergara R, Marcos M. Intramuscular gluteal implants. Aesthetic Plast Surg 1996; 20: 259–262

[8] Robles JM, Tagliapertra JC, Y Grandi MA. Gluteoplastia de aumento: implante submuscular. Cir Plast Iberolatinoamer 1984; 10; (4): 365–375

[9] Mendieta CG. Classification system for gluteal evaluation. Clin Plast Surg 2006;33(3):333–346

[10] Roberts TL, Weinfeld AB, B , r , uner TW, Nguyen K. "Universal" and ethnic ideals of beautiful buttocks are best obtained by autologous micro fat grafting and liposuction. Clin Plast Surg 2006; 33: 371–394

# 45　旋转皮瓣提臀术

*Zachary Gerut, Christine Rohde*

## 45.1　摘要

体形雕塑已成为减重手术后的一个重要康复环节。臀部外观的改变困扰着患者，皮肤松垂以及容量减少使臀部塑形充满挑战。仅去除多余的皮肤是不够的，恢复容量也非常重要。自2001年起，笔者就采取自体组织应用于提臀术来改善减重术后臀部的轮廓。作为下部躯体提升或腰部脂肪抽吸术的一部分，将皮下软组织瓣旋转或转位至靠近内侧，并放入已分离出来的皮下腔隙，可增加容量。手术不仅可雕塑出美观的臀部外型、降低并发症，且长期的外观也非常令人满意。

## 45.2　引言

在过去的十年中，减重手术后的体形雕塑技术不断发展。标准化的体形雕塑手术也为日益增多的减重手术患者提供了良好的方案。然而，身体的许多部位包括臀部，存在着一些特殊的挑战，轻中度皮肤松弛的患者和大重量减肥患者有很大差别。同时减少皮肤和皮下脂肪是身体其他部位去除多余软组织的方式，但是臀部需要采用不同的手术方案，才能获得更优的结果。减重手术后的臀部通常会出现像乳房过小或乳房下垂一样的问题：皮肤松弛下垂，并且还会失去臀部原有的丰满臀型。因此，减重术后的臀部塑形需要恢复容量及切除多余的皮肤和皮下组织。要做到这一点，本章的作者 Zachary Gerut 开展并优化了一项应用自体软组织来隆臀的技术，用传统下下部躯体提升术中遗弃的含有皮下组织的大皮瓣来隆臀。将腰部脂肪切除术或下部躯体提升术中易于获取的皮瓣用作放在肌肉上方的植入体。这个隆臀和臀上提术塑造了比单纯切除术还更自然的臀部轮廓。

大部分减重手术后的患者达到了减肥的目标，整个身体各部位（包括髋部和臀部）却遗留了松弛的皮肤和皮下组织。就像减重术后的乳房重塑所面临的挑战一样，除了多余的皮肤需要解决，更需要解决容量缺失的问题。标准的减重手术需要安全地消除腹部、手臂、大腿等部位多余的皮肤及皮下组织，从而瘦身并紧实躯体。在臀部塑形中，需要复杂的技巧才能获得美观的臀部外型。体重增加过多时，身体各个部位的皮肤会放射性地延展并且因重力的因素而下垂。每位患者都有自己独特的增重后特征，但都会出现臀部下垂及松垮。宏观表现为增重后臀部皮肤体表面积增加，以及皮下脂肪层不同程度的变厚，但均会因减重而变薄。因此，肥胖后减重会导致皮肤的冗余，单位面积皮肤下的脂肪会相对于肥胖前更少。这种差别意味着如果只切除多余的皮肤和皮下组织，留存在皮肤下的皮下组织量将是缺乏的。总之，大量减重后，皮下脂肪层会接近正常的厚度，但是皮肤无法回到之前的体表面积。因此，当多余的皮肤及皮下组织去除后，臀部外观因净容量减少而变得比肥胖前更为平坦。

为了使患者在下部躯体提升术、脂肪抽吸术或提臀术后的外表更为美观，笔者已在过去的10年来发展并优化一种简单、可靠的方法来美化减重手术后患者的臀部轮廓并恢复容量。这种手术方式简而易懂，学习曲线短，遵循着整形外科的基本原则，并且易于调整容量来适应各种减重术后的体态。犹如减肥后的患者同期进行乳房悬吊术和隆乳术，该术式可以同期利用将被遗弃的自体组织来提供一个更自然、丰满的臀部外型。

## 45.3  适应证

体重减轻过多的患者会向整形外科医生抱怨身体多个部位的外观。臀型雕塑的患者需要符合下部躯体提升（也可称为环形腹壁整形术或腰部脂肪切除术）的条件。这些患者不仅仅有多余的腹部组织，大腿外侧、大腿后侧、背部及臀部均存在多余组织，因此需要环形术式来解决。虽然少数患者的臀型未受累，但多数患者减重后臀型会改变且臀部组织会丢失，如果只切除多余皮肤（标准下部躯体提升术）反而会加重畸形。如果没有替代治疗，减重术后臀部松弛及下垂只可能有两种改善方案，紧实却扁平的臀部或者假体置入后的臀部。目前可用的假体有固体硅橡胶、硅胶填充或生理盐水充填的假体。

虽然臀部脂肪注射也是一种选择，但仅靠注射脂肪来隆臀是很困难的，并且长久下来，很难维持适当的容量。因此，假体隆臀有许多不足，其中包括并发症发生率增高。正是由于这些及其他原因，开启了本章中所描述的自体组织隆臀的开展并取代了上述的选择。

手术前需要确保患者体重稳定，并且体检无异常，因为大量减重容易引起代谢紊乱。对于经历过外科减肥手术，尤其是胃分流术的患者，严重的维生素缺乏和（或）贫血其实并不罕见。这些问题必须在手术前解决。

## 45.4  相关解剖

在腰部设计蒂在内侧的随意皮瓣，跨越胸腰筋膜的下段和臀大肌的内上起点。臀大肌区有着大量的、丰富的血管，为这类皮瓣提供了充分的血供。该皮瓣的血供由臀上动脉、骶外侧动脉和第四腰动脉的穿支组成。进一步研究发现皮瓣可能具有轴性旋转的可能性，但并未按轴性皮瓣操作，而是遵循任意皮瓣的解剖设计原则。其由皮下组织和真皮组成，长宽比是 2 : 1。不同于普通的皮瓣，这个皮瓣的厚度是多变的。因此，建议掀起皮下组织的全层，依据需要的容量和旋转的方向将皮瓣修薄。皮瓣蒂在内侧，向外侧延伸至足以向下翻转所需要的长度。提臀手术的切口线也会影响皮瓣的宽度及皮瓣外侧边界的位置。患者对臀部的外观容量要求也列入考量内。

## 45.5  外科技术

医生在患者站立位时做好术前标记。腹壁整形术的标记延伸至后方以行臀部–大腿提升术，将背部切口标记为海鸥双翼状（图 45.1）。如果没有明显的下胸、腰部冗余，上切口位置就标记在预期的瘢痕位置。如果有明显多余的下胸、腰部皮肤和软组织，就需要将海鸥双翼的上方切口提高到能够切除多余组织的水平。海鸥双翼状切口与下方皮肤边缘的形状相对应，双侧皮瓣组织向内旋转来填充臀部，最后形成 V 形缺损。这样有助于增加上臀部的圆润度。臀部、大腿外侧和大腿后侧的皮肤及软组织多余的程度决定了下标记线位置。必须注意该线不要靠近肛门，如果患者有藏毛疾病病史，切口需要略作调整。上下标记之间的区域包含通常会在标准臀部提升术中切除及遗弃的组织。然而我们的手术是利用这些组织来隆臀。

术前估计改善臀型所需的皮瓣大小。由于皮瓣是随意的，其长度不应大于宽度的 2 倍。如果必要的话，皮瓣可以包括真皮、皮下组织甚至筋

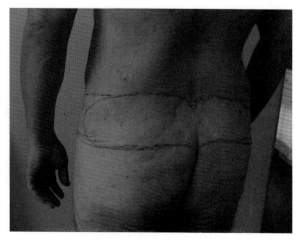

图 45.1  提臀及隆臀的术前标记

膜层。在确定皮瓣的容量时需要把患者的种族因素和偏好考量在内。

麻醉插管后，Rhode 医生会在术前给患者皮下注射肝素，并维持注射至术后 24 小时。Gerut 医生使用序贯的加压装置，并且让患者带着这个装置回家，使用至能自行走动。患者仰卧位进行腹壁整形术，从侧面延伸至腋后线。如果同时需要对乳房进行手术，则先完成背面手术。一旦完成腹壁整形术，多余的皮肤和皮下组织就很明显（图 45.2）。然后，将患者转为俯卧位，将先前标记的皮肤切口分离至筋膜层。易位的皮瓣去除表皮，如果没有必要保留真皮的容量，可以直接去除皮肤。在筋膜前剥离臀部下切口下方的皮肤和皮下组织。在该过程中没有分离筋膜和肌肉，因为不需要筋膜和肌肉来增加皮瓣的血供，所以切开筋膜和肌肉只会造成不必要的出血和疼痛。分离直达臀下皱褶（图 45.3）。皮瓣从周围组织中分离出来的，蒂部基于内侧，皮瓣向下旋转或

垂直旋转以增加臀部容量（图 45.4）。

远端皮瓣是以 0 号 Maxon 线无张力缝合至臀肌筋膜。臀部皮肤及皮下组织向上提拉并向内旋转，调整至所需的尺寸和外形。根据需要进行显著的（图 45.5）或适度的隆臀。向上提升可以紧实大腿后侧，向内侧旋转解决了大腿外侧的松弛。臀部皮肤及皮下组织的内侧旋转使下切口线呈 V 形，与海鸥翼状上切口线相匹配。通常 V 形足够深，需要垂直闭合部分切口。图 45.6 展示图 45.2 中多余的皮肤和皮下组织转变为隆臀的填充物及缝合后的效果。需注意，皮肤及皮下组织的内侧旋转会引起明显的猫耳畸形。这个猫耳畸形可为骶前区提供皮下衬垫，对于卧床时间较久的患者有重要的保护作用。虽然这是一个围手术期的很小的问题，但它却代表着此技术的一个不容忽视的优势。另外，注意猫耳畸形可以凸出或内翻。内翻时它形成新的臀部垂直皱褶的上部。以相同的步骤完成另外一

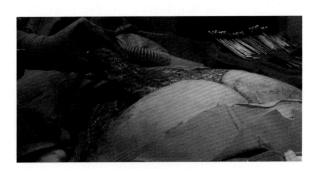
图 45.4 掀起皮瓣并去除表皮

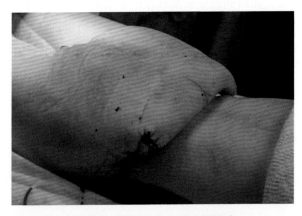
图 45.2 腹壁整形术后出现明显的后部松弛

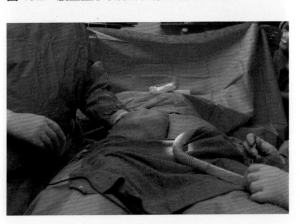
图 45.3 在筋膜前平面分离至臀下皱褶

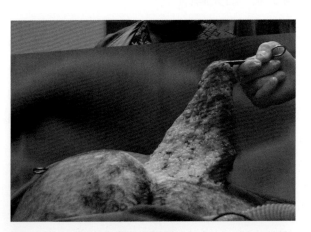
图 45.5 掀起皮瓣并旋转以隆臀

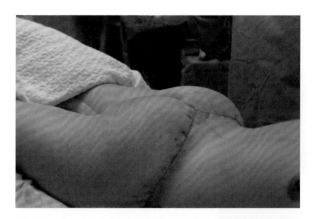

图45.6 图45.2患者自体组织隆臀及提臀术后的效果

侧。在关闭切口前放置一根引流管，并使用纤维蛋白密封胶（Tisseel VH, Baxter Healthcare Corp, Deerfield, IL, USA）。最后用0号Maxon线缝合深部组织，再逐层关闭至真皮层。

建议患者术后10天内不要采取坐位或后倚位。嘱患者大约45°半坐位（semi-fowler），但鼓励患者下床走动。避免给予臀部过大压力。Rhode医生会在术后1~2周内利用小型、一次性的脉冲式电磁设备（Sofpulse, Ivivi Health Sciences, LLC, San Francisco, CA, USA）来缓解疼痛，促进伤口愈合及皮瓣存活[1]。

## 45.6 讨论

笔者团队对167例患者进行了此项手术，随访时间长达10年。所有患者的臀部轮廓均有改善，并在随访期间持续保持，所有的患者均对术后外观表示满意（图45.7~图45.11）。无深静脉血栓、皮瓣坏死或肺栓塞等术后并发症发生。

伤口裂开和血清肿是最常见的并发症，多数于术后早期发生。小裂口的处理方式是逐渐将皮缘靠拢或者等待肉芽形成和二次愈合。量较多的持续积液会被引流出来，而特别明显及严重裂开的伤口可以利用封闭式负压吸引装置来治疗（VAC, KCI, Inc., San Antonio, TX, USA），从而确保及时的伤口愈合。这些裂开的伤口偶尔需要简单的瘢痕修复，以获得良好的外观效果。纤维

蛋白密封胶的使用，加上丰富的操作经验，大大减少了这些问题的发生。为了避免伤口裂开，患者在手术后至少10天内不得采取坐位或弯曲腰部。只有排便时体位可以通融，而女性患者均需要以站立的姿势小便。

最常见的晚期并发症是需要修复的增生性瘢痕。一名患者发生了皮肤坏死，其不听劝告，躺在电热毯上睡觉，导致局部全层皮肤丧失。虽然脂肪坏死与埋置的任意皮瓣息息相关，但是仅有一名患者发生有症状的脂肪坏死，需要再次手术切除疼痛的肿块。没有明显的血肿或血栓性静脉炎发生。

减肥手术后患者的皮肤和软组织通常都是松弛、悬垂的，这在美学及功能上都令人无法接受。体形雕塑术手术是解决这些问题的外科手段[2]。Gonzalez-Ulloa报道了一项"腰部环形脂肪切除术"来解决环周型肥胖的问题[3]。Lockwood报道了一次手术治疗多项轮廓畸形的方法，包括提升侧腹、大腿及臀部[4]。这些方法可以有效地纠正体重大量丢失导致的畸形[4-8]。然而，臀部和乳腺一样，体重的减少导致了容量的减少，仅切除皮肤并不能充分改善轮廓。自体组织易位充填较传统手术而言能产生更好的臀部轮廓。减肥手术后的患者在背部和臀部有足够的组织可以作为真皮皮下组织瓣，旋转后充填、提起臀部。经过10年随访，这些皮瓣的容量和外形均得以保持。

目前已有许多技术可以改善臀部的轮廓，例如脂肪塑形术[9,10]、假体置入[11,12]和脂肪注射[13,14]。虽然这些技术均可以产生足够的效果，但是对大量减肥后的患者来说，每种技术都有其缺点。臀部置入假体很容易发生伤口并发症（wound complication）[10]。感染和假体移位容易造成臀部变形，而非固体的假体容易破裂。假体易令人感到不自然，甚至导致负重区疼痛。只做脂肪塑形术是不够的，反而可能加剧患者多余皮肤悬垂的状况。脂肪注射会产生不可预测的短期和长期结果，特别是在需要注射大量脂肪的情况

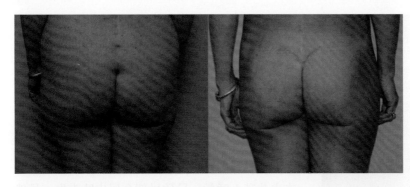

图45.7 27岁女性背面观，术前（减重后）及术后（自体组织隆臀术）8个月

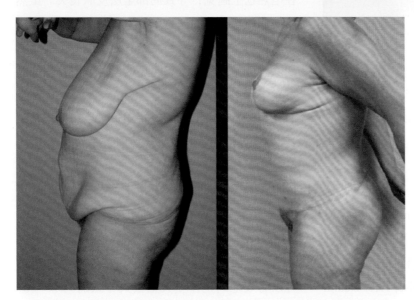

图45.8 这是图45.7患者的侧面观，自体组织隆臀术前及术后8个月的照片

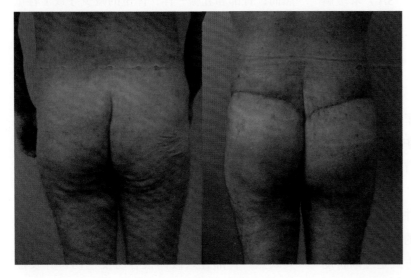

图45.9 50岁男性，自体组织隆臀术前及术后4个月的背面观

下。脂肪注射比血管化软组织瓣更容易发生脂肪坏死。在笔者团队的患者中，仅有1例术后发生有症状的脂肪坏死，经简单切除可以治愈。随后，皮瓣的长宽比被限制为略小于2∶1。尽管有臀上动脉、骶外侧动脉和第四腰动脉的穿支向皮瓣提供血液，笔者团队并不认为此皮瓣比任意皮瓣更为可靠，也不试图延长皮瓣的长度。在大多数情况下，塑造臀部的几何形状并不需要延长其长度。

笔者团队首次发表这种手术方法的同一年[15]，

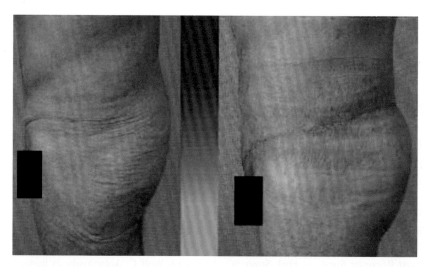

图 45.10　这是图 45.9 患者的侧面观，自体组织隆臀术及提臀术术前及术后 4 个月

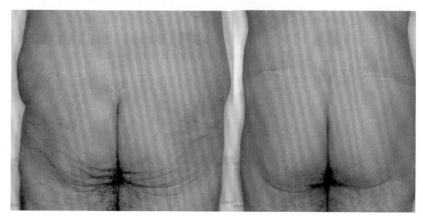

图 45.11　自体组织隆臀术及提臀术术前及术后的背面观

Sozer 也发表了用类似自体组织隆臀的结果[16]。其皮瓣的上外侧基于臀上动脉的穿支。他们将皮瓣旋转 180°，不像我们将皮瓣旋转 90°。Sozer 报道了使用他们的技术中获得的美观效果[16,17]。事实上，许多整形外科医生已独立开发了利用自体组织瓣的技术来改善臀部轮廓，这证实了传统提臀术在美学效果上的缺陷。臀部区域有丰富的血供来支持各种皮瓣，因此，这种自体组织瓣的隆臀技术可以被广泛接受。

自体组织隆臀将提臀术中会被丢弃的组织用作可调整容量的填充物。这种包含皮下组织和真皮的皮瓣扩增了臀部的容量，与标准技术相比，能产生更美观的效果。

## 45.7　结论

减肥术后患者是整形外科身体轮廓塑形的适用人群。随着治疗这些患者的经验增加，笔者团队也不断地改进和调整式式来改善效果，提出应用自体组织来改善大量减肥后臀部轮廓的方法。这种技术简单、安全，并且可以配合下部躯体提升术共同塑造圆润且自然的臀型。

（杨伊兰　俞楠泽　译）

## 参考文献

[1] Rohde C, Chiang A, Adipoju O, Casper D, Pilla AA. Effects of pulsed electromagnetic fields on interleukin-1 β and postoperative pain: a double-blind, placebo-controlled, pilot study in breast reduction patients. Plast Reconstr Surg 2010; 125: 1620–1629

[2] Pitanguy I. Evaluation of body contouring surgery today: a 30-year perspective. Plast Reconstr Surg 2000; 105: 1499–1514, discussion 1515–1516

[3] Gonzalez-Ulloa M. Belt lipectomy. Br J Plast Surg

1960; 13: 179–186

[4] Lockwood T. Lower body lift with superficial fascial system suspension. Plast Reconstr Surg 1993; 92: 1112–1122, discussion 1123–1125

[5] Soundararajan V, Hart NB, Royston CMS. Abdominoplasty following vertical banded gastroplasty for morbid obesity. Br J Plast Surg 1995; 48: 423–427

[6] Carwell GR, Horton CE. Circumferential torsoplasty. Ann Plast Surg 1997; 38: 213–216

[7] Van Geertruyden JP, Vandeweyer E, de Fontaine S, Goldschmidt DP, Duchateau J. Circumferential torsoplasty. Br J Plast Surg 1999; 52: 623–628

[8] Aly AS, Cram AE, Chao M, Pang J, McKeon M. Belt lipectomy for circumferential truncal excess: the University of Iowa experience. Plast Reconstr Surg 2003; 111: 398–413

[9] Mladick RA. Circumferential "intermediate" lipoplasty of the legs. Aesthetic Plast Surg 1994; 18: 165–174

[10] Lack EB. Contouring the female buttocks. Liposculpting the buttocks. Dermatol Clin 1999; 17: 815–822, vi

[11] Novack BH. Alloplastic implants for men. Clin Plast Surg 1991; 18: 829–855

[12] Vergara R, Marcos M. Intramuscular gluteal implants. Aesthetic Plast Surg 1996; 20: 259–262

[13] Pereira LH, Radwanski HN. Fat grafting of the buttocks and lower limbs. Aesthetic Plast Surg 1996; 20: 409–416

[14] Cárdenas-Camarena L, Lacouture AM, Tobar-Losada A. Combined gluteoplasty: liposuction and lipoinjection. Plast Reconstr Surg 1999; 104: 1524–1531, discussion 1532–1533

[15] Rohde C, Gerut ZE. Augmentation buttock-pexy using autologous tissue following massive weight loss. Aesthet Surg J 2005; 25: 576–581

[16] Sozer SO, Agullo FJ, Wolf C. Autoprosthesis buttock augmentation during lower body lift. Aesthetic Plast Surg 2005; 29: 133–137, discussion 138–140

[17] Sozer SO, Agullo FJ, Palladino H. Autologous augmentation gluteoplasty with a dermal fat flap. Aesthet Surg J 2008; 28: 70–76

# 46 肌皮瓣提臀术

*Sadri O. Sozer, Francisco J. Agullo*

## 46.1 摘要

臀部塑形是具有挑战性的外科手术，特别是当臀部下垂及容量不足同时存在时。单一提臀术可能会导致臀部轮廓扁平，单纯假体置入或脂肪注射无法矫正臀部下垂。我们提出利用分开的肌肉 – 皮肤 – 脂肪瓣来改善上述臀型的提臀术。这是一个解决臀部下垂及容量不足的可靠的、多功能的技术，可以同时隆臀和提臀。缺点是会有一条很长的切口线，但能被内裤或泳衣所掩盖。

## 46.2 引言

躯干、臀部和大腿的手术干预越来越引起患者的关注。近年来，寻求隆臀和臀形修复患者不断增多。提臀术的适应证包括下垂、皮肤冗余、不对称、双重臀下皱襞和臀形过长。可以通过几种不同的技术来实现臀部提升，这取决于患者的臀形、需求及期望值。

进行臀部塑形手术必须了解构成理想臀形的要素。令人满意的几个美学点（end points）包括：臀大肌凸出点在臀中部，由耻骨最凸点的水平线来确认；一个短的向下倾斜的臀下皱襞不会延伸超过半腱肌和股二头肌的汇合点（位于大腿中轴线的内侧）[1]，臀间沟近端与腰椎前凸点形成 V 形沟痕[2-4]。

臀部假体置入术操作有一定难度且有各种各样的并发症，难以被广泛接受[5-7]。脂肪充填可以适度地增加臀部容量，但不能解决下垂的问题[8-15]。这两种技术都可以实现圆润的臀部外形，但是不适合矫正下垂或臀形过长。提臀术的选项包含上提[16-17]、下提[18]、侧方提升和内侧蝴蝶样提升[19]。

对合适的患者来说，Gonzalez[18] 所描述的臀下提升是一个很有效的技术，可以改善臀下皱襞和大腿后上部的皮肤和皮下组织，适合臀部轻度松垂和臀下皱襞处存在多余皮肤及皮下组织（或称香蕉样皱襞）的患者。也可以用于改善双重臀下皱襞，纠正双侧臀下皱襞的不对称或缩短过长的臀形。臀部的最凸出点应该位于臀中上部，应与耻骨联合的水平一致[3]。如果臀部的最高点低于这一水平线下方，则应该考虑行臀上提术或隆臀术[17]。此外，臀下提升技术的禁忌证是多余的皮肤和皮下组织横向延伸至粗隆区的情况，因为这样迫使切口横向延伸导致臀下皱襞拉长。

外侧提臀术可纠正中度的粗隆区松弛。这一项技术通常联合腹壁整形术和（或）侧腰成形术。必要时，利用可能被切除组织作为蒂在前方或后方的真皮脂肪瓣来增加髋部或者臀外上部的丰满度。

笔者经常联合应用臀上提术与断层肌皮瓣隆臀术以纠正臀下垂和臀部容量减少，因为大多数患者都有严重的畸形，经常要求提臀及隆臀同时进行。已报道多种皮下脂肪瓣用于隆臀[16,20-25]。这些皮瓣大部分起源于臀上区，并维持臀部上半部分的容量，无法到达臀中部。理想的皮瓣应该是多功能的，不受血供限制，形成臀部上凹，且使臀部最高点位于臀中央。笔者在 2005 年报道了一系列翻转真皮脂肪瓣用于减肥术后有美容需求的患者，防止下部躯体提升术后出现扁平的臀部轮廓[25]。在 200 多例病例后，这项技术已经发展到包括部分臀大肌，从而使皮瓣有更好的血液供应，能够达到尾端，并大幅减少了脂肪坏死。该技术可应用于肥胖和非肥胖患者的单纯提臀术[17]、螺旋提臀术[26] 和环周提臀术[25]。

## 46.3　外科技术

### 46.3.1　术前标记

术前标记对于手术成功和取得预期的结果至关重要。术前标记时患者取俯卧位和站立位。患者处于站立位时评估切口的对称性（图46.1）。先标记上线或头侧线。在手术结束时，这条线将降低1~2 cm，并且决定最终瘢痕的位置。这条曲线从臀沟开始绘制至髂嵴下几厘米。双侧标记线连接于骶骨位置，形成一个V形，产生一个美观的V形褶痕[21-23]。这将会形成一道略微弯曲的瘢痕，沿着皮肤的张力线走行，很容易被内衣所遮盖。利用夹捏法设计下方的切口线，以估计可以被切除的皮肤量。下垂臀部向尾端及偏向中间的方向提拉。如果有适应证，这些线可以继续向前，与腹壁整形术或螺旋提升术的标记线连接。

标记上、下两线之间的真皮脂肪瓣，其位于

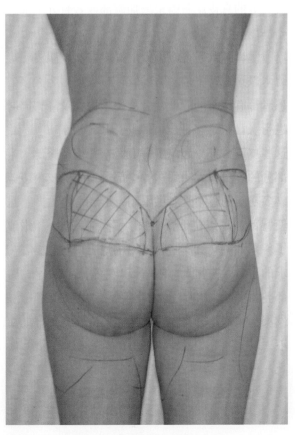

**图46.1**　自体组织充填提臀术的术前标记

拟切除臀上组织的内侧2/3。皮瓣内侧界为臀正中线向外2~3 cm处。皮瓣外侧界约为中线至腋后线距离的3/4，宽度在5~15 cm之间，取决于患者体质、臀形和期望的结果。

臀肌皮瓣基于臀上动脉穿支。臀上动脉和臀下动脉的20~25支穿支为臀肌区的皮肤提供了灌注，这两条动脉都来自髂内动脉[27-30]。臀区丰富的血管供应为周围的组织瓣提供了强有力的灌注[16]。

根据患者的轮廓畸形，标记脂肪抽吸区域。脂肪抽吸术经常在侧腹、骶骨和大腿后进行，遵循臀部美学分区，突出臀部最终的轮廓。

### 46.3.2　外科技术

患者采用全身麻醉，取俯卧位，下肢轻度外展。在侧腹、骶骨区域、臀下皱襞下方和其他轮廓畸形区域行脂肪抽吸术。皮下组织用肿胀液浸润，由1 L的哈特曼溶液、1 mg的肾上腺素和10 mL的1%利多卡因组成。采用传统方法进行脂肪堆积区域的深层和浅层抽吸。

切除臀上区标记的楔形皮肤，保留深层脂肪以助于淋巴回流。再去除臀肌皮瓣的皮肤（图46.2）。垂直分离皮瓣的上、中、外侧至筋膜层。以斜角向下分离皮瓣下缘至筋膜层。在臀大肌筋膜上方的平面上分离一腔隙以置入皮瓣，并将其延伸至接近臀下皱襞（图46.3）。分离真皮脂肪瓣的上部、内侧、外侧的筋膜。部分分离臀大肌的上方止点至髂后棘和骶骨，以掀起皮瓣。然后断层分离臀大肌，使皮瓣可向尾端旋转180°（图46.4）。

将皮瓣的上端浅头切开后评估是否有足够的血供。将皮瓣向尾端旋转180°放入腔隙，然后用聚乙醇乳酸可吸收线910（3-0薇乔缝线）将皮瓣与筋膜层缝合。将去皮的皮瓣表面翻转过来可使皮瓣更圆润，好像置入的假体一样。剩余的臀部皮肤向反方向提拉来覆盖皮瓣，再放置2根引流管（图46.5）。利用聚乙醇乳酸可吸收线910（0号薇乔缝线）修复浅表筋膜层，最后

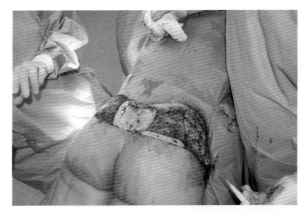

**图 46.2** 臀部皮瓣去表皮，切除骶区及侧腹的皮肤和皮下组织，保留深层脂肪

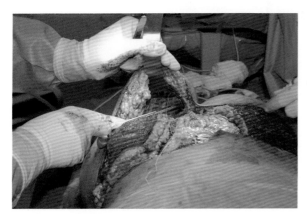

**图 46.3** 在臀大肌筋膜上方分离形成腔隙并将皮瓣缝合固定

逐层缝合。

　　将患者置于仰卧位，可施行其他同期进行的手术操作。

### 46.3.3　术后护理

　　手术后立即给患者穿上紧身衣并持续穿 4 周。允许患者以舒适体位卧床休息，通常取仰卧位。可在手术当天或术后第一天开始下床活动，这取决于当天同时进行的手术操作。坐位不受限制。

　　引流管保留至术后 7~10 天，并在引流量少于每天 30 mL 时拔除。根据我们的经验，单纯臀下提升术和大腿水平提升术无需放置引流管，因为这两个区域没有明显死腔。患者可在术后 1~2 周内恢复正常活动，这也取决于当天同时进行的手术操作。

## 46.4　讨论

　　满意度高、容易用衣物遮盖切口、并发症发生率低、且不会显著延长手术时间（＜30 分钟）

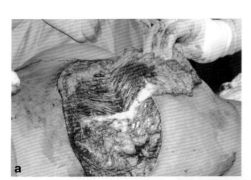
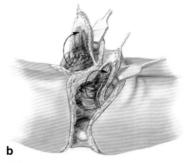
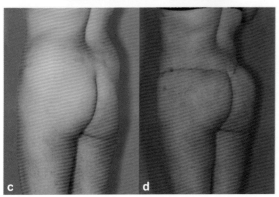

**图 46.4** 掀起包含断层臀大肌的皮瓣，确保皮瓣能够充分向下转移。a. 掀起皮瓣。b. 皮瓣被掀起后示意图。c. 术前照。d. 术后照

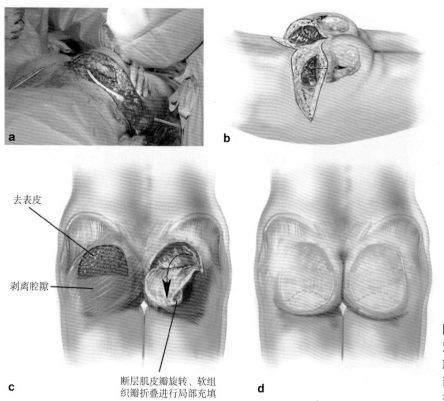

去表皮

剥离腔隙

断层肌皮瓣旋转、软组织瓣折叠进行局部充填

图 46.5　肌皮瓣向下翻转，固定在之前分离腔隙内的臀大肌筋膜上，放置引流管后，将臀部的皮肤和皮下组织由下往上提拉覆盖皮瓣

表明这是一项可靠、用途广泛的技术。在自体组织隆臀术中，断层肌皮瓣可提供额外的臀部凸出度。这种皮瓣有可靠的血供、手术时间无额外增加、也不增加并发症发生率，并且能根据患者病情进行个体化设计。皮瓣能使臀中部凸出，同时产生一个臀上的凹度。根据笔者的经验，与脂肪填充相比，该手术带来更加实质性的隆臀效果，与假体相比，可同时提臀且更为安全。这项技术是一种可靠的方法，可用于提臀联合隆臀、环周躯体提升术和螺旋提升术（图 46.6 ~ 图 46.10）。

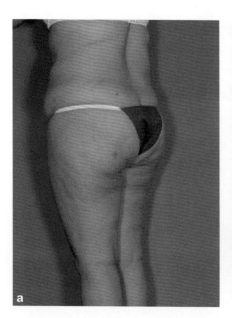
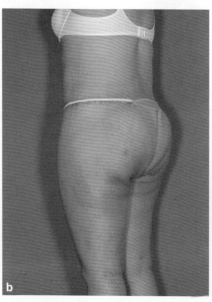

图 46.6　自体组织隆臀术及环周提升术。a. 术前照。b. 术后照

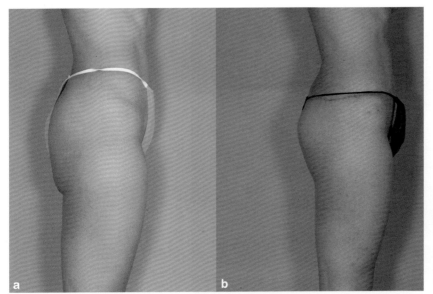

图 46.7　a. 术前照。b. 术后照。一位臀部拉长及下垂的患者行单纯臀部提升和自体组织充填。术后臀部的最凸出点位于阴阜的平行线上，表示臀部无明显下垂

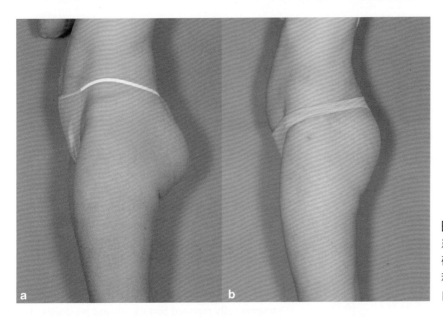

图 46.8　a. 术前照。b. 术后照。患者曾经做过一次 270 mL 圆形硅胶假体置入术，导致臀部松垂和"双泡"外观；假体取出后行自体组织充填隆臀和臀上提术

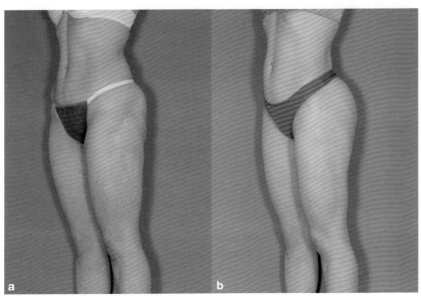

图 46.9　a. 术前照。b. 术后照。自体组织充填隆臀和螺旋提升术

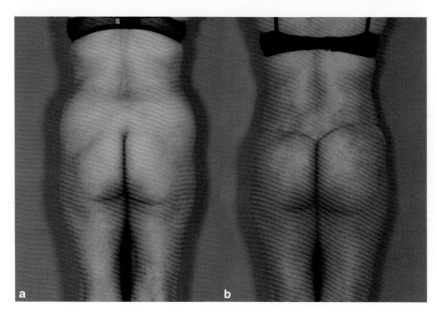

图46.10 术后1年患者随访背面观，显示环周提升和隆臀术后瘢痕的情况。a. 术前照。b. 术后照

### 46.4.1 并发症

最常见的并发症是伤口愈合延迟，可通过控制臀部提升或环周提升的切口张力来避免。自从我们开始应用断层臀大肌肌皮瓣后，就没有出现过脂肪坏死。目前还未遇到手术区出现血清肿等并发症。

### 46.5 结论

断层肌皮瓣是一种安全的提臀手术方法，可以同时增加臀部容量和提拉松垂的臀部。这样可以避免使用假体（假体本身有其固有的并发症），并且能够提供所需的臀部容量。根据我们的经验，应用肌皮瓣和真皮脂肪瓣可以明显改善组织的血供，进一步减少了手术相关的并发症。

（杨伊兰 俞楠泽 译）

### 参考文献

[1] Mendieta CG. Classification system for gluteal evaluation. Clin Plast Surg 2006; 33: 333–346

[2] Cuenca-Guerra R, Quezada J. What makes buttocks beautiful? A review and classification of the determinants of gluteal beauty and the surgical techniques to achieve them. Aesthetic Plast Surg 2004; 28: 340–347

[3] Cuenca-Guerra R, Lugo-Beltran I. Beautiful buttocks: characteristics and surgical techniques. Clin Plast Surg 2006; 33: 321–332

[4] Centeno RF, Young VL. Clinical anatomy in aesthetic gluteal body contouring surgery. Clin Plast Surg 2006; 33: 347–358

[5] Bartels RJ, O'Malley JE, Douglas WM, Wilson RG. An unusual use of the Cronin breast prosthesis. Case report. Plast Reconstr Surg 1969; 44: 500

[6] Buchuk L. Complication with gluteal prosthesis. Plast Reconstr Surg 1986; 77: 1012

[7] Ford RD, Simpson WD. Massive extravasation of traumatically ruptured buttock silicone prosthesis. Ann Plast Surg 1992; 29: 86–88

[8] Cárdenas-Camarena L, Lacouture AM, Tobar-Losada A. Combined gluteoplasty: liposuction and lipoinjection. Plast Reconstr Surg 1999; 104: 1524–1531, discussion 1532–1533

[9] Chajchir A. Fat injection: long-term follow-Up. Aesthetic Plast Surg 1996; 20: 291–296

[10] Chajchir A, Benzaquen I. Fat-grafting injection for soft-tissue augmentation. Plast Reconstr Surg 1989; 84: 921–934, discussion 935

[11] Lewis CM. Correction of deep gluteal depression by autologous fat grafting. Aesthetic Plast Surg 1992; 16: 247–250

[12] Matsudo PK, Toledo LS. Experience of injected fat grafting. Aesthetic Plast Surg 1988; 12: 35–38

[13] Pereira LH, Radwanski HN. Fat grafting of the buttocks and lower limbs. Aesthetic Plast Surg 1996;

20: 409–416

[14] Perén PA, Gómez JB, Guerrerosantos J, Salazar CA. Gluteus augmentation with fat grafting. Aesthetic Plast Surg 2000; 24: 412–417

[15] Toledo LS. Syringe liposculpture: a two-year experience. Aesthetic Plast Surg 1991; 15: 321–326

[16] Pascal JF, Le Louarn C. Remodeling bodylift with high lateral tension. Aesthetic Plast Surg 2002; 26: 223–230

[17] Sozer SO, Agullo FJ, Palladino H. Autologous augmentation gluteoplasty with a dermal fat flap. Aesthet Surg J 2008; 28: 70–76

[18] Gonzalez R. Buttocks lifting: the dermo-tuberal anchorage technique. Aesthet Surg J 2005; 25: 15–23

[19] Gonzalez R. Buttocks lifting. In: Gonzalez R, ed. Buttocks Reshaping and the Posterior Body Contour. Rio de Janeiro, Brazil: Editora Indexa; 2006 p229–252

[20] Agris J. Use of dermal-fat suspension flaps for thigh and buttock lifts. Plast Reconstr Surg 1977; 59: 817–822

[21] Centeno RF. Autologous gluteal augmentation with circumferential body lift in the massive weight loss and aesthetic patient. Clin Plast Surg 2006; 33: 479–496

[22] Colwell AS, Borud LJ. Autologous gluteal augmentation after massive weight loss: aesthetic analysis and role of the superior gluteal artery perforator flap. Plast Reconstr Surg 2007; 119: 345–356

[23] Gonzalez R. Buttocks lifting: how and when to use medial, lateral, lower, and upper lifting techniques. Clin Plast Surg 2006; 33: 467–478

[24] Raposo-Amaral CE, Cetrulo CL, Guidi MdeC, Ferreira DM, Raposo-Amaral CM. Bilateral lumbar hip dermal fat rotation flaps: a novel technique for autologous augmentation gluteoplasty. Plast Reconstr Surg 2006; 117: 1781–1788

[25] Sozer SO, Agullo FJ, Wolf C. Autoprosthesis buttock augmentation during lower body lift. Aesthetic Plast Surg 2005; 29: 133–137, discussion 138–140

[26] Sozer SO, Agullo FJ, Palladino H. Spiral lift: medial and lateral thigh lift with buttock lift and augmentation. Aesthetic Plast Surg 2008; 32: 120–125

[27] Foster RD, Anthony JP, Mathes SJ, HoffmanWY, Young D, Eshima I. Flap selection as a determinant of success in pressure sore coverage. Arch Surg 1997; 132: 868–873

[28] Ichioka S, Okabe K, Tsuji S, Ohura N, Nakatsuka T. Distal perforator-based fasciocutaneous V-Y flap for treatment of sacral pressure ulcers. Plast Reconstr Surg 2004; 114: 906–909

[29] Koshima I, Moriguchi T, Soeda S, Kawata S, Ohta S, Ikeda A. The gluteal perforator-based flap for repair of sacral pressure sores. Plast Reconstr Surg 1993; 91: 678–683

[30] Park C, Park BY. Fasciocutaneous V-Y advancement flap for repair of sacral defects. Ann Plast Surg 1988; 21: 23–26

# 47 双侧腰臀部真皮 – 脂肪旋转皮瓣

*Sadri O. Sozer, Francisco J. Agullo*

## 47.1 摘要

随着体形雕塑术的发展，人们越来越关注重塑下部躯体轮廓的外科技术。我们描述了联合使用扩大腹壁整形术和双侧腰臀部真皮 – 脂肪瓣来改善臀上外侧部和大腿外侧部轮廓的方法。这两种手术技术有效、可靠且用途广泛，可以与脂肪移植相结合用于改善躯干外侧部轮廓。当然，患者的筛选最为重要。此术式有一个明显的缺点是切口线过长，但是它很容易被内衣或者泳衣遮挡。

## 47.2 引言

随着体形雕塑技术的不断发展，我们越来越趋向于通过对患者进行三维评估以获得更好的轮廓，同时更加关注细节。躯干仍是最令人感兴趣的区域之一，包括腹部、侧腹部、臀部和大腿上部。虽然传统的腹壁整形术在处理前腹部冗余皮肤、妊娠纹、腰部和腹壁松弛方面很有效，但在三维立体维度上对躯干的改善不明显，尤其是对于轻微或过度肥胖的患者。体形雕塑术中处理这些区域的失败可能会导致一些继发性畸形，比如腹壁整形术中的猫耳畸形、腰部形态不满意、突兀的侧腹部和臀部曲线以及前后腹壁轮廓的不对称[1,2]。对于这些患者来说，我们和其他学者发现利用扩大腹壁整形术或单独的侧腹成形术作为腹壁整形术后的二次处理，可显著改善大腿、腰部和臀部的侧面和后部轮廓[3-5]。

扩大腹壁整形术对于髂骨凸出伴臀凸出部和大腿外侧部之间皮下组织不足的患者尤为有效，对于臀上外侧部皮下组织不足但没有明显臀部下垂的患者也有效。

臀侧部提升术可用于矫正轻度的粗隆区皮肤松弛。这项技术通常与扩大腹壁整形术和（或）侧腹成形术联合应用。当有手术指征时，切下来的组织通常可以用作基于后部皮瓣（图47.1）或前部皮瓣（图47.2）的真皮 – 脂肪瓣来提高髋部或臀上外侧部的丰满度。该技术可以和脂肪移植相结合以获得更令人满意的臀部容量和曲线。有一项缺点是切口较长，但是可以被内衣或泳衣遮挡。

## 47.3 外科技术

### 47.3.1 术前标记

术前标记对于任何手术的成功和获得预期的

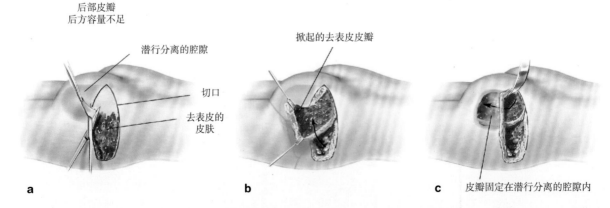

图47.1 侧腹成形术或扩大腹壁整形术中利用真皮脂肪瓣来填充臀上外侧部（后部皮瓣）。a. 皮瓣去表皮，切到深筋膜，留下上方及内侧的附着点。b. 将皮瓣掀起并且向下方和内侧旋转。c. 把皮瓣插入分离的腔隙里

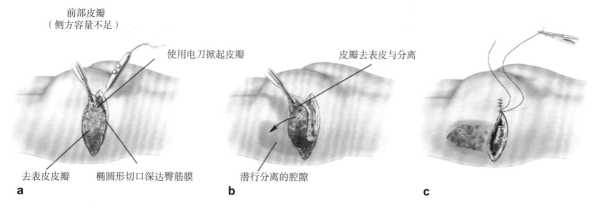

图 47.2　侧腹成形术或扩大腹壁整形术中利用真皮脂肪瓣填充大腿外侧部（前部皮瓣）。a. 皮瓣去表皮，切到深筋膜，留下上方及外侧的附着点。b. 将皮瓣掀起并且向下方及外侧旋转。c. 把皮瓣插入分离的腔隙里

结果都非常关键。通常在患者取俯卧位和站立位时进行标记，患者处于站立位时评估切口的对称性。

扩大腹壁整形术的术前标记原则和环形提升术很相似，最常见的错误就是把切口设计得太高，导致患者对切口瘢痕不满意。理想的切口部位应以曲线的方式在髂嵴下从大腿外侧部延伸到臀顶部进行标记，这样的切口稍成拱形，和皮纹的方向一致，可以很容易被内衣遮挡。用夹捏法，先标记上线或头侧线。手术结束时这条线会降低 1~2 cm，并且决定最终瘢痕的位置。利用夹捏法设计下方的切口线，以估计可被切除的皮肤量。为了避免产生猫耳畸形，切口的长度取决于被切除的组织量。

真皮脂肪瓣主要由侧腹成形术中原本要被切除的上内侧和上外侧的组织构成。将臀部上外侧或大腿外侧的容量缺失标记出来作为术中的参考。

根据患者的轮廓畸形，标记需要做脂肪抽吸的区域。脂肪抽吸术通常在侧腹部、骶部、大腿后部进行，遵循臀部美学分区，突出臀部最终的轮廓。

### 47.3.2　外科技术

患者采用全身麻醉，取俯卧位，下肢轻度外展。然后在侧腹部、骶区、臀下皱褶和其他轮廓畸形区域行脂肪抽吸术。皮下组织用肿胀液浸润，由 1 L 哈特曼溶液（Hartmann solution）、1 mg 肾上腺素和 10 mL 的 1% 利多卡因构成。用传统方法进行脂肪堆积区域的深层和浅层抽吸。

**臀上外侧的真皮－脂肪瓣（后部皮瓣）**

将标记好的楔形臀上皮瓣和皮下脂肪去表皮，并分离至浅筋膜层（图 47.3）。保留皮瓣内上侧的皮肤及皮下脂肪，确保长宽比为 3:1。之后在浅筋膜层下将皮瓣掀起，直至其可以旋转至所需的区域。利用牵开器和电凝器在浅筋膜层下方分离出一个腔隙。切开皮瓣的远端以评估是否有足够的血供。将皮瓣向内侧旋转入腔隙，然

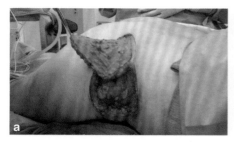

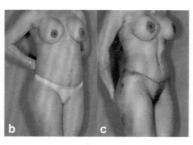

图 47.3　a. 臀侧部提升术中利用基于后部的真皮－脂肪旋转瓣填充患者的臀部上外侧部。b. 术前照片。c. 术后照片

后用聚乙醇乳酸可吸收线 910（3-0 薇乔缝线）将皮瓣固定在筋膜层。将剩余的臀部皮肤拉向相反的方向以覆盖皮瓣。应用聚乙醇乳酸可吸收线 910（3-0 薇乔缝线）修复浅表筋膜层，最后逐层缝合。在对侧重复同样的手术过程。然后将患者置于仰卧位，即可执行其他同期进行的手术操作。

**股外侧皮肤脂肪瓣（前部皮瓣）**

采用类似的方法，将原已标记好的楔形臀上皮瓣和皮下脂肪去表皮，并分离至浅筋膜层（图 47.4）。保留皮瓣的外上侧皮肤及皮下脂肪，确保长宽比为 3∶1。在浅筋膜层下将皮瓣掀起，直至其可以旋转到所需的区域。利用牵开器和电凝器在浅筋膜层下方分离出一个腔隙。切开皮瓣的远端以评估是否有足够的血供。将皮瓣向外侧旋转入腔隙，然后用聚乙醇乳酸可吸收线 910（3-0 薇乔缝线）将皮瓣固定在筋膜层。将剩余的大腿皮肤拉向相反方向以覆盖皮瓣。应用聚乙醇乳酸可吸收线 910（3-0 薇乔缝线）修复浅表筋膜层，最后逐层缝合。在对侧重复同样的手术过程。然后将患者置于仰卧位，即可执行其他同期进行的手术操作。

### 47.3.3　术后护理

手术后立即给患者穿上紧身衣并且持续穿 4 周。允许患者以舒适体位卧床休息，通常取仰卧位。可在手术当天或次日早晨开始下床活动，这取决于当天同时进行的手术操作。坐位不受限制。

引流管保留至术后 7～10 天，并在日引流量少于 30 mL 时拔除。患者可在术后 1～2 周内恢复正常活动，这取决于当天同时进行的其他手术操作。

## 47.4　讨论

我们描述了联合应用扩大腹壁整形术和双侧腰臀真皮脂肪瓣来改善臀外上侧部或大腿外侧部轮廓的方法。这两种手术技术非常实用、可靠且用途广泛，可以与脂肪移植相结合来改善躯干外侧部轮廓。有些人可能认为脂肪移植就足够了，但是就算不考虑脂肪再吸收这个现实问题，要达到满意效果需要的脂肪量非常大。患者的筛选极为重要。本技术的一个明显缺点是切口线较长，但是可以被内衣或者泳衣所遮挡。

### 47.4.1　并发症

根据笔者经验，并发症极少，并且与传统或扩大的腹壁整形术没有区别。最常见的并发症是伤口延迟愈合，这可通过控制伤口张力来避免。目前尚未发生过脂肪坏死和手术区域血清肿这些并发症。

## 47.5　结论

双侧腰部真皮－脂肪瓣和扩大腹壁整形术两者相辅相成。这些皮瓣可通过增加区域容量来改善臀上外侧部或大腿外侧部的轮廓。并发症极少，仅有少量伤口延迟愈合的案例。与脂肪移植相比，这种皮瓣的优点在于其与腹壁整形术同期操作的可行性以及结果的可预测性。缺点在于

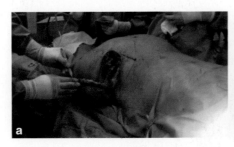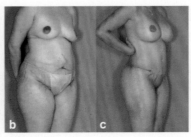

图 47.4　a. 侧腹成形术中利用基于前部的真皮－脂肪旋转瓣（前部皮瓣）充填患者的大腿外上侧部。b. 术前照片。c. 术后照片

过长的瘢痕，但仔细的术前设计可优化切口位置，从而使患者能有效地隐藏瘢痕。

（杨伊兰　俞楠泽　译）

## 参考文献

[1] Guerrerosantos J. Secondary hip-buttock-thigh plasty. Clin Plast Surg 1984; 11: 491–503

[2] Regnault P, Daniel R. Secondary thigh-buttock deformities after classical techniques: prevention and treatment. Clin Plast Surg 1984; 11: 505–516

[3] Baroudi R. Flankplasty: a specific treatment to improve body contouring. Ann Plast Surg 1991; 27: 404–420

[4] Baroudi R, Ferreira CA. Contouring the hip and the abdomen. Clin Plast Surg 1996; 23: 551–572, discussion 572–573

[5] Mejia JA, Cárdenas Castellanos YA. Extended abdominoplasty: applications and a new classification system for abdominoplasty. Aesthetic Plast Surg 2012; 36: 278–284

# 48　臀部荷包缝合塑形术

*Joseph P. Hunstad, Remus Repta*

## 48.1　摘要

臀部年轻化手术通常需要解决皮肤松弛和容量缺失两个问题，尤其对于大量减重的患者。在环形腹壁整形术中的背侧自体组织通常会被丢弃，而荷包缝合塑形术可对其进行有效利用，从而达到提臀和自体组织丰臀的效果。通过旋转皮瓣，将组织向中间旋转以填充臀中部，从而增加臀部容量及曲度。该手术可单独进行，也可结合下部躯体塑形术共同进行。臀部荷包缝合塑形术是一种对臀中部进行塑形的方法。与其他身体塑形术相似，其并发症包括难以接受的瘢痕、创面延迟愈合等，其中以血清肿形成最常见。该手术的修复率保持在 10% 的低水平，主要为瘢痕修复。

## 48.2　引言

臀部一直是人类产生形体感官刺激的一个重要因素。它在不同的时代及不同的文化背景中都得以体现，并在当今社会大众媒体中扮演着越来越突出的角色。衰老往往会加剧软组织的下垂以及臀部容量的减少。这些改变导致臀部形态及轮廓由年轻性感逐渐变得老态臃肿[1]。体重明显减轻，一般见于大量减重的患者，常可作为臀部老化的极端例子。对于这些大量减重的患者，传统手术通过切除组织来纠正软组织下垂，以达到身体塑形目的，但只处理了臀部形态变化的一个方面。这样的处理方式可以一定程度地改善臀部及大腿软组织下垂，但并没有解决容量缺失这个问题，其最终的结果是臀部轮廓欠佳且前后凸度及曲线不佳。躯体塑形术中尝试采用多种方法来解决大量减重患者臀部老化的第二个问题，即容量缺失。在认识到躯体塑形术可利用废弃的软组织这一潜在优点后，许多专家提出通过软组织旋转瓣填充臀部来纠正大量减重患者臀部老化引起的容量缺失问题[2,3]。尽管从腰部（躯体提升术组织切除边界之内）旋转到臀部的皮瓣可以增加臀部容量，但这一类型的操作都有其固有的局限性，包括远端皮瓣存活能力、皮瓣长度及皮瓣/臀部区域难以塑形等。

荷包缝合塑形术专为美化臀部轮廓而设计，可兼顾臀部老化引起的软组织严重下垂及容量缺失两大问题，尤其针对大量减重患者。与传统的臀部提升术不同，该手术可以保留臀中部的组织。利用臀中部为臀部提升术提供容量具有诸多优点，如更稳定的臀部皮瓣血供、简便直接的外科技术。臀部皮瓣组织理想的位置，可以增加最合适的容量。

## 48.3　适应证

### 48.3.1　患者筛选

荷包缝合塑形术最初即为解决大量减重患者的臀部过度下垂及容量缺失问题而设计[4]。然而其对存在同样问题的非减肥患者也非常有效[4,5]。臀部的上提与增大相结合可明显改善臀部的形态、大小及轮廓。荷包缝合塑形术的理想对象为那些臀部及大腿后侧软组织过度下垂程度可量化的患者，他们本也是接受提臀术的适合人选。对臀部容量增加要求相对较小的患者来说，脂肪移植可能是最佳选择[6-8]。中度及重度臀部容量缺失且软组织松弛的患者可通过荷包缝合塑形术，利用臀中部组织形态得到有效地改善。

### 48.3.2　术前评估

荷包缝合塑形术患者的术前评估与大量减重患者行下部躯体提升术的术前评估相似。术前患者应维持稳定的体重，尤其是那些既往有体重大幅度波动的患者。通过询问病史了解患者的营养状况，同时进行血液检查。上述评估对于有减重手术史的患者尤为重要[9,10]。有深部静脉血栓及肺栓塞病史的患者需仔细询问，并接受进一步检查，必要时请血液科医生进行评估。若患者既往接受过身体塑形相关手术，应对切口进行评估，以免手术计划受影响。

## 48.4 技术

### 48.4.1 手术标记

荷包缝合塑形术的手术标记可单独完成，也可与下部躯体提升术的标记共同完成。若要行全身塑形，可以先从腹壁整形术部分开始进行手术标记。嘱患者用力拉紧腹部软组织，模拟在最后缝合时下腹切口将承受的张力。标记耻骨联合上缘，然后沿两侧外上自然延伸至髂前上棘（图48.1）。如此，最终的切口线很低，将位于内裤边缘以下。第一条标记线向两侧延伸至侧臀，最终过渡到下背部与臀上区域的交界处。这条后方的标记线也是荷包缝合塑形术最后缝合的位置。此切口应完全低于内裤边缘且位于下背部与臀上

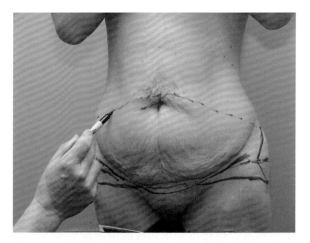

图 48.1 当荷包缝合塑形术与下部躯体提升术共同进行时，先标记腹壁整形术区域，再标记低位水平切口，并将其作为荷包缝合塑形术的最终切口位置

部之间的界线上。若切口位置过高，将导致患者穿分体泳衣和低腰裤时伤口暴露而影响美观，以及人为地拉长了臀部。若后方切口位置过低将导致臀上部扁平，与切口瘢痕一样会影响臀部的美感。

臀中部所需填充软组织量的评估，是臀部荷包缝合塑形术中手术标记的关键。可用双手行皮肤夹捏试验完成。该试验结合下垂的程度、组织在切口上下的活动度，在双侧臀肌中央单独进行（图48.2）。应对两侧臀肌行对称性检查。两

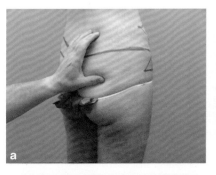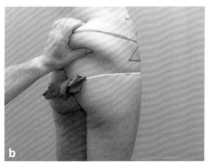
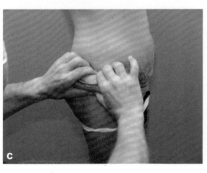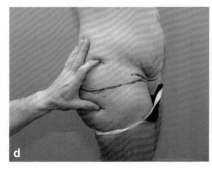

图 48.2 荷包缝合塑形术上提的范围由双手分别评估单侧臀中线上的组织下垂量来决定

条标记的上下缘代表臀中部的上下两个背侧切口。若荷包缝合塑形术仅是全套躯体塑形术的一部分，这两条标记线则应向中间延伸至中线处交汇，向侧方延伸与腹壁整形术的手术标记交汇（图48.3）。若患者只行荷包缝合塑形术，则两条标记线向侧方延伸范围逐渐减少并于两侧终止（其确切的长度及位置由下垂的程度决定）。背侧标记线所包含的组织量在中线附近应当保守，因为这个区域有强韧的筋膜附着，可减小组织的下垂程度，使得可安全切除的组织量更少。

标记好的臀后侧组织下垂量代表了荷包缝合塑形术中臀中部的上下缘。重要的是，这些上下标记都以组织切除及建立臀中部的最佳区域为中心。这样做的目的是让背侧切口线位于臀上部与下背部的交界处。

为了达到美观的目的，两侧臀中部的内外缘均应限制在一定的范围内，且应位于臀部提升术切口的内侧（图48.4）。术前嘱患者取站立位，先行臀部提升术上下切口的标记，然后用双手夹捏评估双侧臀中部组织并标记，从而达到上述的范围要求。这是一个简单有效的方法，可以估计出达到臀部理想目标所需的组织量以及臀中区在

内侧和外侧边界的位置。最后，臀中部内侧的组织做切除标记，并且调整标记用以帮助术者在手术完成后准确地缝合切口。

## 48.5　手术方法

在荷包缝合塑形术操作时，患者应处于俯卧位。该体位可以确保各啮合点有充足的填充组织，并便于术者及麻醉医生安全有效操作。上下切口的缝合度可通过巾钳钳夹相应标记进行确认（图48.5）。尽管因产生的张力存在变化而导致这种方法的检验结果并不完全精确，但此方法确实为标记的准确性提供了更多的依据。我们还应注意的是，臀中部切口缝合需要预留适当的松弛度以防切口张力过大，而向下分离组织至臀下皱襞可以在一定程度上减轻这种张力。

此时，可向上下切口线内注射利多卡因与肾上腺素混合液（图48.6）。常规的肿胀液采用1 L乳酸钠林格溶液加15 mL 1%利多卡因及1瓶1∶1000的肾上腺素配制。若还需进行其他手术，可再向该溶液中加入利多卡因。

一旦切口注射完成，肾上腺素开始起效，即

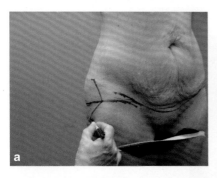
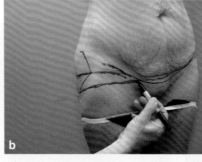

图48.3　若患者行下部躯体提升术，荷包缝合塑形术的上、下切口线应向前与腹壁整形术的手术标记汇合。a. 标记上切口线。b. 标记下切口线

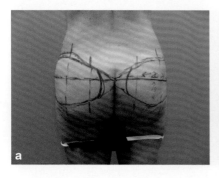
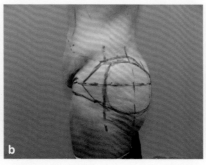

图48.4　单侧臀部的中央分区位于上下切口线之间，作为荷包缝合塑形术标记的一部分。定位标记对荷包缝合塑形术的术前标记进行完善。a. 标记后视图。b. 标记侧视图

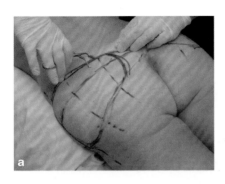 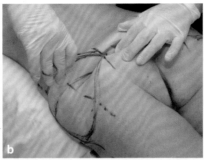

图48.5 术前标记的最终检查可通过术中应用巾钳钳夹相应的上（a）、下（b）切口线来进行

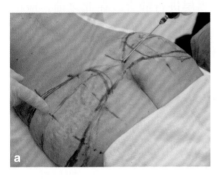 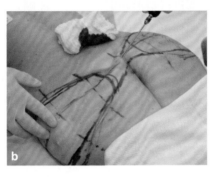

图48.6 于切口线（a）与臀中部（b）皮下浸润注射含有利多卡因和肾上腺素的肿胀液，有助于减少手术区出血以及缓解术后疼痛

可采用10号手术刀切开上、下切口线皮肤至真皮（图48.7）。采用电刀切开真皮深层直达皮下组织（图48.8）。切口一直向下直至臀肌筋膜。切割过程中刀不可倾斜且保持与臀中部的环形边缘平行。直到切至两侧臀中部的边缘，并切除介于双侧臀中部之间的三角形区域及臀中部外侧区域的组织（图48.9）。

游离下方皮瓣，直至可缝合上下切口。根据

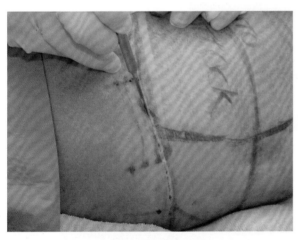 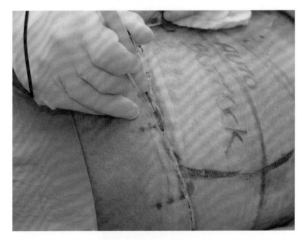

图48.7 先用10号手术刀切开部分皮肤

图48.8 应用电刀完成皮肤切开

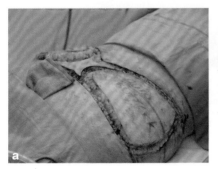 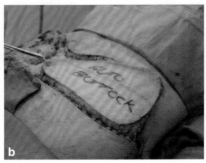

图48.9 a.组织的切割向下深入直至深层肌膜。此操作将在正中及侧方产生即将被切除的组织。b.图示中臀中部已做好荷包缝合塑形术的准备

组织下垂程度及臀中部肌肉的厚度等实际情况调整游离范围，比如向下达臀下皱褶。根据臀中部肌肉的形态在深筋膜水平进行分离，以保证其紧密的贴合度，使体表可以显出臀中部肌肉下缘的圆弧形状（图 48.10）。最小程度地游离上方皮瓣，分离程度仅需达到最后缝合时浅层筋膜层可被轻松地缝上，通常只游离 1~2 cm。

在处理完浅表皮肤并对臀中部进行塑形和定位后，臀中部便准备好可以在背侧切口进行缝合了。覆盖臀中部的皮肤可仅去除表皮层或被全部切除。在本手术中，两者的区别并不关键。然而，如果臀中部的容量或形状不是主要关注点，我们建议仅去除表皮层，从而为缝合提供更好的缝合面（图 48.11）。塑造臀中部的关键在于荷包缝合的位置。缝合应于浅筋膜层中进行，并根据想要的臀部形状来决定合适的固定范围（图 48.12）。最常采用 2-0 或 0 号爱惜康线进行缝合。在浅筋膜层进行缝合可以减小缝合

直径并增加臀中部组织的凸度（图 48.13）。在浅筋膜层进行缝合操作非常重要，因为在真皮层进行缝合会导致臀中部边缘抬高和中部凹陷（图 48.14）。最后，两侧臀中部应部分地固定于内侧深层组织，以防止侧向移位。可以通过采用 2~3 条 2-0 薇乔缝线将臀中部的内缘锚定于两臀间剩余的深层组织来实现（图 48.15）。

背侧切口逐层进行缝合。在此之前，应确保彻底止血，且于手术部位的上缘水平地放置 10 mm 的引流管，并将其从侧面引出（图 48.16）。采用 2-0 薇乔缝线或类似缝线关闭浅筋膜层，2-0 薇乔缝线或类似缝线缝合真皮深层，3-0 或 4-0 单丝缝线进行皮内连续缝合（图 48.17）。虽然也可采用倒刺线或可吸收皮钉进行缝合，但这不是我们的首选。最后，切口可涂上氰基丙烯酸酯组织胶黏剂或使用切口胶带覆盖（图 48.18）。

若荷包缝合塑形术是全套下部躯体提升术的

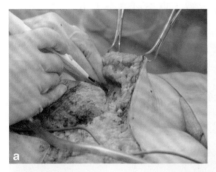
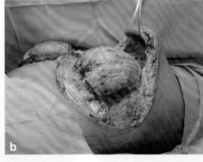

图 48.10　a. 臀中部下方的组织在深筋膜层水平进行分离，使下方组织可提起以覆盖于臀中部肌肉区域。b. 分离范围应以可覆盖臀中部肌肉区域为标准，如有必要可切至臀下皱褶处

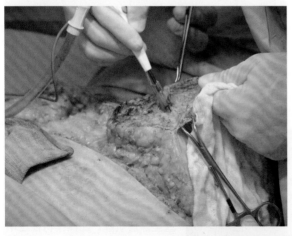

图 48.11　覆盖臀中部肌肉的皮肤可被全部切除或仅去除其表皮。臀区皮肤较厚，故可使用电刀完成表皮层的分离

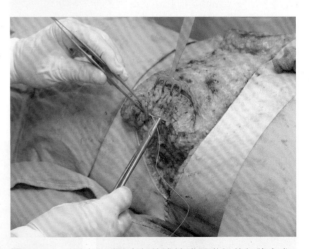

图 48.12　通过识别臀中部的浅筋膜层进行荷包缝合术

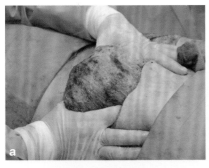
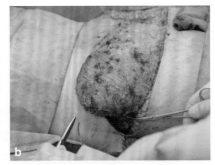
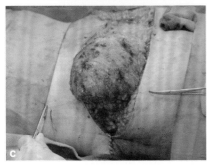
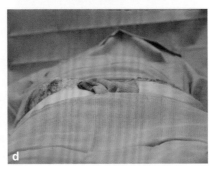

图 48.13 在浅筋膜层对臀中部肌肉进行固定从而增加其凸度。可以明显看出荷包缝合处理侧的臀中部凸度与另一侧有显著区别。a. 臀中部凸度。b. 皮瓣的上部投影。c. 皮瓣的下部投影。d. 皮瓣置入

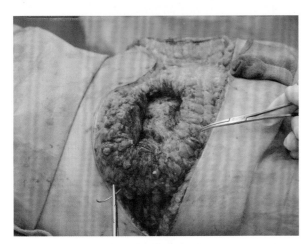

图 48.14 荷包缝合应在浅筋膜层进行，若在真皮层进行缝合将会引起臀中部中央凹陷

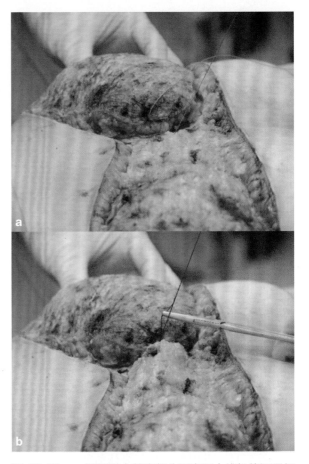

图 48.15 a. 两侧臀中部应部分固定于中线处的深层组织。b. 通过可吸收缝线固定，防止缝合时及术后的组织移位

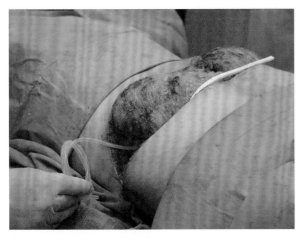

图 48.16 常规置引流管于臀中部上缘

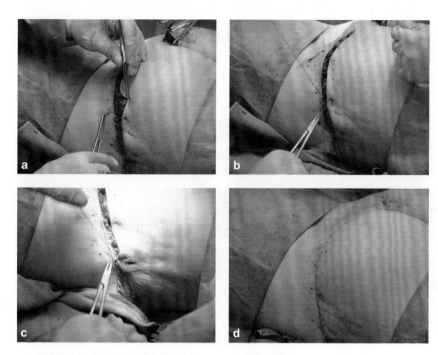

图 48.17　a. 采用 2-0 号薇乔缝线或类似的可吸收缝合线分层缝合浅筋膜层。b. 可吸收线可同样用于真皮深层的间断缝合。c. 可吸收线用于皮内的连续缝合。d. 可吸收线用于最后的皮肤缝合

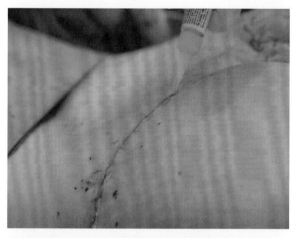

图 48.18　荷包缝合塑形术的切口可采用氰基丙烯酸酯组织胶黏剂或切口胶带进行闭合

一部分，此时可以令患者取仰卧位，将已向两侧延伸的背侧切口向前延伸，作为腹壁手术的一部分。在患者取仰卧位前，采用聚丙烯缝线或类似缝线连续缝合，暂时性关闭外侧切口。患者更换体位后，用利多卡因及肾上腺素混合液注射术前设计的腹侧切口。其余的肿胀液注射至术前标记的吸脂区域。此时便可进行身体前部的提升术。

荷包缝合塑形术一系列前后对比图如下（图48.19～图 48.22），并展示了多种适合行荷包缝合塑形术以提升和丰满臀部的患者类型。

## 48.6　讨论

对行单纯臀部荷包缝合塑形术的患者和将联合臀部荷包缝合塑形术与腹部整形术作为整个下部躯体提升术中一部分的患者进行比较，二者的术后处理不同。行单纯臀部荷包缝合塑形术的患者像其他门诊手术一样，术后即可出院。同接受了全套下部躯体提升术的患者一样，夜间留院观察虽有所裨益，但并非必需。考虑到患者的手术部位，应确保患者行坐位时放置足量的衬垫。尽管术后即刻便可坐立，但应有所限制。此类患者的理想体位是仰卧位，用衬垫充填并支撑臀部上方和下方的区域使腰部微屈。

即使在术后第一晚，也应鼓励患者适当活动以降低深静脉血栓形成的风险。患者需口服镇痛药和抗生素。鼓励患者足量饮水，并告知患者引流管的护理方法。手术部位不可穿压迫性的衣物。若患者同时接受了躯体塑形术，应使用腹带压迫腹壁整形术的部位。在医生指导下使用腹带，保持其舒适度及低腰位。

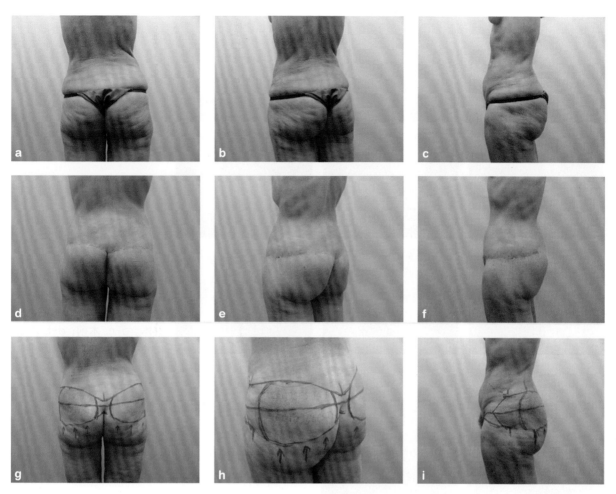

图 48.19 43 岁的女性患者，同时接受了臀部荷包缝合术与腹壁整形术。a–c. 术前。d–f. 术后。g–i. 手术标记

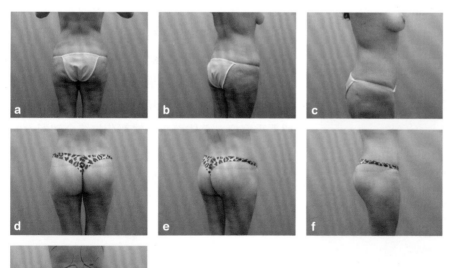

图 48.20 38 岁的女性患者，曾行腹壁整形术。此后接受了单纯的臀部荷包缝合塑形术，其臀部提升术的侧切口与陈旧的腹壁整形术切口相衔接。a–c. 术前。d–f. 术后。g. 手术标记

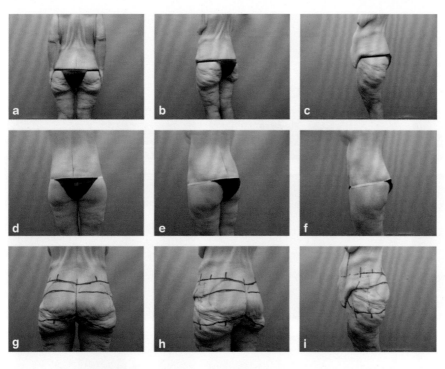

图 48.21 44 岁大量减重的女性患者，接受了包括臀部荷包缝合塑形术的下部躯体提升术。a–c. 术前；d–f. 术后；g–i. 手术标记

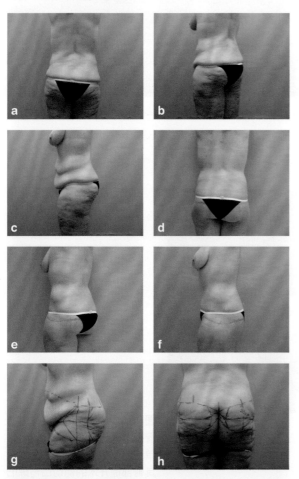

图 48.22 45 岁不完全减重的女性患者，接受了联合全腹壁整形术的臀部荷包缝合塑形术。a–c. 术前。d–f. 术后。g，h. 手术标记

臀部荷包缝合塑形术常见的并发症同其他身体塑形术类似，包括难以接受的瘢痕、创面延迟愈合及血清肿形成。只要设计及操作合理，臀部荷包缝合塑形术是安全有效的，且其严重并发症发生率较低。可能是由于臀中部及臀下皮瓣的血供都较丰富，笔者团队还没处理过缺血或坏死的情况。到目前为止，笔者团队的患者中没有出现过血肿、坏死、缺血、临床可探及的血清肿、感染或其他严重并发症。接受过荷包缝合塑形术患者中，有近 10% 患者接受了瘢痕修复术。主要原因可能是笔者团队在早期病例中使用了一种新的倒刺缝合线，该缝线易引起缝合处脓肿继而遗留严重瘢痕。总体而言，臀部荷包缝合塑形术的并发症发生率较低，与其他常见的身体塑形术的并发症发生率相当或更低。

## 48.7 结论

臀部荷包缝合塑形术常与臀部上提术及自体组织丰臀术相结合，可安全有效地解决臀部老化的两个主要问题：过度下垂及臀中部容量缺失。其可单独进行，也可与下部躯体整体提升术结合

进行。臀中部为自体丰臀术提供了位置理想、血供良好的软组织。臀部荷包缝合塑形术是一种可靠、高效、实用的臀中部塑形方法。

（余泮熹　俞楠泽　译）

## 参考文献

[1] Babuccu O, Gözil R, Ozmen S, Bahçelioglu M, Latifoglu O, Celebi MC. Gluteal region morphology: the effect of the weight gain and aging. Aesthetic Plast Surg 2002; 26: 130–133

[2] Le Louarn C, Pascal JF. Autologous gluteal augmentation after massive weight loss. Plast Reconstr Surg 2008; 121: 1515–1516, author reply 1516–1517

[3] Sozer SO, Agullo FJ, Palladino H. Bilateral lumbar hip dermal fat rotation flaps: a novel technique for autologous augmentation gluteoplasty. Plast Reconstr Surg 2007; 119: 1126–1127, author reply 1127–1128

[4] Sozer SO, Agullo FJ, Palladino H. Autologous augmentation gluteoplasty with a dermal fat flap. Aesthet Surg J 2008; 28: 70–76

[5] Hunstad JP, Repta R. Purse-string gluteoplasty. Plast Reconstr Surg 2009; 123: 123e–125e

[6] Centeno RF. Autologous gluteal augmentation with circumferential body lift in the massive weight loss and aesthetic patient. Clin Plast Surg 2006; 33: 479–496

[7] Gutowski KA ASPS Fat Graft Task Force. Current applications and safety of autologous fat grafts: a report of the ASPS fat graft task force. Plast Reconstr Surg 2009; 124: 272–280

[8] Colwell AS, Borud LJ. Autologous gluteal augmentation after massive weight loss: aesthetic analysis and role of the superior gluteal artery perforator flap. Plast Reconstr Surg 2007; 119: 345–356

[9] Hunstad JP, Repta R. Atlas of Abdominoplasty. Philadelphia, PA: Elsevier; 2009

[10] Agha-Mohammadii S, Chir MB, Hurwitz DJ. Nutritional deficiency of postbariatric surgery body contouring patients: what every plastic surgeon should know. Plast Reconstr Surg 2007; 122: 604–613

# 49 脂肪抽吸术联合脂肪移植术对正常体重患者的塑形效果：四维精细脂肪塑形术

*John A. Millard*

## 49.1 摘要

### 背景

传统脂肪抽吸术自1977年诞生以来就被众多整形外科医生运用于临床，但其技术和仪器设备均无重大的改进。2005年，声能共振放大技术，即VASER精细脂肪塑形术（VASER high definition liposculpture, VHDL. Solta Medical, Hayward, CA, USA）的引进，是对传统吸脂技术的一项重大改革。从此，这些先进的技术传播到全球超过25个国家。VASER精细脂肪塑形术吸收了浅层吸脂等先进技术的优点，且基于人们日益深刻的对浅表肌肉骨骼系统局部解剖影响人体形态的理解。近5年来，吸脂设备和科技发展迅速，尤其在自体脂肪移植（AFT）领域。借助于更具可视化的诊断性超声技术，以及我们对脂肪-间质-结缔组织间隔室的组织形态解剖更深入的理解，进一步促进了现代吸脂技术的发展。我们塑造肌肉运动外形的能力也明显提高，并能敏锐地发掘合适的艺术形式来创造人的形体美和有活力的外形。这不仅需要根据患者的肌肉骨骼形态进行术前标记，还需评估浅筋膜间隔室的区域紧缩度，评估肌肉运动对脂肪-间质-结缔组织间隔室、肌肉外在形态以及肌肉与骨骼空间结构的影响。首先对相应区域的真皮下、浅层及深层的脂肪进行浸润，其次是乳化，最后抽取脂肪，脂肪移植不仅在术前标记的区域完成，并且可根据吸脂术中脂肪抽吸后的效果评估，在相应的区域进行。脂肪移植可用于符合适应证的皮下层和（或）浅筋膜室，还可在肌肉内。在超声影像的指导下，从抽吸部位获取的无菌脂肪用于创造更具有艺术性的效果。

在过去7年内，笔者共完成了890例三维VASER精细脂肪塑形术。过去2年内，在脂肪移植超声影像指导下完成了37例四维VASER精细脂肪塑形术。这些案例主要涉及的解剖部位有：背部、躯干前部、胸部以及上臂和肩部的浅层肌肉。数据显示，脂肪存活越多的区域形态改变越明显。其中，有2例患者由于在腹直肌区域脂肪移植过多，导致需要对一些浅表脂肪进行重整，而四维VASER精细脂肪塑形术目前尚无术后并发症的报道。

## 49.2 引言

文艺复兴大师米开朗基罗说"艺术的最高目标是人"[1]。解剖学和具象艺术可追溯到几千年前。雕塑中人体美和夸张的人类体形的概念可以追溯到3.5万年前，那时发现的德国霍赫勒·菲尔斯（Hohle Fels）的维纳斯，是已知最早的具象艺术作品[2]。威伦道夫（Willendorf）的维纳斯也许是最著名的维纳斯雕像，最能代表一个夸张的女性形象，比如丰满的臀部和胸部。希腊艺术家以艺术观念闻名于世，他们用人体解剖学来描绘人类形象。事实上，他们的作品是第一个准确地代表了人类体表解剖的雕塑艺术，其艺术成果反映了真正现实的人体，其中最著名代表作就是Kritios男孩。虽然这个理念只延续了几代，但在数学家和雕塑家的贡献下，Polykleitis引入了一些新概念，这些概念将永远改变人类具象艺术中的原则，尤其是在雕塑方面[2]。在具象艺术中，人类形体的故意夸张和扭曲被普遍运用[3]。事实上，有人认为"夸张"是一种原始的本能，是所有人类大脑所固有的，即使被文化价值观所压制。自那时以来，许多具象雕塑都遵循着这些原则。莱昂纳多·达·芬奇和米开朗基罗都延续了这些原则，他们都认为在人体的形态解剖中进行正规的训练对于发展和完善他们的技艺至关重要[4-6]。人类美的进化本身就是一个重要的讨论点，这些想法包括：女性沙漏型身材[7-9]、苗条的腰部、V型躯干；而男性应肌肉发达，腰肩比小于等于0.75，都是男性魅力的特征[10]。

20世纪70年代，脂肪抽吸术问世。简单地说，这项技术实现了人们所期望的基本目标：减少难看的脂肪蓄积。脂肪抽吸是简单、有效的调节身体轮廓的方法，同时不遗留较大手术瘢痕。在接下来的30年里，脂肪抽吸最终在达到基本的美学目标上取得了巨大成功。传统的吸脂术未能解决艺术家几个世纪以来所面临的问题，那就是改变身体特定部位难看的脂肪堆积从而塑造符合人类审美的体形。大部分手术部位是局部的，因为当时开发的吸脂工具能够安全和使用的范围有限。当时的脂肪提取工具只能采取有限的方式并在有限的位置进行使用，即深层的脂肪层。一般在腹部、侧腹、粗隆区大腿、大腿上中部的内侧、膝部和手臂的后侧都有较深的脂肪层。另一方面，浅表的脂肪几乎分布于人的整个体表[11]。仅通过传统的吸脂技术（治疗深层脂肪层而不影响浅表和皮下脂肪层）来改变人的体形，整形外科医生所能做的极其有限。

1982年引入了浅层吸脂的概念，然后是皮下吸脂的概念[12]。这两个技术为整形外科医生改变人的形体提供了更多的工具，并让整形外科医生初次尝试了通过吸脂改变整个身体的表面，并在一定程度上改变皮肤的紧致度[11,13-17]（图49.1）。Ersek和Mentz[18,19]通过使用这些新的原则，带来了脂肪抽吸术的第一次真正的进步，以腹部雕刻术为例，他们已然超越了传统减肥美学的目标，可以通过使用不同的脂肪雕刻术来改善腹直肌脂肪的外观。他们还介绍了"真皮下脂肪掩盖了肌肉细节"这个概念[18,19]。最近，同样的概念延伸到了男性胸部整形[20]。考虑到全身其他的肌肉群，精细脂肪塑形术拓展了腹部雕刻这一概念[21]，所有构成人类体形的主要肌肉均包含在内[21]。2005年，VASER精细脂肪塑形术（VHDL）[22]引入美国，自此以后，这种先进的三维立体脂肪抽吸术迅速流行于25个多国家。这项技术将深部的肌肉骨骼解剖作为一种形态模板，加深了对深层和浅表脂肪组织及其在三维脂肪抽吸术中角色的理解。这项技术对身体每个区域进行整体的处理，超过了360°，这种方法才是唯一真正的雕刻方式，从三个维度来处理所有审美单位[23,24]。尽管该技术获得了成功，但手术的效果仍取决于患者的类型。这使得术者重新审

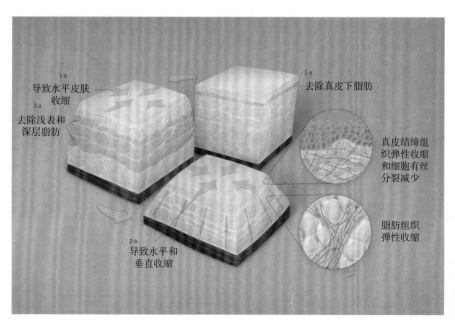

图49.1 三腔VASER或Smartlipo (Cynosure, Westford, MA, USA)，保留结缔组织和血管。真皮下VASER/Smartlipo保留了皮肤的弹性特性，即允许皮肤水平收缩。结缔组织使皮肤围绕其下方的肌肉垂直收缩并将不同肌肉间的皮肤向筋膜拉紧

视他对脂肪组织和结缔组织的理解，以及从艺术的角度来理解我们为 VHDL 开发的技术。通过本研究，四维 VASER 精细脂肪塑形术应运而生。其中包括了在每一个病例中使用的自体脂肪移植技术。如果说黏土是雕刻家的媒介，那么脂肪组织就是整形外科医生的媒介。我们传统的脂肪抽吸术，或者说是脂肪雕塑，大多都是一种纯粹的基于去除的技术。然而，最理想的形式是通过去除和移植脂肪组织从而达到最理想的美容效果。一旦理解了这一理念，外科雕刻家就会打开一个全新的世界，并为其工具箱添加一套全新的工具。这些新技术改进了形体雕刻，并解决了三维 VHDL 的许多技术限制问题。

四维 VASER 精细脂肪塑形术引入了以下新的原则。

- 在技术层面，对形态、尤其是更加丰满的形态有了更全面的理解。
- 纳入了对运动中的肌肉和外形是如何影响人类体态形象的理解。
- 还要考虑到一些更复杂的理解，即对脂肪组织和结缔组织解剖与其下方的肌肉骨骼结构的相互作用的理解。介绍并采用一个更复杂的脂肪和结缔组织解剖的概念，即脂肪的多间隔室理论及其对肌肉和骨骼在展现人类形体中的作用（图 49.2）。
- 在每一个脂肪塑形的案例中，通过拓展适应证，根据多样的目的，将其运用到更多的身体部位，这样就为整形外科医生提供了一个新的、强有力的塑形工具。
- 在研究和标记脂肪抽吸患者时，需要纳入对于光和人体形态是如何相互作用的理解，并记录治疗后的人体形态变化。

对于艺术家而言，对轮廓的研究最终会回归

到对身体本身形态的研究[25]。这一原则在之前的脂肪抽吸术组成中是明显缺乏的，在 VASER 精细脂肪塑形术中也仅略有改善。整形外科医生通过利用 VASER 精细脂肪塑形术塑造出一系列构成人体形态的凸面。人们逐渐意识到人的轮廓实则是一系列单个的凸面，以一种整洁且可预测的方式组合在一起以覆盖整个身体[26]。形态美的基本原则之一是丰满。想达到形态美的极致，就必须要做到丰满。丰满与外在展现出的紧致密切相关。事实上，这些凸面中紧致的形态反映出了年轻活力。我们通过利用脂肪移植来塑造身体的形态，可以为任何一个特定的身体部位创造凸面，或在身体浅层脂肪间隔需要充填的区域进行填充。

接下来的步骤就是理解身体和肌肉是怎样在运动中对人类的外形产生影响的[4,27]。身体凸面一般都是其下肌肉的形状和投影，有时是骨骼解剖形态的反映。每个凸面的起伏都在一个可预测的范围内以独特的形态存在。凸起的最高点或轨迹，也就是所谓的极点[26]永远不会居中，但总是离原点（或者说隆突的止点）更近。弯曲的程度是沿着下方结构长度的变化而定的，受肌肉收缩时形状的影响，并与肌肉与表面皮肤之间的结缔组织和脂肪组织相关。每个凸面的峰或极点的位置通常随着每个凸起的长度变化，就像指纹一样是独一无二的。对患者身上的每一个凸形进行标记，如长度、倾斜度、弯曲度、丰满或紧致度。如果有必要，可在浅层脂肪室进行脂肪充填，从而塑造丰满和紧致感，即使是面部下的深层脂肪组织也可以直接去除。采用真皮下脂肪移植的方法，可以通过下方整个凸起的长度来反映极点。我们还介绍了吸脂技术中的"主要形态"和"包装形态"概念[26]。主要形态反映个体的结构，例如肌肉凸起，包装形态就是把肌肉和骨骼解剖结构一起作为形态的一部分。区分浅层脂

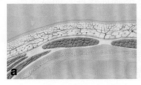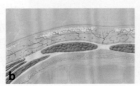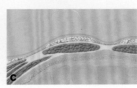

图 49.2 脂肪抽吸后保留皮肤和肌筋膜之间的结缔组织，使皮肤能够在延展的肌肉上及其周围回缩和重新分布

肪吸脂技术和皮下脂肪 AFT 技术有助于提高主要形态和包装形态之间的过渡。

对相关解剖学的理解应该是双重的。首先是对脂肪组织的形态组织学及其相连接的间隔室内的基质结缔组织的基本理解。其次是从美学和解剖学角度来理解肌肉骨骼解剖怎样影响人体的外在形态，这才是真正的脂肪抽吸术理解的要点。Fisher 将脂肪抽吸术定义为"不是简单的去除，而是为仿真表面解剖而设计的一种艺术方法"[28]。

脂肪室的边界膜有血管穿过，而保留的结缔组织的膜为皮肤提供了稳定性并保证有皮肤的血供[29,30]。这就为肌肉骨骼系统与皮肤之间的组织为什么会影响人体的外在形态提供了一个新的更复杂的解释基础。最近，这一理念在躯干部脂肪抽吸术中得到体现[31]。这些原则在过去的 30 年对脂肪组织层的研究中得到发展，主要包括以下几点。

- Markman 和 Barton[32] 里程碑式的文章详细描述了一些躯干和下肢的皮下解剖，这也是首次有意义地阐述了人体局部解剖与人体外观的关系。文章的重点内容是深层脂肪组织对人体外形的影响。深层脂肪组织的分布和厚度在单个脂肪室内也是不同的。本文还提到了黏附点的存在，提出在人体特定区域浅层脂肪的厚度相当均一。
- Avelar[33] 做出了下一个重大贡献，即按区域描述了板状层。Avelar[33]、Gasparotti[13,15]、Gasperoni[11,14,16] 和 de Souza Pinto 等人有力论证了脂肪抽吸术应基于板状层。Gasperoni 和 Salgarello[16] 介绍了广泛全层吸脂术（massive all layer lipoplasty, MALL）这一概念，包括真皮下吸脂术，这是独立于单纯的浅层脂肪室吸脂术的技术。
- Lockwood[34] 对吸脂术的贡献是认识到浅筋膜系统（superficial fascial system, SFS）的重要性。他将其描述为一到几

个水平的薄膜，通常被不同量的脂肪及与其连接的垂直的或斜形的纤维隔所分隔。通过 SFS 的解剖以及其与皮肤、脂肪、及肌肉骨骼系统的关系来解释我们身体上的皱褶、"高原""山谷"和凸起等形态。SFS 产生了许多身体表面解剖的标志。

- Rohrich 等[35] 阐述的黏附点是由 Lockwood 首先描述的。文章讨论了在行躯干、四肢吸脂术时应考虑到身体的解剖。
- De Souza Pinto 等[36] 进一步描述了整个身体的深层和浅层的脂肪室。笔者们也讨论了皮下细胞层浅层这一独特的结构。
- Rohrich 和 Pessa[29] 介绍了面部脂肪室的概念，改变了以往简单认为其仅包括两层脂肪系统和一些黏附点的观念。
- Bailey 和 Saint-Cyr[31] 等进一步阐述了对脂肪和结缔组织解剖的理解以及其对人体表形态的重要性，这是近期非常大的进步。这篇文章承载着 Rohrich 和 Pessa 针对面部和躯干的观念，讨论了脂肪室的概念及结缔组织解剖。

在每个病例中，四维 VASER 精细脂肪塑形术常同时使用脂肪抽吸术和脂肪移植术，这得益于大量 VASER 术后抽吸脂肪存活率的研究。纳入该项新技术的原则要求不仅要理解肌肉的解剖是怎样影响形体外观的，还必须全面理解肌肉运动是如何影响外在形态的。这就引入了动态极点等概念，通过使用一种更复杂的整形技术，通常与超声引导的脂肪移植相结合，我们可以在人体塑形中获得更高的艺术目标。

利用专业的照明技术，我们能够施行所有这些新的、复杂的方法，使解剖、形态、肌肉运动和形状达到艺术的层面，甚至可以通过拍照记录治疗前后的照片，对比发生的变化，从而使手术效果更加精确而科学。根据我们的目的，大多数的标记技术使用的是 Promaster LED 工作室

灯光。通过移动光源的方式从多角度来突显患者的形态。任何关于基础解剖的问题都可以用TouchView诊断超声系统来补充，从而去定义精确解剖。在被称为临床摄影的技术中，使用侧位和头位照明的标准化姿势进行拍照。这是针对整形术中标准化照明技术的不足发展而来的[37]，这种技术在面部可以很好地发挥作用，但记录身体外观变化的效果较差。

四维 VASER 精细脂肪塑形术使用了大量的新元素和工具。许多新发展使这些新兴的复杂的艺术技术成为可能。随着新科技的发明，吸脂术和脂肪移植都变得更容易预测和控制，并且更安全。艺术和科技之间真正的结合才得以发展。

这些工具包括：

1. VASER；

2. VentX 型吸脂针技术；

3. TouchView；

4. 先进的过滤和脂肪收集系统、回声吸脂针和脂肪移植集成器。

固体探针脂肪破碎出现前[38,39]，超声辅助脂肪抽吸术（UAL）并发症的发生率很高[40-45]。据 2002 年 Jewell 等[46]发表的关键性文章显示，与 UAL- 集成的探针吸脂术相比，较为安全的固体探针破碎已用于脂肪抽吸术。在脉冲模型中，其产生的能量大约仅有前一种 UAL装置的 1/4[47]。首次证明了在表浅和真皮下吸脂术中使用 VASER 的安全性和有效性[22]。最近研究还证实，所谓的脂肪乳化并非是脂肪的空泡，而是 VASER 产生的能量与膨胀的流体相互作用而产生的空气气泡[48]。另一项近期的研究还显示 VASER 来源的脂肪和基质血管组分具有较强的生存力[49,50]，这种设备可制备出一种有价值的产品，即有存活力的脂肪，可用于同一过程的再植。我们在之前发表的文章中说过 VHDL 可以让脂肪乳化，就像艺术家手中的黏土，使整形外科医生通过温和的提取和抽吸脂肪，来更加细致的"雕刻"肌肉的解剖，并且比传统的脂肪抽吸术创伤更小[22]。四维 VHDL 为医生创造他们的

作品提供了必要的工具，好比黏土是雕刻家们的工具。之前我们指的是黏土的延展性，今天不仅要提到延展性原则，还要包括在其他部位移除和添加黏土的原则，就像雕塑家创造具象艺术作品一样。从某种意义上说，这是可以用于某些部位的填充工具，如腹部（图 49.3 ~ 图 49.9）、胸部（图 49.10）、乳房（图 49.11，图 49.12）、手臂（图 49.13，图 49.14）、腿部（图 49.15，图 49.16）和臀部。充填被用于真皮下或有选择地应用于浅层脂肪室，来获得更佳的艺术表现形式，如形态丰满度的改善，极点的强化和肌肉运动的可视化。

VentX 型吸脂针技术[51-53]是第一个构思良好的脂肪提取技术，其考虑到了结缔组织基质在脂肪中相互交织。肌肉和皮肤之间的结缔组织，包括真皮和皮下组织，主要由三个要素组成：成纤维细胞、胶原和弹性大分子蛋白、细胞外基质[54]。间质基质是许多生物活性细胞基本活动发生的场所，是细胞生存的基本物质。手术工具的发展使得这些组织得以保存，这对患者有多种益处，如康复速度更快、并发症更少。脂肪组织主要以脂肪细胞的存在为特征，形成脂肪球后与结缔组织基质紧密相连，同时也通过基质得到更好的保护。我们有理由相信更好地保留结缔组织基质也会使脂肪存活率有所提升。设计 VentX型吸脂针是为了减少对基质和周围淋巴、血管解剖结构的损伤[55]。VentX 型吸脂针的设计，除了在吸脂针抽吸时通气外，还通过减少剪应力和压力进一步减少对脂肪细胞的损伤。设计的发展，主要是抽吸孔及其周围的改进，以减少对结缔组织以及淋巴管、血管解剖结构的影响。

随着高分辨率超声波的引入（TouchView,Solta Medical, Hayward, CA, USA），以及先进的过滤脂肪再收集系统、回声吸脂针和脂肪移植集成器的开发，我们已经进入到一个全新的脂肪移植时代。直到最近，超声成像的使用还仅限于测量脂肪组织和类似的项目[56-59]。但前不久，术中使用超声引导臀部植入体放置的报道已经出现[60]。

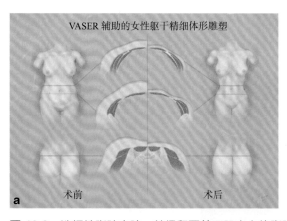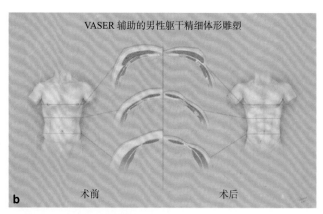

图 49.3  选择性脂肪去除，并保留覆盖于肌肉上的脂肪，使皮肤在水平向和垂直向绷紧

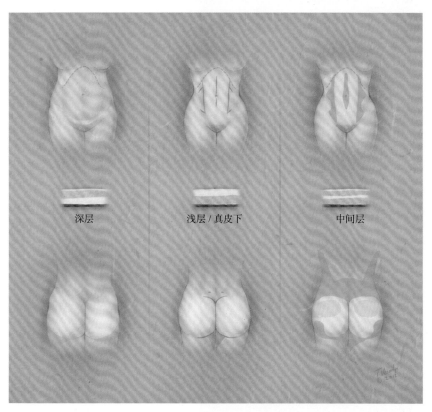

图 49.4  女性躯干：蓝色区域，触诊并标记行深层脂肪抽吸；橙色区域，触诊并标记为部分浅层脂肪抽吸区；紫色区域，触诊并标记为完全真皮下脂肪和浅层脂肪抽吸区

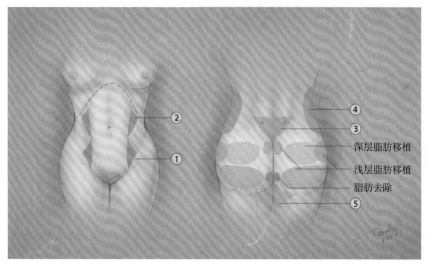

图 49.5  展示女性躯干形态分区的概念。虚线标记的是胸腔前侧和前外侧肋骨的下肋缘。此区域通过真皮下自体脂肪移植凸显。①阴影区域由腹直肌下部外侧缘和髂前上棘构成。②阴影区域由腹直肌上部的外侧缘和胸腔的下肋缘构成。③骶骨三角，包含"维纳斯的酒窝"。从这个区域抽取几乎所有的脂肪，从而使骶窝凸显。④去除该区域深层脂肪和部分浅层脂肪。⑤股内侧深层脂肪抽取区域

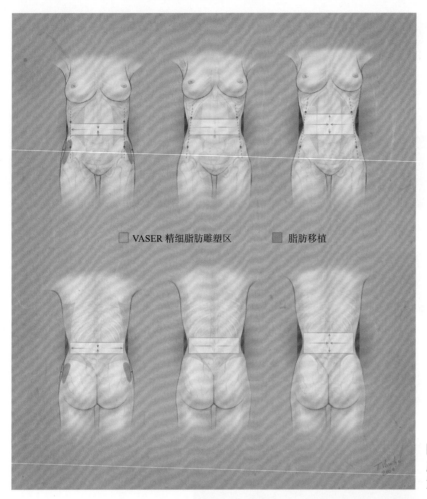

□ VASER 精细脂肪雕塑区　■ 脂肪移植

**图 49.6**　通过选择性保留和去除脂肪来塑造女性腰线，同时行脂肪重置与移植

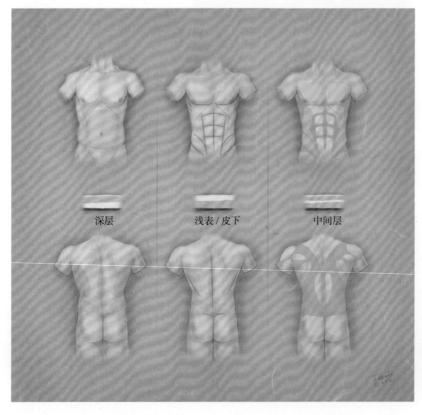

深层　　　　浅表 / 皮下　　　　中间层

**图 49.7**　男性躯干：蓝色区域，触诊并标记并深层脂肪抽取区；橙色区域，触诊和标记为部分浅层脂肪抽取区；紫色区域，触诊并标记为完全真皮下脂肪和浅层脂肪抽取区

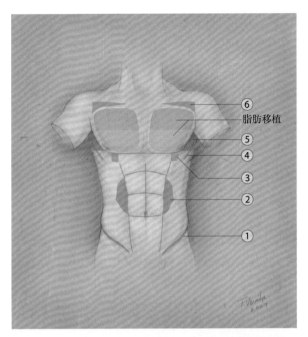

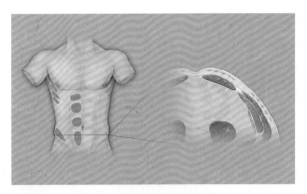

图 49.9 男性腹部：超声引导下真皮下和肌肉内自体脂肪移植

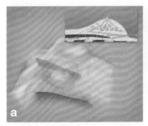 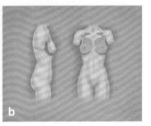

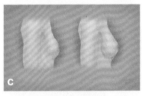

图 49.8 男性躯干轮廓：深层、浅层、真皮下脂肪抽取，使髂前的腹外斜肌更明显。①阴影区域由腹直肌的外侧缘和胸腔下肋缘构成。②行完全深层和浅层的脂肪抽取的区域，位于腹直肌的上部边缘外侧，男性胸部下缘的下方。③凸显肋骨上方腹外斜肌的线条。④胸大肌的外侧缘和背阔肌的前外侧缘区域。抽吸这个三角区域中的所有的脂肪。该区域只有浅层脂肪，因为深层脂肪不会延伸到这个高度。必要时需去除这些脂肪组织。⑤腋窝；⑥锁骨下区域

图 49.11 通过选择性保留和去除脂肪重塑女性乳房，进行脂肪移植与重置

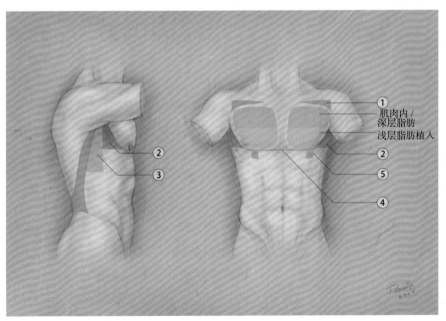

图 49.10 男性胸壁前外侧。①该区域只有浅层脂肪，因为深层脂肪不会延伸到这个高度。必要时也可去除其中的一些脂肪。②胸大肌的外侧缘和背阔肌的前外侧缘。所有脂肪都从该三角区域中抽取。③提取深层和大部分浅层脂肪，可向下延伸到背阔肌最外侧的边界。④男性胸部下缘。⑤行完全深层和浅层脂肪抽取的区域，位于腹直肌的上部边缘外侧，男性胸部下缘的下方

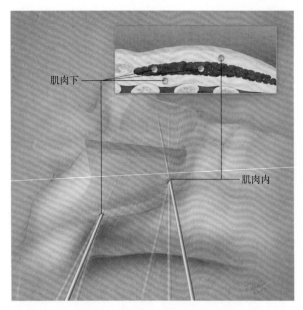

图49.12　肌肉下、肌肉内和真皮下自体脂肪移植

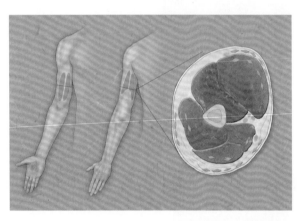

图49.13　在超声引导下行肱二头肌和肱三头肌区真皮下和肌肉内自体脂肪移植

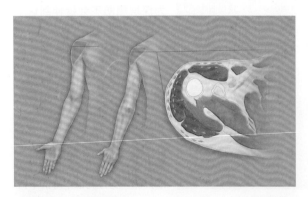

图49.14　在超声引导下行三角肌区真皮下和肌肉内自体脂肪移植

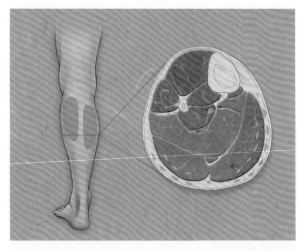

图49.15　超声引导下行小腿真皮下和肌肉内自体脂肪移植

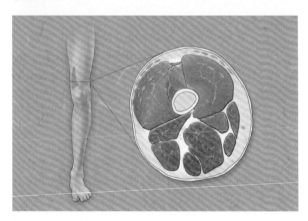

图49.16　超声引导下行膝部真皮下和肌肉内自体脂肪移植

Coleman[61,62]使脂肪移植得到普及推广，但其使用主要限于面部[63,64]、手[65]和臀部[66-69]，最近已应用于女性乳房[70,71]。事实上，根据Eto等[72]发表的研究成果，我们对于脂肪移植增加容量的整个观念近期受到了新概念的挑战，这也可能改变我们对体内使用脂肪的看法。在过去的一年半，不管是从大体解剖学角度还是从形态组织学观点出发，该文作者已使用超声引导（intraoperative ultrasonographic guidance，IUG）技术作为辅助在很多新的身体区域进行脂肪移植。

　　在肌肉内使用IUG自体脂肪移植，如肱二头肌、肱三头肌、三角肌、胸肌、腹直肌、腹内斜肌、背阔肌、斜方肌、大圆肌、骶棘肌、臀肌、股直肌、股外侧肌、股内侧肌和腓肠肌。此外，浅层脂肪室脂肪移植已用于身体上需要紧缩的重点区域，以及真皮下脂肪移植用于凸显极点和肌肉运动的外形和清晰度。借助于特定的高回声吸脂针，可实现脂肪移植可视化，专门的集成器还可以将移植的脂肪以更均匀的方式重新分配到脂肪组织。在多普勒模式下，血管是可视的，还可进行实时脂肪移植。联合使用该技术，我们就可避免将脂肪注射到血管内或移植过量，还可将脂肪移植用于一些过去未曾想到的区域内。

## 49.3 适应证

四维 VASER 精细脂肪塑形术，如 VHDL，主要是为了塑形手术而设计的，而不是为了切除手术。适合该技术的患者应该具有良好的肌肉结实度，无过量的脂肪或松弛的皮肤。适合四维 VASER 精细脂肪塑形术治疗的患者范围较大，不像 VASER 精细脂肪塑形术，只能治疗局部区域的扁平和中度的皮肤松弛。可以同时采用皮下皮肤紧致技术和局部浅层脂肪室及肌肉内脂肪移植技术来恢复丰满度并且塑造凸出的形态以反映人的肌肉骨骼解剖形象。联合使用多层流脂肪抽吸和脂肪移植，为整形外科医生提供了更丰富的工具以便塑造形态，并使结果更有可控性以达到改善患者轮廓的目标。

### 49.3.1 患者的选择

典型的适用人群是规律锻炼身体的人，具有理想或接近理想的体重，但体形并不理想。从这个意义上说，四维 VASER 技术已经发展成了患者身体健康计划的一部分，可以帮助男性和女性实现自己的体形目标并得以保持，甚至连过度的皮肤松弛都不是排除标准，因为这些技术可以联合切除手术，例如微创腹壁整形术和腹部脂肪整形术。如果联合全腹壁整形术，就需要延迟表层操作，直到切口完全愈合或使用 Scarpa 筋膜保留术。

### 49.3.2 手术技术的选择

根据患者全身状况选用相应的技术。对于局部来说，要评估皮肤的紧实度和总量、脂肪总量和肌肉的健壮程度和清晰度。

### 49.3.3 解剖与技术选择的关系

技术与解剖的关系由技术决定，笔者相信在整形手术中没有其他技术比四维 VASER 精细脂肪塑形术更能达到这样一一对应的关系。

### 49.3.4 术前准备

术前评估包括以下内容：常规获取病史，根据患者的轮廓目标进行设计。讨论患者的健康史、包括有氧运动和力量训练情况。体格检查包括常规的术前检查。此外，还需关注和评估以下内容：所有区域皮肤的质量和数量、肌肉的清晰度和脂肪过多。在评估躯干前部时，要排除疝气，或如果发现疝气则需在考虑吸脂前进行修复。除了以上提到的所有情况外，我们对考虑有浅表脂肪层局部扁平的所有区域进行了评估。还要完成身体每个区域深层脂肪和浅部脂肪总量的评估。

## 49.4 手术技术

术前标记是第一步，也是关键的一步。完成这一步需要对肌肉骨骼系统的解剖及其对外在形态的影响有充分的了解，既要明白静态下的状态，又要看一系列的肌肉运动对外在形态的影响。有时，通过观察脂肪和结缔组织所投射的凸面可以反映出肌肉骨骼解剖的形状和投影。这种凸面或凸起的三维外形反映深部解剖结构的特点，通常是肌肉，但有时是肌肉和骨骼解剖的共同表现。肌肉的最高点或轨迹形成了凸面的极点或峰值。这个峰值常不居中，一般其弯曲或曲度随着其下方结构的整个曲线的变化而改变。在暗室内和可移动光的辅助下，整形外科医生用三维方式识别并标记每块肌肉的所有特征。我们使用 Promaster LED 工作室灯光，患者术前准备时最大程度地保留解剖标志。可以通过使用 TouchView 诊断超声系统添加关于基础解剖的问题，从而定义精准解剖。就像 VHDL，真皮下、浅层和深层脂肪层浸润之后是乳化过程，真皮下层是皮肤紧致首选的层次。接下来，是所有深层脂肪层的乳化，不包括胸部和臀部。选择性浅层脂肪层乳化之后是抽取阶段。除了胸部、乳房和臀部之外，大部分深层脂肪组织被去除。根据术前标记的模板抽取浅层脂肪。此阶段完成后，手术区域会转变为更加自然的形态。一般脂肪移植的完成借助于 3 种手段，首先，进行浅层脂肪室的充填；其次，如果有适应证再进行肌肉内自体脂肪移植，这些全都在超声引导下进行；再有，确定由深层肌肉运动产生的极点。在先前标记的区域行真皮下脂肪移植往往取得最佳的效果。移植后的外形改善效果明显，可从外形看出脂肪移植的量和部位。

### 49.4.1  术前标记的详细描述

手术操作的标记非常广泛，所有患者都在站立位时进行标记。大多标记技术都在工作室的 Promaster LED 灯光下进行。在移动状态下，用灯光突显患者身体多方面的形态。第一步，把光线移动到需要雕刻区域的周边，通过头位或侧位照明的效果寻找引起阴影的凸面区域之间的凹面。这些区域通常是沿着肌肉在骨骼结构上方延伸的肌肉边界，如腹直肌的外侧缘边界，就是腹直肌在胸腔骨性表面向尾部移行形成的。这些阴影区域被标记之后，每个凸面的标记就完成了。无论是在放松状态还是在收缩状态，影响人体形态的每块肌肉都会有凸出的外形，每个凸面都有自己的形状。而每个凸面的边界都是在放松状态下标记的。下一步再完全收缩肌肉，根据肌肉收缩的程度在表面标记最高点。然后标记骨骼解剖，因为其同样会直接影响表面外观。肌肉在骨骼表面延续的位置包括胸腔骨面和骨盆。体部背侧的

骶尾部的腰窝也要标记。去除深层脂肪层区域的标记与传统吸脂术类似。需要通过真皮下吸脂来紧致的皮肤松弛区域也要标记（图 49.17～图 49.19）。在接受躯干和大腿手术的病例中，进行环周操作时，要标记需完整保留真皮下组织的区域。做标记是为了避免抽吸皮下脂肪导致大量血管体区的连续性损伤。最后，确定切口区域并标记。然后由患者确认需要塑形的区域。

### 49.4.2  术中技巧

完成患者的术前准备并铺巾，最大程度地保留解剖标志。在大多数情况下，我们要做环周操作，所以起始位置由将要进行脂肪移植的区域决定，但首选相对的位置。笔者更喜欢采用 Duraprep 的传统消毒方法，以便保留术前准备期间的标记，使其持续到手术结束。在真皮下、浅层和深层的脂肪层完成浸润后，在切口处放置保护套，在标记皮肤紧缩的区域完成真皮下乳化。然后是深层脂肪组织的乳化，之后是术前标记区域的表浅乳化，最后进行抽吸。使用专门的无创吸脂针只吸出乳化的脂肪，并最大限度地

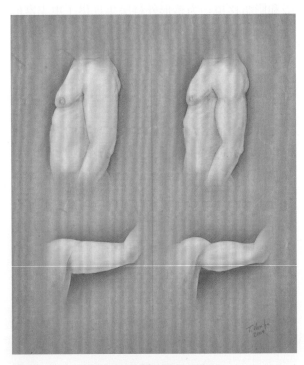

**图 49.17**  上臂和肩部的精细脂肪抽吸术

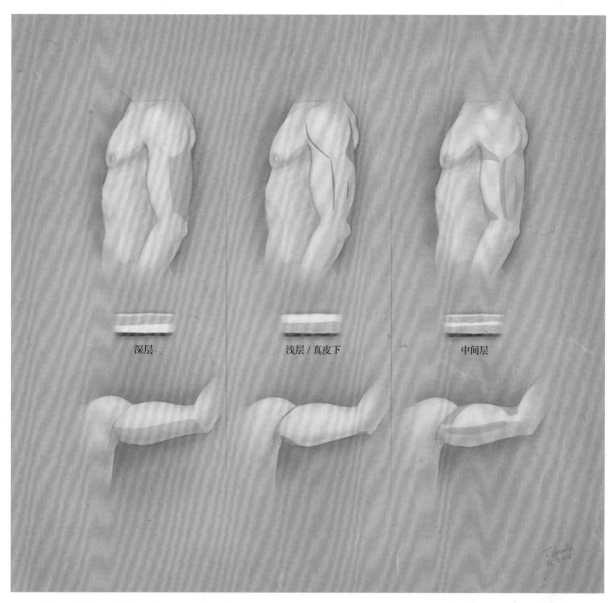

**图 49.18** 手臂与肩精细吸脂术：蓝色区域行深层脂肪抽吸；橙色区域行部分浅层脂肪抽吸；紫色区域行几乎完全的浅层和真皮下脂肪抽吸

保存结缔组织的基质。基质的保存很重要，因为其有助于增强不同的脂肪抽取区域皮肤收缩时的清晰度。未能保存结缔组织将影响最终的肌肉清晰度。完成脂肪抽吸后，对脂肪移植区域进行处理。首先对已经标记的、扁平的浅层脂肪室进行脂肪移植，如有适应证可用 IUG 进行肌肉内脂肪移植，然后对极点的真皮下脂肪移植区进行移植。除了胸部、乳房或臀部之外，深层脂肪移植不适于需要更多凸出度的位置。胸部、乳房和（或）臀部，一般在深层脂肪层行脂肪移植。

### 49.4.3 切口关闭

引流管（Fr10）用于躯干前、后部的引流，身体其他部位的引流则根据手术操作中切口的位置决定。

### 49.4.4 术前和术后处理

我们建议患者参与吸脂术后的治疗计划。这包括改进的脱敏和淋巴按摩，以及超声、射频和二极管激光治疗。患者穿的包裹躯干的服装，是

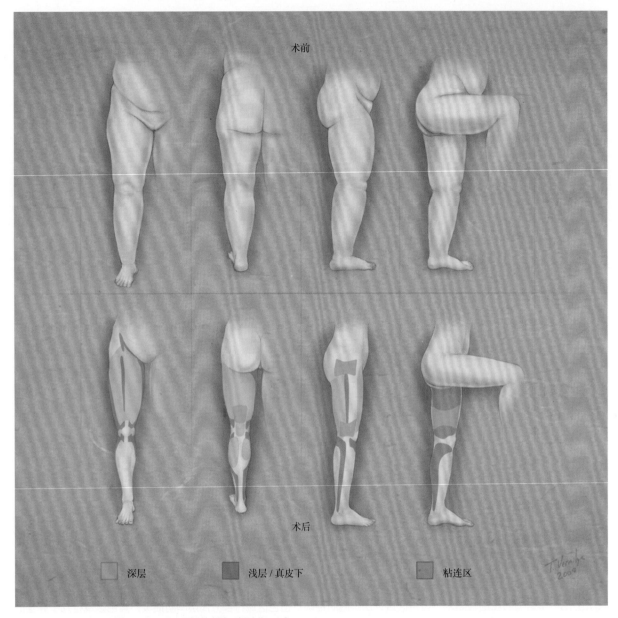

术前

术后

深层　　　浅层/真皮下　　　粘连区

**图 49.19**　大腿、膝部、小腿和踝部的精细脂肪塑形术

一件单片的泡沫背心，其设计可以使手术区域压力均匀分布。因为大部分患者进行了真皮下手术，且存在一些不均匀的受压或特殊的体位，常需要专门的照顾和对非常规情况的观察。

## 49.5　讨论

传统吸脂术，结合深层脂肪的去除，其局限性最近已被认识，特别是其对皮肤紧致的效果有限，也不能完成通过 VHDL 可实现的更高审美目标。VHDL 虽然在身体轮廓塑造技术方面有了很大的进步，但有时也未能解决整形外科医生所面临的不同类型和不同年龄段的人体形态问题。还有一些更重要的方面也没有解决，正如许多雕塑艺术家在他们的作品中所理解的那样，整合人类肌肉运动的动态特性。四维 VASER 精细脂肪塑形术的发展已经能解决这其中的许多问题，并代表了超越 VHDL 的技术。其不仅解决了许多 VHDL 未能解决的艺术问题，也吸收了更加复杂的关于脂肪和结缔组织解剖的理论，并对其加以利用。事实上，四维 VASER 精细脂肪塑形术可以更准确地反映肌肉运动的动态特性，并能更准确地反映脂肪组织和结缔组织的解剖。从这个意义上说，其解剖学精细程度要明显高于先前的 VHDL。术后结果说明，在身体的许多区域，四维 VASER 均显示了更大的艺术潜力（图 49.20 ~ 图 49.25）。

### 49.5.1 并发症

并发症包括血清肿、肌肉清晰度低和皮肤坏死（0.4%）。所有并发症均发生于行环周操作的真皮下吸脂术的病例中。术后按摩治疗使血清肿的发病率显著下降。低肌肉清晰度似乎与术后胶原蛋白的形成不足有关，也可能与过度去除这些区域的结缔组织相关。开发特定的清晰度保护吸

脂针已经改进了这一点[73,74]。皮肤坏死问题的解决是通过利用血管体区[75]和穿支体区解剖关系和一些理论[76]，在血管体区之间保留组织。完成躯干或大腿的环周吸脂术后，该区域因皮下脂肪存留量很少而显现出来，并且这些区域的真皮下层并未处理。

### 49.5.2 与其他技术效果的比较

与其他雕刻技术相比，这是一个在许多方面都更加全面的操作。雕刻术仅适用于胸部和腹部，并没有应用深部肌肉、骨骼或筋膜的解剖，且仅为男性描述。我们的技术能处理男性和女性所有的身体区域，并且在塑造个体肌肉群时还考虑了邻近肌肉和骨骼的区域关系。四维 VASER 精细脂肪塑形术是对 VHDL 的显著提升。

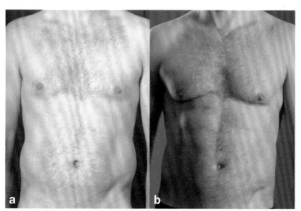

图 49.20　a，b. 胸部行四维 VASER 精细脂肪塑形术，躯干行三维 VASER 精细脂肪塑形术前后的正位观。c，d. 患者手术前后的斜位观

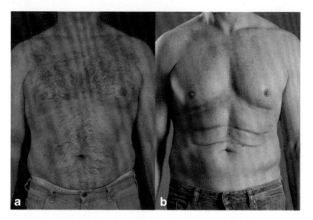
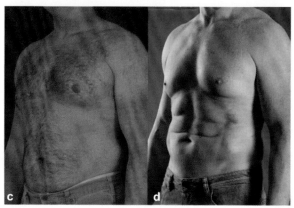

图 49.21　a，b. 躯干部行三维 VASER 精细脂肪塑形术前后的正位观，平坦的腹部显示了四维 VASER 精细脂肪塑形的改善效果。c，d. 患者手术前后的斜位观

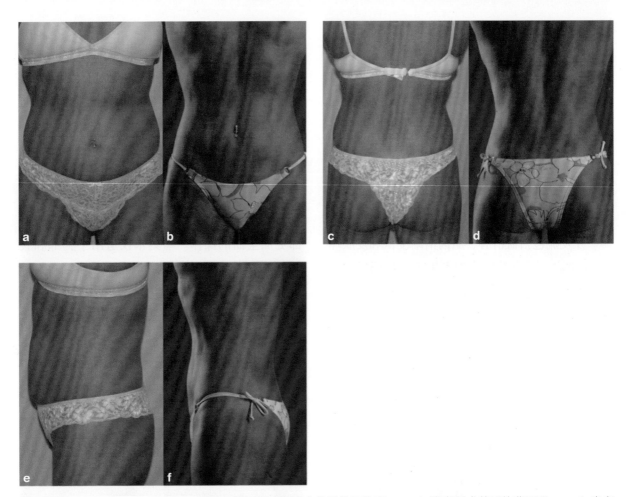

**图 49.22**　a，b. 躯干部行三维 VASER 精细脂肪塑形术前后的正位观。c，d. 患者手术前后的背面观。e，f. 患者手术前后的侧位观

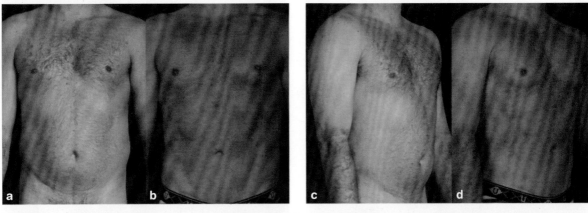

**图 49.23**　a，b. 患者胸部行四维 VASER 精细脂肪塑形术，躯干部行三维 VASER 精细脂肪塑形术前后的正位观。c，d. 患者手术前后的斜位观

### 49.5.3　处理和安全性考虑

　　因为每个身体区域都采用环周操作，并且深层和浅层的脂肪室均需进行处理，所以必须对吸脂的量进行调整。关于脂肪总量的传统规则

也不能直接适用。很多寻求这种新的体形雕塑手术的患者已经很纤瘦了，其中很多人 BMI 小于 25 kg/m²。所有这些新问题使我们不得不根据不同的患者应用不同的标准。虽然仍遵守许多专业协会指南规定的吸脂量要少于 5 L，但是我们

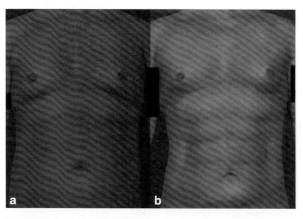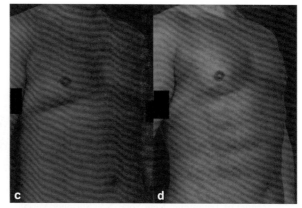

图 49.24　a，b. 患者躯干部行四维 VASER 精细脂肪塑形术前后的正位观。c，d. 患者手术前后的斜位观

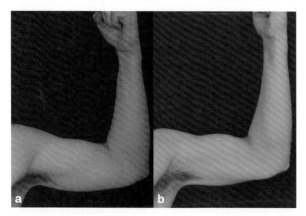

图 49.25　手臂和胸部四维 VASER 精细脂肪塑形术前后的正位观

调整了相关标准。我们借用了身体表面积计算规则。对于许多年轻健康的患者来说，我们将面积限制到全身体表面积的 36%，对一些年长患者来说，我们会在单次操作中将这个数字进一步减少[77]。

## 49.6　结论

四维 VASER 精细脂肪塑形术相对 VHDL 而言是重要的进步。其代表并融合了解剖学上对脂肪和结缔组织的理解以及对基础肌肉骨骼解剖和人体外形关系的理解。也实现了人体形态雕刻艺术家所理解的更复杂、更具挑战性的理想。其将脂肪移植整合到更加复杂的操作中，运用到每一个脂肪抽吸病例中，每一个身体区域的塑形中。四维 VASER 精细脂肪塑形术把整形外科医生的

手术室变成了艺术工作室，让整形外科医生成为一个艺术家，患者则是医生的画布，最终创作出有活力的艺术作品。我们从艺术模仿生命进化到生命模仿艺术。

（余泮熹　俞楠泽　译）

## 参考文献

[1] Dorne A, Fawcett R, Briggs A, Stahl B, Blanch A. How to Draw The Human Figure: Famous Artists School Step-By-Step Method. Westport,CT: Cortino Learning International, Inc.; 1983

[2] de la Peña JA, Rubio OV, Cano JP, Cedillo MC, Garcés MT. History of gluteal augmentation. Clin Plast Surg 2006; 33: 307–319

[3] Ramachandran VS. Sharpening Up "The Science of Art". J Conscious Stud 2001; 8: 9–29

[4] Simblet S, Davis J. Anatomy for the Artist. New York, NY: DK Publishing; 2001

[5] Winslow VL. Classic Human Anatomy: The Artist's Guide to Form, Function and Movement. New York, NY:Watson-Guptill; 2009

[6] Parramon JM. How to Draw the Human Figure. New York, NY: Watson-Guptill; 1990

[7] Singh D. Universal allure of the hourglass figure: an evolutionary theory of female physical attractiveness. Clin Plast Surg 2006; 33: 359–370

[8] Horvath T. Physical attractiveness: the influence of selected torso parameters. Arch Sex Behav 1981; 10: 21–24

[9] Johnson KL, Tassinary LG. Perceiving sex directly and indirectly: meaning in motion and morphology. Psychol Sci 2005; 16: 890–897

[10] Prantl L, Gründl M. Males prefer a larger bust size

in women than females themselves: an experimental study on female bodily attractiveness with varying weight, bust size, waist width, hip width, and leg length independently. Aesthetic Plast Surg 2011; 35: 693–702

[11] Gasperoni C, Salgarello M. Rationale of subdermal superficial liposuction related to the anatomy of subcutaneous fat and the superficial fascial system. Aesthetic Plast Surg 1995; 19: 13–20

[12] Pinto EB, Indaburo PE, Muniz AdaC et al. Superficial liposuction. Body contouring. Clin Plast Surg 1996; 23: 529–548, discussion 549

[13] Gasparotti M, Lewis CM. Superficial Liposculpture: Manual of Technique. New York, NY: Springer-Verlag; 1990

[14] Gasperoni C, Salgarello M, Emiliozzi P, Gargani G. Subdermal liposuction. Aesthetic Plast Surg 1990; 14: 137–142

[15] Gasparotti M. Superficial liposuction: a new application of the technique for aged and flaccid skin. Aesthetic Plast Surg 1992; 16: 141–153

[16] Gasperoni C, Salgarello M. MALL liposuction: the natural evolution of subdermal superficial liposuction. Aesthetic Plast Surg 1994; 18: 253–257

[17] Gasperoni C, Gasperoni P. Subdermal liposuction: long-term experience. Clin Plast Surg 2006; 33: 63–73, vi

[18] Ersek RA, Salisbury AV. Abdominal etching. Aesthetic Plast Surg 1997; 21: 328–331

[19] Mentz HA, Gilliland MD, Patronella CK. Abdominal etching: differential liposuction to detail abdominal musculature. Aesthetic Plast Surg 1993; 17: 287–290

[20] Mentz HA, Ruiz-Razura A, Newall G, Patronella CK, Miniel LA. Pectoral etching: a method for augmentation, delineation, and contouring the thoracic musculature in men. Plast Reconstr Surg 2007; 120: 2051–2055

[21] Hoyos AE. High Definition Liposculpture. Presented in the XIII International Course of Plastic Surgery; Bucaramanga, Colombia; June 26–29 2002

[22] Hoyos AE, Millard JA. VASER-assisted high-definition liposculpture. Aesthet Surg J 2007; 27: 594–604

[23] Matarasso A, Wallach SG. Abdominal contour surgery: treating all aesthetic units, including the mons pubis. Aesthet Surg J 2001; 21: 111–119

[24] Cormenzana P, Samprón NM. Circumferential approach to contouring of the trunk. Aesthet Surg J 2004; 24: 13–23

[25] Fournier PF. What is human beauty. Am J Cosmet Surg 2012; 29: 45–51

[26] Ryder A. The Artist's Complete Guide to Figure Drawing. New York, NY: Watson-Guptill; 2000

[27] Goldfinger E. Human Anatomy for Artists. Oxford: Oxford University Press; 1991

[28] Fischer G. Liposculpture: the "correct" history of liposuction. Part I. J Dermatol Surg Oncol 1990; 16: 1087–1089

[29] Rohrich RJ, Pessa JE. The fat compartments of the face: anatomy and clinical implications for cosmetic surgery. Plast Reconstr Surg 2007; 119: 2219–2227, discussion 2228–2231

[30] Schaverien MV, Pessa JE, Rohrich RJ. Vascularized membranes determine the anatomical boundaries of the subcutaneous fat compartments. Plast Reconstr Surg 2009; 123: 695–700

[31] Bailey SH, Saint-Cyr M, Oni G et al. The low transverse extended latissimus dorsi flap based on fat compartments of the back for breast reconstruction: anatomical study and clinical results. Plast Reconstr Surg 2011; 128: 382e–394e

[32] Markman B, Barton FE Jr.. Anatomy of the subcutaneous tissue of the trunk and lower extremity. Plast Reconstr Surg 1987; 80: 248–254

[33] Avelar J. Regional distribution and behavior of the subcutaneous tissue concerning selection and indication for liposuction. Aesthet ic Plast Surg 1989; 13: 155–165

[34] Lockwood TE. Superficial fascial system (SFS) of the trunk and extremities: a new concept. Plast Reconstr Surg 1991; 87: 1009–1018

[35] Rohrich RJ, Smith PD, Marcantonio DR, Kenkel JM. The zones of adherence: role in minimizing and preventing contour deformities in liposuction. Plast Reconstr Surg 2001; 107: 1562–1569

[36] Bolivar de Souza Pinto E, da Silva Moia SM, Machado MN, Pereira ST. Morphohistologic analysis of fat tissue in areas treated with lipoplasty. Aesthet Surg J 2002; 22: 513–518

[37] American Society of Plastic Surgeons and the Plastic Surgery Educational Foundation. Photographic Standards in Plastic Surgery. 2006

[38] Cimino WW, Bond LJ. Physics of ultrasonic surgery using tissue fragmentation: Part I. Ultrasound Med Biol 1996; 22: 89–100

[39] Cimino WW. The physics of soft tissue fragmentation using ultrasonic frequency vibration of metal probes. Clin Plast Surg 1999; 26: 447–461

[40] Zocchi ML. Ultrasound-assisted lipoplasty. Adv. Plast. Reconstr. Surg. 1995; 11: 197–221

[41] Zocchi ML. Ultrasonic assisted lipoplasty: technical refinements and clinical evaluations. Clin Plast Surg 1996; 23: 575–598

[42] Zukowski ML, Ash K. Ultrasound-assisted lipoplasty learning curve. Aesthet Surg J 1998; 18: 104–110

[43] Troilius C. Ultrasound-assisted lipoplasty: is It really safe? Aesthetic Plast Surg 1999; 23: 307–311

[44] Scheflan M, Tazi H. Ultrasonically assisted body contouring. Aesthet Surg J 1996; 1; 9: 117–122

[45] Rohrich RJ, Beran SJ, Kenkel JM. Ultrasound-Assisted Liposuction. St. Louis, MO: Quality Medical Publishing; 1998

[46] Jewell ML, Fodor PB, de Souza Pinto EB, Al

Shammari MA. Clinical application of VASER—assisted lipoplasty: a pilot clinical study. Aesthet Surg J 2002; 22: 131–146

[47] Cimino WW. Ultrasonic surgery: power quantification and efficiency optimization. Aesthet Surg J 2001; 21: 233–241

[48] Schafer M, Hicok K. Viability of harvesting stem cells from adipose tissue using ultrasonically assisted methods. Proc. 38th Northeast Bioengineering Conference. March 16–18 2012;109

[49] Schafer M, Hicok K, Mills D, Cohen S, Chao B. Acute adipocyte viability after third generation ultrasound assisted liposuction. Aesthetic Surg J 2013 Jul; 33 (5): 698-704

[50] Fisher C, Grahovac T, Schafer M, Shippert R, Marra KG, Rubin JP. Comparison of Harvest and Processing Techniques for fat grafting and adipose stem cells isolation. PlastReconstr Surg 2013 Apr 11. [Epub ahead of print]

[51] Fodor PB, Cimino WW, Watson JP, Tahernia A. Suction-assisted lipoplasty: physics, optimization, and clinical verification. Aesthet Surg J 2005; 25: 234–246

[52] Garcia O, Nathan N. Comparative analysis of blood loss in suction-assisted lipoplasty and third-generation internal ultrasound-assisted lipoplasty. Aesthet Surg J 2008; 28: 430–435

[53] Nagy MW, Vanek PFA. A multicenter, prospective, randomized, single-blind, controlled clinical trial comparing VASER-assisted Lipoplasty and suctionassisted Lipoplasty. Plast Reconstr Surg 2012; 129: 681e–689e

[54] Goldman MP, Bacci PA, Leibaschoff G, Hexsel D, Angelini F. Cellulite: Pathophysiology and Treatment. New York, NY: Taylor & Francis Group; 2006

[55] Lee JH. The effect of pressure in autologous fat grafting. Presentation at the International Federation for Adipose Therapeutics and Science Annual Meeting; November 4 2011

[56] Balta PJ, Ward MWM, Tomkins AM. Ultrasound for measurement of subcutaneous fat. Lancet 1981; 1: 504–505

[57] Orphanidou C, McCargar L, Birmingham CL, Mathieson J, Goldner E. Accuracy of subcutaneous fat measurement: comparison of skinfold calipers, ultrasound, and computed tomography. J Am Diet Assoc 1994; 94: 855–858

[58] Raju BI, Srinivasan MA. High-frequency ultrasonic attenuation and backscatter coefficients of in vivo normal human dermis and subcutaneous fat. Ultrasound Med Biol 2001; 27: 1543–1556

[59] Browne JE, Watson AJ, Hoskins PR, Elliott AT. Investigation of the effect of subcutaneous fat on image quality performance of 2D conventional imaging and tissue harmonic imaging. Ultrasound Med Biol 2005; 31: 957–964

[60] Gonzalez R, Mauad F. Intraoperative ultrasonography to guide intramuscular buttock implants. Aesthet Surg J 2012;32(1):125–126

[61] Structural Fat Grafting. Coleman SR. Quality Medical Publishing, Inc. 2004

[62] Coleman SR. Structural fat grafting: more than a permanent filler. Plast Reconstr Surg 2006; 118 Suppl: 108S–120S

[63] Coleman SR. Facial recontouring with lipostructure. Clin Plast Surg 1997; 24: 347–367

[64] Amar RE, Fox DM. The facial autologous muscular injection (FAMI) procedure: an anatomically targeted deep multiplane autologous fat-grafting technique using principles of facial fat injection. Aesthetic Plast Surg 2011; 35: 502–510

[65] Coleman SR. Hand rejuvenation with structural fat grafting. Plast Reconstr Surg 2002; 110: 1731–1744, discussion 1745–1747

[66] Roberts TL III, Toledo LS, Badin AZ. Augmentation of the buttocks by micro fat grafting. Aesthet Surg J 2001; 21: 311–319

[67] Mendieta CG. Gluteal reshaping. Aesthet Surg J 2007; 27: 641–655

[68] Avendaño-Valenzuela G, Guerrerosantos J. Contouring the gluteal region with tumescent liposculpture. Aesthet Surg J 2011; 31: 200–213

[69] Cárdenas-Camarena L, Arenas-Quintana R, Robles-Cervantes JA. Buttocks fat grafting: 14 years of evolution and experience. Plast Reconstr Surg 2011; 128: 545–555

[70] Coleman SR, Saboeiro AP. Fat grafting to the breast revisited: safety and efficacy. Plast Reconstr Surg 2007; 119: 775–785, discussion 786–787

[71] Zocchi ML, Zuliani F. Bicompartmental breast lipostructuring. Aesthetic Plast Surg 2008; 32: 313–328

[72] Eto H, Kato H, Suga H et al. The fate of adipocytes after nonvascularized fat grafting: evidence of early death and replacement of adipocytes. Plast Reconstr Surg 2012; 129: 1081–1092

[73] Grolleau JL, Rouge D, Chavoin JP, Costagliola M. [Severe cutaneous necrosis after ultrasound lipolysis. Medicolegal aspects and review] Ann Chir Plast Esthet 1997; 42: 31–36

[74] Kim YH, Cha SM, Naidu S, Hwang WJ. Analysis of postoperative complications for superficial liposuction: a review of 2398 cases. Plast Reconstr Surg 2011; 127: 863–871

[75] Taylor GI, Palmer JH. The vascular territories (angiosomes) of the body: experimental study and clinical applications. Br J Plast Surg 1987; 40: 113–141

[76] Saint-Cyr M, Wong C, Schaverien M, Mojallal A, Rohrich RJ. The perforasome theory: vascular anatomy and clinical implications. Plast Reconstr Surg 2009; 124: 1529–1544

[77] Klein J. Tumescent Technique: Tumescent Anesthesia and Microannular Lipsuction. Mosby, Inc. St. Louis. 2000

# 索　引

# 附录：操作演示视频

请扫描以下二维码获取相关操作手法的演示视频。视频由本书英文原版出版方提供并进行维护，视频无中文字幕，北京科学技术出版社有限公司不提供视频下载及翻译服务。

第5章　　　　第11章　　　　第14章　　　　第21章

第30章　　　　第35章　　　　第39章　　　　第40章

第46章　　　　第47章　　　　第48章　　　　第49章